国家卫生健康委员会"十三五"规划教材

全国中医药高职高专教育教材

供针灸推拿专业用

针 灸 治 疗

第 4 版

U0207919

主　编　刘宝林

副主编　曹艳霞　熊　俊　李思康　陈　文

编　委　（按姓氏笔画排序）

王　荣（山西中医药大学）

刘宝林（黑龙江中医药大学佳木斯学院）

刘春梅（南阳医学高等专科学校）

李思康（安徽中医药高等专科学校）

汪金宇（黑龙江中医药大学佳木斯学院）

陈　文（湖北中医药高等专科学校）

曹艳霞（四川中医药高等专科学校）

曹耀兴（江西中医药高等专科学校）

熊　俊（江西中医药大学）

人民卫生出版社

图书在版编目（CIP）数据

针灸治疗 / 刘宝林主编 . —4 版 . —北京：人民卫生出版社，2018

ISBN 978-7-117-26257-6

I. ①针… Ⅱ. ①刘… Ⅲ. ①针灸疗法 – 医学院校 – 教材 Ⅳ. ①R245

中国版本图书馆 CIP 数据核字（2018）第 071528 号

人卫智网	www.ipmph.com	医学教育、学术、考试、健康，购书智慧智能综合服务平台
人卫官网	www.pmph.com	人卫官方资讯发布平台

针 灸 治 疗

第 4 版

主　　编：刘宝林

出版发行：人民卫生出版社（中继线 010-59780011）

地　　址：北京市朝阳区潘家园南里 19 号

邮　　编：100021

E - mail：pmph @ pmph.com

购书热线：010-59787592　010-59787584　010-65264830

印　　刷：河北新华第一印刷有限责任公司

经　　销：新华书店

开　　本：787×1092　1/16　印张：22

字　　数：507 千字

版　　次：2005 年 6 月第 1 版　　2018 年 5 月第 4 版
　　　　　2022 年 10 月第 4 版第 6 次印刷（总第 18 次印刷）

标准书号：ISBN 978-7-117-26257-6/R·26258

定　　价：52.00 元

打击盗版举报电话：010-59787491　E-mail：WQ @ pmph.com

（凡属印装质量问题请与本社市场营销中心联系退换）

《针灸治疗》数字增值服务编委会

主　编　刘宝林

副主编　曹艳霞　熊　俊　李思康　陈　文

编　委　(按姓氏笔画排序)

王　荣 (山西中医药大学)

刘宝林 (黑龙江中医药大学佳木斯学院)

刘春梅 (南阳医学高等专科学校)

李思康 (安徽中医药高等专科学校)

汪金宇 (黑龙江中医药大学佳木斯学院)

陈　文 (湖北中医药高等专科学校)

曹艳霞 (四川中医药高等专科学校)

曹耀兴 (江西中医药高等专科学校)

熊　俊 (江西中医药大学)

修 订 说 明

为了更好地推进中医药职业教育教材建设,适应当前我国中医药职业教育教学改革发展的形势与中医药健康服务技术技能人才的要求,贯彻落实《国家中长期教育改革和发展规划纲要(2010—2020年)》《医药卫生中长期人才发展规划(2011—2020年)》《中医药发展战略规划纲要(2016—2030年)》精神,做好新一轮中医药职业教育教材建设工作,人民卫生出版社在教育部、国家卫生健康委员会、国家中医药管理局的领导下,组织和规划了第四轮全国中医药高职高专教育、国家卫生健康委员会"十三五"规划教材的编写和修订工作。

本轮教材修订之时,正值《中华人民共和国中医药法》正式实施之际,中医药职业教育迎来发展大好的际遇。为做好新一轮教材出版工作,我们成立了第四届中医药高职高专教育教材建设指导委员会和各专业教材评审委员会,以指导和组织教材的编写和评审工作;按照公开、公平、公正的原则,在全国1400余位专家和学者申报的基础上,经中医药高职高专教育教材建设指导委员会审定批准,聘任了教材主编、副主编和编委;启动了全国中医药高职高专教育第四轮规划第一批教材,中医学、中药学、针灸推拿、护理4个专业63门教材,确立了本轮教材的指导思想和编写要求。

第四轮全国中医药高职高专教育教材具有以下特色:

1. **定位准确,目标明确** 教材的深度和广度符合各专业培养目标的要求和特定学制、特定对象、特定层次的培养目标,力求体现"专科特色、技能特点、时代特征",既体现职业性,又体现其高等教育性,注意与本科教材、中专教材的区别,适应中医药职业人才培养要求和市场需求。

2. **谨守大纲,注重三基** 人卫版中医药高职高专教材始终坚持"以教学计划为基本依据"的原则,强调各教材编写大纲一定要符合高职高专相关专业的培养目标与要求,以培养目标为导向、职业岗位能力需求为前提、综合职业能力培养为根本,同时注重基本理论、基本知识和基本技能的培养和全面素质的提高。

3. **重点考点,突出体现** 教材紧扣中医药职业教育教学活动和知识结构,以解决目前各高职高专院校教材使用中的突出问题为出发点和落脚点,体现职业教育对人才的要求,突出教学重点和执业考点。

4. **规划科学,详略得当** 全套教材严格界定职业教育教材与本科教材、毕业后教育教材的知识范畴,严格把握教材内容的深度、广度和侧重点,突出应用型、技能型教育内容。基础课教材内容服务于专业课教材,以"必须、够用"为度,强调基本技能的培养;专业课教材紧密围绕专业培养目标的需要进行选材。

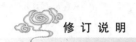

5. 体例设计,服务学生 本套教材的结构设置、编写风格等坚持创新,体现以学生为中心的编写理念,以实现和满足学生的发展为需求。根据上一版教材体例设计在教学中的反馈意见,将"学习要点""知识链接""复习思考题"作为必设模块,"知识拓展""病案分析(案例分析)""课堂讨论""操作要点"作为选设模块,以明确学生学习的目的性和主动性,增强教材的可读性,提高学生分析问题、解决问题的能力。

6. 强调实用,避免脱节 贯彻现代职业教育理念。体现"以就业为导向,以能力为本位,以发展技能为核心"的职业教育理念。突出技能培养,提倡"做中学、学中做"的"理实一体化"思想,突出应用型、技能型教育内容。避免理论与实际脱节、教育与实践脱节、人才培养与社会需求脱节的倾向。

7. 针对岗位,学考结合 本套教材编写按照职业教育培养目标,将国家职业技能的相关标准和要求融入教材中。充分考虑学生考取相关职业资格证书、岗位证书的需要,与职业岗位证书相关的教材,其内容和实训项目的选取涵盖相关的考试内容,做到学考结合,体现了职业教育的特点。

8. 纸数融合,坚持创新 新版教材最大的亮点就是建设纸质教材和数字增值服务融合的教材服务体系。书中设有自主学习二维码,通过扫码,学生可对本套教材的数字增值服务内容进行自主学习,实现与教学要求匹配、与岗位需求对接、与执业考试接轨,打造优质、生动、立体的学习内容。教材编写充分体现与时代融合、与现代科技融合、与现代医学融合的特色和理念,适度增加新进展、新技术、新方法,充分培养学生的探索精神、创新精神;同时,将移动互联、网络增值、慕课、翻转课堂等新的教学理念和教学技术、学习方式融入教材建设之中,开发多媒体教材、数字教材等新媒体形式教材。

人民卫生出版社医药卫生规划教材经过长时间的实践与积累,其中的优良传统在本轮修订中得到了很好的传承。在中医药高职高专教育教材建设指导委员会和各专业教材评审委员会指导下,经过调研会议、论证会议、主编人会议、各专业编写会议、审定稿会议,确保了教材的科学性、先进性和实用性。参编本套教材的800余位专家,来自全国40余所院校,从事高职高专教育工作多年,业务精纯,见解独到。谨此,向有关单位和个人表示衷心的感谢!希望各院校在教材使用中,在改革的进程中,及时提出宝贵意见或建议,以便不断修订和完善,为下一轮教材的修订工作奠定坚实的基础。

人民卫生出版社有限公司

2018 年 4 月

全国中医药高职高专院校第四轮第一批规划教材书目

教材序号	教材名称	主编	适用专业
1	大学语文(第4版)	孙　洁	中医学、针灸推拿、中医骨伤、护理等专业
2	中医诊断学(第4版)	马维平	中医学、针灸推拿、中医骨伤、中医美容等专业
3	中医基础理论(第4版)*	陈　刚　徐宜兵	中医学、针灸推拿、中医骨伤、护理等专业
4	生理学(第4版)*	郭争鸣　唐晓伟	中医学、中医骨伤、针灸推拿、护理等专业
5	病理学(第4版)	苑光军　张宏泉	中医学、护理、针灸推拿、康复治疗技术等专业
6	人体解剖学(第4版)	陈晓杰　孟繁伟	中医学、针灸推拿、中医骨伤、护理等专业
7	免疫学与病原生物学(第4版)	刘文辉　田维珍	中医学、针灸推拿、中医骨伤、护理等专业
8	诊断学基础(第4版)	李广元　周艳丽	中医学、针灸推拿、中医骨伤、护理等专业
9	药理学(第4版)	侯　晞	中医学、针灸推拿、中医骨伤、护理等专业
10	中医内科学(第4版)*	陈建章	中医学、针灸推拿、中医骨伤、护理等专业
11	中医外科学(第4版)*	尹跃兵	中医学、针灸推拿、中医骨伤、护理等专业
12	中医妇科学(第4版)	盛　红	中医学、针灸推拿、中医骨伤、护理等专业
13	中医儿科学(第4版)*	聂绍通	中医学、针灸推拿、中医骨伤、护理等专业
14	中医伤科学(第4版)	方家选	中医学、针灸推拿、中医骨伤、护理、康复治疗技术专业
15	中药学(第4版)	杨德全	中医学、中药学、针灸推拿、中医骨伤、康复治疗技术等专业
16	方剂学(第4版)*	王义祁	中医学、针灸推拿、中医骨伤、康复治疗技术、护理等专业

续表

教材序号	教材名称	主编	适用专业
17	针灸学(第4版)	汪安宁 易志龙	中医学、针灸推拿、中医骨伤、康复治疗技术等专业
18	推拿学(第4版)	郭翔	中医学、针灸推拿、中医骨伤、护理等专业
19	医学心理学(第4版)	孙萍 朱玲	中医学、针灸推拿、中医骨伤、护理等专业
20	西医内科学(第4版)*	许幼晖	中医学、针灸推拿、中医骨伤、护理等专业
21	西医外科学(第4版)	朱云根 陈京来	中医学、针灸推拿、中医骨伤、护理等专业
22	西医妇产科学(第4版)	冯玲 黄会霞	中医学、针灸推拿、中医骨伤、护理等专业
23	西医儿科学(第4版)	王龙梅	中医学、针灸推拿、中医骨伤、护理等专业
24	传染病学(第3版)	陈艳成	中医学、针灸推拿、中医骨伤、护理等专业
25	预防医学(第2版)	吴娟 张立祥	中医学、针灸推拿、中医骨伤、护理等专业
1	中医学基础概要(第4版)	范俊德 徐迎涛	中药学、中药制药技术、医学美容技术、康复治疗技术、中医养生保健等专业
2	中药药理与应用(第4版)	冯彬彬	中药学、中药制药技术等专业
3	中药药剂学(第4版)	胡志方 易生富	中药学、中药制药技术等专业
4	中药炮制技术(第4版)	刘波	中药学、中药制药技术等专业
5	中药鉴定技术(第4版)	张钦德	中药学、中药制药技术、中药生产与加工、药学等专业
6	中药化学技术(第4版)	吕华瑛 王英	中药学、中药制药技术等专业
7	中药方剂学(第4版)	马波 黄敬文	中药学、中药制药技术等专业
8	有机化学(第4版)*	王志江 陈东林	中药学、中药制药技术、药学等专业
9	药用植物栽培技术(第3版)*	宋丽艳 汪荣斌	中药学、中药制药技术、中药生产与加工等专业
10	药用植物学(第4版)*	郑小吉 金虹	中药学、中药制药技术、中药生产与加工等专业
11	药事管理与法规(第3版)	周铁文	中药学、中药制药技术、药学等专业
12	无机化学(第4版)	冯务群	中药学、中药制药技术、药学等专业
13	人体解剖生理学(第4版)	刘斌	中药学、中药制药技术、药学等专业
14	分析化学(第4版)	陈哲洪 鲍羽	中药学、中药制药技术、药学等专业
15	中药储存与养护技术(第2版)	沈力	中药学、中药制药技术等专业

续表

教材序号	教材名称	主编	适用专业
1	中医护理(第3版)*	王 文	护理专业
2	内科护理(第3版)	刘 杰 吕云玲	护理专业
3	外科护理(第3版)	江跃华	护理、助产类专业
4	妇产科护理(第3版)	林 萍	护理、助产类专业
5	儿科护理(第3版)	艾学云	护理、助产类专业
6	社区护理(第3版)	张先庚	护理专业
7	急救护理(第3版)	李延玲	护理专业
8	老年护理(第3版)	唐凤平 郝 刚	护理专业
9	精神科护理(第3版)	井霖源	护理、助产专业
10	健康评估(第3版)	刘惠莲 滕艺萍	护理、助产专业
11	眼耳鼻咽喉口腔科护理(第3版)	范 真	护理专业
12	基础护理技术(第3版)	张少羽	护理、助产专业
13	护士人文修养(第3版)	胡爱明	护理专业
14	护理药理学(第3版)*	姜国贤	护理专业
15	护理学导论(第3版)	陈香娟 曾晓英	护理、助产专业
16	传染病护理(第3版)	王美芝	护理专业
17	康复护理(第2版)	黄学英	护理专业
1	针灸治疗(第4版)	刘宝林	针灸推拿专业
2	针法灸法(第4版)*	刘 茜	针灸推拿专业
3	小儿推拿(第4版)	刘世红	针灸推拿专业
4	推拿治疗(第4版)	梅利民	针灸推拿专业
5	推拿手法(第4版)	那继文	针灸推拿专业
6	经络与腧穴(第4版)*	王德敬	针灸推拿专业

* 为"十二五"职业教育国家规划教材

第四届全国中医药高职高专教育教材建设指导委员会

第四届全国中医药高职高专针灸推拿与骨伤专业教材评审委员会

前　言

　　《针灸治疗》(第4版)是国家卫生健康委员会"十三五"规划教材、全国中医药高职高专教育教材。为了更好地贯彻落实《国家中长期教育改革和发展规划纲要》《医药卫生中长期人才发展规划(2011—2020年)》,推动中医药高职高专教育的发展,培养中医药类高级技能型人才,在总结前三版教材成功经验的基础上,经过深入地调研论证,征求全国各中医药高职高专院校针灸治疗一线教师的使用意见和建议,我们对上版教材进行了重新审核和规划,在人民卫生出版社、全国中医药高职高专教育教材建设指导委员会的组织规划下,按照全国中医药高职高专院校各专业的培养目标,确立本课程的教学内容并编写了本教材。

　　本次修订编写工作以上一版教材为蓝本,遵循基础理论够用、适度,强化技术应用能力的编写宗旨,继续坚持高职高专教育教材建设的"三基""五性"原则。在继承和坚持中医药特点的前提下,立足改革。以新制定的教学大纲为指导,以国家颁布的有关标准化方案为依据,从病种的筛选、病名的确立到体例的制定、内容的取舍等方面,都做了调整和充实,以便于学生学习、掌握和应用。

　　本教材共分八章。第一章概论介绍针灸治疗作用、针灸治疗原则、针灸辨证论治纲要、针灸配穴处方等内容。第二章至第八章分别介绍了急症、内科病证、妇科病证、儿科病证、皮外骨伤科病证、五官科病证和其他病证。概念准确,简明扼要;各病证病因病机内容完备;在辨证方面,突出了主症,特点或特征的论述,并以主症为中心进行辨证分型;在治疗方面,根据针灸临床的实际需要,提出一个或两个(分虚证、实证)治疗总则,处方突出主穴,然后根据辨证分型加以配穴,便于学生把握规律性。其他疗法中,扩大疗法范围,丰富内容。根据统一安排,本书配置了融合教材数字资源内容,便于学生自学和教学参考。

　　本教材适用于中医药类高职高专学校针灸推拿专业教学使用,也可供中等中医药学校的五年一贯制针灸推拿学专业使用。

　　编写过程中,黑龙江中医药大学佳木斯学院、四川中医药高等专科学校、江西中医药大学、江西中医药高等专科学校、安徽中医药高等专科学校、湖北中医药高等专科学校、南阳医学高等专科学校、山西中医药大学给予了大力支持。在此一并表示感谢。

　　由于编写水平有限,本教材恐有不足疏漏之处,望各校广大师生和读者提出宝贵意见,以便再版修订。

《针灸治疗》编委会

2018年4月

目　录

第一章

概　　论

 学习要点

> 针灸的治疗作用（疏通经络是治疗疾病最主要、最直接的作用,扶正祛邪是针灸治病的根本法则和手段,调和阴阳是针灸治疗疾病的根本目的）;针灸的治疗原则（针灸治疗原则是针灸治疗疾病必须遵循的准绳,重在如何用针灸方法来实现补虚与泻实、清热与温寒、局部与整体、治标与治本、同病异治与异病同治、三因制宜等治疗原则）;针灸辨证论治纲要（八纲证治、脏腑证治、气血证治、经络证治在针灸临床上的应用）;针灸配穴处方（选穴原则、配穴方法、处方的组成、特定穴的临床应用）。

针灸治疗是针灸医学中的重要组成部分,是以中医理论为指导,以经络学说为核心,以针刺和艾灸为主要手段,遵循辨证论治、循经取穴等规律,防治疾病,并阐明其作用机制的一门临床学科。

针灸治疗疾病要综合运用脏腑、经络学说,运用四诊、八纲理论,并注重经络穴位诊断,再将临床上各种不同证候进行分析归纳,以明确疾病的部位是在脏在腑,在经在络,在表在里;疾病的性质是属寒属热,属虚属实,根据辨证结果,进行相应的配穴处方,并考虑腧穴作用、机体特异性,按方施术。或针或灸,或针灸并用,或补或泻,或补泻兼施。以通其经脉,调其气血阴阳,扶其正气,祛其邪气,使机体阴阳恢复相对平衡,从而达到防治疾病的目的。

第一节　针灸治疗作用

在正常的生理情况下,机体处于经络通畅、气血条达、脏腑协调、阴阳平衡的状态。在病理情况下,则经络壅滞、气血不畅、脏腑失调、阴阳失衡。针灸治病是采用独特的针刺或艾灸等治疗方法作用于经络、腧穴,根据机体不同病理状态下的需要,发挥其疏通经络、扶正祛邪、调和阴阳的治疗作用的。

一、疏通经络

疏通经络是治疗疾病最主要、最直接的作用。在病理状态下,由于六淫之邪的侵袭,可导致经气痹阻不通、营卫失和;或脏腑病变,导致经络气血壅滞等。就其经络病机变化而言,均乃经气失常所致。故经气运行失常是导致机体病变的重要因素。中医理论中"不通则痛",即指经络闭阻不通而引发的多种病证。经络闭阻不通,气血运行不畅,甚至气滞血瘀,可引发肢体肿胀、疼痛、麻木、痿软、拘挛或者脏腑组织功能活动失衡。

针灸可以激发经气,加强气血的运行,从而使痹阻、壅滞的经络得以疏通,达到防治疾病的目的。《灵枢·九针十二原》:"以微针通其经脉,调其血气",就明确指出针刺具有疏通经络的作用。《灵枢·刺节真邪》又把针灸疏通经脉,使脉道通利、气血流畅的作用叫做"解结"。

由于引起经脉不通的因素是多方面的,故针对不同的原因,疏通经络的方法是多种多样的。《灵枢·官能》有"针所不为,灸之所宜。"唐代孙思邈在《备急千金要方》也说:"凡病皆由血气壅滞不得宣通,针以开导之,灸以温暖之。"虽然同样是经络闭阻不通,但实热者宜用针刺,虚寒者宜行灸疗。

疏通经络就是调理经气。经络气血虚弱、脏腑功能衰退者,属虚证,宜补虚通经;经络气血偏盛、脏腑功能亢进者,属实证,治宜活血通络;经络气血逆乱者,或因于气血偏盛偏衰,或由于脏腑功能失调,均可据其虚实而调之。

对于疼痛性病症,中医认为多由经络闭阻不通、气血瘀滞不行所致,针灸治疗通过刺激经络、腧穴,而使经络通畅、气血调和,变"不通则痛"为"通则不痛"。说明针灸良好的镇痛作用是其疏通经络作用的具体体现。

对于有些针感较差,得气较慢、经气不至或经气虽至但未到达病所者,除了增加刺激量之外,还可施以循经按压、循经透穴、循经施灸以及青龙摆尾、白虎摇头、苍龟探穴、赤凤迎源等多种针刺操作手法,以通经接气,达到疏通经络之目的。

知识链接

青龙摆尾、白虎摇头、苍龟探穴、赤凤迎源即明·徐凤《金针赋》中"龙虎龟凤"飞经走气四法。适用于经络气血壅滞之证,或用于在关节附近针刺而不得气者,是通经接气的催气手法,以促使针感通经过关而达病所。

《金针赋》:"青龙摆尾,如扶船舵,不进不退,一左一右,慢慢拨动。"

《金针赋》:"白虎摇头,似手摇铃,退方进圆,兼之左右,摇而振之。"

《金针赋》:"苍龟探穴,如入土之象,一退三进,钻剔四方。"

《金针赋》:"赤凤迎源,展翅之仪,入针至地,提针至天,候针自摇,复进其元,上下左右,四周飞旋。"

二、扶正祛邪

扶正祛邪是针灸治病的根本法则和手段。扶正,就是扶助正气,提高机体抗病能力;祛邪,就是消除病邪,消除致病因素的影响。

机体疾病的发生与体内正气和致病邪气的盛衰有非常密切的关系。《素问·刺法论篇》云:"正气存内,邪不可干。"《素问·评热病论篇》又云:"邪之所凑,其气必虚。"疾病的发生、发展及其转归过程,就是正气和邪气相互斗争的过程。疾病的发生,是正气处于相对劣势,邪气处于相对优势。既病之后,若正能胜邪,则邪退病愈;若正不敌邪,则病趋恶化。

针灸具有调理经气的作用,调理经气就是调整人体"真气",即针灸能激发、振奋机体的调节和防御能力。特别是针灸施用"补"的手法,能使低下的经络、脏腑组织振奋;针灸施用"泻"的手法,能使外邪得以驱除。从而使病理状态的经络、脏腑组织得以康复,针灸治病就是在不断发挥扶正祛邪的作用。

凡邪盛正气未衰者(新病),治宜祛邪为主,邪去正自安;正虚邪不盛者(久病),治宜扶正为主,正复邪自除。若正已虚而邪未衰,单纯扶正则难免助邪,一味祛邪又更伤正气,故治宜攻补兼施。若以正虚为主者,扶正为上,兼以祛邪,或先补后攻;若以邪实为主者,祛邪为上,兼以扶正,或先攻后补。

实现针灸扶正祛邪的作用,除了正确施用补泻手法外,还应结合腧穴偏补偏泻的特性来考虑。如关元、气海、命门、肾俞、膏肓、足三里等腧穴偏补,多在扶正时用;而水沟、曲泽、委中、十宣、十二井穴等腧穴偏泻,多在祛邪时用之。另外,大部分腧穴在机体不同的病理状态下则具有双向调节作用,如中脘、内关、三阴交、合谷、太冲、天枢等,既可用于扶正,又可用于祛邪。

根据针灸临床观察,一般而言,针刺补法和艾灸的兴奋作用大于抑制作用,偏于扶正,适用于慢性久病或虚寒病证。针刺泻法和刺血的抑制作用大于兴奋作用,偏于祛邪,适用于新病、急症和实热证。在特定穴中,背俞穴偏于扶正,适用于慢性虚弱性久病;郄穴、募穴、下合穴偏于祛邪,适用于急性发作性痛证;原穴则具有扶正祛邪的双重作用,急、慢、虚、实诸证均可选用。

三、调和阴阳

调和阴阳是针灸治疗疾病的根本目的。疾病的发生,从根本上说是机体的阴阳相对平衡遭到了破坏,故阴阳失调是一切疾病发生的根本原因。或因外邪入侵,或因经络阻痹、气血壅滞,或因脏腑失调等,使阴阳平衡遭到破坏,从而导致"阴胜则阳病,阳胜则阴病"等病理变化,产生"阳胜则热,阴胜则寒"等临床证候。针灸治病就是要根据证候的表、里、寒、热、虚、实等属性,来调节阴阳的偏盛偏衰,使机体恢复"阴平阳秘"的状态。《灵枢·根结》说:"用针之要,在于知调阴阳,调阴与阳,精气乃光,合形与气,使神内藏。"充分说明针灸具有调和阴阳的作用。

在阴阳一方偏盛、另一方尚未虚损的情况下,应泻其有余;而当一方偏盛,另一方也见虚损的情况下,在泻一方有余的同时,当兼顾一方之不足,配合扶正或益其不足。在阴阳偏衰的情况下,应补其不足。阴虚不能制阳,常出现阴虚阳亢的虚热证,治宜滋阴潜阳,即所谓"壮水之主,以制阳光";阳虚不能制阴,常呈现阳虚阴盛的阴寒证,治宜补阳消阴,即所谓"益火之源,以消阴翳"。阴阳俱虚则滋阴补阳同施。

配伍恰当的经络、腧穴是实现针灸调和阴阳作用的主要手段之一。如肾阴不足、肝阳上亢的头晕,治宜育阴潜阳,可取足少阴肾经太溪、阴谷补之,以滋养肾阴;又取足厥阴肝经穴太冲、行间泻之,以平肝潜阳。肾水能涵养肝木,则眩晕可愈。

《素问·阴阳应象大论篇》说:"善用针者,从阴引阳,从阳引阴。"针灸调和阴阳的具体方法既可以阴证治阴、阳证治阳,又可以采取阴证治阳、阳证治阴之法。例如,肝阳上亢之头目昏痛,取太溪、照海以滋阴潜阳;亡阳出现的肢体逆冷,可灸任脉之气海、关元以阴中求阳。五脏有病,多取其背俞穴,六腑有病,多取其胸腹部募穴。如咳嗽、痰多、胸闷,为肺经病(阴病),取肺俞(引阳)治疗;又如胃脘疼痛、呕吐,为胃经病(阳病),取中脘(引阴)治疗。阴经经脉病症取相表里的阳经腧穴治疗(如肝病取阳陵泉,脾病取足三里),阳经经脉病症取相表里的阴经腧穴治疗(如胆病取太冲,胃病取公孙)。凡此,均属于阴病治阳、阳病治阴的范畴。

使用恰当的针刺补泻手法是实现针灸调和阴阳作用的又一主要方法。如阴盛阳虚可见癫疾、嗜睡,而阳盛阴虚则可见狂躁、失眠,针灸临床均可取阴跷脉气所发穴照海和阳跷脉气所发穴申脉治疗。但属阴盛阳虚的癫证、嗜睡宜补申脉,泻照海(补阳泻阴);而属阳盛阴虚的狂证、失眠应补照海,泻申脉(补阴泻阳)。又如,补合谷、泻复溜可以发汗;反之,泻合谷、补复溜则可以止汗等。

总而言之,针灸的治疗作用,实质上就是对机体的一种良性调节作用——调节经络气血,调节邪正盛衰,调节脏腑阴阳。其治疗作用的发挥,与多种主观、客观因素密切相关。除了腧穴的特性、针灸补泻手法以外,还与机体状态(包括禀赋、年龄、性别、心理素质、病变表现等方面的个体差异)、治疗时间、辅助治疗措施等密切相关,其中尤以机体状态最为重要。针灸治病虽以刺灸腧穴为手段,但它只是一个外因,是起刺激作用的条件,主要是通过经络等机体内在因素而起作用的。刺灸腧穴调动了机体固有的调节功能,表现在刺灸同一腧穴时,对机体不同的病理状态,针灸可以产生不同的治疗作用。如当机体处于虚寒、脱证状态时,针灸可以起到补虚散寒、回阳固脱的作用;当机体处于实热、闭证状态时,针刺可起到清热泻实、开窍启闭的作用。高血压者,针灸可使其血压降低;低血压者,针灸可使其血压升高。心动过速者,针灸能使之减慢;心动过缓者,针灸能使之加快。胃肠痉挛而疼痛者,针灸可以消除痉挛,使疼痛缓解;胃肠蠕动弛缓或下垂者,针灸又可使胃肠蠕动增强、胃底升高。说明机体状态这个内在因素在针灸治疗过程中起着关键作用。

第二节　针灸治疗原则

《灵枢·官能》曰:"用针之服,必有法则。"针灸治疗原则是针灸治疗疾病必须遵循的准绳,整个治疗过程中,均应以治疗原则为指导。根据中医治疗疾病的基本思想,结合针灸治疗疾病的具体实践,常将针灸治疗原则归纳为补虚与泻实、清热与温寒、局部与整体、治标与治本、同病异治与异病同治、三因制宜等几个方面。

一、补虚与泻实

《灵枢·九针十二原》说:"凡用针者,虚则实之,满则泄之,宛陈则除之,邪盛则虚之。"《灵枢·经脉》也说:"盛则泻之,虚则补之……陷下则灸之,不盛不虚以经取之。"

阐明了补虚泻实是针灸施治的基本原则。

疾病从邪正关系而言,不外乎虚证、实证两大类。"虚"指人体正气虚弱,"实"指邪气偏盛。正如《素问·通评虚实论篇》所说:"邪气盛则实,精气夺则虚。"补虚就是补其不足,以扶助正气,泻实就是泻其有余,以祛除邪气。补虚泻实即扶正祛邪。故在疾病的过程中,凡是正气不足表现的虚证,都应用补法治疗;而邪气亢盛表现的实证,则应用泻法治疗。即虚者宜补,实者宜泻。

人体正气和病邪的盛衰决定着病症的虚实,针灸的补虚与泻实是通过针法和灸法激发机体本身的调节功能,从而产生补泻作用的。

（一）虚则补之

在正邪交争的过程中,如果正气不足,并成矛盾的主要方面时,其证候表现为虚证。如大病、久病或大汗、剧吐、久泄、久痢、大出血之后耗伤阳气,损及阴血,均会导致正气虚弱、功能减退。表现为精神萎靡,疲乏无力,形寒肢冷,面色苍白或萎黄,心悸气短,或五心烦热,自汗盗汗,大便滑脱,小便失禁,遗精,阳痿,月经量少、色淡,性功能低下,舌淡、少苔或无苔,脉微弱无力等。凡此便应"虚则补之""虚则实之",以扶助机体的正气,增强脏腑组织的功能,补益人体的阴阳气血,以抗御病邪。"虚则补之"适用于治疗各种慢性虚弱性病证。针灸之时,若偏于阳虚、气虚者,针用补法,加灸;偏于阴虚、血虚者,针用补法或平补平泻,血虚也可施灸。若阴阳俱虚,则灸治为上(《灵枢·官能》曰:"阴阳皆虚,火自当之")。常取关元、气海、命门、膏肓、足三里和有关脏腑经脉的背俞穴、原穴,针用补法并加灸。

针灸补虚主要是通过补其本经、补其表里经和虚则补其母的方法选穴配伍,并结合施用针刺补法,达到补的目的。如某脏的虚证,尚未涉及其他脏腑者,均可取本经腧穴补之。如肺虚取肺经腧穴,大肠经虚取大肠经腧穴等。若涉及与之相表里的脏腑,则可选取与之相表里的经脉上的腧穴补之。此外,还可根据五行生克理论,采取虚则补其母的方法。

（二）陷下则灸之

"陷下"有多种含义:一是机体中气不足,失于固摄,导致脏腑功能低下或有关脏腑、组织下垂;二是血络空虚,《灵枢·经脉》曰:"十五络者,实则必见,虚则必下,视之不见",即是谓此;三是指脉象沉伏无力,唐代王冰在注解《灵枢·经脉》中说:"脉气虚少,故陷下也",明代张介宾则认为是"沉伏不起也";四是指阳气暴脱、脉微欲绝之危象。故"陷下则灸之"实际上属于"虚则补之"的范畴。

凡脏腑、经络之气虚弱,中气不足,使气血和内脏失于固摄,便会出现一系列气虚下陷的病症,如久泄、久痢、遗尿、崩漏、脱肛、子宫脱垂及其他内脏下垂等。临床之时,常取百会、神阙、气海、关元、中脘、脾俞、足三里等穴灸之,以补中益气,升阳举陷。而对失血过多、大汗不止、四肢厥冷、阳气暴脱、血压下降、脉微欲绝之虚脱危象,更应重灸上述诸穴,以升阳固脱、回阳救逆。

（三）实则泻之

"盛则泻之"，"满则泄之"，"邪盛则虚之"实际上都是泻损邪气，都是"实则泻之"的不同说法。针灸临床之时，对于正气未虚、邪气偏盛的实证，其治疗原则都是用泻法，或点刺出血之法。如高热、中暑、昏迷、惊厥、痉挛以及各种原因引起的剧痛等实热病证，在正气未衰的情况下，可取大椎、合谷、太冲、委中、水沟、十宣、十二井穴等，针泻不灸，或点刺出血，来达到清泻实热的目的。

（四）补泻兼施

疾病的临床证候常表现为虚实夹杂，治疗宜补泻兼施。若病属本虚标实之证，正气既衰又见邪实之象，则应泻实与补虚兼顾，或者先行补虚，而后泻实。同时还应根据虚实程度的轻重缓急，来决定补泻的多少与先后。例如，对邪实正虚的臌胀病，一味泻实或单纯补虚都是片面的，唯有虚实同治、攻补兼施才是理想之策。又如阴虚不能制阳引起的肝阳上亢之证，应育阴潜阳，宜补太溪、复溜以滋养肾阴，并泻太冲、行间以平降肝阳。

（五）宛陈则除之

"宛陈则除之"是"实则泻之"的一种。"宛"同"菀"，同"瘀"，有瘀结、瘀滞之义；"陈"，久也，引申为时间长久。"宛陈"泛指络脉瘀阻之类的病证。"除"，去也，破除的意思，即"清除"，指清除瘀血的刺血疗法。这与《素问·阴阳应象大论篇》中"血实者决之"义同。即对于瘀血闭阻或邪入营血郁结不解、久痛入络形成的血实病证，应用刺血之法以活血化瘀、疏通经络。《素问·针解篇》指出："宛陈则除之，是出恶血也。"唐代王冰则注云："宛，积也；陈，久也；除，去也。言络脉之中血积而久者，针刺而除去之也。"故凡由络脉瘀阻而引起的病证，均应以三棱针点刺出血治之。如闪挫扭伤、毒虫咬伤、丹毒等引起的肌肤红肿热痛、青紫肿胀，可选用局部络脉或瘀血部位以三棱针点刺出血治之，以活血化瘀、消肿止痛。对于"宛陈"较重者，可在点刺出血后再加拔火罐，便可排出更多的恶血，促进病愈。另外如腱鞘囊肿、小儿疳疾的点刺放液治疗也属此类。

（六）不盛不虚以经取之

在一般情况下，凡某一经络、脏腑的病变，而未涉及其他经络、脏腑者，则可在该经络上取穴补泻之，此即"不盛不虚以经取之"。主要是由于病变脏腑、经脉本身一时性的气血紊乱，而不涉及其他脏腑、经脉，属本经自病，并非病证本身无虚实可言，而是脏腑、经络的虚实表现不甚明显或虚实兼而有之。《灵枢·禁服》说："不盛不虚，以经取之，名曰'经刺'。"《难经·六十九难》说："不虚不实，以经取之者，是正经自生病，不中他邪也。当自取其经，故言以经取之。"多在本经循经取穴治疗，常以原穴和五输穴为主。当针下得气后，再行平补平泻手法，使本经气血调和，脏腑功能恢复正常。

在临床上，虚证和实证的表现是错综复杂、变化多端的，诸如有表虚里实或表实里虚、上虚下实或上实下虚，还有真虚假实、真实假虚，等等。所以，补虚泻实治则的运用，也必须灵活应变。单纯的虚证或实证，就单用补法或泻法。如实热证多采用浅刺出血的方法，虚寒证多采用留针补法或施用灸法等。若是虚实夹杂，则必须补泻兼施。

补虚泻实既是针灸原则，又是针灸治病的重要方法。《灵枢·九针十二原》说："无实无虚，损不足而益有余，是谓甚病，病益甚。"《类经》也说："凡用针者，但可泻其多，不可泻其少，当详察血气，而为之补泻也。"均明确指出补泻不可误用，不可犯"虚虚实实"之戒。否则,就会造成"补泻反则病益笃"的不良后果。

二、清热与温寒

清热与温寒是指针对疾病寒热的性质提出的治疗原则,清热是指热性病用"清"法,温寒是指寒性病用"温"法。正如《素问·至真要大论篇》曰:"寒者热之,热者寒之,温者清之,清者温之。"《素问·五常政大论篇》又曰:"治热以寒,温而行之;治寒以热,凉而行之;治温以清,冷而行之;治清以温,热而行之。"故清热与温寒是针灸治疗的重要原则。

疾病从性质而言,不外乎寒证与热证两大类。在诸多疾病的演变过程中,都会出现寒热的变化。外来之邪或属寒或属热,侵入机体后或从热化或从寒化,人体的功能状态或表现为亢进或表现为不足,亢进则生热,不足则生寒。寒证与热证是阴阳偏盛偏衰的具体表现。清热,就是用清法治疗热证。清法有退热降火、保津、除烦解渴的作用,不论热在气分或营血,内伤或外感,只要里热炽盛,皆可用清法治疗。温寒,就是用温法治疗寒证。温法有祛除寒邪和补益阳气的作用,能回阳救逆和温中散寒。

热性病证用"清"法,即以寒治热;寒性病证用"温"法,即以热治寒,均属于正治法。《灵枢·经脉》说:"热则疾之,寒则留之。"这是针对热性病证和寒性病证制定的清热、温寒的治疗原则。

(一) 热则疾之

机体邪热亢盛则会出现热证。包括外感风寒、风热引起的表热证,或脏腑阳盛郁结的里热证,或气血壅盛于经络的局部热证等。均应以"热者清之"为治疗原则,行清泻之法。操作时一般行毫针泻法,疾刺疾出,或施三棱针点刺出血。

《灵枢·经脉》说:"热则疾之。"《灵枢·九针十二原》进一步解释说:"刺诸热者,如以手探汤。""疾"与"急"通,有快速针刺之义;"以手探汤"形象地描述了针刺手法的轻巧快速。邪热较盛,可见于五脏六腑和以某一经为主的全身症状,也可出现于某一经的局部,其治疗方法,宜疾刺疾出针,或放血,手法宜轻而快,少留针或不留针,针用泻法,以清泻热毒,此即热则疾之。如邪热在表,或热闭清窍,出现神昏不省人事(如中暑),宜用三棱针在大椎、十二井穴放血治疗。

当然,任何一种治疗原则都不是绝对的,当热邪入里(即"阴有阳疾")时,就应该深刺留针。如邪热入里,出现大热、大渴、大汗出、脉洪大之证,宜行泻法且深刺留针,并可配合运用"透天凉"的复式针刺手法。

知识链接

透天凉:乃明代徐凤《金针赋》中治病八法之一,为复式泻法。《金针赋》:"透天凉,治肌热骨蒸。先深后浅,用六阴而三出三入,紧提慢按,徐徐举针,退热之可凭。"

(二) 寒则留之(温之)

机体阴寒过盛则出现寒证。包括外感风寒引起表寒证,或寒湿闭阻经络的寒痹证,或为脏腑功能衰退、阳气不足的里虚寒证等。均应以"寒者热之"为治疗原则,宜用灸法施治,以温通经络、益阳祛寒。针刺则应深刺久留,以候阳气。《灵枢·邪气脏腑病形》曰:"刺急者,深内而久留之。"

《灵枢·经脉》说:"寒则留之。"《灵枢·九针十二原》篇进一步解释说:"刺寒清者,如人不欲行。""留"即留针之义,"人不欲行"形象地描述了针刺宜深而久留针。凡机体阳气偏虚,寒邪较盛,脏腑经络之气凝滞,出现恶寒喜热,或痹痛怕冷,治疗应艾灸、深刺久留针,以激发经气,使阳气来复以散其寒邪。一般适用于风寒湿痹为患的肌肉、关节疼痛以及寒邪入里之证。若寒邪在表,留于经络者,艾灸施治最为相宜。若寒邪在里,凝滞脏腑,则针刺应深而久留,或配合施行"烧山火"之复式针刺手法,或加用艾灸,以温针法最为适宜。

知识链接

烧山火:乃明代徐凤《金针赋》中治病八法之一,为复式补法。《金针赋》:"烧山火,治顽麻冷痹。先浅后深,用九阳而三进三退,慢提紧按,热至紧闭插针,除寒之有准。"

《灵枢·禁服》曰:"脉血结于中,中有著血,血寒,故宜灸之。"这也是寒证用灸的一种。血寒是指血脉中阳气不足、阴寒过盛,或寒邪直中血分,致血脉凝滞。如血寒导致胞脉闭阻而引起的闭经、痛经,血寒导致血脉凝滞而引起的寒痹、脱骨疽等,就应按"血寒灸之"的原则施以灸疗,来扶阳祛寒,温通血脉。

(三) 温清并用

临床上,热证、寒证的表现往往是错综复杂、变化多端的。有表热里寒或表寒里热,有上热下寒或下热上寒,还有真寒假热或真热假寒,等等。故清热与温寒治则的运用必须灵活掌握。单纯的热证或寒证,就单用清热或温寒法,若是寒热错杂而现,则必须温清并用。如上热下寒,症见心烦、口渴、咽干而痛、腹痛喜按、便溏肢冷等,此乃下焦阴寒过盛,至使阳热浮越于上所致。治宜温补下焦,引热下行,灸气海、关元、三阴交,以驱散寒邪;又针泻膻中、内关、列缺,清泻上焦。又如表热里寒,症见发热、口渴但不欲饮(虽饮也仅求少量热饮)、喜盖衣被、口渴、小便清长等,乃内寒过盛,逼热外泄所致。治宜内温足阳明、足太阴,针用补法,取足三里、三阴交补之并加灸;外清手阳明、手太阴,针用泻法,取曲池、合谷、列缺等穴浅刺泻之。若见真热假寒,则在清热的基础上佐以温寒。若见真寒假热,应在温寒的基础上佐以清热。

三、局部与整体

针灸治病,要善于处理局部与整体的关系。因为机体某一部分出现的局部病证,往往又是整体疾病的一部分。唯有从整体观念出发,辨证施治,才不会出现头痛仅医头、脚痛仅医脚的片面倾向。

《标幽赋》云:"观部分而知经络之虚实。"例如,头痛和目赤肿痛多与肝火上炎有关,口舌生疮、小便短赤多因心和小肠有火造成,脱肛、子宫脱垂皆由中气不足引起。

(一) 局部治疗

针灸治病,在病变的局部、邻近,或是脏腑在体表的投影处取穴施治,是常用的方法之一。一般是针对局部症状的治疗而言。如口㖞取地仓、颊车;鼻塞取迎香、印堂;胃痛、腹泻取中脘、天枢,腰酸背痛取身柱、肾俞。手足疾病取合谷、太冲等。局部治疗作用是所有腧穴共同具有的治疗作用,体现了"腧穴所在,主治所在"的治疗特点。局部症状的解除,有助于全身性疾病的治疗。

(二)整体治疗

针灸治病,除了在局部施治外,还应施以整体性治疗。整体治疗一般是针对疾病病因的治疗。要根据疾病的病因病机、症状、经络循行分布、腧穴主治作用等全面考虑,选取相应的腧穴进行治疗。

如四肢肘膝关节以下的腧穴和俞募穴等,除了能治疗局部和邻近病变外,还能治疗头面、躯干、脏腑等全身的病变。部分腧穴如大椎、百会、合谷、太冲、足三里、三阴交、气海等,还可防治全身性疾病。

又如肝阳上亢引起的头痛、眩晕,取太溪、太冲透涌泉以滋水涵木、育阴潜阳;外感发热、咳嗽,取合谷、外关、列缺以发汗解表、宣肺止咳。均是针对病因的治疗,这正是"伏其所主,先其所因""治病必求于本"的治疗方法。

(三)局部与整体同治

在多数情况下,既要重视病因治疗,又要重视症状治疗,需要局部与整体同时调治。如脾虚泄泻,局部取大横、天枢理肠止泄,整体取脾俞、足三里以健运脾胃;风火牙痛,局部取颊车、下关以疏调经络之气,远端取合谷、内庭以清降胃肠之火。如此将局部与整体有机地结合起来,既着眼于症状治疗,又注重病因病机治疗,就能提高治疗效果。

从穴位的主治作用来看,有些穴位主要是局部治疗作用。如睛明、地仓、耳门等。有些穴位则不仅能治疗局部疾病,而且还能治疗全身的疾病,如命门、关元、足三里等,故应结合起来考虑,使局部与整体能够有机地统一起来。

四、治标与治本

标本是一个相对的概念,表示事物的现象与本质、原因与结果以及病变过程中正邪矛盾双方的主次关系。如从机体组织和部位而言,脏腑为本,头面、躯干为标。从机体和疾病而言,机体为本,疾病为标;正气为本,邪气为标。从疾病本身而言,病因为本,症状为标;旧病为本,新病为标;缓症为本,急症为标。针灸治病要分清标本主次、轻重缓急,就是要抓主要矛盾。《素问·至真要大论篇》说:"病有盛衰,治有缓急。"对于任何一种病证,是先治标,还是先治本,还是标本同治,要根据病证的轻重缓急而定。一般情况下,本是主要矛盾,治病当先治本;若标急于本,当先治标。故《素问·标本病传论篇》说:"知标本者,万举万当,不知标本,是谓妄行。"如能灵活运用标本的理论,就不会贻误病情。

《灵枢·病本》说:"病发而有余,本而标之,先治其本,后治其标;病发而不足,标而本之,先治其标,后治其本,谨详察间甚,以意调之,间者并行,甚为独行。"故标本理论在针灸临床上的应用有:缓则治其本,急则治其标和标本兼治。

(一)急则治标

在紧急情况下,标病急于本病时,如不先治其标病,病人会有很大的痛苦,甚至危及生命,故应先治标病,后治本病。如因某些疾病引起大小便不通,则先取气海、中极、支沟等穴以通其大小便之标急,然后再治其本病。又如,无论什么原因引起的高热抽搐者,均应先以大椎、水沟、四关(指合谷、太冲)等穴退热止痉,然后再从本论治。肺结核咯血者,应取鱼际、孔最、中府、膈俞等穴以止血为先,血止后再以多方多法治其本。

治标是在紧急情况下的一种权宜之计,可以为治本创造有利的条件。治标以后一定要治其本病,它与"治病必求于本"并不矛盾。

(二) 缓则治本

在一般病势不急的情况下,病在内者治其内,病在外者治其外,正气虚者固其本,邪气盛者祛其邪。治其病因,症状可解;治其先病,后病可除。这就是"伏其所主,先其所因",即《素问·阴阳应象大论篇》"治病必求于本"的理论。这也是治疗疾病的一条根本原则。例如,外感风寒引起的咳嗽,病因风寒为本,症状咳嗽为标,可针大椎、风池、列缺、合谷以疏风散寒,风寒去而咳嗽自愈。又如女性脾胃虚弱者,伴月经量少、色淡(但月经周期正常),这种情况脾胃虚弱为本,月经症状为标,应取中脘、足三里、脾俞、胃俞、公孙以补益脾胃,当脾胃功能恢复,气血生化之源旺盛,月经症状可不治而愈。

(三) 标本同治

当标病与本病俱急或俱缓时,单治本病而不顾其标病,或单治标病而不顾其本病,都是不适宜的,此时均宜标本同治。标本俱急如本虚标实的臌胀病,单纯扶正或一味祛邪都于病情不利,当取阴陵泉、水道、水分以利水消肿,又取脾俞、肾俞、三阴交、足三里以健脾补肾,如此标本同治,攻补兼施,才是理想之策。标本俱缓如肝病引起的脾胃不和,可以在疏肝理气的同时,调理脾胃,取阳陵泉、中脘、章门、期门、太冲、足三里等穴,以达标本同治之目的。

五、同病异治与异病同治

同一种病症,可以用不同的方法治疗;而不同的病症,也可以用相同的方法治疗。这就是同病异治与异病同治。中医临证治病,不是着眼于"病"的异同,而是注意"证"的区别,这是以疾病的病机异同为依据的。

(一) 同病异治

同一种疾病,因人、因时、因地的不同,或由于疾病的病因、病情的发展、病机的变化,正邪的盛衰消长,涉及的脏腑、经络各异,即病机不同,必须采取不同的治法。例如感冒,由于发病季节和致病因素之不同,有风寒、风热和时疫感冒、感冒夹暑湿等不同证型。风寒者疏风散寒解表,取风门、列缺、风池、大椎等穴,针灸并用,针用泻法;风热者治宜疏风清热解表,取合谷、曲池、外关、大椎等穴,针用泻法;时疫感冒在风热感冒配穴处方基础上加足三里等穴;暑湿感冒可在风热感冒配穴处方基础上加阴陵泉、三阴交等穴。

(二) 异病同治

不同的疾病,受病部位和症状虽然不同,但病因相同或在病程发展的某一阶段,出现了相同的病机变化,则可采取相同的治法。例如,肝气犯胃引起的胃痛和肝胆气机郁滞引起的胁痛,都可取中脘、期门、太冲、支沟、阳陵泉等穴,以疏肝理气而止痛。又如脱肛、子宫脱垂、胃下垂等,尽管这些病症的发病部位和某些具体症状迥然不同,但其病因病机皆因中气不足、气虚下陷引起,均可取百会、中脘、脾俞、胃俞、气海、足三里等穴,针灸并用,重用灸法,以补中益气、升阳举陷。

六、三因制宜

"三因制宜"指因人、因时、因地制宜,即根据治疗对象、季节(包括时辰)和地理环境的不同情况,而采用适宜的治疗方法。

（一）因人制宜

因人制宜,就是要根据患者体质、年龄、性别、形体等不同的特点来采用适宜的针灸治疗方法。《灵枢·终始》:"凡刺之法,必察其形气"。人体禀赋不同,个体存在差异。年龄有长幼,性别有男女,体质有强弱,形体有肥瘦等。尤其是妇女有经、带、胎、产、乳等特殊生理情况,治疗时均应全面考虑。如"得气"感应与体质有密切关系,有的针感强而持久,有的针感弱而持续时间短暂,甚至不易得气。对得气不足者就应采用留针候气、催气、循按等方法以激发经气,促其得气。另外,针刺之后也可能出现各种不同的感应情况。正如《灵枢·行针》曰:"百姓之血气各不同形,或神动而气先针行,或气与针相逢,或针已出气独行,或数刺乃知,或发针而气逆,或数刺病益剧"。故《灵枢·逆顺肥瘦》也说:"年质壮大,血气充盈,肤革坚固,因加以邪,刺此者,深而留之","婴儿者,其肉脆,血少气弱,刺此者,以毫针,浅刺而疾发针,日可再也。"要根据具体情况选穴处方和施行不同的手法,一般来说,形体肥胖者深刺,消瘦者浅刺;小儿进针宜快,手法宜轻,宜浅刺,不能配合者不宜留针;老人气血衰弱,不宜强刺;孕妇手法要轻,且下腹部穴位禁刺;阳盛者慎用灸法。

（二）因地制宜

因地制宜,就是要根据不同的地理环境特点来采用适宜的治疗方法。由于地理环境不同,各地的气候条件和人们的生活习惯也就不同,人体的生理活动和病理特点也有区别,故治疗方法亦有差异。《素问·异法方宜论篇》指出:"北方者……其地高陵居,风寒冰冽,其民乐野处而乳食,脏寒生满病,其治宜灸焫。南方者……其地下,水土弱,雾露之所聚也,其民嗜酸而食胕,故其民皆致理而色赤,其病挛痹,其治宜微针。"故治疗方法的选择与地理环境、生活习惯和疾病性质有密切关系。

（三）因时制宜

因时制宜,就是要根据不同季节和时辰特点,选用适宜的针灸治疗方法。四季气候的变化,对人体的生理功能、病理变化均可产生一定的影响。春夏之季,气候由温转热,阳气升发,人体气血趋向体表,病邪伤人亦多在浅表,针刺宜浅,并少用灸法;秋冬之季,气候由凉变寒,阴气渐盛。人体气血潜藏于内,病邪伤人亦多在深部,因而在治疗上宜深刺,并多用灸法。一日之内,人体气血流注呈现出与时辰变化相应的规律,针灸治疗注重取穴与时辰的关系,要求在不同的时辰应选取不同的腧穴进行治疗,强调择时选穴。子午流注针法、灵龟八法、飞腾八法均是按时选穴治疗疾病的方法,也是"因时制宜"治疗原则的具体运用。此外,对有些周期性发作的病症,把握治疗的有效时机,可收到事半功倍之效。如疟疾多在发作前2~3小时进行针治,痛经一般宜在月经来潮前开始针治等。

知识链接

灵龟八法：按时配穴法的一种,见于《针灸大全》。系以八脉八穴配合九宫数,再据日时干支所代表的数字计算配穴。

飞腾八法：按时配穴法的一种,见于《玉龙经》。系以八脉八穴配合八卦,按每日各个时辰的天干推算开穴。所配属八卦与灵龟八法不同,因其以时干为主,故又名"奇经纳甲法"。

第三节 针灸辨证论治纲要

针灸学是中医学的重要组成部分,针灸疗法只是施治的方法有别于其他各科,中医辨证论治的理论完全适用针灸临床。针灸治病就是在整体观念的指导下,根据脏腑、经络学说,运用四诊八纲理论,将临床所见的各种不同证候按脏腑疾患、经络证候和相应组织器官病症的形式进行分析、综合、归纳,作出正确的辨证。只有辨证准确,才能取得满意的治疗效果。

机体的功能活动离不开脏腑、经络,疾病的发生和发展,证候的表现和转化,都是脏腑、经络两者功能失调的结果。因此,针灸临床中我们着重掌握脏腑病证的发病规律和经络病候的表现形式,从而明辨疾病的病因病机、病位病性,对疾病作出正确的诊断,进行恰当的治疗。

在针灸临床实践中,要将八纲、脏腑、气血、经络的辨证方法综合运用,分析病性是属寒还是属热,是属虚还是属实,是属阴还是属阳;确定病位是在表还是在里,是在经还是在络,是在脏还是在腑。再确定治疗大法,配穴处方,按方施术,或针或灸,或针灸并用;或补或泻,或补泻兼施。以通其经络,调其气血,使脏腑、气血、阴阳协调,经络流畅,从而恢复"阴平阳秘"的状况。

总之,掌握针灸临床辨证论治要点,就要以经络辨证为核心,明辨病症性质,注重整体观念,分清标本缓急,做到三因制宜。

一、八纲证治

八纲,即表里、寒热、虚实、阴阳。八纲证治是根据望、闻、问、切四诊所获得的临床资料,对疾病性质、病位、正邪关系等情况进行综合分析,用表、里、寒、热、虚、实、阴、阳八类证候进行归纳,并用于针灸临床治疗的一种方法。八纲证治是各种辨证论治的总纲。

疾病的表现基本上都可用八纲加以归纳:病位的深浅,不在表,便在里;疾病的性质,不是热证,便是寒证;邪正的关系,不是正虚,便是邪实;疾病总的类别,又不外乎阴证和阳证两大类。故八纲证治就是把疾病分为表证和里证、寒证和热证、虚证和实证、阴证和阳证四对纲领,来指导临床治疗。在八纲中,阴阳两纲又可以概括其他六纲,即表证、实证、热证为阳证,里证、虚证、寒证为阴证。

(一)表里证治

表里是鉴别疾病病变部位的内外、深浅和病情轻重、传变转化趋势的两个纲领。病变发生在皮毛、肌腠、经络等浅表部位的属于表,病变发生在脏腑、气血、骨髓的属于里。一般来说,表证病情相对较轻,里证病情相对较重。表证转为里证,预示病情加重;里证转为表证,说明病情好转。

表证临床以发热、恶风寒、头痛身痛、苔薄白、脉浮等症状表现为主,多由六淫之邪侵犯体表所致,以外感病初期多见。治宜疏表散邪、通经活络,取督脉、手太阴、手阳明、足太阳经腧穴为主,宜浅刺疾出,或不留针。常取大椎、合谷、曲池、外关、列缺、风池、风门、肺俞等穴。表热、表实者,针用泻法,浅刺疾出,不灸;表寒、表虚者,针灸并用,补泻兼施,表寒者留针,表虚者多灸。

里证临床表现相当复杂。如就疾病性质和邪正盛衰而言,有里寒、里热、里虚、里实等不同。外感、内伤均可产生里证。或为表邪入里,或为外邪直中于里,或为情志、饮食、劳倦所伤,或为外感病愈后气血已伤所致。治宜通调脏腑、行气活血,取与脏腑相联属的经脉腧穴为主,宜深刺久留。常取中脘、天枢、大横、支沟、丰隆、气海、关元、足三里、三阴交、上巨虚、下巨虚等穴。里实、里热证,深刺针泻,不灸;里虚、里寒证,针灸并用,里虚者用补法,可以施灸;里寒者深刺久留,补泻兼施,宜用灸法、温针。表里证治总结归纳如表1-1。

表 1-1　表里证治表

辨证	表证	里证
主要症状	恶寒,发热,四肢痛,无汗或有汗	高热,不恶寒,烦躁,神昏,谵语,呕吐,口渴,便秘或泄泻
脉象	浮或浮数	沉或沉数
舌诊	苔薄白	苔黄
刺灸方法	宜浅刺,疾出针,或少灸	宜深刺,久留针,或多灸

(二)寒热证治

寒热是指疾病的性质而言。寒证是感受寒邪,或体内阴气过盛,或体内阳虚所表现的病证。其病位有在表者,也有在里者;病情有属虚者,也有属实者。外感、内伤均可致病。热证是感受热邪,或体内阳气过盛,或体内阴气不足所表现的病证,有表热、里热、虚热、实热之分。

寒证以恶寒喜温、口淡不渴,或渴喜热饮、面色苍白、肢冷踡卧、大便稀溏、小便清长、舌淡苔白而润、脉迟或紧等症状表现为主。根据"寒者热之""寒者留之"的原则,治宜温通经络、助阳散寒,多取任脉、手足三阴经腧穴为主,针灸并用,补泻兼施。寒邪在表,肌肤麻木、疼痛者,艾灸最宜,或用皮肤针叩刺,或加拔火罐。寒邪在里、凝滞脏腑者,宜深刺久留针,温针尤宜,亦可施行"烧山火"之法。

热证以发热喜凉、口渴喜冷饮、面目红赤、烦躁不安、大便秘结、小便短赤,舌红苔黄而干、脉数等症状表现为主。根据"热者寒之""热则疾之"的原则,治宜清邪退热,多取督脉、手足三阳经腧穴为主,针宜浅刺疾出,或点刺出血,可不留针。如热邪在表的风热感冒,可取阳经腧穴大椎、曲池、合谷、外关等穴,浅刺而不留针。伴咽喉肿痛者,可加少商、鱼际点刺出血。若热闭清窍,出现高热、抽搐、神昏谵语等症,急刺水沟、十宣、十二井穴、大椎、合谷、太冲等穴,针泻或点刺出血。如热邪在里,出现大热、大汗、大渴、大便秘结、小便短赤、脉洪大等症,可取合谷、曲池、支沟、丰隆、足三里、上巨虚、下巨虚等穴,且宜深刺留针,或施用"透天凉"之法。寒热证治总结归纳如表1-2。

表 1-2 寒热证治表

辨证	寒证	热证
主要症状	畏寒喜暖,口不渴或渴喜热饮,面色苍白,手足不温,大便溏薄,小便清长	发热喜凉,口渴喜冷饮,面目红赤,大便秘结,小便短赤
脉象	迟或沉细	数或洪数
舌诊	舌质淡,舌苔白滑	舌质红,苔黄而干燥
刺灸方法	宜深刺,留针,或少针多灸	宜浅刺,疾出针,或多针少灸,或刺出血

（三）虚实证治

虚实是指机体正气强弱和邪气盛衰而言。《素问·通评虚实论篇》说:"邪气盛则实,精气夺则虚。"故正气不足为"虚",多因禀赋不足、正气虚弱所致,或见于慢性病或重病之后。邪气有余、亢盛为"实",多见于急性病证,一般体质强壮、病势较盛。

虚证以精神萎靡、面色㿠白、形体消瘦、心悸气短、自汗盗汗、大便溏薄、小便频数或不禁、舌淡少苔、脉弱无力等症状表现为主,根据"虚则补之""陷下则灸之"的原则,宜取任脉和手足三阴经腧穴为主,多灸少针,针补加灸。且应区分阴虚、阳虚、气虚、血虚、脏腑之虚。常用腧穴有气海、关元、神阙、百会、大椎、足三里、三阴交、血海、太溪、膏肓、原穴、背俞穴等。对阴虚火旺者,一般多针少灸,用平补平泻之法。

实证以烦躁不安、胸腹胀满、疼痛拒按、大便秘结或里急后重、小便不通或淋沥涩痛、舌红苔厚腻、脉实有力等症状表现为主,根据"实则泻之""宛陈则除之"的原则,宜取督脉、手足三阳经腧穴为主,少灸多针,针用泻法或点刺出血。且应区分气实、血实、实热、实寒的不同。常用腧穴有水沟、十宣、十二井穴、合谷、太冲、曲泽、委中、募穴、郄穴、下合穴等。虚实证治总结归纳如表 1-3。

表 1-3 虚实证治表

辨证	虚证	实证
主要症状	精神萎靡,面色苍白,形体消瘦,心悸气短,自汗盗汗,大便溏薄,小便频数或不禁	精神烦躁,胸腹胀满,疼痛拒按,大便秘结或里急后重,小便不通,或淋沥涩痛
脉象	无力	有力
舌诊	舌质淡,无苔	舌质红,舌苔厚腻
刺灸方法	宜多灸,少针或不针	宜多针,少灸或不灸

（四）阴阳证治

阴阳是指病证的类别而论,大而言之可概括整个疾病,小而言之可表示一个证候,一切疾病的病理变化都可以归纳为阴阳偏盛偏衰两大类,阴阳为八纲证治的总纲。

一般而论,凡不及的、衰退的、低下的、抑制的、晦暗的、寒性的、在里的、属虚的等均属阴证的范畴;而太过的、旺盛的、亢进的、兴奋的、明亮的、热性的、在表的、属实的等均属阳证的范畴。

在临床上,阴证习惯上指里虚寒证,治宜温中、散寒、补虚,针灸并用,重用灸法,针多用补,深刺而久留针;阳证习惯上指表实热证,治宜解表、清热、泻实,针多用泻,毫针浅刺少留针,或三棱针点刺出血,不灸或少灸。

阴证和阳证可以相互转化,如果阴证转为阳证,表明病情有好转的趋势;阳证转为阴证,提示病情有加重的倾向。疾病发展到危重阶段,人体阴阳耗伤太过,则可出现亡阴亡阳的证候,应及时抢救,否则会有生命危险。

亡阴亡阳的临床表现,除原发病的危重证症状外,亡阴一般兼有大汗、汗出而黏、身热、手足温、呼吸短促、烦躁不安、渴喜冷饮、舌红而干、脉细数无力等症;亡阳则兼有大汗、汗冷如珠、身凉、手足冷、呼吸气微、精神萎靡、口不渴或喜热饮、舌淡而润、脉微欲绝等症。治宜救阴固阳,取任督二脉穴位为主,亡阳宜大艾炷灸,亡阴可加配肾经腧穴。阴阳证治总结归纳如表1-4。

表1-4　阴阳证治表

辨证	阴证	阳证
主要症状	颜面苍白、暗淡,恶寒,不渴,懒言,声音低微,大便溏泄,小便清长	颜面潮红、有光,发热,烦热,烦渴,呼吸迫促,声音洪亮,大便秘结,小便短赤
脉象	沉细微弱	洪大滑数
舌诊	舌质淡,舌苔白	舌质红,舌苔黄
刺灸方法	宜深刺,留针,或缓出针,或多灸少针	宜浅刺,不留针,或疾出针,或少灸多针

综上所述,八纲辨证从不同的方面反映了病变过程中的八类证候。应该注意的是,由于病邪性质、受病部位的不同,正邪盛衰的差异,临床上八纲所属证候往往是相兼出现的。八纲之间既有区别,又有联系。由于病邪入侵有时是由表及里,有时是由里达表,故证候有时寒热相兼,有时虚实夹杂。如表证有表寒、表热、表虚、表实等,里证有里寒、里热、里虚、里实等,还有表寒里热、表热里寒、表里俱热、表里俱寒、表实里虚、表虚里实、表里俱虚、表里俱实等多种情况。寒证有虚寒、实寒。热证有虚热、实热。还有真寒假热、真热假寒、真虚假实、真实假虚等。临床当仔细分辨,灵活处理。对寒热相兼者当针灸并用,虚实夹杂者则宜补泻兼施。

在某种条件下,八纲的证候性质还可发生转化,如表证转为里证,里证转为表证;寒证转为热证,热证转为寒证;虚证转为实证,实证转为虚证;阴证转为阳证,阳证转为阴证等。故学习八纲证治,只有熟知各自证候的特点,又注意它们之间的相互联系,准确把握证候间的相兼错杂、真假互见、相互转化,全面认识病证的部位、性质和正邪关系,对疾病作出正确的辨别和诊断,才能收到满意的治疗效果。

二、脏腑证治

脏腑证治是以脏腑学说为基础,将四诊所获得的脏腑病变的各种症状和体征进行综合分析,辨别脏腑病变所在的部位、性质以及正邪的盛衰情况,作出诊断,制定相应的治疗大法,从而进行治疗的一种辨证论治方法。

脏腑是人体生命活动的中心。各种原因导致的病变,都可以说是脏腑功能失调产生的结果。由于各个脏腑的生理功能不同,所以它们在病变过程中所表现出来的症状和体征也各不相同,所反映的证候各有其一定的规律性,掌握这些发病的特点,便可以确立相应的治疗原则和方法,进而配穴处方,按方施治。

(一)肺病证治

肺居胸中,为五脏六腑之华盖,上连气道、咽喉,开窍于鼻,合称肺系。其生理功能是主气,司呼吸;又主宣发肃降,能敷布水液,通调水道,而为水之上源;又主治节,朝百脉,与五脏六腑关系密切;外合皮毛。肺为娇脏,不耐寒热,外邪由口鼻或皮毛而入,首先犯肺。其病理变化主要是肺气宣发肃降功能失常,表现为主气司呼吸功能障碍和卫外功能失职,以及水液代谢的部分病变。其常见症状有咳嗽、气喘、吐痰、胸痛、咯血、鼻塞、流涕、鼻衄、咽喉肿痛、失音等。

肺(经)与大肠(经)相表里,手少阴心经"上肺",足少阴肾经"入肺中",足厥阴肝经"上注肺",胃之大络"络肺",肺经起于中焦,与脾经交会于中府穴,故肺病的证治与大肠、心、肾、肝、胃、脾的关系密切。

1. 风寒束肺 症见恶寒重,发热轻,咳嗽,吐痰清稀,头痛,全身酸痛,无汗,鼻塞,流清涕,苔薄白,脉浮紧等。治宜疏风散寒、宣肺解表,取手太阴、手阳明、足太阳经穴为主,针用泻法,或平补平泻,寒邪较重者加灸。常用太渊、列缺、合谷、曲池、中府、风门、肺俞等穴。

2. 热邪壅肺 症见咳嗽,甚或喘促,咳痰黄稠,甚或吐腥臭脓血,胸闷胸痛,身热口渴,汗出,鼻干或流黄涕,鼻衄,咽喉肿痛,大便秘结,小便黄赤,舌红而干,苔黄,脉数等。治宜疏风清热、宣肺化痰,取手太阴、手阳明经腧穴为主,针用泻法,不灸,并可点刺出血。常用尺泽、鱼际、少商、中府、合谷、曲池、外关、大椎、内庭等穴。

3. 痰浊阻肺 症见咳嗽气喘,喉中痰鸣,痰稠量多,色白而黏,胸胁支满疼痛,不得安卧,苔白腻,脉滑等。治宜肃肺除湿、降气化痰,取手足太阴、足阳明经穴和相应背俞穴为主,针用泻法,可以加灸。常用中府、太渊、尺泽、列缺、太白、三阴交、丰隆、足三里、肺俞、脾俞等穴。

4. 肺气不足 症见咳喘气短,痰液清稀,倦怠懒言,声音低微,形寒自汗,面色苍白,舌淡苔白,脉细弱等。治宜补益肺气、健脾温肾,取手足太阴、足少阴、任脉及相应背俞穴为主,针用补法,针灸并用。常用太渊、三阴交、太溪、膻中、气海、关元、足三里、肺俞、脾俞、肾俞等穴。

5. 肺阴不足 症见干咳无痰,或痰少而黏,痰中带血,咽干喉燥,声音嘶哑,形体消瘦,五心烦热,潮热盗汗,舌红少苔,脉细数等。治宜滋养肺肾、清泻虚热,取手太阴、足少阴和相应背俞穴为主,针用补法(阴虚火旺者平补平泻),不灸。常用太渊、中府、尺泽、列缺、孔最、鱼际、太溪、照海、肺俞、肾俞、膏肓等穴。

(二)大肠病证治

大肠为传导之官,职司传送食物糟粕,使之最终变化成形,排出体外。如肠道感受外邪或为饮食所伤,则其传导、变化功能失常,便会出现肠道和大便异常的病症,如腹痛、肠鸣、泄泻、痢疾、便秘、便血、肠痈、痔疾、脱肛等。

《灵枢·本输》曰:"大肠、小肠皆属于胃。"胃肠上下相连,故生理、病理方面也息息相关。又手太阴经脉"络大肠",足太阴之络"入络肠胃",故大肠的病理变化与肺、脾、胃、小肠最为密切。根据"合治内腑"的理论,治疗取穴以足阳明胃经腧穴为主。

1. 大肠实证 症见腹痛拒按,大便秘结或下痢不爽,里急后重,苔黄腻,脉沉实有力等。治宜消积导滞、通降腑气,取足阳明经腧穴为主,针用泻法,不灸。常用天枢、上巨虚、足三里、中脘、支沟等穴。

2. 大肠虚证 症见腹痛隐隐,喜按,大便失禁,腹泻无度,肛门滑脱,舌淡苔白滑,脉细弱无力。治宜益气止泄,取足阳明、足太阴、任脉、督脉各经腧穴为主,针灸并用,针用补法,重用灸法。常用天枢、足三里、气海、关元、百会、长强、脾俞、胃俞、大肠俞等穴。

3. 大肠湿热 症见腹痛,大便秘结,或便泻黄糜,溏滞不爽,臭秽异常,肛门灼热,里急后重,下痢脓血,身热口渴,小便短赤,苔黄腻,脉滑数等。若热结而成肠痈,则见腹痛拒按,大便秘结,右下肢屈而不伸,苔多黄燥,脉滑数等。治宜清热燥湿、理肠导滞,取手足阳明经腧穴和本腑募穴、下合穴为主,针用泻法,不灸。常用天枢、上巨虚、足三里、中脘、合谷、曲池等穴。

4. 大肠寒证 症见腹痛喜温,肠鸣泄泻,苔白腻,脉沉迟。治宜温里止泻、散寒止痛,取大肠募穴和下合穴为主,针灸并用,针用泻法,宜灸。常取天枢、上巨虚、足三里、中脘、大肠俞等穴。

5. 大肠津亏 症见大便秘结,难以排出,数日一行,状如羊屎,口干咽燥,舌红少津,苔黄燥,脉细涩。治宜滋阴增液、润肠通便,取手足阳明和足太阴经腧穴为主,针用补法或平补平泻,不灸。常取合谷、足三里、上巨虚、内关、支沟、太溪、照海、大肠俞等穴。

(三) 脾病证治

脾居中州,主运化,其性喜燥恶湿,代胃行其津液,其气以升为顺。主四肢肌肉,为气血生化之源,后天生命之本。脾又具有统血,开窍于口,其华在唇的功能。脾的病理变化主要表现在运化无权而致消化功能失常以及水湿潴留,不能统血,清阳不升等方面。其病变常见症状有腹胀、腹泻、便血、月经过多、崩漏、身重肢冷、肌肤浮肿、肢软无力等。

1. 脾气虚弱 症见面色苍白或萎黄,少气懒言,倦怠无力,肌肉消瘦,食少纳呆,腹胀,肠鸣,便溏或腹泻,舌淡苔白,脉弱无力等。如气虚下陷,则伴久泄、久痢、脱肛、内脏下垂等;如气不摄血则兼便血、月经过多或崩漏、皮下出血等。治宜补中益气,取足太阴、足阳明经腧穴和本脏俞、募穴为主,用补法,针灸并用。常用足三里、太白、三阴交、脾俞、胃俞等穴。对气虚下陷者,酌加百会、气海、关元等穴,重用灸法;对气不摄血者,酌加血海、隐白、膈俞等穴,重用灸法。

2. 脾阳不足 症见腹痛绵绵,喜暖喜按,泄泻,完谷不化,小便清长,白带清稀,肢体不温或水肿,舌淡苔白,脉沉迟无力等。治宜温运脾阳,取足太阴、足阳明、任脉腧穴和有关背俞穴为主,用补法,针灸并用。常用足三里、丰隆、太白、三阴交、关元、脾俞、胃俞、肾俞等穴。

3. 湿热困脾 症见脘腹痞胀或疼痛,纳差,厌油,恶心呕吐,口渴不欲饮,肢体困倦乏力,头重如裹,身热不扬,大便不爽,小便不利,目黄,身黄,尿黄,苔黄腻,脉濡数等。治宜清热利湿,取足太阴、足厥阴、足阳明经腧穴和本脏俞募穴为主,针用泻法,不灸。常取太白、商丘、三阴交、阴陵泉、太冲、章门、期门、足三里、阳陵泉、肝俞、脾俞等穴。

另外,与脾相关的脏腑合病还有脾胃不和、脾肾阳虚、肝郁脾虚、心脾两虚、脾肺合病等证。

(四) 胃病证治

胃主受纳、腐熟水谷,为"水谷之海"(《灵枢·海论》),其性喜湿恶燥,以通降为顺。胃与脾互为表里,共为"后天之本",为气血生化之源。胃的病症主要与饮食有关,凡饮食不洁(或不节)、饥饱失常、寒热不当、辛辣不节等,都能影响胃的和降功能,出现脘腹疼痛、恶心呕吐、嗳腐吞酸、呃逆、吐血、便血等症。

胃与脾相表里,又"大肠、小肠皆属于胃"(《灵枢·本输》),故胃的病症与脾、大肠、小肠关系密切,还受到肝的影响。足厥阴肝经"挟胃",当肝气郁结之时,常常会横逆犯胃,而出现胃痛连及两胁等症。

1. 食积伤胃　症见脘腹胀满,疼痛拒按,恶心呕吐,嗳腐吞酸,厌食,泄泻或便秘,舌红苔厚腻,脉滑数等。治宜消食化积、调理胃肠,取任脉、足阳明经穴和本腑募穴为主,针用泻法,不灸。常用中脘、建里、内关、足三里、公孙、内庭等穴。

2. 胃寒证　症见胃脘冷痛,喜暖喜按,呕吐、呃逆、泛吐清涎,遇寒则重,得热则减,苔白滑,脉沉迟或弦紧等。治宜温中散寒,取足阳明、足太阴、手厥阴经穴和相应的背俞穴、募穴为主,针灸并用,用平补平泻之法。常用梁门、足三里、内关、公孙、三阴交、脾俞、胃俞、中脘等。

3. 胃热证　症见身热,胃脘灼痛,嗳腐吞酸,胃中嘈杂,消谷善饥,口渴饮冷,口臭,便秘,牙龈红肿或出血,舌红苔黄,脉洪大滑数等。治宜清泻胃热,取手、足阳明经腧穴为主,针用泻法,不灸。常用内庭、足三里、梁门、合谷、曲池、支沟、中脘、大陵等穴。

4. 胃阴不足　症见胃脘隐痛,嘈杂,干呕呃逆,饥而不食,口干舌燥,面色少华,大便燥结,小便短赤,舌红少津、少苔或无苔,脉细数等。治宜养胃生津,取手、足阳明经穴及本腑募穴为主,用补法(阴虚火旺者宜平补平泻),不灸。常用中脘、梁门、足三里、公孙、合谷、内关、金津、玉液等穴。

(五) 心(包)病证治

心居胸中,外有心包络裹护。心为五脏六腑之主,其华在面,开窍于舌,经脉通过目系与大脑相联系。心主神明、又主血脉,是推动血液循环,维持人体生命和精神思维活动的中心。

心包居胸中,为心之宫城,有护卫心脏的作用。在生理上代心行事,病理上代心受邪,治疗上代心用穴。故《灵枢·邪客》曰:"诸邪之在于心者,皆在于心之包络。"无论外感六淫或内伤七情,出现血脉或神志病变时,都属于心病的范围。故心和心包的病症以心脏、神志、血脉三方面为主。其病变常见症状有心悸、健忘、失眠、昏迷、谵语、癫狂、吐血、衄血、斑疹以及血液运行失调等。

心(经)与小肠(经)相表里,心包(经)与三焦(经)相表里,足太阴经脉"注心中",足少阴经脉"络心",足三阴之络上走心包,足厥阴经脉布膻中,足三阳经别通于心,督脉贯心通脑,手少阴经脉"上肺",故心和心包病的证治与小肠、三焦、肺、脾、肝、肾以及足三阳经、督脉等均可相关。

1. 心气不足　症见心悸怔忡,胸闷气短,劳累后加重,面色㿠白,自汗,体倦乏力,少气懒言,舌淡苔白,脉弱无力或时见结代等,甚则出现四肢厥冷、大汗不止、神昏虚脱等症。治宜温通心阳、调和气血,取手少阴、手厥阴、任脉经穴和相应背俞募穴为主,针用补法,针灸并用。常用神门、通里、内关、膻中、鸠尾、心俞、厥阴俞、气海等穴。

2. 心血亏虚　症见心悸不宁,胸闷气短,虚烦不安,面色苍白,失眠或多梦,健忘,五心烦热,盗汗,舌淡或舌红少津,脉细弱或见结代等。治宜益气养血、宁心安神,取手少阴、手厥阴、足少阴经穴和相应背俞募穴为主,针用补法(阴虚火旺者平补平泻)。

常用神门、通里、内关、膻中、鸠尾、气海、太溪、三阴交、心俞、厥阴俞、脾俞、膈俞等穴。

3. 心火亢盛　症见胸中烦热，口渴，口舌生疮，失眠，吐血，鼻衄，小便短赤，甚或尿血，或见肌肤疮疡，舌红苔黄，脉数等。治宜泻热降火、清心除烦，取手足少阴、手厥阴经腧穴为主，针用泻法，不灸。常用神门、内关、郄门、阴郄、少府、大陵、劳宫、太溪、照海等穴。

4. 痰蒙心窍　症见心神不宁，神志错乱，意识不清，如呆如痴，失眠，或喜怒无常，语无伦次，狂躁不安，甚者神昏谵语、惊狂，喉中痰鸣，舌红苔腻，脉弦滑等。治宜豁痰开窍、镇惊宁神，取手少阴经、手厥阴经、督脉腧穴为主，针用泻法，不灸，或三棱针点刺出血。常用丰隆、神门、内关、水沟、大椎、大陵、间使、合谷、太冲、十二井穴等穴。

5. 心脉瘀阻　症见左胸作闷，心悸不宁，甚则刺痛，痛引臂内或左肩胛区，严重时伴有大汗、四肢厥冷、口唇青紫、惊恐，舌紫黯或有瘀点、瘀斑，脉涩或见结代等。治宜活血化瘀、通络止痛，取手少阴、手厥阴经腧穴和本脏俞募穴为主，针用泻法，或补泻兼施。常用膻中、巨阙、心俞、厥阴俞、郄门、阴郄、神门、内关、膈俞等穴。

（六）小肠病证治

小肠为"受盛之官"，职司分清别浊。小肠与心相表里，上接幽门，与胃相通，下接阑门，与大肠相连。其病理变化与心、脾、胃、大肠关系密切。如心移热于小肠可发为尿血，小肠有热上逆于心可出现口舌生疮；若小肠不能分清别浊，则导致清浊混淆，出现二便失常。

1. 小肠虚寒　症见肠鸣泄泻，腹痛绵绵，喜暖喜按，小便频数，舌淡苔白，脉细弱或沉迟等。治宜温肠散寒、调理胃肠，取本腑俞穴、募穴、下合穴为主，配足阳明经穴为辅，针用补法，针灸并用。常用下巨虚、天枢、小肠俞、脾俞、胃俞、中脘、关元、足三里等穴。

2. 小肠实热　症见小便短赤或涩痛，甚至尿血，前阴刺痛，心烦口渴，或口舌生疮，腹痛，矢气则舒，舌尖红赤、苔黄，脉滑数等。治宜清热降火、通利小便，取手足少阴经、手太阳经、本腑下合穴为主，针用泻法，不灸。常用中极、太溪、照海、涌泉、通里、少府、阴郄、支正、三阴交、下巨虚等穴。

3. 小肠气滞　症见小肠突起于脐周或下坠于少腹及阴囊，少腹及阴囊坠胀绞痛，苔白滑，脉沉迟等。治宜温经散寒、理气止痛，取任脉、足阳明、足厥阴经腧穴为主，针用泻法，可针灸并用。常用关元、气海、太冲、大敦、下巨虚、足三里等穴。

（七）肾病证治

肾位于腰部，左右各一。肾藏精，又为命火所寄，肾精为人体生殖与生长发育的基本物质，命火是人体生命活动的原始动力。肾又主水，主骨生髓，主纳气，开窍于耳和前后二阴。既主水又藏命门真火，故称"水火之脏"，肾为"先天之本""阴阳之根"。一般而言，肾病疾患以虚证为主，常表现为肾阴亏虚、肾阳不足、肾不纳气、肾虚水泛等证候。肾病的常见症状有腰膝酸软或疼痛、耳鸣耳聋、牙齿松动、水肿、消渴、阳痿、遗精、喘息、五更泄泻等。

肾（经）与膀胱（经）相表里，足少阴经脉"贯肝膈""入肺中""络心"，督脉、任脉、冲脉、带脉均与肾相联系；阴维脉、阴跷脉均为足少阴经脉气所发。故肾病证治与膀胱、心、肺、脾、肝和奇经八脉的关系甚为密切。

1. 肾气不足　症见面色㿠白，腰脊酸软，下肢无力，阳痿早泄，溺多或遗尿，头晕耳鸣,或听力减退,舌淡苔白,脉弱无力等。治宜补肾益气,取足少阴经、任脉、督脉、本脏俞募穴为主,针用补法,加灸。常用气海、关元、命门、太溪、肾俞、足三里、三阴交等穴。

2. 肾阳不足　症见周身浮肿,下肢尤甚,按之凹陷不起,面色㿠白,形寒肢冷,遗精、早泄,阳痿,月经不调,腰腿酸软,五更泄泻,小便清长或遗尿,舌淡苔白,脉沉迟虚弱等。治宜温补肾阳、化气行水,取足少阴经、任脉、督脉腧穴为主,针用补法,针灸并用。常用气海、关元、中极、太溪、复溜、大赫、肾俞、脾俞、肺俞、足三里、三阴交、命门等穴。

3. 肾阴亏虚　症见腰腿酸软无力,耳鸣眩晕,失眠健忘,咽干舌燥,牙根松动隐痛,五心烦热,潮热盗汗,遗精,月经不调,舌红少苔,脉细数等。如先天不足或精血亏损者,则可见发育不全、生殖功能低下等症(在小儿为骨弱、发育迟缓;成人则早衰,女子经闭不孕,男子精少不育)。治宜滋养精血、壮水制火,取足少阴经腧穴和相应背俞穴为主,针用补法(阴虚火旺者平补平泻),少灸或不灸,常用关元、气海、三阴交、次髎、太溪、照海、涌泉、复溜、大赫、肾俞、心俞等穴。

4. 肾不纳气　症见喘气咳逆,动则尤甚,气短,呼多吸少,自汗懒言,头晕,畏寒,两足逆冷,面浮色白,舌淡苔薄,脉细弱等。治益补肾纳气,取足少阴经、任脉、督脉、本脏俞募穴为主,针用补法或针灸并施,重用灸法。常用膻中、气海、关元、命门、太溪、肾俞、肺俞、足三里、三阴交等穴。

（八）膀胱病证治

膀胱为津液之腑,职司小便,为"州都之官"。生理上,膀胱在肾阳的温煦作用下产生气化作用,掌管尿液的排泄。病理上,其病变主要表现为排尿异常。如膀胱不约,则见溲数、遗尿;膀胱不利,则见癃闭,淋沥等症。故《素问·宣明五气篇》曰:"膀胱不利为癃,不约为遗溺。"

由于膀胱(经)与肾(经)相表里,足少阴经脉"络膀胱",足太阳经别通于心,三焦主决渎(其下腧并太阳之正入络膀胱),肺主通调水道而为水之上源,脾主运化水湿,小肠分清别浊,故膀胱的证治与肾、肺、脾、心、三焦、小肠等关系密切。

1. 膀胱虚寒　症见小便频数,或遗尿,少腹冷痛,喜温喜按,或淋漓不尽,或小便不利,水肿,舌淡苔白滑,脉细弱等。治宜温阳化气、振奋膀胱,取足太阳、足少阴和本腑俞募穴为主,针用补法,针灸并用。常用中极、关元、气海、肾俞、膀胱俞、太溪、足三里、三阴交等穴。

2. 膀胱湿热　症见小便短涩不利,频数而急,或淋涩不畅,或闭而通,溺赤黄而混浊,或见脓血,或夹杂砂石,阴中灼热而痛,舌红苔黄,脉数等。治宜清热利湿、通调下焦,取足三阴、足太阳、任脉经穴为主,针用泻法,只针不灸。常用中极、关元、阴陵泉、水泉、行间、肾俞、膀胱俞、小肠俞、三焦俞、三阴交等穴。

（九）三焦病证治

三焦为六腑之一,为上、中、下三焦的总称,有主持诸气,司一身之气化的功能,疏调水道,参与机体的水液代谢。上焦主宣发、敷布;中焦主受纳、运化;下焦主分清分浊。人体脏腑的功能活动,诸如气血津液的运行输布,水谷的消化吸收,水液的气化代谢等,都依赖三焦气化作用而维持正常活动,故三焦的气化功能实质上是指人体上、中、下三焦所属脏器的整个气化作用。其病变机制关键在于气化功能失司,水道通调不利,以致水湿潴留、泛滥体内。其临床常见症状表现有肌肤肿胀、腹部胀满、小便不利等。

三焦实际上涵盖了其他五脏六腑,特别是与肺、脾、肾、膀胱等脏器在生理上、病理上相互联系、相互影响。如三焦气化失司,可影响到肺气的宣降;三焦不利,可导致脾胃的升降失常;三焦化气行水功能失职,可使肾和膀胱温化水湿功能受到影响等。

1. 三焦实热　症见身热气逆,肌肤肿胀,小便不利,口渴,喘促,大便干结,舌红苔黄腻,脉滑数等。治宜通利三焦、清热化湿,取本腑及相关俞募穴、下合穴、足三阴经腧穴为主,针用泻法,不灸。常用中脘、中极、水分、石门、支沟、阴陵泉、委阳、足三里、三阴交等穴。

2. 三焦虚寒　症见肌肤肿胀,腹中胀满,气逆腹冷,小便不利或遗尿或失禁,舌淡苔白滑,脉沉细而弱等。治宜温通三焦、化气行水,取任脉和本腑相应俞募穴、下合穴为主,针用补法,针灸并用。常用肾俞、石门、三焦俞、气海、关元、中极、中脘、阳池、太溪、三阴交、足三里等穴。

(十) 肝胆病证治

肝位于右胁下,为将军之官,主疏泄,性喜条达而恶抑郁,调节人体精神情志活动,主藏血,主筋,开窍于目。在病理上,疏泄失常可致情志、消化功能、妇女月经异常等,血不归藏,筋脉失养可致风气内动及厥阴肝经不利、目疾、筋病、妇女月经异常等。肝病多实,以气郁阳亢、风火上逆之证为主,每由肾水不足、水不涵木而致。肝病的常见临床症状有胁肋胀痛、少腹窜痛、精神抑郁或急躁易怒,嗳气呕逆,头痛眩晕,肢体拘挛、震颤,手足抽搐,口眼㖞斜,目疾,妇人月经不调等。

胆附于肝,为六腑之一,储存胆汁,助胃之消化,在肝的疏泄功能支配下得以调节。胆主决断,其性刚强,胆气虚则见胆怯。胆与肝生理上关系密切,病理上常相互影响。如肝郁可以影响胆汁的疏泄,出现黄疸、口苦、呕吐苦水等症;胆汁的瘀结又可导致肝失条达,出现头晕、目眩、胸胁疼痛、心烦不眠、口苦等症。胆病的常见临床症状有口苦、发黄、惊悸、失眠、胁痛、头痛、目眩等。

由于肝(经)与胆(经)相表里,足少阳经脉"络肝",经别与心相通;足少阴经脉"贯肝",肝肾同源;足厥阴脉"挟胃""络胆""上注肺"。故肝胆病证治与肾、(脾)、胃、肺、心(包)的关系密切。

1. 肝气郁结　症见情志抑郁,胸闷而善太息,胸胁或少腹胀满、窜痛,或咽部梅核气,胃痛不欲食,女性伴月经不调、痛经、乳房胀痛,苔薄黄,脉弦等。治宜疏肝理气,取足厥阴经腧穴为主,针用泻法,不灸。常用章门、期门、肝俞、太冲、行间、内关、阳陵泉等穴。

2. 肝阳上亢　症见头痛眩晕,面红目赤,口苦咽干,胁肋胀痛,心烦易怒,舌红,脉弦等。治宜平肝潜阳,取足厥阴、足少阴经穴和相应背俞穴为主,针用泻法,不灸。常用肝俞、肾俞、太冲、行间、太溪、涌泉、照海、侠溪等穴。

3. 肝火上炎　症见头目胀痛,或头晕目眩,或目赤肿痛,面赤,口苦咽干,心烦易怒,失眠,小便黄赤,甚至咳血、吐衄,舌红苔黄,脉弦等。治宜泻肝降火,取足厥阴、足少阳经腧穴为主,针用泻法(可行点刺出血),不灸。常用肝俞、肾俞、太冲、行间、太溪、涌泉、照海、侠溪、太阳、印堂等穴。

4. 肝风内动　轻者症见头晕目眩,手足麻木,肢体震颤等;重则高热,神昏谵语,四肢抽搐,项背强直,角弓反张,口眼㖞斜,半身不遂,语言謇涩,舌体偏斜,舌红,脉弦等。治宜平肝息风止痉,取足厥阴、督脉、十二井穴为主,针用泻法,不灸。常用十二井穴、太冲、行间、水沟、百会、大椎、筋缩、合谷、后溪等穴。

5. 寒滞肝脉　症见少腹胀满,痛引阴囊,或睾丸肿胀下坠,阴囊冷缩,苔白滑,脉沉弦等。治宜温经散寒,取足厥阴经腧穴为主,针用泻法,针灸并用。常用如中都、太冲、行间、大敦、急脉、曲泉、关元、三阴交、阳陵泉等穴。

6. 肝血不足　症见头痛眩晕,耳鸣耳聋,面色无华,目干涩作胀,视物昏花,近视或夜盲,指(趾)麻木,女性月经减少甚至闭经,舌淡少苔,脉弦细等。治宜滋养肝血,取足三阴经腧穴和相应背俞穴为主,针用补法,可针灸并用。常用肝俞、肾俞、太冲、曲泉、太溪、三阴交、血海、光明、足三里等穴。

7. 胆火亢盛　症见偏头痛,目眩,胁肋疼痛,耳鸣耳聋,口苦咽干,呕吐苦水,舌红,脉弦数等。治宜清热利胆、平降胆火,取足少阳、足厥阴经腧穴为主,针用泻法,不灸。常用侠溪、丘墟、阳陵泉、风池、日月、足临泣、行间、太冲、期门、外关等穴。

8. 肝胆湿热　症见胸胁胀满疼痛,脘痞泛恶,目黄,身黄,尿黄,外阴潮湿,瘙痒,女子带下色黄腥臭,男子睾丸肿胀热痛,苔黄腻,脉弦数等。治宜疏肝利胆、清热化湿,取足厥阴、足少阳、足太阴经腧穴和相应背俞穴为主,针用泻法,不灸。常用肝俞、胆俞、脾俞、太冲、行间、章门、期门、日月、阳陵泉、侠溪、阴陵泉、三阴交、足三里等穴。

三、气血证治

气血证治,是分析归纳气血的病理变化,对气血病变所表现的不同证候进行辨证论治的一种方法。

气血是人体生命活动的物质基础,有濡养脏腑、灌注经络、抗御外邪、调节平衡的重要作用。人之有气血,如鱼之得水。气血旺盛,则体魄健壮,抗病力强;气血亏虚,则体质衰弱,抗病力弱;气血逆乱,则百病丛生;气血竭绝,则精神散失,形体消亡。人体组织、脏腑只有靠气的推动,血的营养,才能进行正常的生理活动。而气血化生,又依赖组织、脏腑在正常的生理功能活动下化生完成。脏腑有病,必然影响气血的发生与形成;气血的病变,必然影响脏腑的功能活动。故气血病变与脏腑病变常常密切相关、互为因果。

(一) 气病证治

气的病证一般分为虚、实两大类。"虚"指气之不足,表现为脏腑组织功能低下或衰退,有气虚、气陷之别。"实"指气之有余,表现为脏腑组织功能亢进或太过,有气滞、气逆之异。

1. 气虚证　症见精神疲惫,四肢乏力,面色㿠白,头晕目眩,少气懒言,自汗出,动则气促或喘,舌淡胖嫩有齿痕,脉细弱无力等。根据"虚则补之"的原则,宜补中益气,取足太阴、足阳明、任脉、相关背俞穴为主,针用补法,针灸并用。常用足三里、三阴交、气海、关元、膻中、肺俞、脾俞、肾俞等穴。

2. 气陷证　症见久泄不止,或久痢不休,内脏下垂(如胃下垂、子宫脱垂等),或脱肛,遗尿,崩漏不止,腹部坠胀,舌淡苔白,脉沉弱无力等。根据"陷下则灸之"的治疗原则,宜补中益气、升阳举陷,取任脉、督脉、足阳明、足太阴、相关脏腑背俞穴为主,针补重灸,针灸并用。常用百会、气海、关元、神阙、中脘、脾俞、胃俞、肾俞、足三里、三阴交等穴。

对气不摄血、失血过多,或气不敛汗、大汗不止而引起的阳气暴脱,症见面色苍白、四肢厥冷、血压下降、脉微欲绝等虚脱危象,乃气陷重证。治宜升阳固脱、回阳救逆,宜取任脉、督脉腧穴为主,针补,大艾炷重灸。常用神阙、气海、关元、百会、中脘、脾俞、胃俞、肾俞、足三里、三阴交、素髎、水沟、会阴等穴。

3. 气滞证 症见胸腹、胁肋或局部胀满作痛(胀甚于痛),痛无定处,叹息嗳气,呕逆,情志不舒时症状加重,嗳气、矢气后则症状减轻,女子则乳房胀痛、月经失调,苔薄黄,脉弦或涩。治宜通经活络、行气化滞,取少阳、阳明、足厥阴经腧穴为主,针用泻法,不灸,可以加罐。常用太冲、行间、期门、支沟、阳陵泉、中脘、膻中、合谷、足三里、上巨虚、下巨虚等穴。

4. 气逆证 临床以肺气上逆、胃气上逆、肾不纳气等证多见。

肺气上逆,症见咳嗽、甚或咳喘等。治宜宣肺调气、止咳平喘,取手太阴经腧穴、本脏俞募穴为主,针用泻法,一般不灸。常用中府、列缺、太渊、孔最、膻中、肺俞、足三里等穴。

胃气上逆,症见恶心、呕吐、嗳气、呃逆等。治宜理气和胃、平降冲逆,取手厥阴、足阳明、足太阴经腧穴为主,针用泻法,只针不灸。常用内关、公孙、中脘、梁门、膻中、足三里、胃俞、气冲等穴。

肾不纳气,症见喘气咳逆,动则尤甚,气短,呼多吸少,两足逆冷,面浮色白,舌淡苔薄,脉细弱等。治补肾纳气,取足少阴、任脉、督脉、本脏俞募穴为主,针用补法或针灸并施,重用灸法。常用膻中、气海、关元、太溪、复溜、命门、肾俞、三阴交、足三里等穴。

(二) 血病证治

临床有关血的病证很多,但一般不外乎血虚、血瘀和出血三个方面。

1. 血虚证 症见头晕目眩,面色萎黄或苍白无华,眼结膜、口唇、指甲淡白无血色,心悸失眠,手足麻木,月经延期、量少色淡,舌淡,脉细弱而无力等。宜益气补血,取足太阴、足阳明及相关背俞穴为主,针用补法,针灸并用。常用心俞、膈俞、脾俞、肝俞、膏肓、气海、膻中、血海、悬钟、三阴交、足三里等穴。

2. 血瘀证 症见局部瘀肿刺痛,拒按,皮下大片青紫或见散在瘀斑,女性经前或经期小腹疼痛,经量或多或少,色紫黯夹有血块等;还可伴有面色黧黑,肌肤甲错,皮下有出血点,舌紫黯或见瘀点、紫斑,脉涩等症。治宜活血化瘀、消肿止痛,取阿是穴、足厥阴、足太阴经腧穴为主,初期用泻法,只针不灸,或以三棱针点刺出血,并行刺血拔罐术;后期用平补平泻,针灸并用。常用阿是穴、三阴交、血海、膈俞、合谷、太冲、气海、膻中等穴。

3. 出血证 引起出血的原因很多,除创伤以外,还有气不摄血、血热妄行、阴虚火旺伤及脉络以及瘀血内积而阻碍了血液的正常运行等证。

(1) 气不摄血:症见吐血,或便血,或皮下出血,或女子月经过多、崩漏,血色淡红,伴有神疲乏力、少气懒言、气短而促、面色苍白、舌淡、脉细弱无力等症。宜补气摄血,取任脉、太阴经腧穴为主,针用补法,针灸并用,宜重用灸法。常用气海、关元、膻中、隐白、三阴交、孔最、脾俞、膈俞、足三里等穴。

(2) 血热妄行:症见鼻衄,或咳血,或吐血,或尿血,或便血,或女子月经过多、崩漏、血色鲜红、量多,伴有发热、口渴、心烦、小便短赤、大便干结、舌质红绛、脉细数等症。治宜清热、凉血、止血,针用泻法,不灸。鼻衄取手太阴、手阳明经腧穴为主,常用孔最、迎香、上星、印堂、风池、合谷等穴;咳血取手太阴经腧穴为主,常用中府、尺泽、鱼际、孔最、膈俞等穴;吐血取手厥阴、足阳明经腧穴为主,常用内关、内庭、足三里、梁门、中脘、膈俞等穴;尿血取任脉、足太阴及相关背俞为主,常用中极、肾俞、膀胱俞、关元、三阴交、下巨虚等穴;便血取足阳明、足太阳经腧穴为主,常用中脘、承山、梁门、长强、地机等穴;月经过多、崩漏取足厥阴、足太阴经腧穴为主,常用太冲、大敦、行间、膈俞、三阴交、地机等穴。

(3) 阴虚火旺:一般以肺部的出血最为多见,如咳血,或咯血,或痰中带血,出血量不多等,可伴有咽干口燥、五心烦热、午后颧红、失眠多梦、舌红少津、脉细数等症。治宜养阴、清热、止血,取手太阴经腧穴为主,针用平补平泻,不灸。常用孔最、中府、鱼际、尺泽、太溪、肺俞、膏肓等穴。

(4) 瘀血内积:以月经不调之出血多见。症见经前或经期小腹刺痛,痛有定处,经色紫黯,夹有血块,舌紫黯或见紫斑、瘀点,脉涩等。治宜活血化瘀,取足厥阴、足太阴经腧穴为主,用泻法,针灸并用。常用三阴交、血海、膈俞、合谷、太冲、气海、膻中等穴。

(三) 气血同病证治

气属阳,血属阴。气为血帅,气能生血,气能摄血,气行则血行,气滞则血瘀;血为气舍,血为气之母,无形之气必须依附于有形之血存在于体内,并依赖血的滋养。生理上的密切关联,也导致病理上的气血同病。

1. 气血两虚　症见气虚、血虚的共同表现。治宜气血双补,取任脉、足太阴、足阳明经腧穴及相关背俞穴为主,针用补法,针灸并用。常用脾俞、胃俞、肝俞、膈俞、气海、血海、膻中、足三里、三阴交等穴。

2. 气虚血脱　证治同"气不摄血"。

3. 气随血脱　症见大量失血,血压急降,气息微弱,甚至昏厥,面色苍白,四肢厥冷,大汗淋漓,舌淡,脉微欲绝或芤大而散等。治宜大补气血、回阳救逆。针用补法,取任脉、足阳明、足太阴经腧穴为主,针灸并用,重用灸法。宜急灸百会、神阙、气海、关元、足三里等穴,或针水沟、内关、足三里、三阴交等穴。

4. 气虚血瘀　症见气虚、血瘀的共同表现。治宜补气行气、活血化瘀,取任脉、足阳明、相关背俞穴为主,行平补平泻之法,针灸并用,可行皮肤针局部叩刺出血。常用气海、膻中、足三里、合谷、脾俞、胃俞、膈俞、阿是穴等穴。

5. 血瘀血虚　症见局部红肿刺痛、拒按,头晕目眩,心悸失眠,面色苍白,舌质淡有瘀斑、瘀点,脉细涩。治宜活血化瘀、祛瘀生新,取足太阴、足厥阴、足阳明经腧穴为主,行平补平泻针法,针灸并用,可行皮肤针局部叩刺出血。常用脾俞、肝俞、三阴交、足三里、血海、膈俞、合谷、太冲等穴。

6. 气滞血瘀　症见气滞证和血瘀证的共同表现。治宜行气活血、理气化瘀,取足厥阴经腧穴为主,针用泻法,可行三棱针点刺出血,或行刺血拔罐术。常用太冲、期门、膻中、合谷、委中、膈俞、阿是穴等穴。

四、经络证治

经络证治是以经络理论为指导,根据经络的分布规律,与脏腑器官的联系特点、功能特性以及经络的异常反应,辨别经络病变的部位和性质,并制定相应的治疗方法,称之为经络证治。经络证治多适用于体表部位的肌肉、关节、组织、器官的病变。经络证治是针灸辨证论治的核心。

课堂互动

何为经络? 经络系统由哪些内容组成?

经络病证有广义、狭义之分。广义的经络病证包括经络所属的脏腑病证在内,合称"脏腑、经络病证";狭义的经络病证则是指脏腑以外的皮毛、肌肉、筋脉、骨节、五官九窍的病证,常见有局部红、肿、热、痛(拒按)、抽搐的实性病证,或肢冷、麻木、痿软、瘫痪的虚性病证。

十二经脉是经络系统的主体,它在经络证治中起着主要的作用。现分成经络辨证和按经论治两部分阐述。

(一) 经络辨证

《灵枢·经脉》将各种不同的病候按十二经脉进行分类,这是经络辨证在《内经》中的最早体现。《灵枢·卫气》:"能别阴阳十二经者,知病之所生。候虚实之所在者,能得病之高下。"《灵枢·官能》:"察其所痛,左右上下,知其寒温,何经所在。"阐明了辨证归经、辨位归经的作用。《伤寒论》六经辨证方法进一步发展和完善了《内经》的学术思想。窦汉卿《针经指南·标幽赋》云:"既论脏腑虚实,须向经寻。"明代张三锡《经络考》说:"脏腑阴阳,各有其经,四肢筋骨,各有其主,明其部以定经。"均指出要围绕经络这个核心进行辨证,指导循经取穴,选择归经药物,就能化繁为简,增强治病效果。

1. 辨证归经　辨证归经主要是依据临床证候表现进行归经的,《灵枢·经脉》篇所载十二经脉病候(即"是动病","所生病")是其主要根据。如症见"肺胀满、膨膨而喘咳,缺盆中痛,甚则交两手而瞀"或"咳,上气,喘渴,烦心,胸满,臑臂内前廉痛厥,掌中热"等症,就归手太阴肺经;症见"(下)齿痛,颈肿……目黄,口干,鼽衄,喉痹,肩前臑痛,大指次指痛不用"等症,就归手阳明大肠经;舌本强痛归足太阴脾经;舌干、嗌干归足少阴肾经,等等。其原文详见《灵枢·经脉》篇。

课堂互动

何谓"是动病""所生病"?

2. 辨位归经　辨位归经是按病变部位循行分布的经脉进行归经的。清代陈士铎《洞天奥旨》说:"内有经络,外有部位,部位者,经络之外应也。"十二经脉在人体的循行分布有明确的线路所在,是有规可循的,故根据病痛发生的不同部位与该部位循行经过的经脉相联系,来判断是何经的病证,这是临床普遍采用的经络辨证方法。如头痛之症,根据经脉在头部的分区,前额为阳明之位,侧头为少阳分野,后枕为太阳所在,巅顶为厥阴所属。牙痛在下齿龈归手阳明经,在上齿龈则归足阳明经,等等。

当某一病变部位有数经分布时,应结合其他兼症来考虑归经。如胁痛涉及足少阳、足厥阴、足太阴三经,兼有目黄、口苦者归足少阳胆经;伴心烦易怒、呕逆者应归足厥阴肝经;见脘腹胀满、大便稀溏者则归足太阴脾经。又如舌体病变涉及手足少阴、足太阴三经,见口舌生疮、尿赤灼热而痛者归手少阴心经;见舌干兼腰膝酸软、耳鸣者应归足少阴肾经;而见舌本强痛,腹胀、纳差者则归足太阴脾经。

3."经络诊察"归经　这是根据经络具有诊断疾病的功能而确立的一种归经方法,包括经络望诊、经穴触诊、经络电测定和知热感度测定等方法。

(1)经络望诊:望诊乃中医学四诊之首。经络望诊归经法主要是通过观察经脉循行部位在色泽、润燥和组织形态等方面所出现的病理变化来分析是属于何经的病变。经络在内属络脏腑,故脏腑的病变就可以通过经络反映到体表相应的部位,而出现各种特异的、可见的"经络现象"。如上肢内侧前缘出现"红线"即归入肺经,往往可能是呼吸道病变的反应;下肢内侧后缘出现脱毛,就归入肾经,提示可能是泌尿系统病变;上肢外侧前缘或后缘出现丘疹、水疱或疮疖,则分别归入大肠经或小肠经,往往可能是肠道病变,常多见于肠梗阻患者等。按病症发生部位归经论治,既可提高治疗效果,还对判断疾病预后有一定参考价值。正如南宋窦材《扁鹊心书》中所说:"昔人望而知病者,不过熟其经络故也。"

(2)经穴触诊:经穴触诊又称"经穴切诊""经穴按压""经穴按诊"等。《灵枢·周痹》曰:"刺痹者,必先切循其下之六经,视其虚实,及大络之血结而不通,及虚而脉陷空者而调之。"在诊疗疾病时,在有关经、穴上进行切按、循捏,寻找和体验如压痛、寒温、结节、凹陷、皮疹等各种阳性反应,从而判断病在何经,作为辨证的依据,指导针灸临床施治。针灸临床中可分为循经按压和穴位按压两种。

1)循经按压:《灵枢·刺节真邪》记载:"用针者,必先察其经络之实虚,切而循之,按而弹之,视其应动者,乃后取之而下之。"即阐明了循经按压、寻找异常反应的方法。其方法是用拇指指腹沿经脉线路轻轻滑动,进行扪按、爪切,或用拇、食两指沿经轻轻撮捏,探索肌肤浅层的异常反应;在肌肉丰厚处则稍加用力,用按压、揉动的方法来探索肌肉深层的异常变化。《素问·刺腰痛篇》记载:"循之累累然"(指结节状物)、"痛如小锤居其中"(指肿块),《素问·骨空论篇》记有:"坚痛如筋者"(指条索状物),均是其异常反应的表现。循经按压的异常反应表现一般有:循经疼痛(酸痛、窜痛、压痛)、寒凉、灼热、敏感、麻木或结节、肿块、条索状反应物等。当然,异常反应的表现形式是多种多样的,不同性质的疾病,往往有不同形式的阳性反应物。发现阳性反应物,确定其在何经,即为何经的病变。

2)穴位按压:《灵枢·官能》曰:"察其所痛,左右上下,知其寒温,何经所在。"《灵枢·百病始生》则说:"察其所痛,以知其应。"《素问·刺腰痛篇》则有"在郄中结络如黍米(穴位处有结节)"的记载。穴位按压的异常反应表现一般有:压痛、舒适、敏感、迟钝、麻木,或肌肤隆起、凹陷、硬结肿块、松弛等。

上述各种病理反应,常常在募穴、背俞穴、原穴、下合穴、郄穴等特定穴上出现,即提示相应脏腑、经脉可能出现了病变。如肺病在孔最、肺俞最有反应;心病在心俞有反应;肠病在天枢、大肠俞、足三里有反应;肾病在肾俞、太溪有反应;三阴交压痛,提示足三阴经可能有病变,一般以月经不调、痛经等妇科疾患多见;中府穴压痛,提示肺经的病变;巨阙、膻中过敏或迟钝,可能为心经、心包经的病变;肾俞按之空软,可能是肾和肾经虚弱;阳陵泉有条索状物,可能为肝、胆两经的病变;膀胱俞下有结节、隆起,可能为膀胱结石病变;阑尾穴压痛,常为阑尾炎病变。穴位按压目前还用于对癌症的辅助诊断中。

(3) 经穴电测定:近代根据对皮肤电现象的研究,发现穴位处的皮肤电阻一般较低。利用经穴测定仪探测经络、腧穴皮肤导电量(或电阻值)的变化,分析脏腑、经络病变,即是经穴电测定的方法。后来又发展到观察经络、腧穴的皮肤上电流(或电位)的变化,来判断受病脏腑、经络气血的盛衰虚实。

科学实验证明,人体皮肤表面存在着导电量较高(电阻值较低)的"良导点",或高电位的"活动点"。其分布大体上与经穴的分布相一致。皮肤的良导现象,是经络通路的表现,经穴的电位变化是经络活动的反映。在病理状况下,经络、脏腑、气血失去平衡,这些点的导电量或电位值也必然发生相应变化,测量其数值的变化,对于诊察经络、脏腑、气血的病变,选择最佳治疗腧穴等,都有重要的参考价值。皮肤的电测定法还用于耳穴的探查。

测定时一般首选各经原穴,此外为井穴、郄穴、背俞穴等,从测定的结果中来分析经络、脏腑的虚实状况。正常情况下,十二经之间或各经左右两侧的电阻值是接近平衡的(约在 5 万 ~10 万欧姆之间),一经大于或小于他经 2 万欧姆以上,或本经左右相差 2 万欧姆以上即是病态。如果某些经穴的导电量高于其他经穴导电量平均值的1/3 时,称为"高数",最高数常提示实性病变之所在;如果某些经穴的导电量低于其他经穴导电量平均值的 1/3 时,称为"低数",最低数往往是虚性病变之所在;如果左右两侧同名经穴的导电量或电阻值相差在 1 倍以上者,表示该经脉左右存在失衡的病变。

注意事项:①测定前,被测定者要安静休息 20~30 分钟,若是运动或行走远路后,须延长休息时间,最好是在清晨起床后进行测定;②室内要保持安静和适宜的温度;③被测定处的皮肤要尽可能保持干燥;④测定前,探测极不要接触被测定者的皮肤;⑤测定时电流应由小到大,防止突然过大;⑥测定时,除接触皮肤的时间一致外,每次接触皮肤的压力也要一致,否则会影响测定的结果;⑦测定经穴时,避免电极过多摩擦穴位;⑧测定后应将开关关闭,同时将电极插头立即拔掉,妥善保存,不要放在潮湿的地方。

应该注意,本法测得的结果并不是绝对的,仍应参合其他辨证方法进行综合分析,才能得出较为正确的结论。

(4) 知热感度测定:在正常情况下,人体左右两侧同一经穴对灼热的感知程度大致相同。以点燃的线香或点状发热的电热器(也可采用特制的自动计数电热器)接近经穴部位的皮肤,同时可均匀地在上下、左右小幅度移动,记下该穴感知灼热所用的时间和移动次数,并左右对比(或不同经脉的同类特定穴对比),从中找出差距,以分析脏腑、经脉的虚实和左右不平衡现象的方法。

测定时,一般首选各经的井穴(足少阴以内至阴穴替代涌泉,指趾畸形或缺如者改用背俞穴或原穴)。测定后,凡数据相差 1 倍以上者为病态;时间长、超过正常值的1/2 以上的偏高者为功能减退,属虚;时间短、不足正常值 1/2 以上的偏低者为功能亢进,属实;如果经脉两侧差异较大,便说明该经脉气血失去平衡。

在针灸临床上,目前已将知热感度测定法发展为对穴位温度的测量,即用特制的探穴测温仪来测量各经井穴的温差(或左右对称井穴、背俞穴的温差)。研究表明,健康人与患者井穴、背俞穴的温度均有显著的差异,且井穴的温差明显比背俞穴的温差出现的频率高。故测对称井穴的温差比测背俞穴的温差,对判断脏腑、经脉的失衡更具意义。知热感觉属于知觉神经的反应,测定知热感度为患者的主观反应,误差在所难免。但皮肤温度则属于自主神经支配,其测定结果是客观的。故用敏感的穴位测温仪测量穴位的温差,来判断经络失衡的状况,是较为理想和可靠的方法。

(二) 按经论治

按经论治是在经络辨证的基础上,以循经取穴为原则,在病变经脉及该经相关的经脉上选穴施治的方法。

1. 十二经证治　十二经脉的证候表现,包括经脉所属脏腑的病变、经脉循行所过部位的病变、相应组织器官病变三个方面。各经的这些病变的治疗应取本经腧穴为主。

(1) 手太阴肺经证治:症见咳嗽气逆,气短喘息,胸部胀闷,鼻塞流涕,咽喉肿痛,恶寒发热,汗出恶风,小便频数、量少,上肢内侧前缘沿经酸楚疼痛、麻木、拘急等。治宜宣通肺气、疏经活络,取本经腧穴为主,可配手阳明、足太阳经穴,虚补实泻,寒甚加灸。常用中府、尺泽、孔最、太渊、列缺、鱼际、少商、合谷、曲池、迎香、偏历、风门、肺俞、膻中、大椎等穴。

(2) 手阳明大肠经证治:症见上肢外侧前缘沿经酸楚麻木、疼痛拘急,上肢酸软无力、活动受限、肌肉萎缩、瘫痪失用,颈肿,肩痛,头痛鼻塞,流涕,衄血,下齿疼痛,咽喉肿痛,口臭,面痛,口㖞,面痉挛,腹痛,肠鸣,泄泻,下痢,痔疮,便秘等。治宜通经活络、调理肠道,取本经腧穴为主,配以手太阴、足阳明经穴,虚补实泻,寒甚加灸。常用三间、合谷、阳溪、偏历、手三里、曲池、肩髃、迎香、列缺、孔最、足三里、天枢、上巨虚、中脘、大肠俞等穴。

(3) 足阳明胃经证治:症见胃脘胀痛,食欲减退,腹痛,呕吐,肠鸣,泄泻,痢疾,便秘,发热,下肢外侧前缘沿经酸楚、冷痛、麻木,下肢痿痹不用,颈肿,咽喉疼痛,口臭,上齿疼痛,衄血,目疾,面痛,面瘫,面痉挛,前额疼痛等。治宜调理胃肠、通经活络,取本经腧穴为主,配以足太阴经穴及本腑的募穴、背俞穴,虚补实泻,寒甚加灸。常用四白、地仓、颊车、下关、头维、天枢、梁门、梁丘、足三里、上巨虚、下巨虚、丰隆、内庭、公孙、大横、三阴交、合谷、中脘、胃俞等穴。

(4) 足太阴脾经证治:症见脘腹胀满,溏泻,嗳气呕吐,黄疸,水肿,食欲不振,身重乏力,月经不调,崩漏,下肢内侧前缘沿经酸楚、疼痛、麻木,舌本强痛等。治宜健脾和胃、通经活络,取本经腧穴为主,配以足阳明经穴及本脏的募穴、背俞穴,虚补实泻,寒甚加灸。常用隐白、太白、公孙、三阴交、地机、阴陵泉、血海、大横、梁门、水道、丰隆、足三里、章门、脾俞等穴。

(5) 手少阴心经证治:症见胸痛,心悸心痛,心烦失眠,神志失常,咽干目黄,口舌糜烂,疮疡,上肢内侧后缘沿经酸楚疼痛、麻木不用,手心热痛等。治宜调理心神、通经活络,取本经和手厥阴经腧穴为主,配以本脏的募穴、背俞穴,虚补实泻,寒甚加灸。常用少府、神门、阴郄、通里、灵道、少海、大陵、内关、间使、郄门、巨阙、膻中、心俞、厥阴俞等穴。

(6) 手太阳小肠经证治:症见上肢外侧后缘沿经酸楚疼痛、麻木不用,肩胛痛,咽喉疼痛,目黄,颊肿,耳鸣耳聋,少腹疼痛,肠鸣泄泻,小便短赤等。治宜通经活络、调理肠腑,取本经腧穴为主,配以足阳明经穴和本腑的募穴、背俞穴,虚补实泻,寒甚加灸。

常用后溪、腕骨、养老、小海、肩贞、天宗、听宫、颧髎、足三里、下巨虚、中脘、关元、小肠俞等穴。

（7）足太阳膀胱经证治：症见小腹胀满，小便不利，遗尿，神志失常，各种脏腑病、五官病证，下肢后面沿经酸楚、疼痛、麻木，项背、腰骶部疼痛，恶寒发热，鼻塞流涕，后枕部头痛。治宜调理膀胱、通经活络，取本经腧穴为主，配以本腑募穴，虚补实泻，寒甚加灸。常用睛明、天柱、大杼、风门、膀胱俞、次髎、秩边、殷门、委中、委阳、承山、昆仑、申脉、京骨、中极、关元、太溪、三阴交等穴。

（8）足少阴肾经证治：症见腰膝酸软，腰痛，视物昏花，耳鸣耳聋，遗尿，小便不利，男子遗精阳痿、不育，女子月经不调、不孕，虚喘，咳血，失眠，多梦，下肢内侧后缘沿经酸楚疼痛、麻木失用，足心热，咽干喉燥，近视等，以虚证为主。治宜补肾培元、通经活络，取本经腧穴为主，配以任脉、足太阳经穴，多用补法，针灸并用。常用涌泉、太溪、照海、复溜、阴谷、大赫、肾俞、次髎、秩边、命门、气海、关元、三阴交等穴。

（9）手厥阴心包经证治：除经脉病为沿上肢内侧正中酸楚冷痛、麻木不用之外，余同手少阴心经证治。

（10）手少阳三焦经证治：症见上肢外侧正中沿经酸楚冷痛、麻木不用，肩、颈、耳后疼痛，耳鸣耳聋，偏头痛，咽喉疼痛，腋肿，瘰疬，胁痛，腹胀，水肿，小便不利，遗尿等。治宜通经活络、疏调三焦，取本经腧穴为主，配以足少阳、足太阴经穴及本腑的募穴、背俞穴、下合穴，虚补实泻，寒甚加灸。常用液门、中渚、阳池、外关、支沟、翳风、角孙、耳门、风池、阳陵泉、足临泣、三阴交、阴陵泉、石门、三焦俞、委阳等穴。

（11）足少阳胆经证治：症见胁肋疼痛，黄疸，口苦，目黄，身黄，尿黄，善太息，惊恐，失眠，耳鸣，耳聋，下肢外侧正中沿经酸楚疼痛、麻木不用，偏头痛，目疾等。治宜疏肝利胆、通经活络，取本经腧穴为主，配以手少阳、足厥阴经穴，虚补实泻，寒甚加灸。常用侠溪、足临泣、丘墟、悬钟、光明、阳陵泉、风市、环跳、日月、率谷、风池、听会、支沟、外关、期门、太冲、胆俞、肝俞等穴。

（12）足厥阴肝经证治：症见少腹冷痛，疝气，胁肋胀痛，心烦易怒，黄疸，口苦，食欲减退，嗳气呕逆，下肢内侧正中酸楚疼痛、麻木不用，面瘫，头晕目眩，头顶痛，近视，夜盲，视物昏花，目赤肿痛等。治宜疏肝理气、通经活络，取本经腧穴为主，配以足少阳、足少阴经穴，虚补实泻，寒甚加灸。常用大敦、行间、太冲、蠡沟、中都、曲泉、章门、期门、侠溪、阳陵泉、光明、风池、日月、涌泉、太溪、复溜、足三里、百会、肝俞等穴。

2. 奇经八脉证治　一般来说，凡女子经、带、胎、产、乳诸疾多从任、督、冲、带四脉论治；表证多从阳维脉论治；里证多从阴维脉论治；运动功能失调、神志病（如癫痫、狂证、痫病、失眠、多寐）多从督脉、跷脉论治。实则气滞血瘀、脉络闭阻，治宜宣通；虚则气血不足、经脉失养，治宜温补，佐以宣通。以取八脉交会穴为主。

课堂互动

何谓奇经八脉？各自生理功用为何？

（1）任脉证治：症见尿频尿急，遗尿，小便失禁，癃闭，男子遗精、阳痿、早泄、精衰不育，疝气，女子月经不调、带下、崩漏、腹中肿块、不孕等。并可见消化、呼吸、心神方面的部分病症,如胸闷,腹痛腹泻,喘息,癫疾,癔病等。《素问·骨空论篇》曰:"任脉为病,男子内结七疝,女子带下瘕聚。"即概括了任脉病的辨证提纲,主要是泌尿、生殖疾患为主的下焦病变。治宜调理三焦、宽胸和胃,取本经腧穴、相关八脉交会穴为主,胸部多针,腹部多灸或针灸并用,虚补实泻。常用中极、关元、气海、神阙、建里、中脘、巨阙、膻中、天突、廉泉、承浆、列缺等穴。

(2) 督脉证治:督脉病证以运动功能失调、神志疾患为主,并常兼有泌尿、生殖、消化系统病症。《素问·骨空论篇》指出:"督脉为病,脊强反折……女子不孕,癃,痔,遗尿,嗌干。"即概括了督脉病的辨证提纲。治宜疏调经气、安神定志,取本经腧穴、相关八脉交会穴为主,可针可灸,或用皮肤针、拔罐疗法等,虚补实泻。常用长强、腰阳关、命门、脊中、中枢、筋缩、至阳、身柱、大椎、哑门、风府、百会、水沟、素髎、后溪等穴。

(3) 冲脉证治:症见胸闷胸痛、气上冲心、呼吸不畅、脘腹胀痛、挛急不舒等,也可见女子月经失调、崩漏、带下、不孕,男子遗精、阳痿、精衰不育等症。正如《素问·骨空论篇》所说:"冲脉为病,逆气里急。"即概括了冲脉病的辨证提纲。治宜宽胸和胃、降逆下气,取与其交会穴治之,针灸并用,虚补实泻。交会穴有横骨(足少阴经)、大赫(足少阴经)、俞府(足少阴经)、气冲(足阳明经)、公孙(足太阴经)、会阴(任脉)、阴交(任脉)等。

(4) 带脉证治:实者症见湿热带下,肢体寒湿痹痛;虚者症见带下不愈,月经失调,子宫脱垂,疝气,腰腹弛缓无力,下肢痿弱瘫痪等。正如《难经·二十九难》所说:"带之为病,腹满,腰溶溶若坐水中。"即概括了带脉病的辨证提纲。治宜清热利湿、调经止带,取与其交会穴治之,针灸并用,虚补实泻。交会穴有章门(足厥阴经)、带脉(足少阳经)、五枢(足少阳经)、维道(足少阳经)、足临泣(足少阳经)、命门(督脉)等。

(5) 阴维脉证治:阴维脉主一身之里,若阴气内结,则可见胸胁支满,脘腹冷痛等症,正如《难经·二十九难》所说:"阴维为病,苦心痛。"即概括了阴维脉病的辨证提纲。一般而言,里证、虚寒之证应从阴维脉论治。治宜温中散寒、理气止痛,取与其交会穴治之,针灸并用,温针灸最宜。交会穴有冲门(足太阴经)、府舍(足太阴经)、大横(足太阴经)、腹哀(足太阴经)、筑宾(足少阴经)、期门(足厥阴经)、内关(手厥阴经)、天突(任脉)、廉泉(任脉)等。

(6) 阳维脉证治:阳维脉主一身之表,若阳气外盛,则可见恶寒发热,头项强痛,一身尽痛等症,正如《难经·二十九难》所说:"阳维为病,苦寒热。"即概括了阳维脉病的辨证提纲。一般而言,外感表证应从阳维脉论治。治宜疏散表邪、调和营卫,取与其交会穴治之,风热证只针不灸,浅刺疾出,用泻法;风寒证针灸并用,用泻法。交会穴有头维(足阳明经)、外关(手少阳经)、风池(足少阳经)、哑门(督脉)、风府(督脉)等。

(7) 阴跷脉证治:阴跷脉主肢体运动和司眼睑的开合,其症多见踝关节以上部位的皮肉、筋脉外侧弛缓,内侧拘急,腰髋疼痛连及阴中,癫痫夜发,思睡多寐,喉痛,失音等。正如《难经·二十九难》所说:"阴跷为病,阳缓而阴急。"即概括了阴跷脉病的辨证提纲,治宜疏调经气、醒脑开窍,取与其交会穴治之,可针可灸,泻阴补阳。交会穴有睛明(足太阳经)、交信(足少阴经)、照海(足少阴经)等。

(8) 阳跷脉证治:症见踝关节以上部位的皮肉、筋脉内侧弛缓,外侧拘急,腰背疼痛,角弓反张,失眠,狂躁,癫痫昼发等。正如《难经·二十九难》所说:"阳跷为病,阴缓而阳急。"即概括了阳跷脉病的辨证提纲。治宜疏通经气、镇静宁神,取与其交会穴治之,只针不灸,泻阳补阴。交会穴有承泣(足阳明经)、地仓(足阳明经)、风池(足少阳经)、睛明(足太阳经)、仆参(足太阳经)、申脉(足太阳经)、风府(督脉)等。

3. 络脉证治　《灵枢·经脉》曰:"经脉为里,支而横者为络。"故络脉为经脉细小分支,二者基本上可谓一体,所不同的是经粗络细、经里络表、经直络横。故络脉病症具有表浅性、区域性的特点,一般较少有全身性证候,这些局部病症往往是经脉病症的组成部分。络脉病症与经脉病症既有一定的区别,又有密切的联系。十二络穴既有单独的病候出现,又可兼治表里两经的病变。

络脉病症的基本病理变化是络脉瘀阻。瘀血既可滞留于络脉之中,也可泛溢于络脉之外。临床以络脉怒张或脉管下陷、局部红肿青紫、皮下出血,或五官九窍及内脏出血等症多见。

因络脉病症病位表浅,故一般从表论治。《素问·调经论》指出:"病在血,调之络。"《灵枢·官针》则提出了"络刺者,刺小络之血脉"的理论,并论述了毛刺、赞刺、豹文刺、浮刺等刺法,都是络脉理论的具体运用。在现代针灸疗法中,三棱针点刺出血、皮肤针叩刺、挑刺疗法和刺血拔罐等治疗方法就是直接刺激络脉或浮络、孙络,以清除病邪的治疗手段,这正是"宛陈则除之"治疗原则的具体运用。络脉病证的治疗以局部选穴为主,针泻不补,少灸或不灸。

4. 经筋证治　十二经筋是十二经脉之气濡养筋肉关节的体系,是附属于十二经脉的筋肉系统。临床上经筋病症多表现为肌肉、肌腱、关节、韧带在运动方面的功能失常,以筋脉的拘挛、抽搐、强直、弛缓、瘫痪等症多见。《灵枢·经筋》篇详细记载了经筋的病症,如足太阴经筋"内踝痛,膝内辅骨痛,阴股及引髀而痛,阴器纽痛",足阳明经筋"腹筋急,引缺盆及颊,卒口僻"等。

经筋病证的治疗,《灵枢·经筋》提出了"治在燔针劫刺,以知为数,以痛为腧"的治疗原则与方法,故经筋病症多以火针、温针治疗为法,取穴以阿是穴为主,当见效即止,不可过度。除火针以外,《灵枢·官针》记载的分刺、恢刺、关刺、合谷刺等刺法,也可用于经筋病症的治疗。在取穴配穴上,除取阿是穴外,还可结合经筋的循行分布,适当选取一些远道腧穴,配合治疗。另外,根据肝主筋,脾主四肢、肌肉的理论,故足厥阴经的原穴太冲、背俞穴(肝俞),足太阴经的原穴太白、背俞穴(脾俞),督脉上的筋缩穴,足少阳经上的筋会(阳陵泉)等穴,也是经筋病症的首选腧穴。

第四节　针灸配穴处方

针灸配穴处方是在分析病因病机、明确辨证立法的基础上,选择适当的腧穴和刺灸补泻手法结合而成的,是针灸治疗疾病的关键。

针灸配穴处方应根据中医基础理论,结合针灸学科的特点和疾病的具体情况进行严密组合,做到有法有方,配合精练,酌情加减,灵活多变。

针灸配穴处方的基本规律,历代医家积累了非常丰富的经验,如《针灸聚英·四总穴歌》说:"肚腹三里留,腰背委中求,头项寻列缺,面口合谷收。"针灸处方是以经络理论为核心,腧穴主治为原则,其基本规律是循经取穴,即根据经络的循行,腧穴的分布及其主治作用,为针灸处方配穴的理论基础。十四经穴的主治作用归纳起来大体是,本经腧穴能治疗本经病,表里经腧穴能相互治疗表里两经病,邻近经穴能配合治疗局部病。但人体经络纵横交错,上下贯通,腧穴星罗棋布,遍及全身,主治作用广泛而十分复杂,各经的主治既有其特殊性,又有其共同规律,为明辨其规律,区分其异同,执简驭繁,兹将经脉、腧穴的主治规律列表如表1-5。针灸处方是针灸临床的实施方案,其得当与否,直接关系到治疗效果的好坏,其中选取适当的腧穴,采用正确的刺灸方法,是配穴处方的主要内容。

表 1-5 十四经腧穴主治规律表

经名	主治		
	本经病	二经病	三经病
手太阴经	肺、咽喉病		胸部病
手厥阴经	心、胃病	神志病	
手少阴经	心病		
手阳明经	前头、鼻、口、齿病		咽喉病、热病
手少阳经	侧头、胸胁病	眼、耳病	
手太阳经	后头、肩胛、神志病		
足阳明经	前头、口、齿、咽喉、胃肠病		眼、神志、热病
足少阳经	侧头、耳病、胁肋病		
足太阳经	后头、背腰病		
足太阴经	脾胃病		前阴病、妇科病
足厥阴经	肝病		
足少阴经	肾病、肺病、咽喉病		
任脉	回阳,固脱,有强壮作用	神志病、脏腑病、妇科病	
督脉	中风、昏迷、热病、头面病		

一、选穴原则

选穴原则是临证选取腧穴的基本法则,它是配穴的基础、前提和先决条件。针灸选穴是以经络学说为指导,根据病症,以循经取穴为主,一般可归纳为近部选穴、远部选穴、辨证对症选穴三种选穴方法。

课堂互动

腧穴的治疗作用有几点?

(一) 近部选穴

近部选穴是指选取病症局部或邻近部位的腧穴。这是根据每一个腧穴都能治疗所在部位的局部和邻近部位的病证这一普遍规律提出来的,是一种基本选穴方法,体现了"以痛为腧"和"腧穴所在,主治所在"的规律,多用于治疗病变部位比较明显、比较局限的病证,以及某些器质性病变。例如,胃病取中脘、梁门,肾病取肾俞、志室、命门,膝病取膝阳关、膝眼、阳陵泉,眼病取睛明、瞳子髎、承泣、阳白,鼻病取迎香、素髎,耳病取耳门、听宫、听会,头痛选百会、太阳、印堂,面瘫选颊车、地仓,脱肛选会阴、长强等。本法临床极为常用,对那些得气不良的患者,可以加强局部的刺激作用,促进得气。临床上对各种关节疼痛、痿证、扭伤、腱鞘囊肿、甲状腺肿大等病症,在局部选多穴围刺,其疗效就比较理想。

(二)远部选穴

远部选穴即在距离病变部位较远的部位选穴。《内经》中称之为"远道刺"。这种选穴方法以经脉循行为依据,体现了"经脉所通,主治所及"的治疗规律。《灵枢·终始》提出了"病在上者下取之,病在下者高取之,病在头者取之足,病在足者取之腘"的原则。《针灸聚英·肘后歌》曰:"头面之疾循至阴,腿脚有疾风府寻,心胸有疾少府泻,脐腹有疾曲泉针。"就是远部选穴的范例。人体许多腧穴,尤其是十二经脉四肢肘膝关节以下的经穴,不仅能治疗局部病证,而且还可以治疗本经循行所及的远隔部位的头面、五官、躯干、内脏的病证,是腧穴远治作用的具体应用。本法在针灸临床上应用十分广泛,如前额疼痛选内庭,虚火牙痛取涌泉,口眼㖞斜取太冲,痔疮、便血取承山,即属上病下取;小腿关节扭伤针阳池,子宫脱垂灸百会,下肢痿痹取次髎,腰骶疼痛刺龈交等,即属下病上取;肺病取太渊、鱼际,脾病取太白、三阴交,明代徐凤《针灸大全》中《四总穴歌》"肚腹三里留,腰背委中求,头项寻列缺,面口合谷收"等,均为远部选穴的具体应用。

(三)辨证对症选穴

辨证选穴就是根据疾病的症候特点,分析病因病机而辨证选取穴位的方法。临床上许多疾病往往难以明确其局限的病变部位,如发热、失眠、多梦,自汗、盗汗、虚脱、贫血、抽搐、昏迷等,对于这样的病证,就应采取辨证选穴。如肾阴不足导致的虚热、盗汗就应取太溪、肾俞等穴;失眠心虚胆怯者就应在心、胆二经上取神门、丘墟等穴。根据病因病机选取穴位是治病求本的体现。

对症选穴是根据疾病个别突出的症状,结合腧穴的特殊治疗作用而选取穴位的方法。是腧穴的特殊治疗作用和临床经验在针灸处方中的具体运用,如哮喘选定喘穴,肠痈选阑尾穴,发热选大椎、曲池,痰多选丰隆,气病的胸闷、气促选膻中,血病的血虚、慢性出血选膈俞,筋病的筋骨酸痛取阳陵泉,乳痈选肩井,退黄选至阳,疟疾选间使等。由于这种对症选穴是长期临床经验的结晶,因此又称为"经验取穴",是大部分经外奇穴的主治特点。临床常见症状选穴举例如表1-6。

表1-6　临床常见症状选穴举例

症状	选穴
咳嗽	肺俞、列缺、身柱、太渊
心痛	郄门、内关、膻中、大陵
气喘	肺俞、天突、膻中、定喘
便秘	天枢、内关、支沟、足三里
昏迷	水沟、十宣、十二井穴、涌泉
目赤肿痛	睛明、印堂、攒竹、丝竹空、太阳、行间、陷谷
鼻塞、流涕	迎香、风池、印堂、上星、通天
牙关紧闭	水沟、颊车、下关、合谷、承浆

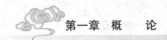

续表

症状	选穴
失语	廉泉、内关、合谷、哑门、通里
咽喉肿痛	少商、鱼际、合谷、内关
牙痛	合谷、内庭、颊车、下关
盗汗	复溜、后溪、照海、阴郄
心悸	内关、阴郄、郄门
痰多	丰隆、中脘、足三里
多汗	合谷、复溜
恶心呕吐	内关、中脘、足三里
胃痛	中脘、梁丘、足三里、胃俞
肾绞痛	肾俞、京门、水泉、三阴交
痛经	三阴交、关元、地机、足三里
胸闷、胸痛	内关、郄门、膻中
胁肋痛	支沟、阳陵泉、大包、章门、内关
项强	天柱、大椎、后溪、昆仑
宿食	足三里、公孙
口臭	大陵、劳宫、合谷
发热	大椎、曲池、合谷、外关
失眠、多梦	内关、神门、太溪、心俞、肾俞、三阴交、安眠、肝俞、太冲
尿闭	中极、三阴交、合谷、阴陵泉
遗尿	关元、三阴交、肾俞、足三里
脱肛	气海、百会、长强、足三里
胆绞痛	日月、太冲、阳陵泉、胆囊穴
黄疸	至阳、太冲、阳陵泉、胆囊穴
虚脱	气海、关元、神阙、百会、足三里
耳鸣、耳聋	中渚、外关、足临泣、悬钟、风池及耳周围穴
皮肤瘙痒	血海、曲池、合谷、太冲、风市、三阴交
泄泻	关元、天枢、足三里、上巨虚、下巨虚
腹胀、腹痛	中脘、内关、公孙、足三里、上巨虚、下巨虚、天枢
呃逆	内关、中脘、天突、膻中、翳风、劳宫、膈俞
遗精、阳痿	关元、三阴交、肾俞
惊厥	水沟、承浆、合谷、太冲、筋缩、阳陵泉

　　上述选穴原则的分类是相对的,不同的书籍可能有不同的归纳方法。另外,一个选取的穴位在分类意义上可以是相互交叉的。临床上根据需要,既可单独运用,更多的是相互配合应用。如哮病实证,选中府、尺泽、列缺、膻中、丰隆、定喘等穴治疗,其中中府为肺募,膻中为气会,定喘为经外奇穴,从部位上讲,应属近部选穴,但从其作用上,又可说是随证选穴;丰隆祛痰,为随证选穴;尺泽为肺经合穴,列缺为肺经络穴,

属于远部循经选穴。

二、配穴方法

配穴方法是在选穴原则的基础上,选取主治相同或相近,具有协同作用的两个或两个以上腧穴加以配伍应用的方法。

前面所讲的选穴原则只表示人的某些疾病该选哪经腧穴或哪类腧穴,但并未将其配伍成方,而配穴方法是根据选穴原则,将有针对性的腧穴配伍成方,以增强疗效,故选穴原则是配穴方法的基础。

具体配穴方法多种多样,临证配穴时一定要从整体观念、辨证论治、经络证治的观念出发,全面考虑。从大的方面来讲,可分为按部配穴和按经配穴两大类。

(一) 按部配穴

按部配穴是结合身体的一定部位进行配穴的一种形式,有局部配穴法、上下配穴法、前后配穴法、左右配穴法、三部配穴法等方法。

1. 局部配穴法　局部配穴法是在病变部位比较明确、比较局限的病症以及某些器质性病变的局部取穴的方法。如前额头痛配印堂,巅顶头痛配百会、四神聪,面瘫配地仓、颊车,胃脘痛配中脘、梁门,漏肩风配肩髃等。

2. 上下配穴法　《灵枢·终始》所说:"病在上者下取之,病在下者高取之,病在头者取之足,病在足者取之腘。""上"指上肢或腰部以上部位,"下"指下肢或腰部以下部位。故上下配穴法是上、下部位腧穴综合应用或分别应用的方法。在针灸临床上应用很广,有上病下取、下病上取、上下并用等方法。如头顶痛取涌泉,腹痛取足三里、三阴交、内庭等,属于上病下取;脱肛取百会,下肢瘫痪取腰阳关、关元俞等,属于下病上取;风火牙痛取合谷、内庭,胸腹满闷取内关、公孙,头项强痛取大椎、昆仑,子宫脱垂取百会、气海等,属于上下并用配穴。

3. 前后配穴法　前后配穴法在《内经》中称为"偶刺"。前指胸腹,属阴;后指腰背,属阳,故又称"腹背阴阳配穴法"。本法是以身体前后部位所在腧穴相互配伍的方法。如胃脘疼痛者,前取中脘、梁门,后配胃俞、筋缩;咳嗽、气喘者,前取天突、膻中,后配肺俞、定喘;迎风流泪者,前取睛明、承泣,后配风池、翳明;中风失语者,前取廉泉、承浆,后配风府、哑门;脊柱强痛者,前取水沟、龈交,后配脊中、身柱;肛门脱出者,前取气海、关元,后配长强、次髎。凡此种种,均属于前后配穴法。

另有俞募配穴法,是将脏腑背俞穴与募穴配合应用的方法,如肺病取肺俞、中府,心病取心俞、巨阙,胆病取胆俞、日月等,故前后配穴法包括俞募配穴法,但不局限于俞募配穴法。

4. 左右配穴法　左右指身体的左侧和右侧。除任脉、督脉、带脉以外,经脉的循行有左右对称、左右交叉的特点,在《素问·阴阳应象大论篇》就提出了"以右治左,以左治右"的配穴方法,在《灵枢·官针》则有"巨刺""缪刺"的方法,又称"交经缪刺法"。经络在生理状况下左右保持着相对的平衡;在病理情况下一侧虚而不足,另一侧就显得实而有余;而一侧实而有余,另一侧就显得虚而不足。这就可以用左右配穴法来补虚泻实。金元时期窦汉卿《针经指南·标幽赋》云:"交经缪刺,左有病而右畔取。"左右配穴法既可以左病取右或右病取左的左右交叉取穴,也可以左右对称同取。本法在头痛、牙痛、风湿痹痛、扭伤、面瘫、半身不遂等病症中经常应用而取得好的疗效。如痛证发作针刺对侧腧穴,痿证后期刺健侧,属左病取右、右病取左。左侧面瘫,取同侧地仓、颊车,配右侧合谷、手三里;右侧偏头痛,取同侧太阳、头维,配左侧外关、足临泣,则属于左右交叉配穴,多用于治疗头面疾患。而胃痛取双侧梁门、双足三里,咳喘取双侧肺俞、双膏肓等,属于左右对称配穴,多用于治疗内脏疾患。

知识链接

巨刺:《灵枢·官针》中九刺之一。"巨刺者,左取右,右取左。"

缪刺:见于《素问·调经论篇》。也是左病取右、右病取左的交叉取穴法,但在其适用证和方法上是有区别的,《素问·调经论篇》王冰注:"巨刺者,刺经脉,左痛刺右,右痛刺左。""缪刺者,刺络脉,左痛刺右,右痛刺左。"

5. 三部配穴法 三部配穴法就是在病变的局部、邻近和远端同时选穴,配伍成方的方法。如肝病以肝区的期门,背部的肝俞,远端的太冲相配;失语以颏下的廉泉,项部的哑门,上肢的通里相配;痔疮以局部的长强,骶部的次髎,下肢的承山相配;眼病以局部的睛明,邻近的风池,远端的光明相配;漏肩风以局部的肩髃,邻近的曲池,远端的阳陵泉相配;胃病以腹部的中脘、梁门,背部的胃俞,四肢的内关、足三里相配等。

(二) 按经配穴

按经配穴是按经脉的理论和经脉相互之间联系的配穴方法。有本经配穴法、表里经配穴法、同名经配穴法、子母经配穴法、交会经配穴法等。

1. 本经配穴法 当某一脏腑、经脉发生病变而未涉及其他脏腑、经脉时,按"不盛不虚,以经取之"的治疗法则,即可选取本脏腑、经脉的腧穴配伍成方。如肺病咳嗽,取列缺、太渊、尺泽、中府等相配;阳明头痛,取内庭、足三里、丰隆、条口等相配。

2. 表里经配穴法 表里经配穴法是依据脏腑、经脉的阴阳表里配合关系的配穴方法。即某一脏腑经脉有病,取其表里经腧穴组成处方施治。临床上常取相表里经的腧穴配合应用,即一般是某一脏腑、经脉有病,除选取本经腧穴以外,同时配以表里经有关的腧穴。如心绞痛以内关配外关,肝病以期门、太冲配阳陵泉,胃痛以梁门、足三里配公孙,遗尿以委中、肾俞配太溪,等等。但腑病单取其里经腧穴,或脏病单取其表经腧穴也属于表里经配穴法。

另外,还有原络配穴法,是将互为表里两经的原穴与络穴相互配合的方法,又称主客配穴法。其方法是先取发病的本经原穴为主,再取与其相表里经的络穴为客。如肺经先病,取其原穴太渊,大肠后病,取其络穴偏历;大肠先病,取其原穴合谷,肺经后病,取其络穴列缺;心病取神门配支正;小肠病取腕骨配通里等。故原络(主客)配穴法亦属于表里经配穴法范畴,但表里经配穴法不局限于原络配穴法。

3. 同名经配穴法 同名经配穴法是在中医"同气相求"和十二经脉中同名阳经相连的理论指导下,以手足同名经腧穴相配应用的方法。如牙痛、面瘫、阳明头痛等取手阳明的合谷配足阳明经内庭;偏头痛、胸胁痛等以手少阳的支沟配足少阳经的阳陵泉;落枕、急性腰扭伤、太阳头痛等取手太阳经的后溪配足太阳经的昆仑等。

4. 子母经配穴法 子母经配穴法是根据六脏六腑、十二经脉的五行属性,按照"虚则补其母、实则泻其子"的治疗原则来进行的配穴方法。如虚劳咳嗽,症见体弱羸瘦者,除取手太阴肺经腧穴及肺的背俞穴外,根据土生金、虚则补其母经的原理,配以足太阴脾经、足阳明胃经腧穴及背俞穴,如血海、三阴交、足三里、脾俞、胃俞等,即所谓"培土生金"之法;若肺经实证,又根据金生水、实则泻其子经的原理,可配足少阴肾经的阴谷、太溪、涌泉等。

5. 交会经配穴法　交会经配穴法是根据经脉的交叉、交会情况进行的配穴方法。当某一病变部位有数条经脉通过或某一病证与数条交会经脉有关,都可按此法配穴。如前额和偏头部位有胃经与胆经交会,故偏正头痛可取阳白、头维、率谷、解溪、足临泣等穴;髀枢部有足太阳、足少阳经交会,故髀枢部疼痛可取环跳配秩边、承扶、阳陵泉、承山等穴;泌尿、生殖系疾患和妇科病,多与任脉、冲脉以及足三阴经病变有关,故常取气海、关元、中极配三阴交、太冲、太溪等。

三、处方的组成

针灸处方的组成是选穴、配穴、针灸措施和补泻方法的有机结合。在针灸处方中,有起主要治疗作用的主穴、有起辅助治疗作用的辅穴(或称配穴)。所用每一个腧穴都要标明是一侧,还是双侧;是左侧,还是右侧。在刺灸方法上,是用针法,还是用灸法;是用补法,还是用泻法。针法有毫针、三棱针、皮肤针、皮内针、电针、穴位注射等的不同;灸法也有艾条灸、艾炷灸、温针灸、灸器灸、药物灸等的区别。此外,还有对每个腧穴的针刺深浅、总体留针时间、刺血疗法的出血量等要求;艾炷灸的方法及壮数;电针的波形选择及穴位注射的药物剂量等,均应在针灸处方中有明确表述。现将临床中习用的针灸处方符号列表如表1-7:

表 1-7　常用针灸处方符号

针灸方法	符号	针灸方法	符号
针刺补法	⊤	艾条灸	×
针刺泻法	⊥	艾炷灸5壮	△₅
针刺平补平泻	∣	温针灸	⇧
三棱针刺血	↓	拔罐	○
皮肤针	※	电针	IN
皮内针	⊙⁻	穴位注射	IM

在针灸处方中,上述符号应直接写在腧穴后面。例如:太冲⊥(泻法)、足三里⊤(补法)、少商↓(点刺放血)、肾俞⇧(温针灸)、神阙△₃(艾炷灸3壮)、三阴交⊤×(补法、艾条灸)、承山∣○(平补平泻、加拔罐)、阿是穴↓○(三棱针刺血、拔罐)等。

四、特定穴的应用

特定穴是指十四经穴中具有某种特殊治疗作用和特定名称的腧穴,因其分布、特性和作用的不同,特定穴各有不同含义和命名。特定穴分为五输穴、原穴、络穴、俞穴、募穴、下合穴、郄穴、八会穴、八脉交会穴和交会穴,共计十大类,为古代医家临床实践经验的总结。

(一)五输穴的临床应用

五输穴是十二经腧穴中分布在肘膝关节以下的五个特定穴位,即井、荥、输、经、合五穴(见表1-8、表1-9)。古人把经气运行过程用自然界的水流由小到大、由浅入深的变化来形容,把五输穴按井、荥、输、经、合的顺序,从四肢末端向肘、膝方向依次排列。即《灵枢·九针十二原》所说:"所出为井,所溜为荥,所注为输,所行为经,所入为合"。十二经脉共有60个五输穴。五输穴临床应用很广,除治疗局部病证外,对经脉循行远端部位(头面、躯干、内脏)乃至全身性疾病,均有较好的治疗作用。

表1-8 阴经经脉五输穴表

经脉名称	井(木)	荥(火)	输(土)	经(金)	合(水)
手太阴肺经	少商	鱼际	太渊	经渠	尺泽
手厥阴心包经	中冲	劳宫	大陵	间使	曲泽
手少阴心经	少冲	少府	神门	灵道	少海
足太阴脾经	隐白	大都	太白	商丘	阴陵泉
足厥阴肝经	大敦	行间	太冲	中封	曲泉
足少阴肾经	涌泉	然谷	太溪	复溜	阴谷

表1-9 阳经经脉五输穴表

经脉名称	井(金)	荥(水)	输(木)	经(火)	合(土)
手阳明大肠经	商阳	二间	三间	阳溪	曲池
手少阳三焦经	关冲	液门	中渚	支沟	天井
手太阳小肠经	少泽	前谷	后溪	阳谷	小海
足阳明胃经	厉兑	内庭	陷谷	解溪	足三里
足少阳胆经	足窍阴	侠溪	足临泣	阳辅	阳陵泉
足太膀胱经	至阴	足通谷	束骨	昆仑	委中

1. 按五输穴主病对证选用 关于五输穴的主病,《灵枢·邪气脏腑病形》曰:"荥输治外经,合治内腑。"在《黄帝内经》中还有"治脏者治其输,治腑者治其合","病在阴之阴者,刺阴之荥输"的记载,《灵枢·顺气一日分为四时》则进行了全面总结:"病在脏者,取之井;病变于色者,取之荥;病时间时甚者,取之输;病变于音者,取之经;经满而血者,病在胃及以饮食不节得者,取之合。"其总的意思是说井穴适用于与脏有关的病证,荥、输、经穴适用于与经脉有关的病证,合穴适用于与腑有关的病证。

《难经·六十八难》进一步总结出"井主心下满,荥主身热,输主体重节痛,经主喘咳寒热,合主逆气而泄"的主病范围。这是根据阴经五输穴的五行属性来推论的。因井穴属木,与肝相关,肝的经脉自足上行,贯穿膈膜,散布胸胁,所以"心下满"取井穴治疗;荥穴属火,与心相关,火为热病,所以"身热"当取荥穴治疗;输穴属土,与脾相关,脾主肌肉、四肢,所以"体重节痛"当取输穴治疗;经穴属金,与肺相关,肺主皮毛,司呼吸,邪犯皮毛,开合失常,邪正相争,则恶寒发热,肺失宣降则咳喘,故"喘咳寒热"当取经穴治疗;合穴属水,与肾相关,肾主水,水积于肾则气上逆,水流于肠则便溏,故逆气而泄当取合穴治疗。这也说明经气在运行过程中所经过部位的浅深不同,其作用也有区别。

一般来说,在现代针灸临床上,井穴多用于治疗急性病、昏迷等;荥穴多用于治身热病;输穴多用于治疗经脉病、各种疼痛症;阴经以输代原,阳经输穴治疗经脉经过的躯干、头面、五官疾病;经穴既治脏腑病,又治经脉病;合穴多用于治疗内脏病,主要是六腑病变。

2. 子母补泻法 五输穴的五行属性与脏腑的五行属性相合,五行之间存在"生我""我生"的母子关系,《难经》提出了"虚者补其母,实者泻其子"的选取适当的五输穴治疗疾病的方法,本法又称子母补泻取穴法。包括本经取穴和异经取穴两种方式。

(1) 本经取穴法:病在某经,就在本经选取子母穴。如肺(经)五行属金,经渠(经穴)五行属金,故为其本穴,太渊(输穴)五行属土而为其母穴,尺泽(合穴)五行属水则为其子穴,故肺的虚证宜补太渊(补母),肺的实证应泻尺泽(泻子)。胃(经)五行属土,足三里(合穴)属土为其本穴,解溪(经穴)属火为其母穴,厉兑(井穴)属金为其子穴,故胃的虚证宜补解溪(补母),胃的实证应泻厉兑(泻子)。

(2) 异经取穴法:病在某经,根据经脉的五行属性,就在其母经或子经上取穴。如肺(属金)的虚证宜补足太阴经(属土)太白(母经本穴),肺(属金)的实证应泻足少阴经(属水)阴谷(子经合穴属水)。胃(属土)的虚证宜补手太阳经(属火)阳谷(母经经穴属火),胃(属土)的实证应泻手阳明(属金)经商阳(子经井穴属金)。现将五输穴子母补泻的具体应用总结如表1-10。

表 1-10 五输穴子母补泻取穴表

经脉	虚实	本经取穴	异经取穴	经脉	虚实	本经取穴	异经取穴
手太阴	虚	太渊	太白	手阳明	虚	曲池	足三里
	实	尺泽	阴谷		实	二间	足通谷
手少阴	虚	少冲	大敦	手太阳	虚	后溪	足临泣
	实	神门	太白		实	小海	足三里
手厥阴	虚	中冲	大敦	手少阳	虚	中渚	足临泣
	实	大陵	太白		实	天井	足三里
足太阴	虚	大都	少府	足阳明	虚	解溪	阳谷
	实	商丘	经渠		实	厉兑	商阳
足少阴	虚	复溜	经渠	足太阳	虚	至阴	商阳
	实	涌泉	大敦		实	束骨	足临泣
足厥阴	虚	曲泉	阴谷	足少阳	虚	侠溪	足通谷
	实	行间	少府		实	阳辅	阳谷

3. 因时而用 《难经·七十四难》说:"春刺井,夏刺荥,季夏刺输,秋刺经,冬刺合。"这是因为春夏阳气在上,人体之气行于浅表,宜浅刺,秋冬阳气在下,人体之气潜伏于里,刺宜较深,而五输穴的分布,刚好井、荥所在部位的肌肉较浅薄,经、合所在部位的肌肉较深厚,故春夏当刺井、荥;秋冬当刺经、合穴。这可作为针刺深浅的参考。又可解释为春季为肝经所主时令,肝属木,而五脏井穴属木,故"春刺井";夏季为心经所主时令,心属火,阴经荥穴也属火,故夏刺荥;长夏为脾所主时令,脾属土,阴经输穴

属土,故季夏刺输;秋季为肺所主时令,肺属金,阴经经穴属金,故秋刺经;冬季为肾所主时令,肾属水,阴经合穴属水,故冬刺合。故时令不同,应选用不同的五输穴。

4. 按时开穴　主要用于子午流注纳甲法按时取穴等。

（二）原穴和络穴的临床应用

1. 原穴　原穴是十二经脉分布于腕踝关节附近,且为脏腑原气所经过和留止的部位。十二经脉在四肢各有一个原穴,又称"十二原"。原穴与三焦密切相关。三焦为原气之别使,导源于脐下"肾间动气",关系着整个机体的气化功能,特别是对促进五脏六腑的生理活动有着很重要的意义。在十二经脉中,阳经有单独的原穴,阴经没有单独的原穴,而是以输代原。

(1) 治疗脏腑病变:《灵枢·九针十二原》:"十二原者,主治五脏六腑之有疾者也"。如肺病取太渊,肝病取太冲等。

(2) 协助诊断疾病:由于五脏六腑的病气往往反应于十二原,故临床常用按压原穴的方法来协助诊断疾病。正如《灵枢·九针十二原》曰:"五脏有疾也,应出十二原,而原各有所出,明知其原,睹其应,而知五脏之害矣。"如太冲诊断肝病,丘墟诊断胆病等。

(3) 原络配穴用:又称主客配穴,属表里配穴的一种。既可单独使用,又可相互配合运用。

2. 络穴　络脉在由经脉别出的部位各有一个腧穴,称为络穴。络穴在表里经脉之间起着联络、纽带作用。络穴共有 16 个,除十二经脉各有 1 个络穴外,还另有任脉的鸠尾、督脉的长强、脾之大络大包及胃之大络虚里(乳根)。

(1) 治疗表里两经的病变:络穴对表里两经有相互联络作用,即所谓"一络通二经",故络穴的主治特点,在于治疗表里两经的病变。例如,手太阴肺经络穴列缺,既治本经的咳嗽、气喘,又治手阳明经的头项强痛、牙痛、面瘫。足太阴脾经络穴公孙,既治本经的腹胀、泄泻,也治足阳明胃经的胃脘疼痛。

(2) 原络配穴应用:针灸临床上,原穴和络穴常常配合使用,治疗表里两经的病变,这称为"原络配穴法"或"主客配穴法",是表里经配穴法的代表。例如,肝郁化火而致胆之相火亢盛出现烦躁、口苦、胸胁苦满等郁火证,则选肝经原穴太冲配胆经络穴光明,以疏泄肝胆之郁火。现将十二经原穴、络穴总结如表 1-11。

表 1-11　十二经脉原穴、络穴表

经脉名称	原穴	络穴	经脉名称	原穴	络穴
手太阴肺经	太渊	列缺	手阳明大肠经	合谷	偏历
手厥阴心包经	大陵	内关	手少阳三焦经	阳池	外关
手少阴心经	神门	通里	手太阳小肠经	腕骨	支正
足太阴脾经	太白	公孙	足阳明胃经	冲阳	丰隆
足厥阴肝经	太冲	蠡沟	足少阳胆经	丘墟	光明
足少阴肾经	太溪	大钟	足太阳膀胱经	京骨	飞扬

（三）俞穴和募穴的临床应用

1. 俞穴　俞穴即背俞穴,是脏腑之气输注于背腰部的腧穴。俞穴全部位于腰背部足太阳膀胱经夹脊第一侧线上,且分布与脏腑所在部位的高低有密切关系。

(1) 协助诊断疾病:《灵枢·背俞》说:"则欲得而验之,按其处,应在中而痛解,乃其俞也。"说明背俞穴往往是内脏疾患的病理反应点。其表现可有压痛、敏感、迟钝、麻木、皮下组织变异等,并具有较高的诊断价值。

(2) 治疗脏腑病:背俞穴有很好的调治脏腑疾病的作用,特别是五脏有病多取其背俞穴,这是"阴病引阳"理论的具体应用。如肝俞治肝,肾俞治肾,心俞、肺俞调理心肺,脾俞、胃俞调理脾胃。

(3) 治疗与五脏相应的五官九窍的病证:五脏背俞穴能主治五脏所主组织、器官的病证。如肝主筋,开窍于目,肝俞即可治疗筋病和目疾;肾主骨,开窍于耳和前后二阴,肾俞即能治疗骨病和耳疾、前后二阴病变。

(4) 俞募配穴用:背俞穴与募穴相配,称为俞募配穴,属于前后配穴法的范畴。主治脏腑病变,既可单独选用,又可两穴配合使用。如肺病取中府、肺俞;胃病取中脘、胃俞等。

2. 募穴　募穴是脏腑经气结聚于胸腹部的腧穴,位于胸腹部,与相应脏腑的位置接近。

(1) 治疗脏腑病:《素问·奇病论篇》曰:"胆虚,气上溢,而口为之苦,治之以胆募、俞。"募穴偏于治疗相应脏腑的急性、疼痛性病证。特别是六腑有病,多取其募穴,这是"阳病引阴"理论的具体应用。如胃病取中脘;大肠病取天枢;膀胱病取中极等。

(2) 俞募配穴用:同前述。

(3) 协助诊断疾病:如果某一脏腑发生病变,常常会有多种不同形式的阳性反应从所属募穴表现出来。例如,肺结核患者可在中府穴出现压痛,膀胱结石患者可在中极穴触及到结节或条索反应物等。现将六脏六腑的俞募穴归纳如表1-12。

表1-12　十二脏腑俞募穴表

脏腑名称	俞穴	募穴	脏腑名称	俞穴	募穴
肺	肺俞	中府	大肠	大肠俞	天枢
心包	厥阴俞	膻中	三焦	三焦俞	石门
心	心俞	巨阙	小肠	小肠俞	关元
脾	脾俞	章门	胃	胃俞	中脘
肝	肝俞	期门	胆	胆俞	日月
肾	肾俞	京门	膀胱	膀胱俞	中极

(四) 下合穴的临床应用

下合穴是手足三阳六腑之气下合于足三阳经的六个腧穴。大肠、小肠、三焦在上肢原有合穴,而下合穴均在下肢,为了区别,故用下合穴命名。具体来说,是大肠下合于足阳明经之上巨虚,小肠下合于足阳明经之下巨虚,三焦下合于足太阳经之委阳,胃下合于本经的足三里,胆下合于本经的阳陵泉,膀胱下合于本经的委中。

下合穴的临床应用,《灵枢·邪气脏腑病形》说:"合治内腑。"《素问·咳论篇》也说:"治腑者,治其合。"指出下合穴主要用来治疗六腑病变,故下合穴是治疗六腑病症的主要穴位。如足三里治胃痛,下巨虚治泄泻,上巨虚治肠痈、痢疾,阳陵泉治蛔厥,委中、委阳治癃闭、遗尿等。另外,下合穴也可协助诊断。

（五）郄穴的临床应用

郄穴是各经经气深聚的部位。

1. 治疗本经循行部位及所属脏腑的急性病症 阴经郄穴多治血证。如孔最治咳血,中都治崩漏,心胸痛取阴郄等。有临床报道,红丝疔(急性淋巴管炎)在所在经脉的郄穴以三棱针点刺放血,常获满意疗效。阳经郄穴多治急性疼痛病证。如颈项痛取外丘,胃脘痛取梁丘等。

2. 协助诊断 郄穴在生理上为气血深聚之处,病理上也是脏腑、经脉病证的反应点。当某脏腑有病变时,可以按压该经郄穴进行检查,协助诊断。例如,心绞痛、胸膜炎患者往往在患侧手厥阴经郄门穴出现压痛,月经不调、痛经患者常常在足太阴经地机穴有压痛,具有诊断和治疗双重作用。现将各经脉郄穴归纳如表1-13。

表1-13 十六郄穴表

经脉名称	郄穴	经脉名称	郄穴
手太阴肺经	孔最	手阳明大肠经	温溜
手厥阴心包经	郄门	手少阳三焦经	会宗
手少阴心经	阴郄	手太阳小肠经	养老
足太阴脾经	地机	足阳明胃经	梁丘
足厥阴肝经	中都	足少阳胆经	外丘
足少阴肾经	水泉	足太阳膀胱经	金门
阴维脉	筑宾	阴跷脉	交信
阳维脉	阳交	阳跷脉	跗阳

（六）八会穴的临床应用

八会穴是指人体脏、腑、气、血、筋、脉、骨、髓等精气会聚的八个穴位。即脏会章门,腑会中脘,气会膻中,血会膈俞,筋会阳陵泉,脉会太渊,骨会大杼,髓会悬钟(绝骨)。

八会穴的临床应用,是分别主治其所主的有关病变。如胸闷气短的病证可取膻中,筋脉拘急可取阳陵泉,腑病取中脘,血病取膈俞等,余依此类推。

（七）八脉交会穴的临床应用

八脉交会穴是十二经脉与奇经八脉发生互通关系的八个腧穴。乃是金元时期窦汉卿得于山人宋子华之手,"乃少室隐者"所传,因窦氏善用此法而声誉倍增,故又称"窦氏八法"。它们是列缺、后溪、公孙、足临泣、照海、申脉、内关、外关。

1. 既治奇经病,又治正经病 八穴的主治范围比较广泛,不仅主治本经脉循行所过的四肢躯干(包括内脏)、头面五官病变,也主治奇经八脉的有关病变,且为治疗各自相通奇经病证的首选腧穴。如公孙通冲脉,故公孙既能治疗足太阴脾经病,又能治疗冲脉病;内关通阴维脉,故内关既能治疗心包经病,又能治疗阴维脉病。

2. 八脉交会配穴用 属于上下配穴法范畴。临床根据阴与阴配,阳与阳合的道理,将其分成四对。即列缺与照海相配,后溪与申脉相配,公孙与内关相配,足临泣与外关相配。

歌诀云:公孙冲脉胸心胃,内关阴维下总同;临泣胆经通带脉,阳维目锐外关逢;后溪督脉内眦颈,申脉阳跷络亦通;列缺任脉行肺系,阴跷照海膈喉咙。对八穴所通奇经八脉和配对后主治范围作了高度概括。现将八脉交会穴的配伍及主治病证归纳如下:

公孙
内关 } 心、胸、胃病证

足临泣
外关 } 耳、目外眦、侧头、颈肩、胸胁病证

后溪
申脉 } 耳、目内眦、头项、肩胛、腰痛病证

列缺
照海 } 肺系、咽喉、胸膈病证

3. 按时取穴疗法　用于古典时间治疗学灵龟八法、飞腾八法的开穴。

(八) 交会穴的临床应用

交会穴是指两条或两条以上经脉相交会的腧穴。历代医籍上记载了很多的交会穴,人体全身大约有 100 个。有的是在体表交会,有的则在体内贯通。交会穴的临床应用,主要用于治疗交会经脉及所属脏腑经脉的病变。例如,大椎为诸阳经的交会穴,能通一身之阳,而可治诸阳经的病变;头维是足阳明、足少阳两经的交会穴,可同时治疗阳明、少阳两型头痛;三阴交为足三阴经交会穴,调理脾、肝、肾有独到之处;关元、中极为任脉与足三阴经交会穴,故能广泛用于治疗属于任脉、足三阴经的消化系统、泌尿系统、生殖系统病变等。

(刘宝林)

 复习思考题

1. 简述针灸的治疗作用和治疗原则。
2. 试述针灸临床中如何应用八纲辨证。
3. 试述针灸临床中怎样进行经络辨证。
4. 何谓选穴原则?它主要包括哪些?请举例说明。
5. 何谓配穴方法?常用的有哪些?请举例说明。
6. 分别简述各类特定穴的临床应用。

扫一扫
测一测

第二章

急　症

　　急症是指起病急骤、病势变化发展迅速、病情较重,甚至危及患者生命而需要及时诊治的病症。由于急症是以突然发生的疾病、意外的损伤、较轻的疾病骤然转剧,以及痼疾猝然发作或加重为特征,故在古代文献中有关急症的病名常冠以"中""暴""卒(猝)"等字样,如中暑、中风、中恶、暴厥、暴喘、暴病、卒中、卒心痛、猝死等,以区别于慢性病。

　　历代医家都很重视急症的治疗,并积累了很多有效经验。早在《内经》中就载有不少急性病症,如高热、厥逆、诸卒痛、出血等,实际措施中很多都是用针刺、艾灸治疗的。晋·葛洪《肘后备急方》中列有数十种急症,其中就十分重视针灸的运用。本章介绍临床最常见的高热、中暑、痉证、厥证、脱证、心绞痛、胃肠绞痛、胆绞痛、泌尿系绞痛的针灸急救措施。

第一节　高　热

　　高热是多种疾病的一个常见急性症状,一般凡口腔体温超过39℃(或腋温39.5℃,肛温38.5℃)者为高热,是临床常见急症之一。中医又称身大热、灼热、壮热、实热等,有外感、内伤之分,以外感高热多见。本节主要讨论外感发热的辨证及治疗。

　　西医学的急性传染病、结缔组织疾病、急性感染性疾病、风湿病、部分恶性肿瘤、严重灼伤、中暑等引起的高热,可参考本节辨证治疗。

知识链接

　　西医学认为发热是机体的一种防御反应。发热可使吞噬细胞活动性增强,抗体生成增多,白细胞内酶的活力及肝脏的解毒功能增强,抵御疾病的侵袭,促进机体恢复。因此,如发热体温不是太高,一般情况尚好,不应盲目或急于降温治疗。但是发热过久或高热持续不退,对机体有一定危害性。

【病因病机】

本病可因外感风热、风寒,或因温邪、疫疠之气侵袭所致。

因风热之邪侵袭,肺卫失宣,正邪相争,以致热蒸肌表;温热之邪在表不解,燔于气分或内陷营血;疫毒之气侵袭人体,熏蒸脏腑、肌肤;或外感暑热之邪、内犯心包等,均可引起本病。

【辨证论治】

辨证 以口温在 39℃ 以上为主症。具有发病急,病程短,口干渴,小便黄,脉数等证候特点。

1. **外感风热** 高热有汗,微恶风寒,咳嗽,流浊涕,头痛,咽痛,舌淡红、苔薄黄,脉浮数。

2. **热入气分** 高热面赤,大汗出,渴喜饮冷,尿黄,便结,舌红苔黄燥,脉洪数。

3. **热入营血** 高热夜甚,烦躁不安,或斑疹隐隐,吐血,衄血,便血,甚至神昏谵语,抽搐,舌红绛而干,脉细数。

4. **暑热蒙心** 肌肤灼热,面红耳赤,口唇干燥,渴喜饮冷,心烦,甚至神昏谵语,恶心呕吐,痉厥抽搐,舌红而干,脉洪大而数。

5. **疫毒熏蒸** 高热伴头面红肿热痛,咽喉肿痛溃烂,或丹痧密布肌肤,舌红苔黄,脉数。

治则 清热泻火。取手阳明、督脉经穴、十二井穴为主。

处方 主穴:大椎 曲池 合谷 十二井 十宣

配穴:外感风热者加鱼际、外关、尺泽;热入气分者加内庭、支沟;热入营血分者加中冲、内关、曲泽、委中;暑热蒙心者加水沟、太冲;疫毒熏蒸者加血海、膈俞、委中、曲泽。

方义 大椎属督脉,为诸阳之会,总督一身之阳,能宣散一身之阳热;十二井、十宣皆在四末,清热泻火;三穴点刺,具有明显的退热作用。曲池为阳明经合穴,配合谷清泻阳明实热。诸穴共奏疏解表邪,清热泻火之功。

加鱼际、外关、尺泽可清热宣肺利咽;加内庭、支沟通腑泻热;加中冲、内关、曲泽、委中清营凉血;加水沟、太冲清泻暑热、开窍醒神;加血海、膈俞、委中、曲泽清热解毒、凉血止血。

操作 毫针刺,用泻法,大椎、十宣、井穴点刺出血。每日 1~2 次,留针 30 分钟。

课堂互动

针对高热病人,西医是如何处理的?

【其他疗法】

1. **耳针法** 取耳尖、耳背静脉、肾上腺、神门。耳尖、耳背静脉用三棱针点刺放血,余穴用毫针刺,强刺激,每次 1 分钟,每日 1 次。双耳交替使用。

2. **刮痧法** 取脊柱两侧和背俞穴,或颈部、腋窝、胸胁部及肘窝、腘窝等处。用特制刮痧板或瓷汤匙蘸食油或清水,刮至皮肤红紫色为度,每日 1 次。

3. **穴位注射** 取曲池、风门、足三里。选用柴胡注射液或鱼腥草注射液,每次取

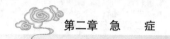
2穴,每穴注射1~2ml。

案例分析

李某,女,10岁,因"发热、咽痛3天"就诊。患者近2个月反复出现高热、咽痛,予抗生素、激素等治疗,症状反复。现体查:体温40℃,咽部充血,发热恶寒,无汗(或药后汗出不畅),头昏,烦渴,面赤,舌质红、苔黄,脉浮数。取穴耳尖、大椎、少商、曲池、关冲、无名指螺纹中心,常规消毒,点刺放血,每穴放血5滴,早晚各1次。治疗1天高热退,咽痛明显好转。继续巩固治疗2天症状消失,发热退后2个月无反复。[江慧红.针刺放血治疗外感风热型高热临床观察[J].辽宁中医药大学学报,2009,02(11):132-133]

分析:该患者体温40℃,发热恶寒,无汗,苔黄,脉浮数,可诊断为高热,属外感风热型。针刺取大椎穴,为手足三阳经与督脉之交会穴。耳尖穴具有清热泻火解毒之效,善治发热,曲池穴为手阳明大肠经的合穴,少商穴为手少阴肺经的井穴,关冲穴为手少阳三焦经的井穴,无名指螺纹中心为经验治疗咽喉肿痛效穴,诸穴合用共奏疏解表邪,清热泻火作用。

【按语】

1. 针灸有很好的退热效果,常常作为处理疾病的重要措施之一,但应注意及时查明病因,对因施治。若疗效不显,则应及时采取其他(静脉注射、物理降温、药物降温等)综合治疗措施。

2. 高热汗多者宜多饮糖盐水。饮食宜清淡,忌辛辣刺激之品。

第二节　中　暑

中暑是盛夏季节或其他高温环境中突发的一种急性外感热病。临床以高热、汗出、心慌、头晕、烦躁,甚则神昏、抽搐等为主症,古称"中热""中暍",俗称"发痧"。根据临床症状的轻重不同,中医还有"伤暑""暑厥""暑风""暑痫"等不同名称。有明显的季节性或高温环境下作业的病史。

西医学的先兆中暑、轻症中暑、重症中暑及高温损伤等可参照施治。

知识链接

发生中暑的气象条件:中暑的发生不仅和气温有关,还与湿度、风速、劳动强度、高温环境、曝晒时间、体质强弱、营养状况及水盐供给等情况有关。诱发中暑的因素很复杂,但其中主要因素还是气温。根据气象特点,可将发生中暑现场气候分为两类:一类是干热环境,这是以高气温、强辐射热及低湿度为特点,环境气温一般可较室外高5~15℃,相对湿度常在40%以下;另一类为湿热环境,即气温高,湿度高,但辐射热并不强。由于气温在35~39℃时,人体2/3余热通过出汗蒸发排泄,此时如果周围环境潮湿,汗液则不易蒸发。

【病因病机】

本病因盛夏时节在烈日下或高温下劳作,或处于气候炎热湿闷的环境,机体正气亏虚,又突感暑热、暑湿秽浊之邪所致。

由于盛夏酷暑时节冒暑劳作、远行或高温作业,感受暑热或暑湿秽浊之邪;或因睡眠不足,劳倦过度,饮食减少,或年老体弱,正气亏虚,复感暑热、暑湿秽浊之邪所致。轻者郁于肌表,阻遏气机;重者暑热炽盛,卒中脏腑,热闭心神,内陷心包,蒙闭清窍;或热盛津伤,引动肝风;或暑闭气机,耗气伤津,导致气阴两虚甚则两脱而引起本病。

【辨证论治】

辨证　在盛夏或高温环境下骤然起病,以高热汗出或肤燥无汗、心慌烦躁、头晕、烦渴,或呕恶腹痛、头痛,甚则神昏、抽搐等为主症。临床有中暑轻重之分。

1. 中暑之轻症

(1) 中暑阳证:头痛头晕,胸闷恶心,心烦,口渴,身热多汗,疲乏无力,面红溲赤,舌红苔黄少津,脉洪大。

(2) 中暑阴证:身凉无汗,肢厥困倦,胸闷气短,纳少便溏,恶心呕吐,渴不欲饮,面色垢腻,舌淡苔薄白,脉洪缓。

2. 中暑之重症

(1) 气血两燔:高热汗出,或壮热无汗,烦躁不安,胸闷呕恶,口唇干燥,甚则猝然昏倒,神志不清,手足抽搐,舌质红绛少津,脉洪数或脉伏欲绝者。

(2) 气阴两伤:面色苍白,烦躁不安,冷汗自出,汗出如珠,肢厥息促,不省人事,舌绛红少苔,脉微细欲绝。

治则　清泻暑热、解暑宁心。取督脉、手阳明、手厥阴经穴为主。

处方　主穴:百会　大椎　合谷　内关　曲泽

配穴:头晕头痛者加太阳、头维、印堂;呕吐者加中脘、公孙;中暑阴证加气海、关元、足三里;中暑阳证加内庭、陷谷;中暑重症加曲池、委中;神志昏迷者加水沟、十宣;手足抽搐者加阳陵泉、太冲;汗出肢冷、脉微欲绝者加关元、气海、太渊。

方义　百会、大椎属督脉经穴,督脉为诸阳之会,可通阳泻热;阳明主肌表,取阳明经原穴合谷疏泄阳明热邪,奏清热解暑、泻热止痉之功;内关为手厥阴经的络穴,又为八脉交会穴,通于阴维脉,功擅清心除烦、宽胸理气、和胃止呕;曲泽为手厥阴经合穴,长于清营血之热而解暑。

加太阳、头维、印堂解热止痛;加中脘、公孙和胃止呕;加足三里、关元、气海和中化湿;加内庭、陷谷清泻阳明;加曲池、委中清泻营血暑热;加水沟、十宣清热开窍醒神;加阳陵泉、太冲息风止痉;加关元、气海、太渊益气敛阴、回阳固脱。

操作　毫针刺,泻法,留针 30 分钟。百会、大椎、太阳、印堂、十宣、曲泽、委中可用三棱针刺络出血;中暑阴证足三里、关元、气海、百会加用灸法或用温针灸。

课堂互动

中暑与休克有何区别?

【其他疗法】

1. **刮痧疗法**　在患者脊背两侧、颈部、胸胁间隙、肘窝、腘窝、印堂等处,用光滑平整的瓷羹匙边缘,或丝线,或食中二指中节,蘸上酒精或清水为介质,进行刮痧或屈指扭捻夹扯,至皮肤出现青紫或暗红出血斑为度。

2. 温熨法 取热毛巾、热水袋、布包热土、炒盐等,温熨热敷腹部,或关元、神阙等穴,每次20~30分钟。

3. 耳针 取耳尖、神门、肾上腺、皮质下、心、脑、枕。毫针浅刺,强刺激,留针20~30分钟;耳尖点刺出血。

 案例分析

王某,女,24岁,农民。时逢暑日正午,患者未戴帽在外劳作,继而倒在路边。就诊时神志不清,双眼白睛上翻呆滞不动,面色及双唇苍白,全身发凉,指甲苍白,掐之不转色。呼吸极微,脉搏沉按还显微弱,似有似无,全身无汗,汗孔可见白色盐渍。治疗:首先掐压足三里,使人体阴阳之气得以固守不致虚脱(神志恢复时方可松手)。针刺首取人中穴,留针至神清,次取中冲穴,针刺放血;合谷穴,提插,行针30秒后,患者面色由白转红,1分钟后神志清醒,双唇可见血色,5分钟后,患者恢复正常。[陈国定.针刺急救暑痉症和暑厥症[J].湖北中医杂志,2004,02(26):49-50]

分析:该患者主要表现为神志不清,面色苍白,无汗肢冷,气息极微,脉搏细弱,为中暑气阴两伤之证。治宜清解暑热、宁心开窍。取足三里为强壮要穴,是足阳明胃经之合穴,有调中理气、升清降浊、固本扶正培元之功。人中穴是任脉和手足阳明经的交会穴,针此穴可泻侵入督脉和阳经之暑邪,为开窍醒神之要穴;中冲穴为手厥阴心包经的井穴,直刺出血能收到清心开窍、泻体内和上肢暑邪之效;合谷穴,为手阳明经之原穴,能宣能散、升清降浊,针刺此穴可以解表泄热、调和营卫之气,活血散瘀,能迅速恢复肢体正常体温。诸穴共奏清泻暑热、宁心开窍之功。

【按语】

1. 针灸对中暑的治疗主要用在早期的急救,疗效肯定。

2. 一旦发现中暑症状,立即将病人搬离高温环境,在阴凉通风处采用指掐水沟、内关和刮痧的方法进行治疗,如症状较重,则应立即运用综合急救措施,以免耽误病情。

3. 夏季或其他高温作业时,应注意劳逸结合,保持室内通风,备用清凉饮料,做好防暑降温工作。

第三节 痉 证

痉证是指以四肢不随意的肌肉抽动,颈项强直、角弓反张、口噤不开的一类疾病。又称"瘈疭""搐搦""拘挛""惊厥""痉厥""刚痉""柔痉"等。

西医学的高热惊风、破伤风、癫痫、颅脑外伤、急性颅内感染、癔病等引起的抽搐,可参考本节辨证论治。

【病因病机】

　　本病主要是因高热伤津,热入营血引动肝风而热极生风;或阴血不足,筋脉失养血虚生风;或瘀血阻络,脑髓神机受损而致筋脉痉挛抽搐所致。

　　因高热郁于体内或痰热壅盛,热入营血,消灼阴津,肝脉失养,水不涵木,肝阳暴亢,肝风内动而发痉;或素体阴亏血少,或气血不足或肝肾阴虚,筋脉失养血虚生风;或头部外伤瘀血阻络,脑髓神机受损而致筋脉痉挛抽搐所致。

　　本病与心、肝、肾三脏有关,尤与肝的关系密切。

【辨证论治】

　　辨证　以四肢不自主抽动、颈项强直、口噤不开、角弓反张,严重者可伴有昏迷为主症。

　　1. **热极生风**　颈项强直,甚至角弓反张,壮热,头痛,大汗出,渴欲冷饮,神志昏迷,舌红苔黄,脉洪数等。

　　2. **痰热化风**　壮热烦躁,昏迷惊厥,喉间痰鸣,牙关紧闭,舌红苔厚腻,脉滑数。

　　3. **血虚生风**　肢体搐动势缓,低热,心烦不宁,口干舌燥,精神疲乏,舌绛苔少,脉细数等。兼见头昏目眩、汗出、气短、神疲乏力、舌淡、脉弱者,为气血两伤;兼见腰膝酸软、胁肋灼痛、午后低热、舌红绛、脉细数者,为肝肾阴虚、肝血不足。

　　4. **瘀血内阻**　头痛如刺,项背强直,舌质紫暗或有瘀点,脉细涩。

　　治则　息风止痉。取督脉、手足阳明、足厥阴经穴为主。

　　处方　主穴:水沟　印堂　百会　合谷　太冲　阳陵泉

　　配穴:热毒壅盛加大椎、曲池、中冲;痰盛加内关、丰隆;气血虚弱加膈俞、足三里、气海;肝肾阴虚加肾俞、肝俞、三阴交、太溪;神昏加十宣、涌泉;瘀血内阻加三阴交、血海。

　　方义　督脉总督诸阳,取水沟、百会配印堂,可息风、通络、止痉;合谷为手阳明经原穴,有祛风之功;太冲为肝经原穴,有平肝息风止痉的作用,与合谷相配称为"四关",为镇痉宁神、平肝息风的重要组穴;阳陵泉为胆经合穴和筋会穴,可镇肝息风、缓解痉挛。

　　加大椎、曲池、中冲以泻热止痉;加内关、丰隆以清心化痰;加膈俞、足三里、气海补益气血;加肾俞、肝俞、三阴交、太溪补益肝肾;加十宣、涌泉开窍醒神;加三阴交、血海活血化瘀。

　　操作　毫针刺,实证用泻法,虚证平补平泻,不灸。中冲点刺出血;抽搐频繁者可每日治疗2~3次,留针15~30分钟。

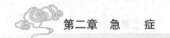

【其他疗法】

1. 耳针　取耳尖、肝、肾、皮质下、神门、脑干。毫针强刺激,耳尖用三棱针点刺放血。留针 30~60 分钟,间歇行针数次,每日 1 次;或埋针数小时。

2. 电针　取合谷、曲池、内关、曲泽、太冲、阳陵泉等穴。每次选 2 组,在针刺得气的基础上接电针治疗仪,用连续波、快频率强刺激 20~30 分钟。每日 1 次,10 次为 1 疗程。

3. 穴位注射　取合谷、太冲、阳陵泉、曲池、三阴交等。每次选 2~3 穴,用地龙注射液,每穴注射 0.5~1ml,每日或隔日 1 次。

 案例分析

　　患者,男,15 岁,2016 年 3 月 21 日就诊。主诉:癫痫反复发作 6 年余,加重 2 个月。现患者每月夜发癫痫 10~15 次不等,面色稍白,精神不佳,胃纳不佳,舌淡苔白,脉滑缓。取穴:鸠尾、腰奇、肝俞(双)、脾俞(双),针刺得气后不留针;中脘、合谷(双)、太冲(双)、丰隆(双)、百会、四神聪、风池(双),针刺得气后留针 30 分钟,电针双侧四神聪与风池 20 分钟。患者每周治疗 3 次,持续治疗 1 个月,精神转佳,食欲尚可。后继续巩固治疗 1 个月,期间未发。[张珊珊,王伟.胡芝兰教授针灸治疗癫痫经验撷菁[J].广西中医药大学学报,2016,04(19),37-38]

　　分析:癫痫属于中医痉证的治疗范畴。取鸠尾穴为任脉之络穴,腰奇通于督脉,鸠尾与腰奇相配,使元阳元阴之气上濡于脑,补益脑髓而为脑神之用。脾俞为脾之背俞穴,有补益脾气的功效;中脘为胃之募穴,是胃之气汇聚于胸腹部的穴位,有调理脾胃之功效。肝俞为肝之背俞穴,是肝之气输注于背部的穴位,有疏肝养肝之功效;合谷与太冲是经典的开四关配穴法,可祛风开窍、镇静安神,是治疗神志疾病的常用穴位。丰隆为胃经上的络穴,是祛痰之要穴,治痰蒙清窍之病症每多用之。此八穴合用,达疏肝理脾、开窍安神之功效。取百会、四神聪、风池等在头部的穴位以直达病所、消除病症。诸穴合用起到调理肝脾、祛痰开窍的作用。

【按语】

1. 痉证病情危急,针灸治疗有一定疗效。可作为对症治疗的应急方法。但在治疗的同时,必须注意查明原因,采取针对性的治疗措施。

2. 病人在针刺时出现抽搐,应及时出针,以防滞针、弯针、断针现象发生。

第四节　厥　证

　　厥证是指以突然昏倒、不省人事、颜面苍白、汗出肢冷为主要特点的病症,又称"晕厥""昏厥"。因病因不同,又有气厥、血厥、痰厥、寒厥、热厥等数十种名称。轻者昏厥时间较短,醒后无后遗症;病情严重者,昏厥时间较长,甚至一厥不复而死亡。

　　西医学的休克、中暑、心源性晕厥、脑源性晕厥、反射性晕厥、低血糖昏迷、癔病性昏迷、多种急性传染病、各种中毒引起的昏迷等,可参考本节论治。

知识链接

　　西医学认为,血管神经因素、心律失常、体位性低血压是晕厥最常见的病因,但晕厥发作可由多种原因引起。还有相当一部分晕厥患者的病因是无法解释的。2000年和2001年欧洲两项关于晕厥的研究显示,神经介导性晕厥占所有病例的35%~38%,是最常见的晕厥类型,精神疾病诱发的晕厥可占5.6%,无法解释的晕厥占14%~17.5%。

【病因病机】

　　本病主要是因阴阳失调、气机逆乱、气血运行悖逆所致,有虚实之分。

　　虚证多因元气虚弱,过劳耗气,或大病耗伤气血,或失血过多,以致气随血脱,致气血一时不能上充于脑,神明失养。实证多因外感暑热,热郁气逆,扰乱神明;或恼怒惊恐、情志过极,或外伤剧痛,致气机逆乱,血随气壅于心脑;或形体肥胖、痰湿内盛之人,偶因恼怒气逆,痰随气升,上蒙清窍。

　　本病病位在脑,涉及五脏六腑,与肝关系尤为密切。

【辨证论治】

　　辨证　以突然昏倒,不省人事,四肢厥冷为主症。可伴有疲乏无力,眼前昏黑,泛泛欲吐,冷汗淋漓,牙关紧闭,血压下降等症。

　　1. 虚证　眩晕昏仆,目陷口张,呼吸微弱,面色苍白,四肢厥冷,气短眼花,汗出,舌淡苔薄白,脉细缓无力。

　　2. 实证　突然昏仆,不省人事,呼吸急促,牙关紧闭,口噤握拳,面赤唇紫,或喉中痰鸣呕吐泡沫,舌红苔腻,脉沉弦或沉滑。

　　治则　苏厥醒神开窍。取督脉、手厥阴经穴为主。

　　处方　主穴:水沟　百会　内关

　　配穴:实证配合谷、太冲、行间;虚证配足三里、气海、关元、膈俞;痰盛加中脘、丰隆;暑热内蕴加太冲、大椎。牙关紧闭加颊车、下关、合谷。

　　方义　厥证病位在脑,督脉入络于脑,总督诸阳,水沟、百会为督脉经穴,是醒脑开窍之要穴;内关为心包经之络穴,可醒神宁心。三穴相配治疗昏厥,其苏厥开窍之功相得益彰。

　　实证加太冲、行间、合谷疏肝理气,调理气机;虚证配足三里、气海、关元、膈俞益气升阳补血;加中脘、丰隆开窍豁痰;加太冲、大椎泄热启闭。加颊车、下关、合谷开窍启闭。

　　操作　毫针刺,实证用泻法,不灸;虚证用补法,针灸并用,重灸。

【其他疗法】

　　1. 指针　紧急情况下用拇指重力掐按水沟、合谷、内关穴,以病人出现疼痛反应并苏醒为度。

　　2. 耳针　取心、脑、神门、下屏尖、交感。每次选2~3穴,实证用强刺激,虚证用弱刺激,留针30分钟,每隔5分钟捻转1次。

　　3. 电针　实证可在针刺得气的基础上加用电针,连续波刺激直至病人苏醒。

案例分析

患者,女,25 岁,于 2009 年 10 月 8 日就诊。主诉:发作性晕厥 3 个月,加重 1 天。病史:3 个月前因环境闷热,出现短暂头晕、面色苍白、恶心、大汗、站立不稳、心慌,后出现意识丧失约 2 分钟,醒后自觉乏力、头昏、头痛,无精神恍惚等症状。1 天前晕厥再次发作,遗留头痛、头昏、乏力等症状,遂来我院就诊。查体:面色白,舌质淡,苔白,脉细,血压 90/60mmHg,脉搏 55 次 / 分,TTT 阳性。取穴:百会,针尖朝前,平刺,快速进针,行平补平泻法,待患者头顶有胀感,留针 20 分钟。后取 3cm 长艾条一段,点燃后放入温灸盒中,灸盒放在头顶百会穴上,施灸 20 分钟,以局部有热感,但无灼痛为宜。治疗 40 分钟后测血压 110/70mmHg,脉搏 76 次 / 分,自觉头晕、乏力症状明显好转。治疗 1 个疗程后显效,随访半年未再复发。[王雪梅,高希言 . 针灸百会穴治疗血管迷走性晕厥 56 例[J]. 中国针灸,2011,11(31):974]

分析:该患者出现短暂头晕、面色苍白、恶心、大汗、站立不稳、心慌,后出现意识丧失约 2 分钟,面色白,舌质淡,苔白,脉细,可诊断为厥证,属虚证。头为诸阳之会、清阳之府,又为髓海所在。脑为元神之府,有主司神明的功能,百会穴居巅顶,联系脑部,位于经脉气血会聚之处,故能通达阴阳脉络,对机体的阴阳平衡发挥调节作用,能祛风潜阳、补髓益血、升清降浊;艾气味芳香,灸可醒脑开窍、温经通络、行气活血。针刺与温灸结合,可平肝息风、安神醒脑、开窍、升提阳气,使得气血得补,清阳得升,诸症消失。

知识链接

《灵枢·生气通天论》:"阳气者,大怒则形气绝,而血菀于上,使人薄厥。"

《灵枢·厥论》:"阳气衰于下则为寒厥,阴气衰于下则为热厥……厥或令人腹满,或令人暴不知人,或至半日远至一日……盛则泻之;虚则补之;不盛不虚,以经取之。"

【按语】

1. 昏厥是临床上常见的危重病症,应紧急救治。针灸治厥促醒疗效显著而迅速,尤其对情绪激动、外伤疼痛引起者效果较好,其他原因者可作为临时辅助治疗。

2. 对昏厥须详细检查,明确原因,以便采取综合急救治疗措施。

第五节 虚 脱

虚脱是指以面色苍白,冷汗淋漓,四肢逆冷,血压下降或神情淡漠,甚则昏迷、二便失禁、脉微欲绝为主要特征的临床危急病症。根据发病的缓急有"虚脱""暴脱"的不同,根据病因病机有阴脱、阳脱、阴阳俱脱之分。

西医学中各种原因引起的休克病症,可参考本节辨证论治。

知识链接

西医学认为,休克是指机体有效血容量减少、组织灌注不足,细胞代谢紊乱和功能受损的病理过程,它是一个由多种原因引起的综合征。但它们都有一个共同点,即有效循环血量的急剧减少。按照病因分类可以分为低血容量性、感染性、心源性、神经源性和过敏性休克5类。临床上若出现面色苍白、冷汗淋漓、四肢逆冷、血压下降等症则属于中医虚脱的范畴。

【病因病机】

本病多由中风、大汗、大吐、大泻、大失血,或六淫邪毒,情志内伤,药物过敏或中毒,致气血津液严重受损,阴阳离绝而"暴脱";或因久病元气亏损,真精逐渐消亡,气血不能供养全身,脏腑功能极度衰竭引起"虚脱"。

【辨证论治】

辨证 以面色苍白,冷汗淋漓,四肢厥逆,血压下降,神情淡漠甚则昏迷,二便失禁或尿少,脉微欲绝或脉动紊乱等为主症。

1. 阴脱 发热,烦躁,心悸,多汗,口渴喜饮,尿少色黄,唇舌干红、无苔,脉细数或沉微欲绝。

2. 阳脱 呼吸微弱,面色晦暗,体温不升,口唇发绀,尿少或失禁,下利清谷,舌淡苔白,脉微欲绝。

3. 阴阳俱脱 神志昏迷,目张口开,瞳仁散大,喉中痰鸣,气少息促,汗出如油,舌卷手撒,周身俱冷,二便失禁,脉微欲绝,为虚脱重症。

课堂互动

阴脱与阳脱该从哪些方面鉴别?

治则 回阳固脱、苏厥救逆。取任脉、督脉经穴为主。

处方 主穴:素髎 水沟 内关 足三里

配穴:阴脱者加太溪、涌泉;阳脱者加百会、气海、神阙、关元;汗出多者加合谷、复溜;汗出肢冷加大椎、命门、三阴交;二便失禁者加会阴、肾俞。

方义 督脉总督一身之阳,素髎、水沟醒脑开窍、振奋阳气;内关、足三里振奋心阳、益气固脱。

阴脱加太溪、涌泉养阴固脱;阳脱加神阙、关元系于元气,阴中有阳,重灸有回阳固脱复脉的作用,加百会为诸阳之会穴,重灸能补益、升提人体阳气,防止虚脱,加气海益气固脱;加合谷、复溜敛汗固脱;加大椎、命门、三阴交温阳救逆;加会阴、肾俞补肾固涩。

操作 针灸并用,补法为主,重灸。素髎、水沟强刺激泻法;内关、足三里毫针刺用补法,关元、气海、大椎、百会以灸为主,重灸10~20壮;神阙隔盐灸;余穴针用补法或温针灸,留针30分钟。

【其他疗法】

1. 耳针 取肾上腺、心、神门、皮质下、枕等穴。轻刺激,留针1~2小时。

2. 穴位注射 取关元、足三里等穴。用参麦注射液或参附注射液,每穴注射1ml。

3. 灸法 取神阙、关元、足三里、百会。用艾条悬灸30~60分钟;或重灸"五心"穴(百会、双劳宫、双涌泉),至神醒脉复为止。

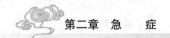

4. 指针　取素髎、内关、神门等穴。用拇指按压 1~3 分钟。

案例分析

患者,女,55 岁。因住院期间,行中西药制剂混用穴位注射,出现肢体及胸部颜面皮肤潮红、瘙痒,且感呼吸困难(轻中度),心悸胸闷,烦躁不安,舌淡苔白,脉微欲绝。情急之下,因当地针灸科未备用肾上腺素,遂急用指针一紧一松按压患者内关穴(左),重刺激,继而指甲掐压人中穴,再而掐压患者一侧耳的"肾上腺穴"。如此内关、人中、肾上腺交替进行指掐按压,每穴约 10 秒钟,全程共 7~10 分钟。在 2 分钟后患者诉胸闷、心悸、气急均告缓解,测心率略有下降,4~5 分钟时测血压恢复至 90/60mmHg,心率约 90 次 / 分钟,胸部潮红开始渐退。[刘自力 . 指针疗法抢救过敏性休克案[J]. 上海针灸杂志,2004,06(23):47]

分析:该患者由于中西药制剂混用引起过敏反应,中医诊断为虚脱。使用指针内关(手厥阴络穴、八脉交会穴通阴维脉)对心胸胃方面的作用有特异性,现代研究该穴能扩张冠状动脉,增加心肌供氧,双向调整血压及心率,对心血管系统及大脑皮质有显著调节作用。人中穴为督脉经穴,有较强的兴奋呼吸及循环系统的作用。耳穴"肾上腺"穴为强壮升压及抗过敏的要穴。三穴协同,醒脑开窍、振奋心阳、益气固脱,疾患得除。

【按语】

1. 虚脱是一种危重病证,发病突然,病情复杂,要针对病因采取不同治疗方法,及时抢救,针灸可作为抢救措施之一。

2. 针灸(特别是灸法)对本病有一定疗效,应查明原因,必要时配合其他急救措施。

第六节 剧 痛 证

剧痛证泛指人体不同部位出现的剧烈疼痛。针刺止痛效果已被前人长期实践与现今大量的临床资料和实验结果所证实,针刺治疗痛症广泛应用于临床。

本节主要介绍心绞痛、胃肠绞痛、胆绞痛、泌尿系绞痛四种内科常见急性痛症的针灸治疗。对头痛、牙痛、三叉神经痛、坐骨神经痛等分别在以后的章节叙述。

一、心绞痛

心绞痛是以左侧胸部心前区突然发生的压榨性疼痛,伴心悸、胸闷、气短为特征的一种病证。中医学属于"胸痹""心痛""厥心痛""真心痛"等范畴。以 40 岁以上男性多见,情绪激动、饱食、劳累、受寒等常是其发病的主要诱因。

西医学的冠心病心绞痛,可参照本节进行辨证论治。

知识链接

西医学认为,心绞痛是因冠状动脉供血不足,心肌急剧、短暂的缺血缺氧所引起的临床证候。根据世界卫生组织"缺血性心脏病的命名及诊断标准",将心绞痛分为劳累性和自发性两大类。

【病因病机】

本病是因寒邪凝滞,或情志郁结,或饮食不节,或年迈肾虚、劳逸失度等原因,导致气滞血瘀,或痰湿闭阻,或阳气虚衰、心脉失养所致。

因正气内虚,寒邪入侵,致胸阳闭阻;或情志郁结,气滞血瘀,或饮食无度,痰浊内生,闭阻心络;或劳逸失度,年迈肾虚,以致营血亏耗,心阳不振,心脉失养,均可引起本病。

【辨证论治】

辨证 以突发胸闷、左胸心前区绞痛、心悸、气短,甚至心痛彻背、喘息不得卧为主症。多在受寒、饮食、劳累或情绪激动后发作,一般持续1~5分钟,很少超过15分钟。

1. 气滞血瘀 胸膺刺痛,痛处固定不移,入夜更甚,喘不得卧,心慌汗出,面色晦暗,唇甲青紫,舌紫黯瘀斑,脉涩或结代。

2. 寒邪凝滞 心痛彻背,喘不得卧,遇寒痛剧,得热痛减,面色苍白,四肢不温,舌淡红、苔薄白,脉弦紧或沉迟。

3. 痰湿闭阻 胸闷痞满而痛,或心痛彻背,喘不得卧,喉中痰鸣,形体肥胖,肢体沉重,口黏乏味,纳呆脘胀,舌紫黯、苔浊腻,脉沉滑。

4. 阳气虚衰 胸闷气短,甚至心痛彻背,心悸汗出,喘不得卧,形寒肢厥,腰酸乏力,或虚烦不寐,面色淡白,唇甲青紫或淡白,舌淡红有齿痕,苔薄润或白滑,脉沉细或沉微欲绝。

治则 通阳行气、活血止痛。取手厥阴经穴、相应募穴为主。

处方 主穴:内关 郄门 阴郄 巨阙 膻中

配穴:气滞血瘀加太冲、膈俞;寒邪凝滞加灸神阙、关元;痰湿闭阻加中脘、丰隆;心肾阳虚加心俞、厥阴俞、肾俞;心脾两虚加心俞、脾俞、足三里;呼吸急促者加天突、孔最。

方义 内关属手厥阴心包经,与阴维脉相通,能宽胸理气、活血通络;郄门、阴郄分别是手厥阴心包经和手少阴心经的郄穴,功善行气通络、化瘀止痛;巨阙、膻中分别为心与心包之募穴,可活血化瘀、镇静宁神,且气会膻中,取之行气通阳、化瘀镇痛。

加太冲、膈俞可行气化瘀;灸神阙、关元可散寒止痛;加中脘、丰隆化痰除湿;加心俞、厥阴俞、肾俞温补心肾;加心俞、脾俞、足三里补养心脾;加天突、孔最理气止痛。

操作 针灸并用,泻法为主,体虚者用补法重灸。背部腧穴注意针刺的方向、角度和深度。发作期每日治疗2次,间歇期每日治疗1次,每次留针20~30分钟。

【其他疗法】

1. 耳针 取心、神门、交感、皮质下、内分泌。每次选3~4穴,强刺激,动留针30~60分钟,每日1次。

2. 穴位注射 取郄门、心俞、厥阴俞、足三里等穴。每次选2穴,用复方丹参注射液,每穴2ml,每日1次,10次为1疗程。

3. 电针 取阴郄、郄门、膻中、巨阙等穴。连续波、快频率刺激20~30分钟,每日1次,10次为1疗程。

4. 指针 取心俞、厥阴俞、膈俞、内关、间使、三阴交、心前区阿是穴等。每次3~4穴,用拇指掐按,每穴3~5分钟。

案例分析

　　李某,男,64岁,2004年4月20日就诊。主诉:间断性前胸憋闷7年。明确诊断为冠心病,稳定型心绞痛。现胸闷气短,心慌头晕,舌质暗红、有瘀斑,舌下脉络瘀紫,脉涩。心电图:$V_3 \sim V_6$导联ST压低2~3mV,T波倒置。使用针刺治疗取穴分为两组:①心俞、厥阴俞;②巨阙、膻中。两组均加双侧内关、郄门、神门、膈俞。两组交替进行。经针刺治疗2周后,胸闷发作明显减少为每周0~1次,发作时无需再口服硝酸甘油。心电图:$V_3 \sim V_6$导联ST压低1~2mV,T波低平。[常佩芬.针刺治疗稳定型心绞痛30例体会[J].针灸研究,2005,01(30):50-53.]

　　分析:该患者属心绞痛(气滞血瘀)。选取的内关为心包经的络穴,郄门为心包经的郄穴,均具有益气通络、宽胸理气、宁心安神之效;神门为心经的原穴,活血通络止痛;心俞、厥阴俞分别为心经、心包经的背俞穴,可益心气、调心血、助心阳、散寒邪,与心之募穴巨阙穴俞募相配,调心气化瘀血;膻中为八会穴之一,气会膻中,故可行气通络、振奋心阳;膈俞亦为八会穴之一,血会膈俞,故可养血活血、养心通脉。诸穴合用,起到益心气、通心阳、养心血、畅心脉的作用。

【按语】

　　1. 心绞痛病情危急,必须及时救治。针灸对减轻和缓解心绞痛疗效确切,在间歇期也应坚持治疗。

　　2. 患者应注意调饮食,慎起居,适寒温,勿过累,力戒烟酒,畅达情志,保持平静、愉快的心境。

二、胃肠绞痛

　　胃肠绞痛是指因胃肠平滑肌突发的一阵阵强烈收缩痉挛而引起的剧烈胃痛、腹痛。属于中医"胃脘痛""腹痛"的范畴,是临床常见的急腹症。

　　西医学的急性胃炎、胃溃疡、胃癌、胃神经官能症等引起的胃肠绞痛,可参考本节辨证论治。

【病因病机】

　　本病是因饮食积滞,或因寒客胃肠、气机阻滞所致。

　　多因饮食不节,损伤胃肠,饮食积滞,阻于中焦而致;或外感寒邪,脘腹受凉;或过服寒凉,寒客肠胃;导致胃气不和,气机凝滞引发本病。

【辨证论治】

　　辨证 以突然发作的阵发性胃痛、腹痛,发作间隙缺乏异常体征为主症。

　　1. 饮食积滞 脘腹疼痛,势如刀绞、拒按。伴恶心呕吐、嗳腐吞酸、面色苍白、汗出肢冷,苔白腻,脉弦紧。

　　2. 寒客胃肠 脘腹疼痛如针刺刀绞,腹皮挛急,喜暖喜按,面色苍白,汗出肢冷,苔白,脉紧。

　　治则 消食化滞、温中散寒、理气止痛。取足阳明经穴、相应募穴、郄穴为主。

　　处方 主穴:中脘 内关 足三里 梁丘

　　配穴:饮食积滞加梁门、公孙、天枢;寒客肠胃加灸神阙、关元。胃痉挛者加梁门、胃俞;肠痉挛者加上巨虚、天枢、大肠俞;恶心呕吐者加膈俞、胃俞;腹皮挛急者加筋缩、阳陵泉。

方义 中脘为胃募、腑会穴,取之可通调腑气、和胃止痛;内关为手厥阴经穴,又是八脉交会穴,通脉行气止痛,梁丘属胃经郄穴,专治急性、发作性痛症;足三里乃胃之下合穴,"合治内腑"。

加梁门、公孙、天枢可消食和胃导滞;灸神阙、关元以温寒止痛;梁门、胃俞和胃解痉;加上巨虚、天枢、大肠俞理肠解痉;加膈俞、胃俞宽胸和胃、降逆止呕;加筋缩、阳陵泉解痉止痛。

操作 毫针刺,用泻法,针后加灸或用温针灸。强刺激,留针 20~30 分钟。

知识链接

胃脘痛与心绞痛该如何鉴别?

【其他疗法】

1. **耳针** 取胃、大肠、小肠、神门、交感、腹、皮质下。每次选 4~5 穴,毫针强刺激,动留针 20~30 分钟。

2. **热熨法** 将食盐和吴茱萸混合炒热,装入布袋中,热熨脘腹部,至脘腹疼痛消失为止。此法尤适用于小儿。

3. **穴位注射** 取中脘、天枢、足三里、胃俞、大肠俞、小肠俞、内关。每次选 1~3 穴,用阿托品注射液或 654-2 注射液,每穴 0.5~1ml。

4. **电针** 在针刺得气的基础上,接电针仪,将电极连接腹部和远端腧穴,用连续波、快频率强刺激 20~30 分钟。

5. **指针** 取至阳穴或背部压痛点,以拇指指腹点压弹拨 3~5 分钟,间歇 5 分钟,再重复操作 1 次。

案例分析

张某,男,27 岁,售货员,1990 年 5 月 23 日就诊。主诉:胃脘部剧烈疼痛 6 小时。病史:患者因贪食冰棍儿,自觉胃部疼痛,逐渐加剧,疼痛已大约持续 6 小时。检查:体温 36.1℃,血压 110/75mmHg,神志清楚,语言清晰,生理反射存在,病理反射未引出,腹肌平软,胃脘部压痛明显,可触及包块,痛苦面容,双手捂胃,辗转不安,X 线钡餐透视检查未见明显异常,舌质淡,苔白腻,脉沉弦。诊断:西医诊断:胃痉挛;中医诊断:胃脘痛。治法:和胃止痛。

取穴:中脘、足三里。操作:(诸穴)行捻转泻法,至腧穴部产生针感,并向整个胃脘部扩散,留针 30 分钟,每隔 5 分钟行针 1 次,针刺完毕,疼痛消失。(王洪峰.针医百案[M].北京:科学技术文献出版社,2008.)

分析:依据该患者胃脘部剧痛难忍,面容痛苦,双手捂胃,辗转不安,胃脘部压痛明显,可触及包块,腹软,未见其他阳性体征等临床表现,诊断为"胃痉挛",即胃绞痛。取胃之下合穴足三里,"合治内腑","肚腹三里留",取胃之募穴中脘,共奏调理气机,和胃解痉止痛。

【按语】

1. 针灸对本病有良好的镇痛作用。若经治疗疼痛不能缓解,应查明原因,对症处理。

2. 养成良好的饮食习惯,避免暴饮暴食,节制冷饮,饱食后不宜立即剧烈运动。

三、胆绞痛

胆绞痛是以突发性右上腹胁肋区绞痛,呈持续性并阵发性加剧为主要特征的一类病证,是临床常见的一种急腹症。属于中医"胁痛"范畴。

西医学的胆囊炎、胆管炎、胆石症、胆道蛔虫等引起的胆绞痛,可参考本节辨证论治。

【病因病机】

本病是因肝胆气滞,或因肝胆湿热,或蛔虫妄动、胆道阻塞所致。

多由情志不畅,肝胆气滞,阻于胁络;或饮食不节,脾胃受损,痰湿壅盛,郁久化热成脓或成石,阻滞胆道;或因蛔虫妄动,误入胆道,均可引起本病。

【辨证论治】

辨证 以突发性右上腹剧痛、持续性绞痛、阵发性加剧,痛处拒按,并向右肩背部放射为主症。

1. 肝胆气滞 绞痛常因情志波动而发作,胸闷嗳气,恶心呕吐,纳差,心烦易怒,舌苔薄白,脉弦紧。

2. 湿热内阻 右上腹绞痛,寒战发热,口苦咽干,恶心呕吐,甚者目黄、身黄,小便黄,大便秘结,冷汗淋漓,舌苔黄腻,脉弦数。

3. 蛔虫妄动 右上腹及剑突下钻顶样剧痛、拒按,辗转不安,常伴有寒战发热、恶心呕吐、吐蛔、纳差,舌苔薄白,脉弦紧。

治则 疏肝利胆、行气止痛。取足少阳经穴、相应募穴、背俞穴为主。

处方 主穴:肝俞 日月 胆俞 阳陵泉 胆囊穴

配穴:肝胆气滞加太冲、侠溪;湿热内阻加三阴交、阴陵泉;蛔虫妄动加百虫窝、迎香透四白;发热寒战加曲池、支沟、外关;恶心呕吐加内关、中脘、足三里;湿热发黄加至阳、肝俞、阴陵泉。

方义 日月为胆之募穴,胆俞为胆之背俞穴,俞募相配,再加用肝的背俞穴肝俞,可疏调肝胆气机;阳陵泉为胆经下合穴,"合治内腑",胆囊穴为治疗胆系疾病的经验效穴。诸穴共奏疏肝利胆、行气止痛之功。

加太冲、侠溪以增疏肝利胆之力;加三阴交、阴陵泉清利湿热;加百虫窝、迎香透四白以安蛔、驱蛔;加曲池、支沟、外关和解少阳;加内关、足三里和中脘止呕;加至阳、阴陵泉清利湿热以退黄。

操作 毫针刺,用泻法。日月沿肋间隙由内向外斜刺,肝俞、胆俞向下或朝脊柱方向斜刺,勿深刺。强刺激,留针 1~2 小时,间歇行针以保持较强的针感。每日 2 次。

【其他疗法】

1. 耳针 取肝、胆、十二指肠、腹、胸、神门、交感、胃、脾。每次选 3~4 穴,毫针强刺激,动留针 30 分钟。每日 1 次。

2. 穴位注射 取右上腹部的压痛点、日月、期门、阳陵泉、胆囊穴。用 654-2 注射液,每穴注入 0.5~1ml,每日 1 次。

3. 电针 在针刺的基础上选腹部、下肢穴接电针仪,用连续波、快频率强刺激

30~60 分钟。每日 1~2 次。

4. 指针 取胆俞或其附近的阳性反应点。以拇指重力点压 10~20 分钟。

 案例分析

李某,女,45 岁,2001 年 5 月 2 日初诊。主诉:右上腹胀痛反复发作 7 年,情志不畅时加重。现右上腹、胁肋部胀痛,胸闷,烦躁易怒,口苦咽干,善太息,大便干,舌质红,苔薄黄,脉弦数。查体:T:38.0℃,BP:150/90mmHg,形体偏瘦,巩膜无黄染,腹肌紧张,墨菲征(+),背部 T$_7$ 椎体右侧压痛明显。化验室检查:WBC 14.0×10^9/L,N 70%,L 26%;B 超示胆囊肿大,囊壁毛糙、厚。取期门、日月、胆囊穴、胆俞、双侧阳陵泉、丘墟、双侧太冲治疗,针后 10 分钟,疼痛、嗳气消失,针刺治疗 24 次后,症状、体征均消失。复查:WBC 7.2×10^9/L,N 70%,L 30%,B 超示胆囊形态、囊壁均正常。半年后随访未复发。[兰崴.针刺治胆囊炎 68 例临床观察[J].针灸临床杂志,2004,11(20):6-7]

分析:依据该患者临床表现、检查所见,诊断为胆绞痛,属肝胆郁滞型,治宜疏肝利胆、行气止痛。针刺治疗取足少阳胆经的阳陵泉和丘墟,足厥阴肝经的太冲穴,肝募穴期门、胆募穴日月,胆背俞穴胆俞及奇穴的胆囊穴,诸穴共用,达到疏利肝胆、理气止痛之功,使症状、体征均消失,疾患得愈。

【按语】

1. 针灸对胆绞痛效果较好,但在治疗中应查明原因,配合对因治疗。

2. 病情严重或有严重并发症者,宜采取综合治疗措施,或实行外科手术。

3. 患者应注意饮食清淡,少食肥甘厚味,注意保暖,调理情志。

四、泌尿系绞痛

泌尿系绞痛是指以阵发性剧烈腰部或侧腹部绞痛并沿输尿管向下或向上放射,伴程度不同的尿痛、尿血或尿流中断为主要特征的一种病证。属于中医学"石淋""砂淋""血淋""腰痛"范畴。男性的发病率高于女性。

泌尿系绞痛是由泌尿系结石引发的临床常见剧痛病症。多因结石造成的局部梗阻、感染和直接对黏膜的损伤所致,其结石可发生于泌尿系统的任何部位,但多原发于肾脏。肾结石、输尿管结石、膀胱结石、尿道结石、泌尿道痉挛等引起的绞痛可参考本节辨证论治。

【病因病机】

本病是因饮食不洁、下焦湿热、肾气不足、结石梗阻所致。

因饮食不节,酿生湿热,注于下焦,尿液受其煎熬,日久而成结石;或因劳累过度,或久淋不愈,耗伤正气,致肾气不足,膀胱失于温煦,气化无力,尿浊受膀胱湿热煎熬,结成砂石,导致本病发生。

【辨证论治】

辨证 以腰部突发绞痛,呈持续性或间歇性,牵引小腹,并向前阴、会阴、大腿内侧放射;或小便时尿液突然中断,尿道涩痛,血尿,肾区有叩击痛为主症。痛剧而久者可见面色苍白,恶心呕吐,冷汗淋漓,甚则昏厥。

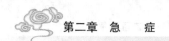

1. 下焦湿热　小便黄赤浑浊,或尿血,或有砂石排出,淋沥不畅,舌红、苔黄或黄腻,脉弦紧或弦数。

2. 肾气不足　排尿乏力,小便断续,甚则点滴而下,少气神疲,舌质淡、苔薄白或薄黄,脉弦紧。

治则　下焦湿热者清热利湿、通淋止痛;肾气不足者补益肾阳、利尿排石。取足少阴、足太阳、足太阴经穴为主。

处方　主穴:肾俞　膀胱俞　中极　京门　三阴交

配穴:湿热甚者加曲骨、阴陵泉;肾气不足加命门、气海、关元;恶心呕吐者加内关、足三里;小便淋沥不畅者加水分、水道、委阳、三焦俞;尿血者加膈俞、血海;肾、输尿管结石加志室、三焦俞;膀胱、尿道砂石加水道、曲骨。

方义　本病病位在肾与膀胱,中极、京门分别为膀胱与肾的募穴,肾俞、膀胱俞为二者背俞穴,俞募相配,可助膀胱气化,清下焦湿热,通调肾与膀胱气机,达调气止痛之目的;三阴交穴通脾、肝、肾,为鼓舞肾气、利尿通淋要穴。

加曲骨、阴陵泉以清利湿热;加命门、气海、关元温补肾气;加内关、足三里和中止呕;加水分、水道、委阳、三焦俞利尿通淋;加委阳、次髎、然谷、秩边通淋排石止痛;加膈俞、血海清热凉血。

操作　毫针刺,实证用泻法,虚证用补法。中极、京门不可直刺、深刺,以防伤及内脏。强刺激,一般留针 30~60 分钟,每日 1~2 次。

【其他疗法】

1. 耳针　取肾、输尿管、膀胱、交感、皮质下、神门、三焦、脑。每次 3~4 穴,交替使用,毫针强刺激,先持续行针 3~5 分钟,留针 30~60 分钟,每日 1 次。或用王不留行籽贴压,嘱患者疼痛时自行按压 3~5 分钟。

2. 拔罐法　在疼痛发作时常可使用,一般取肾俞、阿是穴等,拔罐后并留置 5~10 分钟,每日或隔日 1 次。

3. 穴位注射　取腰部压痛点、肾俞、京门、中极、关元、三阴交、阴陵泉。每次 3~4 穴,交替使用,可分别选用当归注射液、2% 利多卡因、654-2 注射液等,每穴注射 0.5~1ml,每日 1 次。

4. 电针　以针刺处方穴位为主,每次选 2 对穴,轮换使用,以连续波、快频率强刺激 30~60 分钟,痛止为度,重者可每日治疗 2 次。

案例分析

　　冯某,男,25 岁。1997 年 11 月 28 日就诊。病史:小便疼痛,左侧腰部剧烈疼痛 7 天,伴恶心呕吐,患者 1 年前出现排尿疼痛和左侧腰部疼痛,且反复发作,1997 年 11 月 22 日突然加重,出现尿道窘迫疼痛,肾绞痛,尿中带血及恶心呕吐等症,某医院专家会诊后,确诊为左肾结石伴积水,因疼痛剧烈,即肌注杜冷丁,但效果不明显,于 11 月 28 日来我院求治,就诊时患者蜷曲一团,呻吟不止,面色苍白,大汗不止,时发恶心呕吐。检查见左侧脊肋角区叩击痛明显,且疼痛向腰腹部扩散,B 超提示左肾肾盂区间大小不等多个强回声,其中最大者似黄豆粒大,后方伴有声影,诊断为左肾肾盂多发性结石伴积水。用针刺配合火罐治疗,取双侧三焦俞、肾俞、膀胱俞,(针后)用闪火法将罐左右上下先后交替拔于上述主穴,第一次治疗 3 分钟后,肾区绞痛消失,恶心呕吐基本停止,当晚出现尿液混浊,但无血尿,治疗2天后小便排出似高粱粒大小的结石1枚,随后(治疗)的1星期内排出3mm×2mm的小结石8枚,第2星期又出现腰腹部疼痛难忍并伴血尿,经B超检查提示左侧输尿管下端可见米粒大强回声反射,即给予强手法刺激治疗,疼痛基本消失,B超复查提示膀胱内充盈,其内可见米粒大强回声,说明结石已由输尿管下坠入膀胱内,以前法继续治疗,患者于12月17日晚随小便排出6mm×4mm的白色结石1枚,18日复查B超,膀胱内充盈清晰,未见结石,随访2个月未再复发。[李平.交替火罐法治疗泌尿系结石、肾绞痛100例观察[J].中国针灸,2001,21(7):7]

　　分析:该患者突然出现小便疼痛,左侧腰部剧烈疼痛加重,尿道窘迫痛,肾绞痛,尿中带血及恶心呕吐等症,检查见左侧脊肋角区叩击痛明显,且疼痛向腰腹部扩散,B超提示左肾肾盂区间大小不等多个强回声,其中最大者似黄豆粒大,后方伴有声影,诊断为泌尿系痛;故取穴双侧背俞穴三焦俞、肾俞、膀胱俞,助膀胱气化,清下焦湿热,通调肾与膀胱气机,达调气止痛之目的;阴陵泉清利湿热,通淋止痛。诸穴共奏清热利湿、通淋止痛之功。

【按语】

1. 泌尿系绞痛发作时,针灸止痛效果较好,电针镇痛效果更佳。

2. 针灸还具有一定的排石作用,位于输尿管中、下段,直径小于1cm,表面光滑的结石较易排出。若针刺治疗期间出现腰部疼痛阵发性加剧,往往为排石的先兆,当疼痛突然消失,可能结石已排出。治疗期间宜大量饮水,并配合多做跑跳运动。

3. 对于绞痛持续发作不能缓解者应查明原因综合治疗,必要时手术治疗。

(李思康)

 复习思考题

1. 试述高热的辨证分型、治则、处方及操作要点。

2. 中暑如何辨证分型?试简述其治疗原则与处方取穴。

3. 痉证辨证要点是什么?其治则处方怎样?如何进行治疗操作?

4. 引起厥证的原因有哪些?其临床表现有哪些?怎样进行治疗?

5. 虚脱的主要临床表现有哪些?如何辨证分型?其治疗原则是什么?

6. 针灸对各种剧痛证如何辨证施治?

扫一扫
测一测

第三章

内 科 病 证

学习要点

中风、面瘫、面痛、头痛、眩晕、胸痹、心悸、不寐、癫病、狂病、痫病、瘿症、痴呆、郁病、胃痛、呃逆、呕吐、腹痛、泄泻、痢疾、便秘、脱肛、感冒、咳嗽、哮病、喘病、胁痛、消渴、痿证、痹证、腰痛、淋证、癃闭、压力性尿失禁、水肿、阳痿病证的定义、病因病机、辨证治疗(主症、分型、针灸基本治疗的治则、处方、主穴与配穴、方义、操作要点)

第一节 中 风

中风是指以猝然昏倒,不省人事,伴口角㖞斜,语言不利,半身不遂;或不经昏仆仅以口㖞、半身不遂为主症的一种疾病。因其发病急骤,病情变化迅速,与自然界之风性善行数变的特性相似,故名"中风",又称"卒中"。部分病人发病前有肢体麻木及无力、眩晕等先兆症状。本病发病率和死亡率均较高,并且常留有后遗症。多见于中、老年人,近年来发病率不断增高,发病年龄也日趋年轻化,故而是威胁人类生命和影响生活质量的重大疾患之一。

西医学的急性脑血管病,如短暂性脑缺血发作、脑血栓形成、脑栓塞、脑出血、蛛网膜下腔出血等,可参考本节辨证论治。

知识链接

西医学将本病主要分为出血性和缺血性两类。头颅 CT、磁共振(MRI)检查可确诊。临床上在用针灸治疗中风的同时,常配合其他康复疗法,使其最大限度地融入社会,得以康复。对中风病人还应重视原有疾病的治疗,如高血压病、糖尿病和高脂血症等。

【病因病机】

中风的发生是多种因素所导致的复杂的病理过程,其病位在脑府,主要的病因是风、火、痰、瘀,基本病机为气血逆乱,上扰清窍(脑),导致"窍闭神匿,神不导气",而心、肝、脾、肾诸脏功能失调是其发病的基础。

常因年老体衰,或劳累过度,致肝肾阴虚,水不涵木,肝阳暴张,气血上逆于脑;或体质肥胖,恣食厚味,痰浊内生,郁而生热,风阳夹痰,上蒙清窍;或五志过极,肝阳上亢,引动心火,风火相煽,气血上冲于脑;或气机失调,气滞而血运不畅,或气虚推动无力,日久血瘀于脑。当风、火、痰浊、瘀血等病邪上扰清窍,导致"窍闭神匿,神不导气"时,则发生中风。

知识链接

"窍"为脑窍、清窍;"闭"指闭阻、闭塞;"神"是脑神;"匿"指藏而不现;"导"为主导、支配;"气"指脑神所主的功能活动,如肢体运动、语言、吞咽等功能。

【辨证论治】

辨证 以突然昏仆,不省人事或神志尚清,半身不遂为主症。临床上根据有无意识障碍而分为中经络、中脏腑证型。

(一)中经络

以半身不遂,麻木不仁,口角㖞斜,舌强语謇,但无意识障碍为主症。

1. 风痰阻络 手足拘挛,头晕目眩,口腻痰多,苔腻,脉弦滑。

2. 肝阳暴亢 眩晕,头目胀痛,面红目赤,心烦易怒,尿黄便秘,舌红苔黄燥,脉弦有力。

3. 气虚血瘀 手足肿胀,面色淡白,心悸气短,舌黯苔白腻,脉细涩。

4. 阴虚风动 手足拘急或蠕动,头晕头痛,耳鸣目眩,心烦失眠,舌红苔少,脉细数。

(二)中脏腑

以突然出现意识障碍(嗜睡、昏睡,甚者昏迷),半身不遂为主症。

1. 闭证 牙关紧闭,口噤不开,两手握固,肢体强痉,面赤气粗,喉中痰鸣,二便不通,苔黄腻,脉滑数。

2. 脱证 面色苍白,瞳孔散大或不对称,息弱口开,汗出如油,手撒肢冷,二便失禁,舌青紫或萎缩,苔滑腻,脉微欲绝或浮大无根。

治则 中经络:醒脑开窍,滋补肝肾,疏通经络。以手厥阴经、督脉及足太阴经穴为主。中脏腑:醒脑开窍,启闭固脱。以手厥阴经及督脉穴为主。

处方 主穴:中经络:内关 水沟 三阴交 极泉 尺泽 委中

中脏腑:内关 水沟

配穴:中经络:风痰阻络加丰隆、合谷;肝阳暴亢加太冲、太溪;气虚血瘀者加气海、血海;阴虚风动加太溪、肾俞;上肢不遂加肩髃、曲池、手三里、外关、合谷;下肢不遂加环跳、阳陵泉、足三里、昆仑;舌强语謇加哑门、廉泉、通里;口角㖞斜加地仓、颊车、合谷、太冲;足内翻者加悬钟、丘墟;足外翻者加太溪、中封;头晕者加风池、天柱、完骨;复视者,加风池、天柱、睛明、球后;便秘者加丰隆、支沟、天枢;尿潴留、尿失禁者加中极、关元、曲骨。

中脏腑:闭证加十二井、太冲、合谷;脱证加关元、气海、神阙;呼吸衰竭加气舍;牙关紧闭加颊车、合谷、下关。

课堂互动

通过步态观察,还有哪些病理步态需要与偏瘫步态鉴别?

方义　中风为"窍闭神匿,神不导气"所致。故中经络时取心包经之络穴内关,以调理心神,疏通气血;脑为元神之府,督脉入络于脑,故督脉穴水沟能醒脑开窍,调神导气;三阴交为足三阴经交会穴,可滋补肝肾。极泉、尺泽、委中能疏通肢体经络,行气活血;诸穴共用,则气血得行,正气得助,神能导气,而机体功能渐复。

中经络:加丰隆、合谷化痰通络;加太冲、太溪平肝潜阳;加气海、血海益气活血通络;加太溪、肾俞滋阴潜阳;加肩髃、曲池、手三里、外关、合谷疏通上肢经络;加环跳、阳陵泉、足三里、昆仑疏通下肢经络;加哑门、廉泉、通里开音利窍。

中脏腑:选用内关调心神,水沟醒脑开窍。闭证用三棱针在十二井穴点刺出血,可调和阴阳,接通十二经气,配太冲、合谷平肝息风;脱证加灸关元、神阙回阳固脱;加气舍益宗气,助呼吸;加颊车、合谷、下关启闭开噤。

操作　毫针刺。

中经络:内关用捻转泻法,并持续行针1~3分钟;水沟用雀啄法,以眼球湿润为度;三阴交则沿胫骨内侧缘与皮肤成45°角刺,使针尖刺到三阴交穴,用提插补法;刺极泉时,在原穴位置下2寸处的心经上取穴,避开腋毛,直刺进针,用提插泻法,以患者上肢有麻胀和抽动感为度;尺泽、委中直刺,用提插泻法使肢体有抽动感为佳。余穴按虚补实泻法操作。每日1次,留针30分钟。

中脏腑:内关、水沟操作同前,以患者面部表情出现反应为度。闭证用泻法,只针不灸,其中太冲、合谷用泻法,强刺激;十二井穴用三棱针点刺出血;中脏腑脱证,重用灸法,在关元用大艾炷灸法,神阙用隔盐灸法,直至四肢转温为止。

【其他疗法】

1. 头针　取顶颞前斜线、顶颞后斜线、顶旁1线、顶旁2线。每次选2~3穴,用毫针沿皮下进入0.5~1.0寸,快速捻转2~3分钟,每次留针30分钟,留针期间反复捻转2~3次。行针时鼓励患者活动肢体。隔日1次。

2. 电针　根据瘫痪部位,选择患侧上、下肢体2~3对穴位。每次用上、下肢穴位各1对,针刺得气后,连接电针仪,用疏密波中弱度刺激,以患肢有关肌群出现肌肉微颤为度。每日或隔日1次。

3. 耳针　取脑点、皮质下、肝、心、肾、神门及瘫痪部位相应耳穴。每次选3~5穴,用毫针中度刺激,留针20~30分钟。每日或隔日1次。亦可用王不留行籽贴压,每隔2~3日更换1次。

4. 穴位注射　选穴同毫针所选腧穴。每次选2~4穴,用复方当归注射液,每穴注射0.5~1ml。隔日1次。适用于半身不遂。

案例分析

陈某,中风6个月。患者6个月前晨起,发现右侧肢体不能运动,无口角歪斜,无昏倒及神志不清病史,讲话口齿清晰,平时经常头昏头晕,发病之前感觉心悸,手指发麻,脚软,喜甜食,形体肥胖,嗜睡,喉中有痰声,大便 3 日 1 次,舌质红,苔黄厚腻,脉滑。检查右侧肢体不能运动,肌力 1 级。治疗:选用水沟、内关、三阴交、极泉、尺泽、委中、丰隆、太冲。每日 1 次,治疗 20 次后,肌力恢复到 4 级。再改用阳明经治疗并加温针,3 个月后肢体功能恢复,能缓慢行走。[汪慧敏.运用醒脑开窍法治疗中风的体会[J].福建中医药,2003,34(4):23]

分析:患者半身不遂,无昏倒及神志不清病史,辨证为中经络。依据临床表现平时经常头昏头晕,发病之前感觉心悸,手指发麻,脚软,喜甜食,形体肥胖,嗜睡,喉中有痰声,大便 3 天 1 次,舌质红,苔黄厚腻,脉滑等可见该患者平素痰湿较盛、肝阳偏亢,故为风痰阻络型,治宜醒脑开窍,滋补肝肾,化痰通络。取水沟、内关、三阴交、极泉、尺泽、委中醒脑开窍、疏通经络,以减轻脑细胞的坏死,促进脑和肢体功能的恢复。丰隆、太冲化痰通络、平肝潜阳,调整阴阳平衡。后期改用阳明经治疗并加温针,使脾胃功能旺盛,脾主肌肉,故肢体功能得以加速恢复。

【按语】

1. 针灸治疗中风疗效较满意,治疗越早效果越好,尤其对肢体运动、语言、吞咽等功能有促进作用。治疗期间结合康复训练有利于疾病的康复。

2. 中风急性期,出现神昏、心衰、上消化道出血,以及各种危象时,应采取综合治疗。

3. 中风患者应加强护理,防止褥疮和保持呼吸道通畅。

4. 本病应重在预防。中、老年人,如经常出现头晕,头痛,肢体麻木,偶有发作性舌麻,语言不利,肢软无力者,多为中风先兆,应积极加以防治。高血压者应控制血压。

第二节 面瘫(附:面肌痉挛)

面瘫是指以口眼向一侧歪斜为主要表现的疾病,又称为"口眼歪斜"。可发生于任何年龄,男性略多,一年四季节均可发病。本病发病突然,多见一侧面颊筋肉弛缓,无神志不清及半身不遂之症。

西医学的周围性面神经麻痹(面神经炎),最常见于贝尔麻痹,患侧出现疱疹的称为亨特综合征,可参考本节治疗。

知识链接

西医学的周围性面神经麻痹,其病因病理尚未完全阐明。认为激发因素可能系风寒、病毒感染(如带状疱疹)、自主神经功能紊乱等引起局部的神经营养血管痉挛,导致神经的缺血水肿。而骨性的面神经管仅能容纳面神经通过,面神经一旦缺血、水肿,必然导致面神经受压,而出现临床症状。面神经炎的早期病理改变为面神经的水肿和脱髓鞘,严重者则有轴突变性。

【病因病机】

机体正气不足,脉络空虚,风寒或风热之邪乘虚而入,侵袭面部经络,导致气血痹阻,经筋失养,筋肉纵缓不收而发病。因手足阳经均上头面部,故病邪阻滞于面部经络,导致阳明、少阳、太阳经络功能失调,使其经筋失养而出现面瘫。

本病病位在面部,与阳明、少阳、太阳经筋相关。基本病机是气血痹阻,经筋功能失调。

【辨证论治】

辨证　以口眼歪斜为主症。

起病突然,常在睡眠醒来时,表现为一侧面部表情肌瘫痪,额纹消失,眼裂变大,露睛流泪,患侧鼻唇沟变浅,口角下垂歪向健侧;患侧不能做蹙额、皱眉、闭目、露齿、鼓颊等动作。部分患者初起时有患侧耳后疼痛、听觉过敏,还可出现患侧舌前 2/3 味觉减退或消失等症。病程迁延日久,可因瘫痪肌肉挛缩,口角反被牵向患侧,甚则出现面肌痉挛,形成"倒错"现象。

1. 风寒证　口眼歪斜初起,面部有受凉史(如迎风睡眠等),舌淡苔薄白,脉浮紧。

2. 风热证　口眼歪斜初起,往往继发于感冒发热之后,舌红苔薄黄,脉浮数。

3. 气血不足　口眼歪斜日久,多见于恢复期或病程较长者,见神疲无力,少气懒言,面色淡白,头晕目眩,舌淡苔白,脉虚弱无力。

课堂互动

周围性面瘫与中枢性面瘫如何鉴别?

治则　活血通络,舒筋牵正。风寒证宜祛风散寒;风热证宜疏风泻热;气血不足者补益气血。取手、足阳明经穴及面颊局部腧穴为主。

处方　主穴:阳白　颧髎　颊车 地仓　翳风　合谷

配穴:风寒证加风池;风热证加曲池;气血不足证加足三里。蹙额、皱眉、闭目困难加攒竹;人中沟歪斜者加水沟;鼻唇沟变浅加迎香;颏唇沟歪斜加承浆。

方义　面瘫为面部气血痹阻,经筋失养所致,故取面部腧穴阳白、颧髎、颊车、地仓以疏调经筋,活血通络;合谷是手阳明经穴,可调畅阳明经气,并与翳风配合,以起祛风通络,理筋牵正之功。

加风池祛风散寒;加曲池疏风清热;加足三里补益气血。

操作　毫针刺,在急性期,采用轻度刺激,行平补平泻法,而四肢部腧穴手法宜重,用泻法,寒者加灸;在恢复期,行平补平泻法或补法,可加灸。面部腧穴多平刺。每日 1 次,留针 20~30 分钟。

【其他疗法】

1. 皮肤针　用皮肤针叩刺阳白、颧髎、颊车、地仓等穴。以局部潮红为度,每日或隔日 1 次。适用于恢复期。

2. 电针　取地仓、颊车、阳白、合谷等穴。针刺得气后,接通电针仪,选断续波刺激 10~20 分钟,强度以患者自觉舒适,面部肌肉微见颤动为宜。每日或隔日 1 次。适用于恢复期。

3. 刺络拔罐　用三棱针点刺阳白、颧髎、颊车、地仓,然后拔罐,注意出血不宜过多,每周 2 次。适用于恢复期。

4. 穴位贴敷　选阳白、颧髎、地仓、颊车。将马钱子锉成粉末,约 1~2 分,撒于胶布上,然后贴于穴位处,5~7 日换药 1 次;或用蓖麻仁捣烂加麝香少许,取绿豆粒大一团,贴敷在穴位上,每隔 3~5 日更换 1 次;或用白附子研为细末,加冰片少许做成面饼,贴敷在穴位上,每日 1 次。

5. 穴位注射　取穴参照针灸处方。用维生素 B_1、维生素 B_{12} 注射液,每次选 2~3 穴,每穴注入 0.5ml,每日或隔日 1 次。

案例分析

　　李某,男,24 岁,2004 年 8 月 10 日初诊。患者主诉:左侧面部肌肉活动不能。因过于劳累,晚间开窗入睡受风,于今晨刷牙时左侧口角漏水,左眼不能闭合。故来我院就诊。患者神清语畅,左面部无表情,四肢功能正常,左侧额纹变浅,抬举无力,眼睑不能闭合,左侧鼻唇沟变浅。口角下垂,左侧鼓腮努嘴不能,脉浮缓,苔薄白。诊断:面瘫。治疗:散风活血,疏通经络。取穴:取左侧阳白、颧髎、下关、地仓浅刺,双侧风池、阳陵泉、合谷、对侧足三里。每日针灸 1 次,留针 30 分钟左右,针 3 次后,眼睑可以闭合。又针 7 次,口角恢复正常,只有闭合时,人中沟稍歪向右侧,又针 3 次,左侧面部表情运动完全恢复正常。[李红伟,王颖,王化钢,等.针灸治疗面瘫 34 例临床观察[J].黑龙江中医药,2005,(4):39]

　　分析:该患者因晚间开窗入睡受风,而致左侧面部肌肉活动不能,左侧额纹变浅,抬举无力,眼睑不能闭合,左侧鼻唇沟变浅,口角下垂等诸症,是由络脉空虚,风寒之邪乘虚入侵面部经脉,导致气血痹阻,经筋失养,筋肉纵缓不收而发,故诊断为面瘫属风寒型。取患侧面部阳白、颧髎、下关以疏调经筋、活血通络;因是面部络脉初病,故面部腧穴宜浅刺。风池、合谷疏风散寒解表;阳陵泉、合谷疏通少阳、阳明经气;足三里是强壮要穴,能鼓舞正气,祛邪外出。诸穴合用有散风活血,疏通经络,理筋牵正之功,使患者病除康复而愈。

【按语】

1. 针灸治疗面瘫具有良好疗效,是目前治疗本病安全而有效的方法。

2. 治疗期间面部应避免风寒,必要时戴口罩以保护;因眼睑闭合不全,瞬目减少,致角膜闭合不全,从而易发生眼部感染,可用眼罩护眼及每日点眼药水 2~3 次,以预防感染。

3. 面瘫针灸治疗,病变初期,病邪初入肌肤,邪气在表,正虚邪实,宜扶正祛邪,取穴宜少,针刺应浅,手法宜轻,留针应短;发展期邪气盛,风寒之邪中经络,邪气入里,正邪相搏,针刺以泻法为主,引邪外出;恢复期邪气已衰,正气亦虚,正虚邪恋,多用透刺法,激发经络之气,促进气血运行。

4. 本病应与中枢性面瘫相鉴别。

知识链接

　　周围性面瘫和中枢性面瘫鉴别:周围性面瘫病变部位在面神经核以下,如面神经管、中耳或腮腺等;其病侧面神经运动纤维受损,表现为病侧全部表情肌瘫痪,可有听力、味觉和唾液分泌障碍等特点,其中最常见者为面神经炎(即贝尔麻痹)。中枢性面瘫是指病变部位于面神经核以上,如皮质脑干束等;表现为病变对侧眼裂以下的面部表情肌瘫痪,且常伴有与面瘫同侧的肢体瘫痪,无味觉和唾液分泌障碍等临床特点。

附:面肌痉挛

面肌痉挛是以阵发性、不规则的一侧面部肌肉不自主抽搐为特点的疾病。发病多在中年以后,女性较多。常见为无明确原因的原发性病例,也可以是特发性面神经麻痹的暂时性或永久性后遗症。

本病以神经炎症、神经血管压迫等神经损伤为主要原因,但确切的机制尚不清楚。诱发本病的因素有精神紧张、劳累过度等。

【病因病机】

本病是面部经筋拘急所产生的病变。因风寒阻于经脉,或郁而化热,或风热袭络,壅滞经脉,致气血运行不畅,筋脉拘急而抽搐;或由心脾两虚,气血不足,肌肉失养而致;或肝脾不足,阴虚血少,虚风内动而抽搐。

【辨证论治】

辨证　以仅限于一侧面部肌肉阵发性抽搐为主症。

起初多从眼轮匝肌间歇性轻微颤搐开始,逐渐缓慢地扩散到一侧的其他面肌,最易影响到口角部肌肉,严重者可累及同侧颈阔肌。抽搐的轻重程度不等,可因精神紧张、疲劳、面部随意运动、用眼过度而加重,不能自行控制,入睡后停止。少数患者可伴有面部轻微疼痛。晚期可出现肌无力、肌瘫痪和肌萎缩。

知识链接

面肌痉挛分为两种:原发型面肌痉挛和面瘫后遗症产生的面肌痉挛。

治则　舒筋通络、息风止搐。取面颊局部及手阳明经穴为主。

处方　主穴:攒竹　太阳　颧髎　合谷

配穴:风寒阻络加风池、风门;风热袭络加曲池、内庭;心脾两虚加气海、心俞、脾俞;血虚生风加太溪、三阴交。

方义　本病取面部腧穴攒竹、太阳、颧髎,起疏调面部经气,舒筋止搐的作用;而合谷为手阳明经原穴,其经脉从手走头面,"面口合谷收",善治面口病,与诸穴合用可舒筋通络止搐。

加风池、风门祛风散寒;加曲池、内庭疏风清热;加气海、心俞、脾俞补益气血;加太溪、三阴交养阴生血而息风。

操作　毫针刺,用泻法或平补平泻法。先刺合谷,后刺翳风及面部穴,用捻转泻法;面部穴操作手法不宜重。每日 1 次,留针 20~30 分钟。

【其他疗法】

1. 耳针　取神门、眼、面颊。毫针刺,留针 20~30 分钟,每日 1 次。或用王不留行籽贴压,每 2~3 日 1 次。

2. 皮内针　取面部扳机点埋针。胶布固定,3~5 日后更换穴位,重新埋针。

3. 穴位注射　选患侧翳风穴。用 2% 的利多卡因 2ml 注入。

4. 三棱针　取太阳、颧髎、颊车,用三棱针点刺出血,或加闪罐法。

【按语】

1. 针灸治疗面肌痉挛有一定效果。但对于病程较长而症状较重者疗效差,应配合药物治疗。

2. 生活起居应有规律,应保持心情舒畅,防止精神紧张,加强体育锻炼,注意劳逸结合,避免过于劳累。

3. 癫痫部分性发作也可引起局限性面肌痉挛,多见于口角部位,有时可累及肢体抽搐,但脑电图常有异常放电现象,可作鉴别。

4. 西医学认为,本病的病因未明,可能为面神经的异位兴奋或伪突触传导等引起。主要病理为面神经的损伤,出现异常兴奋,肌肉放电频率增高,肌电图检查可出现肌纤维震颤和肌束震颤波。

第三节 面 痛

面痛是指以面颊部抽掣样疼痛为特征的病症。又称"面风痛""面颊痛"。多发于一侧面部,仅有极少数两侧面部俱痛,疼痛发作具有突发性、周期性的特点。发病年龄以40岁以上多见,女性略多于男性,有原发性和继发性之分。初起时每次疼痛时间较短,发作间隔时间较长,久则疼痛时间延长,间隔时间缩短,疼痛程度越来越重。面痛病情顽固,自愈者极少。

西医学的三叉神经痛,可参考本节辨证论治。

【病因病机】

本病多因面部经络气血痹阻而发。

由风寒之邪侵袭面部阳明筋脉,寒性收引,凝滞筋脉,气血痹阻而致;或风热邪毒浸淫阳明,运行不畅引发;或外伤碰损阳明筋脉,或久病入络,致气滞血瘀而发面痛。基本病机是面部经络气血阻滞,不通则痛。

【辨证论治】

辨证 以面部疼痛突然发作,呈电击样、针刺样、刀割样或撕裂样的剧烈疼痛,持续数秒至数分钟为主症。疼痛以面颊上、下颌部为多,额部较为少见。伴面部潮红、流泪等,甚至面部肌肉抽搐。患侧常有触发点,多因洗脸、刷牙、说话、咀嚼、哈欠等碰及触发点而诱发疼痛。疼痛发作次数不定,间歇期无症状。

1. 风寒证 常有面部受寒病史,面痛遇寒则甚,得热则轻,鼻流清涕,苔薄白,脉浮紧。

2. 风热证 常在感冒发热之后,面痛处有灼热感,流涎,目赤,流泪,苔薄黄,脉浮数。

3. 气滞血瘀 有头面部外伤史或面痛日久,多见痛处固定不移,舌紫暗或有瘀斑,脉涩。

治则 祛风通络,活血止痛。风寒者宜疏风散寒;风热者宜疏风清热;气滞血瘀者宜活血化瘀。取面颊局部和手、足阳明经穴为主。

处方 主穴:四白 下关 地仓 合谷 内庭 太冲

配穴:额部痛加攒竹、阳白、丝竹空;上颌痛加颧髎、上关、迎香;下颌痛加承浆、颊车、翳风;风寒加风池、列缺;风热加曲池、外关;气滞血瘀加三阴交、膈俞。

方义 四白、下关、地仓为面部穴位,有疏经通络,通痹止痛之功;合谷、内庭可疏通阳明经气,清泻阳明风热;太冲与合谷相配可祛风通络,止痛解痉。

额部痛加攒竹、阳白、丝竹空,上颌痛加颧髎、上关、迎香,下颌痛加承浆、颊车、翳风,为局部取穴,疏通气血,活络止痛;加风池、列缺疏风散寒;加曲池、外关疏风清热;加三阴交、膈俞活血化瘀。

操作 毫针刺,用泻法,寒者加灸。先取远端穴位可用重刺激,面部穴位宜轻刺激。每日 1 次,留针 40~50 分钟。

【其他疗法】

1. 耳针 取面颊、额、颌、神门。每次选 2~3 穴,强刺激,留针 20~30 分钟。每日 1 次。

2. 皮内针 在面颊寻找扳机点。将皮内针刺入,外用胶布固定。2~3 日更换 1 次。

3. 穴位注射 在面部寻找压痛点。每次选 2~3 点,用维生素 B₁、维生素 B₁₂,或 1% 普鲁卡因注射液,每点注射药物 0.5ml。2~3 日注射 1 次。

4. 刺络拔罐 选颊车、颧髎、地仓。用三棱针点刺后,行闪罐法。隔日 1 次。

5. 火针 在面部寻找压痛点。在最痛点处,用细火针烧红后,快速刺入 0.2~0.5 寸,然后在上、下、左、右相隔 0.5 寸处,点刺 0.1 寸深。每刺一次后,要烧一次针。

案例分析

李某,男,78 岁,2001 年 3 月 5 日就诊。主诉:左面颊部间断疼痛 10 余年,自觉受凉、劳累则发,以往疼痛时间短暂,发作次数较少,曾误认为牙痛而拔牙后疼痛不减。近年来症状逐渐加重,疼痛剧烈,如刀割火灼,持续时间较长,发作频繁,难以忍受。曾在当地治疗,症状无明显改善。今晨又发作 1 次,以左侧内眼角、鼻部及口角处为主,疼痛剧烈,不敢眨眼、洗脸、擤鼻涕,并难以进食。持续约 5~6 分钟。就诊时检查:左眼结膜充血,左眉棱骨有压痛,余无阳性体征。患者形体消瘦,精神疲惫。舌质红,苔薄白,脉弦细。诊断:三叉神经痛。针刺取穴:鱼腰、四白、下关、地仓、合谷、内庭,每日 1 次,1 次后疼痛明显减轻。继续治疗,并配合卡马西平片 0.1g,每日 2 次,口服,共 10 次疼痛停止。追访半年,未见复发。[刘晓娟.针灸治疗三叉神经痛 56 例 [J].四川中医,2003,21(6):78]

分析:该患者为面部外感风寒,气血痹阻,郁久化热,反复发作面痛。取面部阳明经穴四白、下关、地仓和奇穴鱼腰可疏通面部气血,通络止痛,以治疗面部疼痛;合谷、内庭上下配合能疏风清热,清泻阳明。诸穴合用有祛风通络,活血止痛之功。配合口服西药卡马西平片可增强疗效。仅治疗 10 次便面痛病愈。

【按语】

1. 针刺治疗面痛效果较好,有一定的止痛作用。

2. 对继发性面痛,应查明原因,采取适当措施,积极配合治疗原发病。

第四节 头 痛

头痛是指以头部疼痛为主要临床表现的一种自觉症状,可见于多种急、慢性疾病之中。头痛可由多种原因引起,出现头部不同的部位疼痛,且持续时间长短不一。

西医学的血管神经性头痛、高血压、脑动脉硬化、颅内疾病,以及五官科疾病等引起的头痛,可参考本节辨证论治。

【病因病机】

头为"诸阳之会""清阳之府",又为髓海,五脏六腑之气血皆上会于头,故外邪侵袭或内伤诸疾皆可引起气血逆乱,瘀阻脑络,脑失所养,而发生头痛。

外感头痛多因风邪夹寒、湿、热邪,上犯巅顶,使清阳受扰,气血不畅,而出现头痛。内伤头痛常与肝、脾、肾三脏失调有关。因情志所伤,肝失疏泄,郁而化火,上扰清阳,而发头痛;脾胃虚弱,生化不足,或病后产后,营血亏虚,不能上荣于脑络,而致头痛;先天禀赋不足,或劳欲过度,肾精不足,髓海亏虚,导致头痛;嗜食肥甘,脾失健运,痰湿内生,上蒙清窍,因而头痛;外伤跌扑,或久病入络,气滞血瘀,脉络瘀阻,不通则痛,发为头痛。

【辨证论治】

辨证　头痛的部位可在前额、巅顶、一侧额颞,后枕部,或全头部。疼痛的性质可呈胀痛、跳痛、昏痛、隐痛、刺痛或头痛如裂。疼痛的持续时间可数分钟、数小时或数日,也有持续数周者。常为隐袭起病,逐渐加重,或呈反复发作。

在十二经脉中,由于六阳经及足厥阴经循行于头部不同的部位,因此针灸临床上,常将头痛按经脉进行辨证。

1. 阳明头痛　即前头痛,包括眉棱骨痛和鼻(如鼻窦炎)引起的疼痛。

2. 少阳头痛　即偏头痛,包括耳病引起的疼痛。

3. 太阳头痛　即后枕痛,包括落枕、颈椎病等引起的疼痛。

4. 厥阴头痛　即巅顶痛,包括因高血压、眼(如青光眼)引起的疼痛。

5. 偏正头痛　即前额及头部两侧的疼痛。

6. 全头痛　即整个头部疼痛。

临床上可将头痛分为外感和内伤。

1. 外感头痛　以发病较急,头痛连及项背,痛无休止,外感表证明显为主症。

(1) 风寒头痛:畏寒恶风,口不渴,苔薄白,脉浮紧。

(2) 风热头痛:头痛且胀,发热,口渴欲饮,小便黄,舌尖红、苔薄黄,脉浮数。

(3) 风湿头痛:头痛如裹,肢体困重,苔白腻,脉濡。

2. 内伤头痛　以发病较缓,多半头晕,痛势绵绵,时作时止,遇劳或情志刺激而发作、加重为主症。

(1) 肝阳上亢:头部胀痛,目眩,烦躁易怒,面红目赤,口苦,舌红苔薄黄,脉弦数。

(2) 肾虚头痛:头部空痛,眩晕耳鸣,腰膝酸软,遗精,舌红苔少,脉沉细无力。

(3) 血虚头痛:头昏而痛,痛势绵绵,劳则加重,神疲乏力,面色不华,舌淡苔薄白,脉细弱。

(4) 痰浊头痛:头痛昏蒙,首重如裹,脘腹痞满,呕吐痰涎,苔白腻,脉滑。

(5) 瘀血头痛:头痛迁延,日久不愈,或头部有外伤史,痛处固定不移,痛如针刺,舌黯,脉细涩。

临床上要将头痛的经脉辨证与头痛的外感和内伤辨证结合起来,以辨明头痛的经脉和病因。

课堂互动

头痛的经络辨证与脏腑辨证有哪些异同?

治则 疏经通络,行气止痛。以头痛局部取穴为主,配合循经远端取穴、辨证取穴。

处方 主穴:阳明头痛:阿是穴 印堂 上星 阳白 合谷 内庭

少阳头痛:阿是穴 太阳 率谷 风池 外关 足临泣

太阳头痛:阿是穴 天柱 风池 后溪 昆仑 申脉

厥阴头痛:阿是穴 百会 通天 太冲 行间 太溪

偏正头痛:阿是穴 印堂 太阳 头维 阳白 合谷 足临泣

全头痛:阿是穴 百会 印堂 太阳 头维 风池 合谷 外关

配穴:在外感头痛中,外感风寒加风池、风门、列缺;风热加曲池,合谷、大椎;风湿加风池、三阴交、阴陵泉。内伤头痛中,气血不足加血海、足三里、脾俞;肾精不足加肾俞、悬钟、太溪;痰浊上扰加丰隆、足三里、中脘;血瘀头痛加阿是穴、血海、膈俞;肝阳上亢加太冲、行间、太溪。

方义 头痛为头部经络气血运行不畅或气血亏虚不荣所致,本方取头痛局部腧穴为主,配以头痛部位的循经远端取穴为辅,以疏通经气,运行头部气血,起"通则不痛"之功,而治疗头痛。

在外感头痛中,加风池、风门、列缺祛风散寒,通络止痛;加曲池、合谷、大椎疏风清热,清利头目;加风池、三阴交、阴陵泉祛风除湿,通络止痛。

内伤头痛中,加血海、足三里、脾俞健脾养血,和络止痛;加肾俞、悬钟、太溪补益肾精,生髓止痛;加丰隆、足三里、中脘健脾降浊,通络止痛;加阿是穴、膈俞、血海行气活血,通络止痛;加太冲、行间、太溪平肝潜阳,降火止痛。

操作 毫针刺,实证用泻法,虚证用补法,寒者加灸;气滞血瘀者可在阿是穴点刺出血。风池、天柱应严格注意针刺的方向和深度,以防伤及延髓。急性头痛每日治疗1~2次,可留针30分钟,慢性头痛每日或隔日1次,留针20~30分钟。

【其他疗法】

1. 耳针 取肝阳、脑、皮质下、神门、额、颞、枕。每次选2~3穴,毫针强刺激,留针20~30分钟,每日1次。也可用王不留行籽贴压或埋针,每2~3日1次。顽固性头痛还可在耳背静脉点刺出血。

2. 皮肤针 皮肤针重叩太阳、印堂、阿是穴,至局部渗血,加拔火罐。适用于实证头痛。

3. 电针 取合谷、外关、阿是穴等。用密波中强度刺激,通电20~30分钟。每日或隔日1次。适用于顽固性头痛。

4. 穴位注射 根据头痛的证型,选取相应的穴位2~3穴,根据头痛的病因,选用维生素 B_1、维生素 B_{12} 或柴胡注射液等,每穴注射0.5ml。隔日1次。

5. 三棱针 头痛剧烈时,可取印堂、太阳、百会等穴。用三棱针刺血,每穴2~3滴血。

案例分析

患者,女,42岁,职员。主诉:反复头痛4个月。4个月前,患者无明显原因出现前额及眉棱部疼痛,以刺痛为主,夜间痛甚。患者曾到当地医院做相关检查,血压等未见异常,未服任何治疗性药物。患者舌红有瘀点,脉涩。取攒竹、阳白、神庭、合谷、三阴交,毫针刺,泻法,留针30分钟,5分钟捻转1次,出针时攒竹穴有出血现象,让其出血5滴左右,再用消毒干棉球按压止血。第1次治疗取针后,患者即感头痛明显减轻。共治疗2次而愈。[高虹.毫针放血为主治疗顽固性头痛[J].四川中医,2003,21(10):86]

分析:患者头痛反复发作,是因瘀血阻滞阳明经,故出现前额及眉棱部疼痛,以刺痛为主,夜间痛甚,舌红有瘀点,脉涩。故针泻攒竹、阳白、神庭疏通头部经气;合谷、三阴交活血化瘀;攒竹放血疗法取"宛陈则除之"之意,以去除头部瘀血;而合谷还可疏通阳明经气而止头痛。

【按语】

1. 针灸治疗头痛有较好的止痛作用。对于多次治疗无效或逐渐加重者,要查明原因,尤其要排除颅内占位性病变。应查血常规,测血压,必要时做腰穿、骨穿,脑电图。有条件时做经颅多普勒、CT、磁共振、PET-CT等检查,以及全身查体,以明确头痛的病因。

2. 部分患者由于头痛反复发作,迁延不愈,故易产生消极、悲观、焦虑、恐惧等负性情绪。在针灸治疗的同时,应给予患者精神上的安慰和鼓励,并加上调神的穴位百会、四神聪、神门、三阴交等。

第五节 眩晕(附:原发性高血压)

眩晕,"眩"指眼花,"晕"指头晕,是指以头晕目眩、视物旋转为主要表现的一种自觉病证。轻者如坐车船,旋转不定,不能站立,或伴有恶心呕吐,甚者昏倒等症状。又称"头晕""掉眩""风眩"等。

西医学的耳源性眩晕、原发性高血压、脑血管病、颈椎病、椎-基底动脉血管病、贫血、神经衰弱及脑外伤等导致的眩晕,可参考本节辨证治疗。

【病因病机】

本病多由素体阳盛,或情志不舒,气郁化火,肝阴暗耗,致风阳升动,上扰清空而发;或恣食肥甘,脾失健运,湿聚生痰,痰湿中阻,则清阳不升,浊阴不降而成;或劳伤过度,肾精亏损,致髓海不充而致;或久病体虚,或失血过多,或脾胃虚弱,致气血不足,脑失所养而发生眩晕。

本病病位在脑,与肝、脾、肾关系密切。基本病机是髓海不足、气血虚弱,清窍失养,或风、火、痰、瘀等扰乱清窍。

【辨证论治】

辨证 本病以头晕目眩、视物旋转为主症。轻者如坐舟车,飘摇不定,稍闭目即可恢复;重者两眼昏花,视物不明,旋摇不止,难以站立,甚至昏倒,可伴有恶心呕吐,眼球震颤、汗出等症。

1. **风阳上扰** 眩晕耳鸣,头痛且胀,心烦易怒,失眠多梦,面红目赤,口苦,舌红苔黄,脉弦数。

2. 痰浊上蒙　头重如裹,视物旋转,胸闷恶心,呕吐痰涎,或脘腹痞满,舌淡苔白腻,脉弦滑。

3. 气血不足　头晕目眩,面色萎黄或淡白,神倦乏力,心悸少寐,纳呆食少,舌淡苔薄白,脉细弱。

4. 肾精亏虚　眩晕久发不已,视力减退,健忘少寐,耳鸣,神倦乏力,腰膝酸软,舌淡苔薄,脉沉细。

治则　定旋止晕。风阳上扰者平肝潜阳,清利头目;痰浊上蒙者健脾降浊,化痰通络;气血不足者补气益血,升阳止晕;肾精不足者滋补肝肾,培元固本。取督脉、足阳明经及足少阳经穴为主。

处方　主穴:百会　风池　头维　足三里　太冲　悬钟

配穴:风阳上扰加肝俞、行间、太溪、侠溪;痰浊上蒙加中脘、内关、丰隆、阴陵泉;气血不足加气海、血海、脾俞、胃俞;肾精亏损加肝俞、肾俞、太溪。

方义　眩晕病位在脑,脑为髓海,无论眩晕因何而发,其病机皆为髓海不宁。巅顶处的百会为督脉经穴,督脉入络于脑,故为治疗眩晕时首选之穴,可定旋止晕;风池、头维均位于头部,能疏调头部气机,以清利头目;太冲为肝之原穴,可宁髓而止晕;足三里补益气血而充骨髓;悬钟乃髓会,能填精充髓,髓海充则眩晕止。

加肝俞、行间、太溪、侠溪清热养阴,平肝潜阳;加中脘、内关、丰隆、阴陵泉健脾和胃,除湿化痰;加气海、血海、脾俞、胃俞调理脾胃,补益气血;加肝俞、肾俞、太溪滋补肝肾,培元固本。

课堂互动

眩晕选择不同治疗方案时,患者体位如何安排?

操作　毫针刺,实证用泻法,虚证用补法,寒者加灸。针刺风池穴时应采用正确的进针方向及角度,并掌握适宜的针刺深度。每日 1 次,留针 20~30 分钟。

【其他疗法】

1. 耳针　取肾上腺、皮质下、神门、脑、内耳;风阳上扰加肝、胆;痰浊上蒙加脾、缘中;气血不足加脾、胃;肾精亏损加肝、肾。每次选 3~5 穴,毫针中度刺激,留针 20~30分钟。每日 1 次。亦可用王不留行籽贴压,每 2~3 日更换 1 次。

2. 头针　取顶中线、颞后线、枕下旁线。毫针中度刺激,留针 20~30 分钟。每日1 次。

3. 穴位注射　在针灸处方中选 2~3 穴。用维生素 B_1、维生素 B_{12} 注射液或 5% 葡萄糖液,每穴注入 0.5ml,隔日 1 次。

4. 三棱针　眩晕剧烈时,可取印堂、太阳、百会等穴。用三棱针点刺出血 2~3 滴。

案例分析

李某,男,52岁,某公司经理。初诊时间:2015年8月13日。有高血压病史数十年,经常头昏、头胀痛,时有头晕。近期因工作繁忙症状加重,就诊时头痛而胀、头晕、视物旋转、耳鸣、烦躁易怒、面部烘热,舌红苔薄黄,脉弦细,血压180/115mmHg。取穴:百会、风池(双)、太阳(双)、头维(双)、悬钟(双)、太冲(双)、太溪(双),留针30分钟,取针后行耳尖放血疗法。患者诉头晕、头痛而胀的症状立即好转,半个小时后再测血压已降至160/100mmHg。而后隔天做一次体针和耳尖放血疗法,经10次治疗后,临床症状已基本消失,血压降为138/86mmHg,随访3个月未复发。[王凤蕊,汤国娟,叶玲.陈华德教授针灸治疗肝阳上亢型眩晕的临床经验[J].浙江中医药大学学报,2016,(7):561]

分析:该患者眩晕头痛为主症,诊断为眩晕;因肾阴亏虚,水不涵木,肝阳偏亢,风阳上扰清窍,出现眩晕欲仆,耳鸣,恶心呕吐,咽干,目涩,腰膝酸软,舌红苔薄黄,脉弦细等诸症,为风阳上扰型。故取头部百会、风池调理髓海,风池、太冲相配平肝潜阳;太溪为肾经原穴,悬钟为髓之会穴,二穴擅长滋补肾阴以潜肝阳,头维、太阳局部取穴,通经活络止痛。诸穴合用平肝阳,滋肾阴,调髓海而收效。

【按语】

1. 针灸治疗本病效果较好。但应分辨标本缓急,急则治标;缓则治本。应注意原发疾病的治疗。

2. 内耳性眩晕多呈阵发性出现,其发作与体位改变有关。

3. 眩晕发作时,令患者闭目安卧,并以手指按压印堂、太阳、头维等穴,可使眩晕症状暂缓。

4. 注意休息,饮食应少食肥甘厚味及辛辣食品,戒除烟酒。

附:原发性高血压

原发性高血压是指以安静状态下持续性动脉血压增高(BP:140/90mmHg或18.6/12kPa以上)为主要表现,是一种常见的慢性疾病,又称为"高血压病"。本病发病率高,且有不断上升和日渐年轻化的趋势。病因至今未明,目前认为与遗传、年龄、体态、职业、情绪、饮食、环境等有一定的关系。

【病因病机】

本病归属于中医"头痛""眩晕"等范畴。本病的发生多因情志失调、饮食失节、内伤虚损等因素有关。基本病机是肝肾阴阳失调。

知识链接

血压是血液在血管内流动时,作用于血管壁的压力。在安静状态下持续性动脉血压正常值为140/90mmHg或18.6/12kPa,静息时如果动脉血压长期超出正常变动范围则可确定为高血压。高血压有原发性和继发性之分,原发性高血压病因未明,现认为是在一定的遗传易感性基础上,与多种因素有一定关系,如年龄、体型、遗传、职业、情志、饮食、摄入烟酒等。继发性高血压应对原发性疾病进行治疗。

【辨证论治】

辨证 原发性高血病早期约半数以上病人无明显症状,常在体检时偶然发现。如血压波动幅度较大时可出现症状,常见头胀痛,眩晕,眼花,耳鸣,心悸,失眠,健忘等。随着病情的发展,而血压明显而持续性地升高,则可出现心、脑、肾、眼底等器质性损害和功能障碍。

1. 肝火亢盛 眩晕耳鸣,头痛且胀,烦躁易怒,面红目赤,口苦,尿黄便秘,舌红苔黄,脉弦。

2. 阴虚阳亢 眩晕发作不已,头重脚轻,心悸失眠,健忘,五心烦热,耳鸣,舌红苔薄白,脉弦细数。

3. 痰湿壅盛 眩晕,头痛,头重如裹,胸闷作恶,呕吐痰涎,食少纳呆,舌淡略胖、苔白腻,脉滑。

4. 气虚血瘀 眩晕头痛,面色萎黄,心悸怔忡,气短乏力,唇甲青紫,舌质紫暗或有瘀点,脉细涩。

5. 阴阳两虚 眩晕头痛,面色晦暗,耳鸣,心悸,动则气急,甚则咳喘,腰腿酸软,失眠或多梦,夜尿多,时有浮肿,舌淡或红,苔白,脉细。

治则 调和脏腑。肝火亢盛者平肝泻火;阴虚阳亢者滋阴潜阳;痰湿壅盛者健脾化痰通络;气虚血瘀者益气活血,化瘀通络;阴阳两虚者滋补阴阳。

处方 主穴:百会 曲池 足三里 太冲 三阴交

配穴:肝火亢盛加行间、风池、侠溪;阴虚阳亢加肝俞、肾俞、太溪;痰湿壅盛加中脘、丰隆、阴陵泉;气虚血瘀加血海、膈俞、气海;阴阳两虚加关元、肾俞、命门;头晕头重加太阳、四神聪;心悸失眠加内关、神门。

方义 督脉为阳脉之海,入络于脑,且与肝经相会,针百会以泻亢阳之气,平降肝火;曲池、足三里可清泻阳明,理气降压;太冲为肝经原穴,平肝潜阳,疏理肝气;三阴交为足三阴经交会穴,用以调和脾肝肾,以治其本。

加行间、风池、侠溪平肝泻火;加肝俞、肾俞、太溪滋阴潜阳;加中脘、丰隆、阴陵泉健脾化痰;加血海、膈俞、气海以益气活血化瘀;加关元、肾俞、命门调补阴阳;加太阳清利头目;加内关、神门宁心安神。

操作 毫针刺,肝火亢盛、痰湿壅盛用泻法;阴虚阳亢、气虚血瘀用平补平泻法;阴阳两虚用补法;寒者加灸。每日 1 次,留针 20~30 分钟。

【其他疗法】

1. 耳针 取耳背沟、角窝上、神门、肾上腺、心、交感、耳尖。每次选 3~4 穴针刺,留针 20~30 分钟,每日或隔日 1 次。也可用王不留行籽贴压,每隔 3 日更换 1 次。

2. 三棱针 取耳尖、百会、大椎、印堂、耳背沟等穴。每次用 1~2 穴,点刺出血 2~3 滴,可 2~3 日 1 次。

3. 皮肤针 用皮肤针叩刺项后、腰骶部和气管两侧。采用轻、中度刺激,每次叩刺 10~20 分钟。每日 1 次。

【按语】

1. 针灸治疗原发性高血压有一定效果,尤其对 1、2 期原发性高血压疗效较好。对继发性高血压(症状性高血压),以治疗原发性疾病为主。

2. 长期服用降压药物者,在针灸治疗期间不要突然停药。治疗一段时间,待血压降至正常或接近正常,自觉症状明显好转或基本消失后,再逐渐调节药量。

3. 高血压危象时慎用针灸,必须采取综合治疗。

4. 保持良好的生活习惯,要力戒烟酒,调情志,远恼怒,保证睡眠,控制体重,减少食盐、脂肪的摄入量,要适度参加体育运动,注意劳逸结合。

第六节　胸　痹

胸痹是指以胸闷疼痛,甚至胸痛彻背,短气喘息为主症的病证。多发于中、老年人。

西医学的冠状动脉硬化性心脏病、慢性支气管炎、肺气肿等疾病,其临床表现与本病相符时,可参照本节辨证论治。

【病因病机】

因素体阳虚,或终日伏案劳作,胸阳不振,阴寒之邪乘虚侵入,寒凝气滞,胸阳痹阻而成;或饮食不节,恣食肥甘厚味,生冷醇酒,损伤脾胃,聚湿成痰,痰阻脉络,痹阻胸阳而发生;或情志失调,郁怒伤肝,肝失条达,气机郁滞,郁久化火,炼津成痰,痰、气交阻,或忧思伤脾,运化失司,脾不布津,聚而为痰,痰瘀搏结,气血不畅,而致心脉痹阻,均可发为胸痹;或气郁日久,血行不畅而成瘀,或久病入络,皆可致气滞血瘀,心脉瘀阻,而成胸痹。

本病多发于中老年人,人过中年,肾气渐衰,倘肾阳虚衰则鼓动五脏之阳力弱,可致心气不足或心阳不振,或肾阴亏虚,则不能上济心阳,而致血脉失于温养,鼓动无力而痹阻不通,发为胸痹。

胸痹的主要病位在心,但与肝、脾、肾之脏亦有关系,其主要病机为心脉痹阻。

课堂互动

胸痛发生位置、性质对本病的中医辨证有何意义?

【辨证论治】

辨证　以胸闷疼痛,甚至胸痛彻背,短气喘息为主症。常因劳累过度,抑郁恼怒或多饮暴食,受寒而诱发。

1. 心血瘀阻　心胸疼痛,如刺如绞,痛处固定,入夜为甚,伴有胸闷心悸,面色晦暗,舌质紫暗或有瘀斑,舌下脉络青紫,脉沉涩或结代。

2. 寒凝心脉　卒发心胸疼痛,痛如缩窄,遇寒而发,形寒肢冷,胸闷心悸,甚则喘息不得平卧,舌质淡,苔白滑,脉弦紧或沉迟。

3. 痰浊内阻　心胸闷痛,或如物压,形体多胖,肢体沉重,痰多口黏,甚或胸痛彻背,气短喘息,苔白腻,脉滑。

4. 心气虚弱　心胸隐痛,反复发作,胸闷气短,动则更甚,心悸易汗,面白肢倦,舌淡暗或有齿痕,苔薄白,脉弱或结代。

5. 心肾阴虚　心胸隐痛,久痛不愈,心悸怔忡,口干盗汗,心烦失眠,头晕耳鸣,腰膝酸软,舌红苔少,脉细数。

6. 心肾阳虚　胸闷气短,遇寒则痛,心痛彻背,心悸汗出,形寒肢冷,喘不得卧,腰酸乏力,舌淡胖,苔白,脉沉细或脉微欲绝。

治则　宣痹通阳,通络止痛。心血瘀阻者活血化瘀;寒凝心脉者助阳散寒;痰浊内阻者豁痰化浊;心气虚弱者益气养心;心肾阴虚者滋阴养血;心肾阳虚者温阳益气。取手厥阴经、手少阴经穴及其俞、募穴为主。

处方　主穴:内关　通里　心俞　厥阴俞　巨阙　膻中

配穴:心血瘀阻加膈俞、阴郄;寒凝心脉加神阙、气海;痰浊内阻加中脘、丰隆;心气亏虚加气海、足三里;心肾阴虚加阴郄、太溪、三阴交;心肾阳虚加关元、命门、肾俞;肝气郁结加太冲、期门;喘息气促加天突、孔最;心烦失眠加神门。

方义　胸痹的病理变化为本虚标实,虚实夹杂。发作时以标实为主,缓解期以本虚为主,故发作时以祛邪为先,缓解期以补虚为要。本方取心俞配巨阙、厥阴俞配膻中为俞募配穴法,取其调心气,助心阳,化瘀血,通脉止痛,取心经络穴通里与心包经络穴内关相配,活血通络而止痛。

加阴郄、膈俞行气活血,祛瘀通络,缓急止痛;加气海、神阙温阳气以散寒凝;加中脘、丰隆健脾化滞,蠲痰降浊;加气海、足三里补先天、益后天,以养心止痛;加阴郄、太溪补益心肾;加肾俞、命门、关元温补肾阳,暖丹田而充实宗气,宗气盛则胸阳振,阴邪散则心痛止;加太冲、期门疏肝理气,通络止痛。

操作　毫针刺,实证用泻法,虚证用补法,寒者加灸。期门不可深刺,背部腧穴不可直刺、深刺,以免刺伤重要脏器。每日1次,留针20~30分钟。

【其他疗法】

1. 耳针　取小肠、交感、皮质下、肺、肝、胸、脑点、肾、枕等穴。每次选3~5穴。强刺激,留针30分钟,每日1次,或用王不留行籽贴压。

2. 穴位注射　取心俞、厥阴俞、郄门、内关、三阴交。用丹参注射液、当归注射液、毛冬青注射液、川芎嗪注射液,或0.25%盐酸普鲁卡因注射液等,任选一种,每次选取1~2穴,局部常规消毒,得气后回抽无血,注入药物,每穴1ml,每日或隔日1次,10次为1个疗程。

3. 电针　取阴郄、郄门、膻中、巨阙。针刺得气后接电针仪,以连续波,电流以病人能耐受为度,留针20分钟,每日1次,10次为1个疗程,休息3~5天再进行下一疗程。

4. 埋线　取心俞、内关。常规消毒后埋入"0"号羊肠线,15天1次,5次为1个疗程。

5. 穴位敷贴　取膻中、心俞、巨阙、厥阴俞为主穴。寒凝心脉者加内关、神门;痰浊内阻者加足三里、丰隆、中脘;心脉瘀阻者加膈俞、血海;痰瘀互阻者加丰隆、膈俞;心脾两虚者加足三里、脾俞;心肾阳虚者加肾俞、关元;阳虚欲脱者加神阙、气海、足三里。选用通阳、活血、祛瘀止痛之剂,如桂枝、薤白、胡椒、麝香、没药、三七等药,研成粉末,用时取适量药末,以生姜汁调成膏状敷于穴位上,胶布固定,8~20小时后去除,以局部灼热或潮红为度,每日1次,10次为1个疗程。

【按语】

1. 针灸治疗本病无论是发作即刻还是发作缓解期均有一定疗效。

2. 心绞痛病情危重,必须及时救治。针灸治疗本病无论是急性发作期还是缓解期均疗效确切,对心肌梗死也有一定疗效。针刺时,急性期手法不宜太强,以免病人过度紧张,增加心肌耗氧量;病情稳定后,可用耳针及穴位埋线法给予长期刺激,可减少本病的发作及较好解除胸闷不适等症。

3. 本病常因情绪波动和精神刺激而反复发作和加重,因此患者应调畅情志,保持恬静乐观。

4. 饮食宜清淡,不宜过饱,忌食肥甘辛辣,保持大便通畅。劳逸适度,适当锻炼。

5. 若心痛剧烈,手足青至节,汗出肢冷,脉沉细或结代者,属于真心痛,多为急性心肌梗死,应及时采取综合措施,进行抢救。

第七节 心 悸

心悸是指以自觉心中悸动不安,甚至不能自主的一种病证,又称为"惊悸""怔忡"。惊悸常因突受惊恐而发,时作时止,不发时如常人,病情较轻;怔忡可与惊恐无关,心中跳动不安,终日不止,稍劳尤甚,病情较重。但惊悸迁延日久亦可发展为怔忡。两者病情虽有轻重之不同,发病情况亦有差异,但病因病机基本相同,故合并叙述。

西医学的心脏神经官能症、冠状动脉粥样硬化性心脏病、肺源性心脏病、风湿性心脏病、高血压性心脏病、各种心律失常、甲状腺功能亢进、贫血、低血钾症等出现心悸为主要表现时,可参考本节辨证论治。

【病因病机】

平常心虚胆怯,骤遇惊恐,以致心惊神摇,不能自主,发为心悸;或久病体虚,或失血过多,或思虑过度致心脾两虚,气血不足,神失所养;或大病、久病之后,心阳虚衰,心脉失其温养,亦可发为心悸;或久病虚劳,或劳欲过度,或遗泄频繁,伤及肾阴,或肾水素亏,不能上济于心,致心火妄动,扰乱心神,而发心悸;或好食肥甘、辛辣、炙烤、醇酒,蕴热化火生痰;或饮食损伤,脾运失健,痰湿内生,郁而化热;或思虑恼怒,五志化火,炼津成痰,痰火扰心而致心悸;或脾肾阳虚,脾失健运,肾失温煦,而致水液内停,上凌于心,心阳被阻,发为心悸;或痹证日久不愈,风寒湿热之邪,内舍于心,以致心脉痹阻,气滞血瘀,发为心悸。

本病基本病机为心神不宁,病位主要在心,但与肝、脾、肺、肾亦有关系。

【辨证论治】

辨证 以自觉心中悸动不安,时作时息,善惊易恐,坐卧不宁,甚至不能自主为主症。常伴有头晕、胸闷不适、心烦少眠、颤抖乏力等症。中老年患者,可伴有心胸疼痛,甚至喘促,汗出肢冷,或见晕厥常为情志刺激、惊恐、紧张、劳累、饮酒等因素所诱发。

知识链接

诊断要点:①自觉心悸不宁,甚至不能自主;②各种心脏疾患、心律不齐和神经官能症均可引起,临床需配合有关检查,以明确原因。

1. **心虚胆怯** 心中悸动不安,善惊易恐,常因惊恐而诱发,气短自汗,神倦乏力,夜寐不宁,而易惊醒,舌淡苔薄白,脉弦细。

2. 心脾两虚 心悸不安,失眠健忘,头晕目眩,面色少华,神疲乏力,胸闷食少,舌淡红苔薄白,脉弱。

3. 阴虚火旺 心悸不宁,心中烦热,少寐多梦,思虑劳心则加重,头晕目眩,腰酸耳鸣,手足心热,舌红苔少,脉细数。

4. 心血瘀阻 心悸怔忡,胸闷不舒,心痛阵作,唇甲青紫,舌紫暗或有瘀斑,脉细涩或结代。

5. 水气凌心 心悸怔忡,胸闷喘息,不能平卧,咳吐大量泡沫痰涎,眩晕,面浮足肿,尿少,舌淡苔白滑,脉弦滑。

6. 心阳虚弱 心悸不安,动则尤甚,胸闷气短,畏寒肢冷,面色苍白,舌淡苔白,脉沉细迟或结代。

7. 痰火扰心 心悸时发时止,烦躁不宁,失眠多梦而易惊醒,便结尿赤,舌红苔黄,脉滑数。

治则 调理心气,安神定悸。心虚胆怯者益气安神,补心壮阳;心脾两虚者益气养血;阴虚火旺者滋阴降火;心血瘀阻者活血化瘀;水气凌心者温阳化水;心阳虚弱者温补心阳;痰火扰心者清化痰热。取手少阴经、手厥阴经穴及其俞、募穴为主。

处方 主穴:神门 郄门 心俞 内关 巨阙

配穴:心虚胆怯加大陵、胆俞、足三里;心阳虚弱加膻中、气海;心脾两虚加脾俞、膈俞、足三里;阴虚火旺加太溪、肾俞、厥阴俞;水气凌心加中脘、阴陵泉、水分、三焦俞;痰火扰心加丰隆、尺泽、胆俞;心血瘀阻加膈俞、血海、膻中;心阳虚弱加关元、肾俞;腹胀、便溏者加天枢、公孙;手足心热加劳宫、涌泉;胸闷气喘甚者加天突、膻中。

方义 心悸的治疗总以调理心气,安神定悸为主,故取心经原穴神门、心包经郄穴郄门,二穴相配宁心安神以定悸;心俞益心气,调心血,配心之募穴巨阙,俞募相配,补益心气,调理心经气机以镇惊宁神止悸;内关为心包经络穴,功能通心络,安心神,定心悸。

加大陵、足三里、胆俞养心安神,益胆定志;加膻中、气海温补胸中之阳;加脾俞、足三里、膈俞补益心脾,益气血以安神;加肾俞、太溪、厥阴俞滋补肾阴以上济心火,治其本,泻火宁心,治其标;加膻中、膈俞、血海活血化瘀;加丰隆、尺泽、胆俞化痰和中,清热泻火,除烦定志;加关元、心俞补心肾之阳而定悸。

操作 毫针刺,实证用泻法,或平补平泻法;虚证用补法;寒者加灸。背部腧穴不宜直刺、深刺。每日 1 次,留针 20~30 分钟。

【其他疗法】

1. 耳针 取心、神门、胸、肺、皮质下、肾、肝、胆。每次选 2~3 穴,常规消毒,毫针刺入 1 分许,捻转 1 分钟,留针 20 分钟,每日或隔日治疗 1 次。或用揿针埋藏,或王不留行籽贴压,每 3~5 日更换 1 次。

2. 穴位注射 取内关、心俞、厥阴俞、郄门。每次选 1~2 穴,用丹参注射液,或维生素 B_1、维生素 B_{12} 混合注射液,或安定注射液 2ml 加 5% 葡萄糖注射液 4ml,每次每穴注入药物 0.5ml,每日 1 次,5 次为 1 个疗程。本法对伴有心绞痛发作的患者较为适宜,心脏神经官能症引起的心律失常疗效也较为满意。

3. 皮肤针 取颈项部、腰骶部背俞穴、气管两侧、三阴交、印堂、内关、膻中。中等强度叩刺至局部皮肤潮红略有出血点为度,每次 5~10 分钟,每日 1 次。

4. 电针法 取三阴交、内关、心俞、膻中为主,辅以郄门、间使、厥阴俞、足三里、地机等穴。每次选主、辅穴 1~2 对,交替使用。针刺得气后,接通电针仪,选用疏密波,中等度刺激,以病人能耐受为度。每日 1 次,每次 15~30 分钟,10 次为 1 个疗程。

5. 穴位埋线 取心俞、郄门、内关、厥阴俞。按埋线法常规操作,将可吸收手术缝合线埋入穴位皮下或肌层,3 个月埋 1 次。

6. 腕踝针 取上 1 区(神门穴处)、上 2 区(内关穴处)。每日 1 次,每次留针 20~30 分钟,10 次为 1 个疗程。对阵发性快速房颤、心肌炎及冠心病房颤效果较好,对慢性持续性房颤、风心病房颤效果欠佳。

案例分析

患者丁某,女性,37 岁,主因"心悸、胸闷间断发作 2 年,加重 5 天",患者每遇心情紧张,心中悸动不安,善惊易恐,气短自汗,神倦乏力,夜寐不宁,而易惊醒,舌淡,苔薄白,脉弦细。5 天前患者因与人争吵后再次出现心悸不安,气短,胸闷头晕,伴夜间易惊醒,夜梦较多。诊断为"心悸",心虚胆怯型。治则:宁心安神定志,针灸取穴:百会、神门、郄门、心俞、内关、巨阙,其中百会穴灸法,内关穴强刺激,余穴平补平泻,留针 30 分钟,随即患者自觉心悸减轻,胸闷缓解,给予治疗 2 个疗程 30 次后痊愈,后随访未再发。[王红,刘晓娟.中西医结合治疗非器质性心血管疾病的临床观察[J].中西医结合临床杂志,2001,65:15-17]

分析:依据患者临床表现,已诊断为"心悸",心虚胆怯型。思虑紧张,心脾损伤,心血亏耗则血不养神,心虚胆怯。故取百会重用灸法,神门、郄门、心俞、内关补益心脾、宁心安神定志。

【按语】

1. 针灸治疗心悸有较好的疗效,而且有改善心功能的作用。但本病可见于现代医学多种疾病,所以明确诊断,针对病因进行治疗。若器质性心脏病出现心衰倾向时,应及时采取综合治疗措施。

2. 在针灸治疗的同时,配合耳针、穴位埋线、艾条温和灸等,则症状的改善既明显又持久,应用于缓解期,对预防本病的发作亦有一定的效果。

3. 应注意调畅情志,避免忧思、郁怒、惊恐等不良刺激,注意休息,适当参加体育锻炼。

4. 注意饮食有节,忌肥甘厚味、过饥、过饱、烟酒,水气凌心者应限制食盐摄入量。

第八节 不寐(附:嗜睡)

不寐是以经常不能获得正常睡眠为特征的病证,又称"失眠""不得眠""不得卧"。轻者不易入寐或入寐并不困难,但易觉醒,醒后不能再寐;或时寐时醒,寐而不酣;重者彻夜不能入寐,常伴有头晕头痛,心悸健忘,神疲倦怠等症。

西医学的神经官能症、神经衰弱、围绝经期综合征、贫血等病以失眠为主要临床表现者,可参考本节辨证治疗。

知识链接

现代医学认为本病由多种原因使大脑皮质兴奋与抑制失调,功能紊乱所致。

【病因病机】

情志不遂,肝气郁结,郁而化火,肝火扰动心神;或五志化火,心火内炽;或素体阴虚,或久病,或劳欲过度,肾阴耗伤,水不济火,心火独亢,心肾不交均可导致不寐;或饮食不节,或思虑太过,脾胃受伤,湿浊内生,酿成痰热,壅阻于中,胃失和降而不寐;或久病血虚,产后失血,年老血亏,或劳倦思虑太过,损伤心脾,营血亏虚以致心失所养,心神不安而不寐;或心胆素虚,或暴受惊吓,神魂不安而不寐。

不寐的主要病机为心神失养或邪扰心神所致。病位在心,但与肝、胆、脾、肾等脏腑亦有关系。

【辨证论治】

辨证 不寐是以经常不易入寐,或寐而易醒,醒后不寐,或时寐时醒,寐而不实,甚则彻夜难眠为主症。常伴有头痛、头昏、心悸、健忘、多梦等症。

1. 肝郁化火 心烦难以入寐,少寐即醒,甚至彻夜不寐,烦躁易怒,面红目赤,头痛眩晕,胸闷胁痛,便秘尿黄,舌红苔黄,脉弦数。

2. 痰热内扰 睡眠不安,胸闷心烦,脘痞泛恶,口苦,痰多,头晕目眩,舌红苔黄腻,脉滑数。

3. 阴虚火旺 心烦不寐,或时寐时醒,腰酸膝软,头晕耳鸣,心悸,健忘,颧红潮热,口干少津,舌红苔少,脉细数。

4. 心脾两虚 虚烦不易入寐,或寐而多梦易醒,心悸,健忘,头晕目眩,面色少华,便溏,舌淡苔白,脉细弱。

5. 心虚胆怯 心烦不寐,寐则多梦易惊,心悸胆怯,舌淡苔薄,脉弦细。

治则 宁心安神。肝郁化火者平肝泻火;痰热内扰者清热化痰;心脾两虚者补益心脾;阴虚火旺者滋阴降火;心虚胆怯者补心益胆。取手足少阴经、足太阴脾经穴及背俞穴、原穴为主。

处方 主穴:神门 心俞 三阴交 安眠穴

配穴:心脾两虚加膈俞、脾俞、足三里;肝郁化火加肝俞、太冲、行间;痰热内扰加丰隆、内庭、中脘;阴虚火旺加肾俞、太溪、大陵;心虚胆怯加胆俞、大陵、丘墟;眩晕加风池;耳鸣加听宫、翳风;呕恶加内关;多梦加魄户;遗精加志室;健忘加志室、百会。

方义 不寐之证,总由气血失调,脏腑失和而阴阳逆乱,心神不宁,神不守舍而致,故取心经原穴神门,配心之背俞穴心俞调理心经经气而宁心安神,配足三阴经交会穴三阴交,协调三阴,益心健脾,柔肝益阴以宁神,安眠穴是治疗不寐的经验效穴。

加脾俞、足三里、膈俞补脾益胃,以化气血,养心宁神;加肝俞、太冲、行间平肝降火,解郁安神;加内庭、丰隆、中脘泻脾胃之热,化痰和中;加大陵、太溪、肾俞以滋阴降火,交通心肾;丘墟、胆俞、大陵,补胆气以定志,益心气以安神。

操作 毫针刺,肝郁化火、痰热内扰针用泻法;心脾两虚针用补法,针灸并用;心虚胆怯针用补法;阴虚火旺针刺补泻并施。背部腧穴不宜直刺、深刺。每日 1 次,留针 20~30 分钟。

课堂互动

在不寐针灸处方中,穴位加减与虚实补泻操作的关系是什么?

【其他疗法】

1. 耳针　取皮质下、交感、心、脾、神门、脑、肾。每次选 3~4 穴,轻刺激,留针 30 分钟,每日 1 次,10 次为 1 疗程,亦可用埋针法或压丸法,每晚睡前自行按压 1~2 分钟,5~7 日更换 1 次,5 次为 1 疗程。

2. 皮肤针　取头、背、腰部督脉及足太阳膀胱经第一侧循行线、头部颞区、四神聪,用皮肤针轻轻叩刺,至局部皮肤潮红或微微渗血为度,每日 1 次。

3. 穴位注射　取心俞、肝俞、脾俞、肾俞、足三里、三阴交、神门等。每次选 3~4 穴,用维生素 B_1 和维生素 B_{12} 混合液,每穴注入 0.5~1ml,每日或隔日 1 次,10 次为 1 个疗程。

4. 灸法　取百会、印堂、神门、三阴交为主穴,并根据辨证结果选用辅助穴。每次选取 3~4 个穴位,于临睡前 30~60 分钟用艾条温和灸,每日 1 次,每穴施灸 5~15 分钟。

案例分析

李某,女,42 岁。主因"夜寐差,早醒 1 年"就诊,近 1 年以来,无明显诱因,逐渐出现入睡困难,入睡时间常可达 2 小时,夜间眠浅,总有似睡非睡之感,常于凌晨 3 点醒来,难以再眠至天亮,近期白天工作效率受到影响,注意力不集中。由于担心药物副作用拒服安眠药,曾换用几种中成药,但症状时轻时重。平素纳食不香,大便 2~3 日 1 次,不成形,夜尿频,情绪不稳易怒,月经量偏少,规律。较常人畏寒,面色㿠白,四肢不温。舌质淡红,苔薄白,脉细。诊断:不寐。辨证:心脾两虚。取穴:肺俞、心俞、膈俞、肝俞、脾俞、肾俞、神庭、百会。针刺手法:补法。针刺 1 次,患者当晚睡眠近 6 小时,连续治疗 4 周,患者在治疗过程中,入睡时间逐渐缩短,夜眠程度加深,夜尿减少,早醒后可再次入眠,并逐渐出现食欲增加,大便间隔缩短至 1~2 小时,四末温暖,面色红润有光泽,精神较前饱满,情绪稳定,工作效率提高。后继续坚持 4 周治疗,患者不寐基本痊愈,随访半年未明显复发。[刘慧林,李彬,夏淑文,等.周德安教授针灸治神理论治疗不寐病的临床应用[J].成都中医药大学学报,2015,(4):62]

分析:劳倦太过,损伤心脾,以致心失所养,心神不安而不寐。症属心脾两虚,故取心俞、脾俞健脾益心,取神庭、百会安神定志,配合肺俞、膈俞、肝俞、肾俞共同调理五脏气机。诸穴合用,安神定志,补益心脾,舒畅气机。

【按语】

1. 针灸治疗不寐有较好疗效,一般以下午或临睡前 1~2 小时治疗为佳,留针时间宜稍长。

2. 应注重情志及生活方面的调摄,避免过度精神紧张,消除烦恼、焦虑、忧思等不良情绪。睡前忌用烟酒、浓茶,养成良好的生活起居习惯,劳逸适度,适当参加体育锻炼。

3. 由其他原因引起不寐者,应同时针对病因进行治疗。

4. 老年人睡眠时间缩短而容易醒觉,如无明显症状,则属生理现象,不需治疗。

附:嗜睡

嗜睡是指以睡眠节律紊乱而不分昼夜,时时欲睡,呼之能醒,醒后复睡的病证。又称"嗜眠""嗜卧""多寐"。本病可分为虚、实两大类。

【病因病机】

若饮食不节,好食肥甘、生冷,脾胃受损,脾失健运,湿痰内生,蒙蔽神明;或情志不遂,肝郁气滞,脾气不升,气郁痰结,甚至气郁日久,血流不畅,气滞血瘀,脉络阻遏,闭阻清窍;或思虑劳倦太过,心脾损伤,心血亏耗则血不养神,脾气亏虚则运化失权,气血生化乏源,营血亏虚,不能奉养心神;或久病血亏,或产后失血,神失所养;或素体阴虚,或劳欲过度,耗伤肾中阴精,精不生髓,髓海空虚,脑窍失养;亦可见于年老久病,阳气虚衰,肾气虚惫,脾阳不足,阴寒内生,而成多寐。

病位主要在心、脑,与肝、脾、肾也密切相关。

【辨证论治】

辨证 以不分昼夜经常昏昏欲睡,睡眠时间明显较常人增多为主症。伴有神疲乏力、头昏头痛、健忘等,甚则在清醒状态下突发猝倒,出现睡眠性麻痹及入睡后幻觉为特征。

1. 湿邪困脾 终日昏昏欲睡,头昏重如蒙,肢体困重,形体肥胖,胸闷脘痞,纳呆泛恶,舌胖而淡,苔白腻,脉濡缓。

2. 气血两虚 嗜睡多卧,容易唤醒,睡时多梦,头晕目眩,面色萎黄,神疲乏力,心悸,易汗,苔薄白,脉细弱。

3. 肾精不足 昏昏欲睡,眩晕耳鸣,健忘,恍惚,精神呆滞,腰膝酸软,舌淡苔白,脉沉细。

4. 阳气虚衰 整日昏昏欲睡,神疲乏力,少气懒言,畏寒肢冷,健忘,舌淡苔白,脉沉细无力。

治则 调神醒脑。湿邪困脾者健脾化湿;气血两虚者补益气血;肾精不足者补益肾精;阳气虚衰者温补脾肾。取手少阴心经、足太阴脾经及督脉经穴为主。

处方 主穴:百会 四神聪 神门 内关 足三里

配穴:湿邪困脾加阴陵泉、脾俞、三阴交;气血两虚加心俞、脾俞、三阴交;肾精不足加肾俞、关元、太溪;阳气虚衰加肾俞、关元、气海;气滞血瘀加血海、膈俞、太冲;纳差腹胀加中脘、天枢。

方义 取督脉穴百会、四神聪开窍醒神,为前人治疗昏困多寐的经验穴,心经原穴神门、心包经络穴内关益气养心,手少阳三焦经与手厥阴心包经相表里,内关为手厥阴经络穴,能宣通三焦经气,足三里健脾益胃,化湿浊,运水谷。

加脾俞、三阴交健脾利湿;加三阴交、脾俞、心俞健脾益气,补血养心;加肾俞、关元、气海补肾填精生髓;加血海、膈俞、太冲理气活血化瘀。

操作　毫针刺,用补法或平补平泻法,寒者加灸。四神聪向百会平刺,背部腧穴不宜直刺、深刺。每日 1 次,留针 20~30 分钟。

【其他疗法】

1. 耳针　取心、神门、皮质下、交感、肝、脑点。每次选 3~5 穴,毫针浅刺,留针 30 分钟,每日 1 次。也可用王不留行籽贴压。

2. 穴位注射　取内关、三阴交、足三里、气海。每次选 1~2 穴,根据中医辨证选用丹参注射液,或参附注射液,或生脉注射液等,亦可选用维生素 B_1 或维生素 B_{12} 注射液,按常规每穴注射 1~2ml。

3. 皮肤针　取头项背腰部督脉及足太阳膀胱经。用皮肤针自上而下循经叩刺,轻刺激,至局部皮肤潮红,每日 1 次。

4. 皮内针　取安眠穴,用揿针刺入,外用胶布固定。2~3 日更换 1 次。

案例分析

患者徐某,男性,17 岁,主因"发作性睡眠障碍 3 年,再发 2 个月"来诊,患者及家属代诉每遇忧思思考过度,即出现发作性睡眠障碍,发作时四肢无力,烦躁不安,无意识障碍及二便失禁,每次发作连续昏睡 10 余天,醒后患者表现为异常兴奋并逐渐转为平静,2 个月前患者上述症状再发,伴神疲乏力,多梦,头晕气短,纳差。就诊时患者舌淡,苔薄,脉白,脉细弱。诊断为"嗜睡"气血虚弱型。治则:补益气血,醒神宁心。针灸治疗,取百会、四神聪、神门、内关、足三里、申脉、照海,其中内关穴强刺激,并予补申脉,泻照海,患者随即清醒,并给予巩固治疗 2 周后出院,后随访未再发。[王小娅,李娟.针刺对原发性睡眠障碍机理的临床研究[J].中国针灸,2002,36:7-8]

分析:患者思虑劳倦太过,心脾损伤,心血亏耗则血不养神,脾气亏虚则运化失权,气血生化乏源,营血亏虚,不能奉养心神所致,取百会、四神聪开窍醒神,神门、内关宁心安神,足三里健运脾胃,补后天气血不足,补申脉、泻照海为治疗嗜睡的经验取穴。

【按语】

1. 针灸治疗本病疗效较好,但应明确诊断,排除其他精神性疾病。

2. 平时宜合理安排作息时间,应忌暴饮、恣食肥甘,调畅情志,进行适当的体育锻炼。

3. 脑电图检查可有睡眠发作和睡眠脑电图表现。

第九节　癫　病

癫病是指以精神抑郁、表情淡漠、沉默痴呆、语无伦次,静而少动为特征的精神性疾病。多见于青壮年。常因情志刺激、所欲不遂等因素诱发,或有家族发病史。

西医学的精神分裂症(抑郁型)、强迫症,可参考本节辨证治疗。

【病因病机】

癫病的发生乃阴气过旺(即"重阴则癫"),多由七情内伤所致。多因思虑太过、所欲不遂,以致肝失条达,肝气郁结,损伤心脾,脾失健运,痰浊内生,痰气上逆,蒙蔽心神,导致阴阳失调,神明失常,而发癫病。

癫病的产生与先天因素有关,往往有家族病史。本病病位在脑,与心、肝、胆、脾关系密切。基本病机是气郁痰结,阴阳失调,蒙蔽心窍。

【辨证论治】

辨证 本病以精神抑郁,表情淡漠,沉默痴呆,静而少动为主症。常见有多疑多虑,语无伦次,自语少动,悲喜无常,呆痴傻笑,甚则幻听、幻视等特征。

1. 痰气郁结 精神抑郁,神志呆钝,忧虑多疑,胸闷叹息,自语或不语,不思饮食,舌淡苔薄白而腻,脉弦细或弦滑。

2. 气虚痰结 精神抑郁,表情淡漠,少语,甚则目瞪若呆,妄闻妄见,面色萎黄,小便清长,大便稀溏,舌淡胖、苔白腻,脉滑或脉弱。

3. 心脾两虚 神志恍惚,言语错乱,心悸易惊,善悲欲哭,夜寐不安,食少倦怠,舌淡苔白,脉细弱。

4. 阴虚火旺 神志恍惚,多言易惊,心烦易躁,不寐,形瘦面红,口干,舌红苔少或无苔,脉细数。

治则 豁痰开窍,养心安神。痰气郁结者理气解郁;气虚痰结者健脾益气;心脾两虚者补益心脾;阴虚火旺者滋阴降火。取手少阴经穴及背俞穴为主。

处方 主穴:神门 心俞 肝俞 脾俞 丰隆

配穴:痰气郁结加中脘、阳陵泉;气虚痰结加中脘、足三里;心脾两虚加三阴交、足三里;阴虚火旺加太溪、大陵。

方义 本病多因痰郁气结,而脾为生痰之源,故取肝、脾之背俞穴肝俞、脾俞、胃之络穴丰隆开郁健脾化痰,以治其本;神舍于心,故取心之背俞穴心俞、心经原穴神门以养心安神、醒脑开窍。

加中脘、阳陵泉以理气解郁;加中脘、足三里以健脾益气;加三阴交、足三里以养心安神;加太溪、大陵以滋阴降火。

操作 毫针刺,痰气郁结、气虚痰结、阴虚火旺者用泻法或平补平泻法;心脾两虚者用补法,可加灸。背俞穴注意针刺的深度、角度和方向,不可过深,以防伤及内脏。每日1次,留针20~30分钟。10次为1个疗程。

【其他疗法】

1. 耳针 取心、皮质下、神门、肾、额、枕。每次选用3~5穴,毫针轻、中强度刺激,留针20~30分钟,每日1次。或用埋针法或王不留行籽贴压,每2~3日1次。

2. 电针 取百会、水沟、通里、少海、足三里、丰隆。毫针刺得气后在四肢穴位,上、下肢各1组,接通电针仪,通以脉冲电流,选用断续波、强刺激,治疗20~30分钟,每日1次。

3. 穴位注射 取心俞、膈俞、间使、足三里、三阴交。每次选1~2穴,用25~50mg氯丙嗪注入,每日或隔日1次。

【按语】

1. 针灸治疗本病有一定疗效,但在治疗前应明确诊断。

2. 在针灸治疗的同时,应配合心理治疗,必要时配合药物治疗,以提高疗效。

3. 现代医学对癫狂的病因尚不完全清楚,认为可能与脑内一些神经介质等代谢障碍有关。

第十节 狂 病

狂病是指以精神亢奋,躁动不宁,打人毁物,动而多怒为特征的病症。多见于青少年。狂病多因情志刺激、所欲不遂或脑外伤等因素诱发,或有家族病史。癫和狂在病理上有一定联系,癫属阴,狂属阳,并且两者在一定条件下,可相互转化,故临床常以癫狂并称。

西医学的精神分裂症(狂躁型)、反应性精神病等,可参考本节辨证论治。

【病因病机】

狂病的发生乃阳气暴盛(即"重阳则狂"),多由情志内伤所致。多由情志过极,伤及肝胆,肝郁化火,灼津为痰,痰火上扰,蒙蔽心窍,导致阴阳失调,神志错乱,发为狂病。

狂病的产生与先天因素有关,多有家族发病史。本病病位在脑,与心、肝、胆、胃关系密切。基本病机是痰火上扰,阴阳失衡,神明失主。

癫证日久,痰气郁而化热,可转化为狂证。狂证日久,痰火渐泄,亦可转化为癫证。

【辨证论治】

辨证 以精神错乱,哭笑失常,狂言高歌,烦躁易怒,打人毁物,弃衣而走,不避亲疏等为主症。

1. 痰火扰神 彻夜不眠,头痛躁狂,两目怒视,面红目赤,甚则狂乱莫制,逾垣上屋,高歌狂呼,打人毁物,舌红绛、苔多黄腻或黄燥,脉弦大滑数。

2. 火盛伤阴 狂躁日久,病势较缓,时而烦躁不安,时而多言易惊,恐惧不安,形瘦面红,心烦不寐,口干唇红,舌红少苔或无苔,脉细数。

3. 气血瘀滞 躁扰不宁,恼怒多言,甚则登高而歌,或妄闻妄见,面色暗滞,头痛心悸,胸胁满闷,舌质紫暗或有瘀斑,脉弦数或细涩。

治则 清心泻火,宁神定志。痰火扰神者豁痰宁神;火盛伤阴者滋阴降火;气血瘀滞者活血化瘀。取督脉、手厥阴经穴为主。

处方 主穴:百会 水沟 劳宫 大陵 丰隆

配穴:痰火扰神加中脘、神门、太冲;火盛伤阴加神门、三阴交;气血瘀滞加合谷、血海、膈俞。

方义 本病多因痰火上扰神明所致,而督脉为阳脉之海,且与脑联络,故取督脉的百会、水沟,以醒脑开窍、宁神定志;劳宫为心包经荥穴,可清心泻火,宁神定志;大陵为心包经原穴,能开窍醒神、宁心定志;丰隆化痰通络,醒脑宁神。

加中脘、神门、太冲,以清心豁痰、宁神;加神门、三阴交,能滋阴降火、安神;加合谷、血海、膈俞,可活血通络、醒神。

操作 毫针刺,实证用泻法,虚证用补法。不留针。每日1次,10次为1个疗程。

【其他疗法】

1. 耳针 取心、皮质下、肾、枕、额、神门。每次选用3~5穴,毫针强刺激。每日1次。或用皮内针埋针或王不留行籽贴压,每3~5日更换1次。

2. 电针 取百会、水沟、通里、神门、丰隆、内庭。毫针刺,得气后,选取上、下肢穴位各1组,通以脉冲电流,选用连续波、强刺激,做较长时间的刺激。每日2~3次,症状控制后,每日1次。

3. 穴位注射 取心俞、膈俞、间使、足三里、三阴交。每次选1~2穴,用25~50mg氯丙嗪注入。每日1次。

4. 三棱针 取大椎、百会、十宣(或十二井),用三棱针点刺出血。

案例分析

王某,男性,33岁,因前日与人争吵后出现精神亢奋,躁狂不安,打骂亲人,彻夜不眠,两目怒视,面红目赤,舌红,苔黄腻,脉弦滑数。诊断:狂病,证型:痰火扰神。针灸取百会、水沟、劳宫、大陵、丰隆,其中先针水沟、劳宫穴,强刺激,重用泻法,后针百会、大陵、丰隆化痰宁神开窍,经针灸2次后,患者平静如常。[周晓建.针刺治疗精神疾病的若干思考[J].陕西中医学院学报,2001,39:70-71]

分析:狂病是以精神亢奋,躁动不宁,打人毁物,动而多怒为特征的病症。多由情志过极,伤及肝胆,肝郁化火,灼津为痰,痰火上扰,蒙蔽心窍,导致阴阳失调,神志错乱,即"重阳则狂"。取水沟、劳宫开窍安神定志,大陵为心包经原穴,能开窍醒神、宁心定志;丰隆化痰通络,醒脑宁神。

【按语】

1. 针灸治疗本病有较好的疗效。在针灸治疗的同时,应配合必要的药物治疗,以提高疗效。

2. 应对患者进行严密的监护,防止自伤或袭击他人。

3. 本病易复发,应在间歇期继续治疗,以巩固疗效。

第十一节 痫 病

痫病,是指以发作性神志异常,甚则猝然昏仆,不省人事,强直抽搐,或喉中发出类似猪羊吼声,醒后如常人为特征的一种发作性疾病。具有突然性、短暂性、反复发作的特点。又称"癫痫",俗称"羊痫风"等。多与先天因素有关,或有家族遗传史。癫痫有原发性、继发性之分,原发性癫痫多由遗传因素所致,多见于青少年或婴幼儿,继发性癫痫主要由各种原因的脑损伤、肿瘤、寄生虫等所致。

西医学的癫痫(包括原发性癫痫和继发性癫痫),可参考本节辨证论治。

知识链接

现代医学认为癫痫为一种发作短暂的意识及精神障碍性疾病,是脑部神经元兴奋性增高产生异常放电的结果。

【病因病机】

痫病多与先天因素、情志内伤、脑部外伤、饮食不节、劳累过度等因素有关。本病病位在脑,与心、肾、肝、脾关系密切。基本病机是气血逆乱,清窍蒙蔽而至神机受累,元神失控。

先天禀赋不足,或母体突受惊吓,导致精气不足,脏气不匀,气血逆乱,生痰生风,而发癫痫;各种原因的颅脑外伤,致气滞血瘀,脑络不畅,而致癫痫发作;过食肥甘,脾胃受损,湿聚生痰,上闭神窍,而发癫痫;情志刺激,惊恐、劳累,致气机逆乱,脏腑失调,气郁化火,火热炼液而成痰,痰随气逆,或随风动,上蒙心窍,壅塞经络,导致癫痫发作。

【辨证论治】

辨证 起病急骤,短暂即清醒,反复发作。大发作时猝然昏倒,四肢抽搐,项背强直,牙关紧闭,口吐白沫,喉中可发出吼声,醒后常感到头昏、头痛、肢体酸痛、全身无力,略加休息即恢复如常人,对抽搐全无记忆。小发作时两目瞪视,状如愣神,呼之不应,一般不会跌倒,事后对发作全无记忆。部分性发作时可见多种形式,如口、眼、手等局部抽搐,或言语中断,或幻视,幻听,眩晕感,或烦渴,多汗,或有无意识动作等。部分性发作可能继发大发作。

知识链接

诊 断 要 点

1. 发作时猝然昏仆,不省人事,两目斜视,四肢抽搐,口吐白沫,或有吼叫声,醒后如常人。

2. 发无定时,发作前常有头晕头痛、胸闷不舒,发作多为数秒,多有家族史和脑部外伤史。

实证多见于痫证初期。见猝然昏倒,不省人事,跌扑在地,四肢拘急抽搐,角弓反张,牙关紧闭,口吐白沫,或有吼叫声。发作后感头昏疲乏,四肢酸痛,稍作休息后如常人。

1. **痰火扰神** 兼见猝然仆倒,不省人事,四肢强痉拘挛,口中有声,口吐白沫,喉中痰鸣,气高息粗,烦躁不安,口臭便干,舌红或暗红、苔黄腻,脉弦滑。

2. **风痰闭窍** 若猝然昏仆,目睛上视,口吐白沫,手足抽搐,喉中痰鸣,舌淡红、苔白腻,脉滑。

3. **瘀阻脑络** 有脑外伤(或产伤)史,发作时猝然昏仆,抽搐,或仅见口角、眼角、部分肢体抽搐,颜面口唇青紫,舌质紫暗或有瘀点,脉涩。

虚证多见于痫证后期。可见发作次数频繁,肢体抽搐强度减弱,常伴有表情痴呆,记忆力下降,智力减退等。

1. **血虚风动** 猝然仆倒,或两目上视,或局部肢体抽动,或四肢抽搐无力,手足蠕动,二便自遗,舌淡少苔,脉细弱。

2. **心脾两虚** 久发不愈,猝然昏仆,或仅有头部低垂,四肢无力,伴面色苍白,口吐白沫,四肢抽搐无力,口噤目闭,二便自遗,舌淡苔白,脉弱。

3. **肝肾阴虚** 猝然昏仆,或失神发作,或语謇,手足蠕动,四肢逆冷,健忘失眠,腰膝酸软,舌红绛、少苔或无苔,脉弦细数。

治则 豁痰开窍,息风止痫。痰火扰神者清泻肝火;风痰闭窍者平肝息风;瘀阻脑络者活血通络;血虚风动者养血滋阴,息风止搐;心脾两虚者补益心脾,养血息风;肝肾阴虚者滋补肝肾,潜阳安神。取督脉、足阳明经穴为主。

处方 主穴:水沟 长强 鸠尾 筋缩 足三里 丰隆 阳陵泉

配穴:痰火扰神加中脘、行间、太冲;风痰闭窍加百会、风池、太冲;瘀阻脑络加百会、太阳、膈俞;血虚风动加血海、膈俞、三阴交;心脾两虚加中脘、心俞、脾俞;肝肾阴虚加肝俞、肾俞、太溪。病在白昼发作加申脉,夜间发作加照海;发作时加涌泉、太冲等;间歇期加腰奇、脾俞、肝俞等。

方义 督脉穴水沟可醒脑开窍;任脉络穴是鸠尾,督脉络穴是长强,合用能交通任督二脉,调整阴阳而治疗痫病;阳陵泉为筋会,配以督脉腧穴筋缩可舒筋缓急,解痉止搐;足三里、丰隆起健脾和胃,化痰降浊作用。诸穴共奏豁痰开窍,息风止痫之功。

加中脘、行间、太冲清肝泻火,豁痰开窍;加百会、风池、太冲豁痰开窍,平肝息风;加百会、太阳、膈俞行气活血,通络止搐;加血海、膈俞、三阴交养血滋阴,息风止搐;加中脘、心俞、脾俞补益心脾,养血息风;加肝俞、肾俞、太溪滋养肝肾,育阴潜阳。病在白昼发作加申脉,夜间发作加照海以调和阴阳,开窍止痫。

操作 毫针刺,实证用泻法;虚证用补法或平补平泻法。水沟向鼻中隔斜刺、强刺激;长强平刺,针尖向上与骶骨平行刺入,注意针刺深度,亦可点刺出血。鸠尾、筋缩在针刺时应掌握正确的针刺方向、角度和深度,以防伤及内脏。每日 1 次,留针 30~40 分钟。

【其他疗法】

1. 耳针 取脑点、神门、胃、皮质下、心、枕。每次选 2~3 穴,毫针强刺激,留针 20~30 分钟,间歇行针,2~3 日 1 次。

2. 穴位注射 取足三里、内关、大椎、风池。每次选用 2~3 穴,用维生素 B_1、维生素 B_{12} 注射液,每穴注射 0.5ml。每日或隔日 1 次。

3. 电针 在痫病间歇期,可取百会、神门、间使、足三里、三阴交。每次选 1~2 组穴,针刺得气后通以脉冲电流 20~30 分钟,每日或隔日 1 次。

4. 穴位埋线 取足三里、心俞、肝俞、腰奇。每次选 1~2 对穴,将可吸收手术缝合线埋入穴位皮下或肌层,敷盖无菌纱布固定。隔 10 日埋线 1 次。

【按语】

1. 针灸治疗原发性癫痫有一定的疗效,对继发性癫痫,应重视原发病的诊断及治疗。对癫痫间歇期也应坚持治疗,以治其本。

2. 对癫痫持续发作,伴有高热、昏迷等重症患者,必须采取综合治疗。

3. 可做脑电图等检查,有助于本病的诊断。有条件者可做磁共振、CT 检查,以与中风、厥证、癔病等相鉴别。

第十二节 癔 症

癔症是以抑郁善忧,情绪不宁,易怒善哭,喜怒无常为主症的疾病。多发生于中青年妇女。癔症是一种心因性情志疾病,精神创伤和长期精神紧张是本病的主要诱因。

西医学的神经官能症、围绝经期综合征及歇斯底里症等,可参考本节辨证论治。

【病因病机】

本病多因七情内伤,如郁怒、忧思、惊恐、悲伤、委屈等精神因素刺激,加之患者"脏气素弱",致五脏气机失和而发。

因情志不舒,肝气郁结,气机失调而发;郁怒伤肝,肝郁化火,火热煎熬生痰,痰热上扰神明而致;思虑伤脾,脾气受损,化源不足,气血虚弱,神失所养而发;突受惊恐,伤及肾精,精血内亏,虚火妄动,上扰心神,引发本病。

【辨证论治】

辨证 以抑郁善忧,情绪不宁,易怒善哭,喜怒无常为主症。常有多种原因的情志所伤病史。常有胸闷胁胀,善太息,不思饮食,失眠多梦等。部分病人可以伴发突然失明、失听、失语,甚至肢体瘫痪和意识障碍等。

1. 肝气郁结 精神抑郁,胸胁胀满,或脘腹痞闷,善太息,嗳气频频,或咽中不适,如有异物梗阻,吞之不下,咯之不出,但饮食吞咽无碍(梅核气),女子可见月经不调,舌红苔薄白,脉弦。

2. 气郁化火 急躁易怒,哭笑无常,胸胁闷胀,头痛目赤,口苦吞酸,尿黄便燥,舌红苔黄,脉弦数。

3. 心脾两虚 忧思多虑,胸闷心悸,面色萎黄,头晕目眩,失眠健忘,纳差神疲,易汗出,舌淡、苔薄白,脉细弱。

4. 阴虚火旺 病程日久,虚烦少寐,心烦易怒,哭笑无常,午后颧红,手足心热,口燥咽干,或见盗汗,舌红苔薄,脉弦细或细数。

治则 疏肝解郁,养心安神。肝气郁结者理气解郁;气郁化火者清泻肝火;心脾两虚者补益心脾;阴虚火旺者滋阴降火。取督脉、手、足厥阴经穴为主。

处方 主穴:水沟 神门 大陵 内关 太冲 心俞

配穴:肝气郁结加期门、肝俞;气郁化火加行间、内庭;心脾两虚加中脘、脾俞、足三里、三阴交;阴虚火旺加太溪、三阴交、肾俞。梅核气加天突、列缺、照海、丰隆;失明加四白、太阳;失听加听宫、耳门;失语加廉泉、哑门;肢体瘫痪可加曲池、足三里、阳陵泉;痉挛抽搐加合谷、阳陵泉;意识障碍加十宣、百会。

方义 取督脉穴水沟,通调一身之阳气,醒神志;取心经原穴神门、心包经原穴大陵以宁心安神;心包经之络穴内关宽胸理气而解郁;肝之原穴太冲疏肝理气以解郁;心之背俞穴心俞养心气以安神。

加期门、肝俞疏肝解郁;加行间、内庭清肝泻火;加中脘、脾俞、足三里、三阴交健脾益气;加太溪、三阴交、肾俞滋阴降火。加天突、列缺、照海、丰隆清利咽喉,化痰解郁;加四白、太阳开窍复明;加听宫、耳门开窍助听;加廉泉、风池通利舌窍;加曲池、足三里、阳陵泉疏通经络;加十宣、百会开窍醒神。

操作 毫针刺,实证用泻法;虚证用补法;寒者加灸。背俞穴针刺时注意针刺的深度、角度和方向,不可过深,以防伤及内脏。每日1次,留针20~30分钟,10次为1个疗程。

知识链接

癔症的八大特点

1. 精神神经的脆弱性。

2. 性格特征的感情性。

3. 发病过程的急剧性。

4. 临床症状的复杂性。

5. 体格检查的假阳性。

6. 治疗方法的暗示性。

7. 治疗当中的效仿性。

8. 病程经过的反复性。

【其他疗法】

1. **耳针** 取心、脑、神门、内分泌、肝。每次选 3~5 穴,毫针浅刺,用强刺激手法,或加电针,留针 20~30 分钟,每日 1 次。恢复期可用埋针法或王不留行籽贴压,每 2~3 日 1 次。

2. **电针** 取内关、足三里、三阴交、太冲。每次选 1~2 组穴,针刺得气后通以脉冲电流 20~30 分钟,每日或隔日 1 次。

3. **穴位注射** 取风池、心俞、脾俞、足三里。每次选 2~3 穴,用维生素 B_1、维生素 B_{12} 注射液或注射用水,每穴注入 0.5ml,如失眠则在睡前注射,每日或隔日 1 次。

4. **穴位埋线** 取足三里、心俞、肝俞、脾俞,每次选 1~2 对穴,将可吸收手术缝合线埋入穴位皮下或肌层,敷盖无菌纱布固定。隔 10 日埋线 1 次。

案例分析

陈某,女性,25 岁,因与男友失恋后终日忧思多虑,时有哭笑,面色逐渐萎黄,失眠,纳差神疲,易汗出,舌淡、苔薄白,脉细弱。诊断:癔病。证型:心脾两虚。针灸取穴:神门、大陵、内关、太冲、心俞、足三里、肾俞,15 次为 1 个疗程,综合补法,留针 30 分钟,经针灸治疗 2 个疗程后,患者性格抑郁、易哭笑症状较前好转,纳眠可,后给予必要的心理疏导、暗示,并继续针灸治疗,3 个疗程后痊愈。[李广学,张婷,孟建柱,等. 针刺在精神疾病中的应用[J]. 中国乡村医学,2004,39:101]

分析:依据该患者临床表现以诊断为癔症,证属心脾两虚型。针灸神门、大陵、内关、心俞安神宁心,太冲疏肝理气,足三里、肾俞健脾、补益气血。诸穴共奏养心健脾、补益气血、疏肝理气、安神定志之功而收效。

【按语】

1. 针灸治疗本病有一定效果,治疗时应配合心理疗法,语言的暗示尤为重要。必要时配合药物治疗。

2. 应做各系统相关检查和实验室检查,以排除器质性疾病。并注意与癫病、狂病、反应性精神病、诈病以及脑动脉硬化、脑外伤等所产生的精神症状鉴别。

3. 现代医学认为,本病的发生多因大脑皮质遭受过度的刺激,从而导致皮质和皮质下相应关系的功能失调和障碍所致。一般多发于神经类型抑制性弱型者,患者平素有特殊的性格特征,如思想片面狭隘,自我克制力差,感情反应强烈而不稳定等。

第十三节 痴 呆

痴呆是指以记忆力减退,呆傻愚笨为主要特征的神志病。由于脑功能障碍而产生的获得性和持续性智能障碍综合征,包括不同程度的记忆、语言、视空间功能、认知(概括、判断、计算、综合和解决日常生活问题)能力的降低和人格异常。患者常伴有行为和情感的异常。这些脑功能障碍导致了病人的日常生活、社会交往和工作、学习能力明显减退。又称"痴症""呆病"。多发于老年人或儿童。

西医学的先天性痴呆或脑血管性痴呆、老年性痴呆(真性老年性痴呆)、早老年性痴呆、小儿大脑发育不全及一氧化碳中毒后痴呆等,可参考本节辨证论治。

知识链接

脑血管性痴呆是脑血管病后损伤神经元所继发的痴呆。早老年性痴呆是脑细胞过早的退变所致,以淀粉样变、神经缠结和老年斑痕为病理特点。

【病因病机】

多因年老体衰,肝肾亏虚,髓海不充而致;或大病、久病后,气血不足,脑失所养而发;或体质肥胖,喜食甘腻,脾虚失运,湿盛生痰,痰浊上闭清窍而致;或禀赋不足,或由于出生时产伤,损及脑髓,或久病入络,气血不畅,瘀血阻于脑络,因而痴呆。

本病主要病机为肝肾阴亏、气血不足、经脉失养、髓海不充。病位在脑,与肾、肝、心、脾关系密切。

【辨证论治】

辨证 以记忆力减退,呆傻愚笨为主症。起病缓慢,主要表现为神经系统的症状及精神功能障碍。早期仅表现为记忆力轻度减退,对环境的适应能力下降,并随时间的推移逐渐加重。继而出现记忆障碍、认知障碍、语言功能障碍、人格异常,严重时出现视空定向力障碍。常伴随思维、心境、行为等精神障碍,如抑郁、情感淡漠、焦虑、兴奋、幻觉等。并可出现各种神经功能障碍如肢体失用,震颤麻痹,共济失调,癫痫等,最后生活完全不能自理。

1. 肝肾亏虚 记忆力减退,易怒,易狂,暴发性哭笑,伴有头目晕眩,震颤,手足发麻,失眠,甚则癫痫,舌红苔薄黄,脉弦数。

2. 气血不足 行为失常,终日不语,表情喜怒无常,忽笑忽歌,记忆力减退甚至丧失,气短乏力,面色淡白,舌淡苔薄白,脉细弱无力。

3. 痰浊闭窍 行动迟缓,表情呆板,终日少言,记忆力丧失,坐卧难起,二便失禁,舌淡胖嫩、苔白厚腻,脉滑。

4. 瘀血阻络 表情淡漠,反应迟钝,健忘,常沉默无语,或离奇幻想,舌质紫暗,有瘀点或瘀斑,脉细涩。

治则 补肾生髓,健脑醒神。肝肾亏虚者补益肝肾;气血不足者补脾益气养血;痰浊闭窍者化痰启闭;瘀血阻络者活血化瘀通络。取督脉、足少阴经穴为主。

处方 主穴:四神聪 百会 太溪 悬钟 足三里

配穴:肝肾阴虚加肝俞、三阴交;气血不足加膈俞、气海;痰浊闭窍加中脘、丰隆;瘀血阻络加膈俞、太阳。

方义 本病病位在脑,"脑为髓之海"。头顶为督脉所过,督脉入内络于脑,故取巅顶的百会、四神聪,以健脑醒神;肾主骨生髓,取肾经原穴太溪,可补肾生髓;取髓会悬钟,补之能充养脑髓,健脑益智;足三里能补益脾胃,化生气血,而助髓之源。加肝俞、三阴交以补益肝肾;加膈俞、气海补益气血;加中脘、丰隆,可健脾化痰,通络醒神;加膈俞、太阳活血化瘀通络。

操作 毫针刺,实证用泻法,虚证用补法,寒者加灸。每日 1 次,留针 20~30 分钟。

【其他疗法】

1. 头针 取额中线、顶中线、颞前线。用毫针强刺激,留针 20~30 分钟,留针期间做间歇行针或配合使用电针,选疏密波中强度刺激,隔日 1 次。

2. 耳针 取心、肾、肝、脑点、神门、肾上腺。每次选取 3~5 穴,毫针轻刺,留针 20~30 分钟,或用王不留行籽贴压,隔 3 日更换 1 次。

案例分析

朱某,男性,61 岁,记忆力减退伴二便自控力减弱 3 年。3 年前患者因车祸行手术治疗,术后患者逐渐出现记忆力减退,反应迟钝,不能对 1 周内事物记忆,认知功能痴呆量表 MMSE 评分 10 分,二便常不能自控。颅脑 CT:左侧额叶大面积脑梗死伴软化灶形成。现患者终日不语,表情呆滞,记忆力减退甚至丧失,气短乏力,面色淡白,舌淡、苔薄白,脉细弱。诊断:痴呆。证型:气血不足。针灸治疗:治宜补益气血,健脑益智,取穴四神聪、百会、太溪、悬钟、足三里、肝俞、肾俞。手法:综合补法,留针 30 分钟,15 次为 1 个疗程,其中百会穴重用灸法,经针灸治疗 4 个疗程后,患者反应较前灵敏,能记忆起 1 周前事物,认知功能痴呆量表 MMSE 评分 21 分,二便亦有知觉。[李忠,王江.针刺治疗 30 例血管性痴呆患者临床观察[J].实用医学杂志,2000,4(8)]

分析:本例患者以记忆力减退,认知功能减退,二便障碍为主要临床表现,继发于颅脑外伤。脑为髓海,患者因外伤日久致气血不足,致脑络失养,呆傻愚笨,记忆力减退,诊断为痴呆,证属气血不足型。取百会、四神聪健脑益智,足三里、肝俞、肾俞、太溪补益气血,滋补肝肾,取髓之会穴悬钟,养髓健脑复聪,为治疗痴呆的要穴。诸穴合用,益气养血、补肾生髓、健脑益智而收效。

【按语】

1. 针灸治疗本病早期效果较好,晚期疗效较差。本病较为顽固,针灸疗程一般较长。

2. 在治疗期间,应戒酒,少用镇静安眠类药物。如有明确病因者,应同时积极治疗原发病变。

3. 轻症要进行耐心训练和教育,合理安排生活和工作;重症要注意生活和护理,防止跌倒、迷路、褥疮及感染等异常情况发生。

第十四节 郁 病

郁病是指以心情抑郁、情绪不宁、胸部满闷、胁肋胀满,或易怒易哭,喜怒无常,或咽中如有异物梗塞等为主症的一类病症,是内科常见的疾病,近年来随着现代社会的竞争和精神压力增大,发病率不断上升,多发于青中年女性。郁有积、滞、蕴结等含义,有广义和狭义之分。广义的郁包括外邪、情志等因素所致的郁在内;狭义的郁,即单指情志不舒为病因的郁。明代以后及现代的郁病多单指情志之郁而言。

西医学的神经官能症、癔症、焦虑症及围绝经期综合征等出现本病症的表现,可参考本节辨证论治。

知识链接

现代医学认为本类疾病多由精神创伤和长时间的精神紧张而诱发,多见于神经类型抑制性弱者,患者有特殊的性格特征,如思想片面、胸襟狭隘、理智缺乏、容易感情用事,感情反应强烈而不稳定等,临床表现症状复杂;发病多因大脑皮质遭受过度刺激而致皮质和皮质下相应关系的功能失调障碍。

【病因病机】

主要与情志内伤和脏器素弱有关。情志不遂,肝失疏泄,气机不畅,肝气郁结,而成气郁;气郁日久化火,则肝火上炎,而成火郁;思虑过度,精神紧张,或肝郁横犯脾土,使脾失健运,水湿停聚,而成痰郁;情志过极,损伤心神,心神失守,而成心神惑乱;病变日久,损及肝肾心脾,使心脾两虚,或肝肾不足,心失所养。总之,本病属本虚标实之证,基本病机是气机郁滞,脏腑气血阴阳失调。

【辨证论治】

辨证 以精神抑郁善忧,情绪不宁或易怒易哭为主症。

1. 肝气郁结 情绪抑郁,胸胁胀满,脘闷嗳气,多疑虑,善太息,不思饮食,苔薄,脉弦。

2. 气郁化火 性情急躁易怒,口苦而干,或头痛、目赤、耳鸣,或嘈杂吐酸,大便秘结,舌红苔黄,脉弦数。

3. 痰气郁结(梅核气) 咽中如有物梗塞,吞之不下,咯之不出,苔白腻,脉弦滑。

4. 心神惑乱(脏躁) 精神恍惚,心神不宁,多疑易惊,悲忧善哭,喜怒无常,每因精神激惹而发作,或时时欠伸,或手舞足蹈等,舌淡苔薄,脉弦。

5. 心脾两虚 多思善疑,头晕神疲,心悸胆怯,失眠健忘,纳差,面色不华,舌淡,脉细。

6. 肝肾亏虚 眩晕耳鸣,目干畏光,心悸不安,五心烦热,盗汗,口咽干燥,舌干少津,脉细数。

治则 调神理气,疏肝解郁。肝气郁结者行气解郁;气郁化火者解郁降火;痰气郁结者化痰解郁;心神惑乱者养心安神;心脾两虚者补益心脾;肝肾亏虚者滋补肝肾。以督脉及手足厥阴、手少阴经穴为主。

处方 主穴:水沟 内关 神门 太冲

配穴:肝气郁结加肝俞、期门;气郁化火加行间、侠溪、外关;痰气郁结加丰隆、阴陵泉、天突、廉泉;心神惑乱加通里、心俞、三阴交、太溪;心脾两虚加心俞、脾俞、足三里、三阴交;肝肾亏虚加太溪、三阴交、肝俞、肾俞。

方义 脑为元神之府,督脉入络脑,取水沟可醒脑调神;心藏神,神门为心经原穴,内关为心包经络穴,二穴可调理心神而安神定志;内关为八脉交会穴,又可宽胸理气;取肝经原穴太冲疏肝理气解郁。

加肝俞、期门疏肝行气;加行间、侠溪、外关清肝降火;加丰隆、阴陵泉、天突、廉泉化痰解郁,清利咽喉;加通里、心俞、三阴交、太溪养心安神;加心俞、脾俞、足三里、三阴交健脾益气,养心安神;加太溪、三阴交、肝俞、肾俞滋阴降火安神。

操作 毫针刺,水沟用雀啄泻法,以眼球润湿为佳;神门用平补平泻法;内关、太冲用泻法。配穴按虚补实泻法操作。背俞穴针刺时注意针刺的深度、角度和方向,不可过深,以防伤及内脏。每日 1 次,留针 20~30 分钟。

课堂互动

水沟穴的"雀啄泻法"如何操作?

【其他疗法】

1. 耳针 取心、皮质下、枕、脑点、肝、内分泌、神门、相应病变部位。根据症状,每次选用 3~4 穴,两耳同时针刺,用强刺激手法,每次留针 20 分钟,隔日 1 次,5~10 次为 1 个疗程。若用电脉冲刺激法,输出电流量宜由小到大,增加到患者能耐受为限。也可用埋针法,或王不留行籽贴压。

2. 电针 取内关、足三里、三阴交、太冲。每次选 1~2 组穴,针刺得气后通以脉冲电流 20~30 分钟,每日或隔日 1 次。

3. 穴位注射 取风池、心俞、脾俞、足三里。每次选 2~3 穴,用维生素 B_1、维生素 B_{12} 注射液,也可用丹参注射液或注射用水,每穴注入 0.5ml,如失眠则在睡前注射,每日或隔日 1 次。

4. 穴位埋线 取足三里、心俞、肝俞、脾俞。每次选 1~2 对穴,将可吸收手术缝合线埋入穴位皮下或肌层,敷盖无菌纱布固定。每隔 15~20 日埋线 1 次。

【按语】

1. 针灸治疗郁证有良好的疗效。在治疗的过程中,针对具体情况,解除情志致病的原因可大大提高针灸的疗效。

2. 对患者应做好精神治疗的工作,使患者能正确对待疾病,增强战胜疾病的信心。应鼓励患者做适度的体育锻炼。

3. 本病应与器质性脑病,如脑肿瘤、脑动脉硬化、脑外伤等所产生的精神症状作鉴别。胸闷作痛、吞咽不利者,宜与食管疾病作鉴别。

第十五节 胃 痛

胃痛,又称胃脘痛,是指以上腹部近心窝处经常发生疼痛为主症的病证。因其疼痛近于心窝部,古人又称作"心痛""胃心痛""心腹痛""心下痛"等,俗称"心口痛",但与发生于心系之病症"真心痛"有本质的不同,临床应加以区别。

西医学的消化性溃疡、急慢性胃炎、胃肠神经官能症、胃黏膜脱垂、胃下垂、胃痉挛、胃扭转等疾病引起的胃脘痛者,可参照本节辨证论治。

【病因病机】

胃痛的发生主要是胃失和降,气机郁滞,"不通则痛";或者胃失温煦、濡养,"不荣则痛"。

外感寒邪,内犯于胃,胃气逆乱;或过食生冷,寒积胃脘,致使胃阳被遏,气机凝滞;或饮食不节,脾运失调,食滞不化;或过食肥甘、辛辣,湿热内郁,胃失和降;或忧思恼怒,气郁伤肝,肝失疏泄,横逆犯胃,气机阻滞均可致"不通则痛"。

素体不足,或劳倦过度,或饥饱失常,或久病脾胃受损,使脾胃虚弱,中焦虚寒,胃失温养;或劳倦内伤,久服香燥之品,耗伤胃阴,胃失濡养,皆可致"不荣则痛"。胃痛初起,多因气机阻滞,气滞日久,则可导致气滞血瘀,脉络受损。

本病病位在胃,而与肝、脾关系密切。

【辨证论治】

辨证 胃痛以上腹部近心窝处经常发生疼痛为主症,常伴痞闷或胀满、嗳气、泛酸、嘈杂、恶心呕吐等症。

病程较短,痛处拒按,饥时病缓,纳则痛加者,多属实证。病程长,痛处喜按,饥则痛甚,纳后痛减者,多属虚证。

1. 肝胃气滞 胃脘胀痛或攻窜胁背,嗳气频作,喜长叹息,每遇情志不畅而痛作或痛甚,舌苔薄白,脉弦。

2. 寒邪犯胃 胃脘冷痛暴作,呕吐清水痰涎,畏寒喜暖,口淡不渴,或渴喜热饮,苔白,脉弦紧。

3. 胃热炽盛 胃脘灼痛,痛势急迫,嘈杂吐酸,心烦,口苦,舌红苔黄,脉数。

4. 食滞胃肠 胃脘胀痛,嗳腐吞酸,或呕吐不消化食物,吐后痛缓,不思饮食,大便不畅,苔厚腻,脉滑。

5. 瘀阻胃络 胃痛如针刺,或如刀割,痛处固定,拒按,或大便色黑,舌质紫暗,脉涩。

6. 胃阴亏虚 胃脘灼痛隐隐,嘈杂似饥,食少口干,大便干燥,舌红少津,脉细数。

7. 脾胃虚寒 胃脘隐痛,绵绵不休,空腹为甚,得食则缓,喜温喜按,泛吐清水,神疲纳少,手足欠温,大便溏薄,舌质淡,脉沉细。

知识链接

《景岳全书·心腹痛》:"痛有虚实……辨之之法,但当察其可按者为虚,拒按者为实;久痛者多虚,暴痛者多实;得食稍可者为虚,胀满畏食者为实;痛徐而缓,莫得其处者多虚,痛剧而坚,一定不移者为实。"

治则 理气、和胃、止痛。肝胃气滞者兼疏肝解郁;寒邪犯胃者兼温中散寒;胃热炽盛者兼解郁泄热;食滞者兼消食导滞;瘀血阻滞则行气活血,化瘀通络;胃阴亏虚者兼养阴益胃;脾胃虚寒者兼温中散寒。取足阳明胃经、足太阴脾经、手厥阴心包经和任脉经穴为主。

处方 主穴:中脘 内关 足三里 公孙

配穴:肝郁加期门、太冲;胃寒加胃俞、梁门;胃热加内庭、行间;食滞加下脘、里内庭;瘀阻胃络加膈俞、血海;脾胃亏虚加脾俞、胃俞、章门,若脾胃虚寒再加灸气海、神阙;胃阴不足加太溪、三阴交;胃中灼热加内庭;便血加血海;吐血加郄门、膈俞。胃痛剧烈加梁丘;胁痛、嗳气吐酸加阳陵泉、丘墟。

方义 胃以通为顺,以降为和。中脘为胃之募穴、腑之会穴,可以健运中焦,调理气机;足三里是胃之下合穴,有疏调胃气,降逆化浊,导滞止痛之功效;内关为手厥阴心包经之络穴,沟通三焦,又为八脉交会穴,通于阴维脉,能调理三焦气机,和胃降逆止痛;公孙为足太阴经之络穴,通于冲脉,能调理脾胃而止痛,公孙、内关相配,善治胸胃疼痛。四穴相配可疏通腑气,和胃止痛。

加太冲、期门平抑冲逆之肝气,降逆和胃;加胃俞、梁门散寒止痛;加内庭、行间清热泻火,和胃止痛;加下脘、里内庭消食导滞;加膈俞、血海理气活血,通络止痛。加胃俞、脾俞、章门健脾和胃,灸之可温中散寒和胃止痛;加神阙、气海针灸并用,壮真元以达温中补虚之效;加三阴交、太溪滋阴养胃,和络止痛。

操作 毫针刺,实证用泻法,虚证用补法,寒者可加灸,神阙只灸不针。章门、期门及背部腧穴不可直刺、深刺。每日 1 次,留针 20~30 分钟。

课堂互动

急慢性胃痛在针灸治疗中如何取穴及确定治疗疗程?

【其他疗法】

1. 耳针 取胃、肝、皮质下、交感、神门。每次选 2~3 穴,每日 1 次,留针 20~30 分钟。

2. 拔罐 取中脘、胃俞、气海。针后拔罐,每次留罐 10~15 分钟,每日 1 次,适用于虚寒性胃痛。

3. 穴位埋线 取脾俞透胃俞,上脘透中脘,足三里。三组穴位轮流使用,将可吸收手术缝合线埋入穴位皮下或肌层,每周 1 次,3 周为 1 个疗程,适用于胃、十二指肠溃疡。

4. 穴位注射 取胃俞、脾俞、相应夹脊、中脘、内关、足三里。每次取 1~2 穴,选用红花注射液,或当归注射液,或阿托品 0.5ml,或 1% 普鲁卡因注射液 1~2ml,注射于上述穴位,每日或隔日 1 次。

5. 皮肤针 取脊柱两侧,重点叩打胸椎 5~12,以及颌下部、胸锁乳突肌、上腹部、剑突下、阳性物处、中脘、内关、足三里,肋弓缘密刺 2~3 行。皮肤针中度或较重刺激。

【按语】

1. 针灸治疗胃痛,有明显的镇痛作用,如坚持治疗,亦能取得较好的远期疗效,并可促进溃疡的愈合。

2. 胃痛患者应注意调节饮食,保持精神乐观,如远劳怒、戒烟酒,进食要定时,不宜过快,要少食多餐,可减少复发,促进康复。

3. 胃痛伴溃疡出血及穿孔者,应及时采取急救措施或转科治疗。

第十六节 呃 逆

呃逆是以喉间呃呃连声,声短而频,难以自制为主症的一种病证。古称"哕",又称"哕逆",俗称"打呃"。若偶然发生者,其证轻微短暂,可不治而愈;若继发于其他急慢性疾病中,其证多重,呃逆可持续数日或迁延数月不止;若见于重病、危急患者,突发呃逆连声不断,预后多为不良。

西医学的单纯性膈肌痉挛及胃肠神经官能症、胃炎、胃扩张、胃癌、肝硬化晚期、脑血管病、尿毒症、胃与食管手术后等引起的膈肌痉挛,均可参照本节辨证论治。

【病因病机】

呃逆的基本病机为胃失和降,胃气上逆动膈。过食生冷寒凉,寒气蕴蓄于胃;或外感寒邪,侵袭肺胃;或过食辛辣醇酒及温补之品,燥热内盛,胃肠积热,均可使气行不畅,上逆动膈而发生呃逆;或郁怒伤肝,气机不利,津液失布而痰浊内生,若肝气逆乘肺胃,导致胃气夹痰上逆,则可动膈而成呃逆;重病久病之后,或误用吐下之剂,或耗伤中气,或损及胃阴,均可致胃失和降而呃逆;甚则病深及肾,肾气失于摄纳,冲气上乘,夹胃气上逆动膈,亦可发生呃逆。

呃逆病位在膈,病变的关键脏腑在胃,而与肺之肃降,肾之摄纳,肝之条达亦有一定关系。

【辨证论治】

辨证 以气逆上冲,喉间呃呃连声,声短而频,不能自止为主症。常伴有胸脘膈间不适,情绪不安等症。

本病辨证必须分清虚实。呃逆初起,呃声响亮有力,连续不断,形神未衰,多属实证;久病呃逆,气怯声低无力,时止时续,神疲形枯,多属虚证。

1. 寒气客胃 呃声沉缓有力,胸膈、胃脘不舒,得热则减,遇寒愈甚,食纳量少,口淡不渴,苔白润,脉迟缓。

2. 胃火上逆 呃声响亮,连续有力,冲逆而出,胃脘灼热,口臭烦渴,多喜冷饮,大便秘结,小便短赤,苔黄,脉滑数。

3. 肝郁气滞 呃逆连声,常因情志失畅诱发或加重,胸胁、脘腹胀闷不舒,嗳气纳减,苔薄白,脉弦。

4. 脾胃阳虚 呃声低而无力,纳少便溏,脘腹不舒,喜温喜按,面色不华,手足不温,身倦乏力,纳少便溏,舌淡苔白,脉细弱。

5. 胃阴不足 呃声断续而短促,口干舌燥,烦躁不安,饥不欲食,舌红少苔,脉细数。

治则 和胃降逆,利膈止呃。胃寒者兼温中祛寒;胃热者兼清胃泻热;肝郁者兼疏肝解郁;脾胃阳虚者兼温中益气;胃阴不足者兼生津益胃。取手足厥阴经、足太阴脾经穴为主。

处方 主穴:中脘 内关 足三里 膈俞

配穴:胃寒加胃俞、梁门;胃热加内庭、陷谷;肝郁加太冲、期门;脾胃阳虚加脾俞、胃俞;胃阴不足加太溪、胃俞;肾阳虚者加气海、关元;气滞痰阻加膻中、丰隆。

方义 中脘是胃的募穴,足三里是胃的下合穴,二穴相配,调理脾胃气机,和胃降逆,灸之能加强温中散寒之功;内关通于阴维脉,且为手厥阴经络穴,可宣通三焦气机,宽胸利膈;膈俞利膈镇逆止呃。

加胃俞、梁门针灸并用温中祛寒,降逆止呃;加内庭、陷谷清热和胃止呃;加太冲、期门抑肝和胃降逆;加脾俞、胃俞健脾补胃,调理气机,灸之加强温阳助运之功;加气海、关元益气助阳;加太溪、胃俞滋阴生津,益胃止呃;加膻中、丰隆理气化痰,和胃止呃。

操作 毫针刺,实证用泻法,虚证用补法,寒者加艾灸,或平补平泻法。背俞穴不可直刺、深刺。每日 1 次,留针 20~30 分钟。

【其他疗法】

1. 耳针 取耳中、胃、脾、肝、交感、神门。每次选 2~3 穴,在穴区寻找压痛点,强刺激,留针 30 分钟,每日 1 次。顽固性呃逆亦可埋针或压丸,每日自行按压 2~3 次。

2. 穴位按压 取双攒竹穴,或双翳风穴。每次选用一对穴,两手拇指按压穴位由轻到重,按压 3~5 分钟。

3. 拔罐 取膈俞、膈关、中脘。用中型火罐拔 15 分钟左右。

4. 皮肤针 取穴胸部、腰背部、内关、肘下心包经循行线、气管两侧、肩部。较重刺激,对第 5~10 胸椎两侧、后颈部、内关、膻中、阳性反应处进行重刺激。

【按语】

1. 针灸治疗呃逆,对初起实证疗效较好,病程长的虚证配合中药内服可提高疗效。如呃逆见于危重疾病中,往往是疾病趋于恶化的先兆,应配合其他疗法急救。

2. 健康之人,偶因进食吞咽过猛,阻滞食管,刺激胸膈,而发生呃逆,可用刺鼻取嚏法,一般即可停止。

3. 注意调情志,戒焦躁,保持心情舒畅。饮食宜清淡,忌生冷辛辣油腻之品。

4. 顽固性呃逆,必须明确病因,针对病因进行治疗。

第十七节 呕 吐

呕吐是由于胃失和降,气逆于上,胃内容物从口吐出的病证。古人认为有物有声谓之呕,有物无声谓之吐,因呕与吐往往同时出现,故称为"呕吐"。干呕则无物有声,与呕吐虽有区别,但在辨证治疗上基本相同。

知识链接

呕吐是指胃内容物通过食管逆流出口腔的一种反射性动作。首先是幽门关闭,贲门弛缓,胃逆蠕动,将胃内容物推移到胃底部;继而贲门开放,膈肌收缩,腹内压增加致胃内容物经口吐出。

西医学的急性胃炎、幽门痉挛或梗阻、肠梗阻、胃黏膜脱垂症、胰腺炎、胆囊炎、十二指肠壅积症、胃神经官能症、肝炎等疾病出现以呕吐为主要表现时,可参照本节辨证论治。

【病因病机】

呕吐基本病机是胃失和降,胃气上逆。病位在胃,但与肝、脾关系密切。

多由外感风、寒、暑、湿邪气,以及秽浊之气,侵犯胃腑,而致胃失和降,水谷随气上逆,则发呕吐;或过食生冷肥甘,误食腐败不洁之物,胃伤脾损,食滞不化,胃气上逆,而致呕吐;郁怒伤肝,肝失条达,横逆犯胃,或忧思伤脾,脾失健运,胃失和降,亦可引起呕吐;脾胃素虚,或劳倦过度,耗伤中气,或久病中阳不振,脾运不健,水谷不化,阻碍中焦,或水液停留,积聚成痰,均可致胃气上逆而成呕吐。

【辨证论治】

辨证　以呕吐食物残渣,或清水痰涎胆汁,或干呕无物为主症。常伴有厌食、纳呆、脘腹不适等。

呕吐的辨证,当分虚实。一般新病多实,多因外邪、饮食、七情所伤,起病急,病程短,呕吐量多;虚证多为脾胃运化功能减退,发病缓慢,病程较长,呕吐物不多。

1. 寒邪犯胃　呕吐暴急,胸脘满闷,常伴恶寒发热、头身疼痛,苔薄白,脉浮缓。

2. 食滞胃肠　呕吐酸腐,吐出为快,脘腹胀满,厌食嗳气,大便臭秽,或溏或结,苔厚腻,脉滑实。

3. 痰饮内停　呕吐多为清水痰涎,胸脘痞闷,眩晕心悸,苔白滑或白腻,脉滑。

4. 肝气犯胃　呕吐吞酸,嗳气频繁,脘胁烦闷不舒,常因情志不畅而发生或更甚,舌边红、苔薄腻或微黄,脉弦。

5. 脾胃虚寒　劳累过度或饮食稍有不慎即发呕吐,反复发作,食不甘味,面色少华,神疲倦怠,胃脘隐痛,大便溏薄,舌质淡、苔薄白,脉弱。

6. 胃阴不足　呕吐反复发作,呕量不多或时作干呕,胃中嘈杂,饥不欲食,口咽干燥,大便干结,舌红少津,脉细数。

治则　理脾和胃,降逆止呕。外感寒邪者兼疏解表邪;食滞胃肠者兼消食导滞;肝气犯胃者兼疏肝理气;痰饮内停者兼蠲饮化痰;脾胃虚寒者兼温中健脾;胃阴不足者兼益胃养阴。取手厥阴心包经、足阳明胃经、任脉经穴及背俞穴为主。

处方　主穴:中脘　内关　足三里　公孙

配穴:外邪犯胃加合谷、外关;食滞肠胃加下脘、里内庭、天枢;肝气郁结加太冲、期门、阳陵泉;痰饮内停加丰隆、膻中、脾俞;脾胃虚寒加脾俞、胃俞、气海;胃阴不足加太溪、三阴交、胃俞;肠鸣加脾俞、大肠俞;呕吐黄水加丘墟。

方义　呕吐总由胃失和降,气逆于上所致,故取胃之募穴中脘,配胃之下合足三里疏理气机,和胃降逆;内关为手厥阴经之络穴,通于阴维脉,是止呕要穴;公孙健脾化浊,配内关为八脉交会配穴法,能宽胸健脾和胃。诸穴相配能升降有序而止呕吐。

加合谷、外关祛风解表;加下脘、里内庭、天枢行气导滞而消宿食;加脾俞、膻中、丰隆健脾蠲饮,理气和胃化痰;加脾俞、胃俞、气海调补脾胃,振奋中阳;加太溪、三阴交、胃俞补阴养胃;加太冲、期门、阳陵泉解郁结之肝气,制约肝气之横逆。

操作　毫针刺,实证用泻法,虚证用补法,或平补平泻法;痰饮内停、寒邪客胃、脾胃阳虚可灸。期门不可深刺,背部腧穴不宜直刺、深刺。每日 1 次,留针 20~30 分钟。

【其他疗法】

1. 耳针　取肝、神门、交感、胃、膈。每次选 2~3 穴,强刺激,每日 1 次,留针 20 分钟。

2. 穴位注射　取足三里、中脘、胃俞,每次选 2~3 穴,用维生素 B_1,或维生素 B_{12},

或生理盐水每穴注射 0.5~1ml,每日或隔日 1 次。穴位交替使用。适用于神经性呕吐及虚性呕吐。

3. 穴位贴敷 取神阙、中脘、内关、足三里,切 0.2~0.3cm 厚生姜片如硬币大,置于穴位上,用伤湿膏固定。

4. 皮肤针 上脘、中脘、下脘、梁门、足三里、胃俞、公孙、内关、夹脊 5~21 椎。皮肤针弱刺激叩至皮肤潮红,每日 1 次。

5. 挑刺法 取颈椎及两侧足太阳膀胱经循行部位。用三棱针从哑门开始,每隔1 寸左右挑 1 针,依次至大椎,然后在颈椎两侧足太阳经循行部位挑刺。适用于功能性疾病引起的呕吐。

【按语】

1. 针灸治疗呕吐疗效较好,尤其对急性、功能性呕吐疗效更好。对消化道严重梗阻、肿瘤或脑源性呕吐,也能改善症状,但仅能作为对症处理,应重视对原发病的治疗。

2. 平时宜饮食适度,忌暴饮暴食,少食厚味、生冷、酸辣等物,以免戕害胃气,平素习惯性呕吐者,应加强锻炼,调畅情志。

3. 呕吐严重,不能进食者,应补液,及时纠正电解质紊乱,预防脱水性休克及酸中毒等情况的发生。

第十八节 腹 痛

腹痛是指胃脘以下、耻骨毛际以上部位发生的疼痛。腹部包括大腹、小腹、少腹等,疼痛可由多种腹部脏器疾病所引起。本节主要讨论除泻痢、胃痛等以外的内科腹痛,外科、妇科所致者另详各篇。

西医学的急慢性肠炎、肠痉挛、肠神经官能症、肠粘连、肠易激综合征等疾病引起的腹痛可参照本节辨证论治。

课堂互动

根据腹痛位置不同,都有哪些常见疾病?

【病因病机】

腹痛的发生乃各种原因导致脏腑功能失调,气血阻滞所致。

外感寒、暑、湿、热之邪,侵入腹中,脾胃功能失调,气机阻滞,或过食生冷、寒凝气滞,中阳受伤,寒邪滞留于中,气机阻滞,不通则痛;或暴饮暴食,恣食肥甘、厚味辛辣,或误食不洁之物,损伤脾胃,饮食停滞,积而化热,壅滞肠间,腑气通降不顺,传导失司而成腹痛;或情志不遂,气机不畅,腑气通降不利而成腹痛;素体阳虚,脾阳不振,或过服寒凉,脾阳受损,运化无权,气血化生之源不足,脏腑失其温养,遂发腹痛。

【辨证论治】

辨证 腹痛是以胃脘以下、耻骨毛际以上部位发生的疼痛为主症,常伴有饮食和大便的异常。

知识链接

诊 断 要 点

1. 胃脘以下,脐之周围疼痛均为腹痛。

2. 引起原因颇多,临床贵在辨证求因。

1. 寒凝腹痛　腹痛暴急,得温痛减,遇寒痛甚,腹中肠鸣,口不渴,小便清白,大便溏薄,苔白,脉沉紧。

2. 食滞腹痛　脘腹胀满疼痛,拒按,痛而欲泻,泻后痛减,恶食,嗳腐吞酸,苔厚腻,脉滑实。

3. 肝郁腹痛　腹痛胀满,连及两胁或少腹,走窜不定,嗳气或矢气后痛减,每因情志不遂而加重,苔薄白,脉弦。

4. 阳虚腹痛　腹痛隐隐,时作时止,痛时喜按,饥饿、劳累后加重,得食或休息后减轻,畏寒怕冷,神疲乏力,大便溏薄,舌质淡、苔薄白,脉沉细。

知识链接

《证因脉治》:"痛在胃之下,脐之四旁,毛际之上,名曰腹痛;若痛在胁肋,曰胁痛;痛在脐上,则曰胃痛,而非腹痛。"

治则　缓急止痛。寒邪腹痛者温中散寒;食滞腹痛者消食导滞;肝郁腹痛者疏肝解郁;阳虚腹痛者温补中阳。取手足厥阴经、足阳明胃经、足太阴脾经、任脉经穴及背俞穴为主。

处方　主穴:中脘　足三里　内关　天枢　关元

配穴:寒凝腹痛加气海、神阙;食滞腹痛加下脘、里内庭;肝郁腹痛加太冲、阳陵泉;阳虚腹痛加气海、脾俞、肾俞;恶寒发热加合谷、风池;吞酸加丘墟。

方义　中脘为胃之募、腑之会穴,配足三里温运脾胃,调理肠胃气机;天枢、关元针之通腑理气,消食导滞;关元灸之能温暖下元以消寒积;内关开郁理气止痛。

加气海、神阙,温中散寒;加下脘、里内庭消食导滞,行气止痛;加太冲、阳陵泉疏理肝气;加脾俞、气海、肾俞温中散寒而止痛。

操作　毫针刺;实证用泻法;虚证用补法;寒者可加灸。神阙只灸不针,背部腧穴不宜直刺、深刺。每日1次,留针20~30分钟。

【其他疗法】

1. 耳针　取大肠、小肠、胃、脾、神门、交感。每次选2~3穴,中等刺激,每日1次,留针10~20分钟。

2. 穴位注射　取天枢、足三里,用异丙嗪和阿托品各50mg混合液,常规消毒,进针得气后,回抽无血后将药液注入,每穴注射0.5ml,每日1次。

3. 拔罐　每次选取上述处方中的背俞穴及腹部的穴位2~3个,用大口径火罐拔吸,每日1~2次,适用于寒邪腹痛和食滞腹痛。

4. 穴位敷药法　取神阙或阿是穴。取生姜、大蒜、小茴香、食盐,切碎捣烂,炒热,布包热熨上穴,药凉再炒再熨。适用于寒性腹痛。

【按语】

1. 针灸治疗腹痛,不仅有明显的止痛效果,且能治疗原发病,如急慢性肠炎、急性阑尾炎等。但针刺止痛后应明确诊断,积极治疗原发病。

2. 急腹症引起的腹痛,在针灸治疗的同时,应严密观察,凡适应手术者,应转科治疗。

第十九节 泄 泻

泄泻是指以大便次数增多,粪质稀薄或完谷不化,甚至泻如水样为主要特征的病证,又称"腹泻"。古人认为,大便溏薄而势缓者为泄,大便清稀如水而直下者为泻。本病一年四季均可发生,以夏秋两季为多见。临床分为急性泄泻和慢性泄泻。

西医学的急慢性肠炎、肠功能紊乱、肠结核、过敏性肠炎、慢性非特异性溃疡性结肠炎等疾病引起的泄泻,可参照本节辨证论治。

【病因病机】

胃主受纳腐熟水谷,脾主运化,脾胃受病,则影响脾胃对饮食的消磨和运化,以致清浊不分,水谷混杂,并走大肠,形成泄泻。

急性泄泻可因外感寒、湿、暑、热之邪,客于肠胃,使脾胃功能受损,水谷不化,而成湿浊,下注于肠,发为泄泻;其中以湿致泻最多,所以有"无湿不成泻"之说。或饮食过量,宿食不化;或恣食肥甘,滞碍中焦,影响脾胃运化;或误食生冷不洁之物,伤害脾胃,以致升降不调,传导失司而成泄泻;或由郁怒烦恼,肝失条达,横逆乘脾;或思虑伤脾,脾失健运,而致泄泻。

慢性泄泻可由长期饮食不节,饥饱失常,或劳倦太过,或久病体虚,或素体脾胃虚弱,不能受纳水谷、运化精微,以致水谷糟粕混杂而下,遂成泄泻;或年老久病,肾阳不振,命门火衰,则脾阳受其影响,不能温化水谷,而成泄泻。

脾主运化水湿,脾虚则易生内湿,湿邪侵犯人体又易伤脾,湿盛和脾虚,往往互为因果,故脾虚湿盛是泄泻的基本病机。泄泻的病位在肠,但关键病变脏腑在脾胃。而脾胃的升降与肝的疏泄有关,脾胃的运化有赖于肾阳的温煦,因此,泄泻与肝、肾也密切相关。

知识链接

《医学心悟·泄泻》:"书云,湿多成五泻,泻之属湿也,明矣。然有湿热,有湿寒,有食积,有脾虚,有肾虚,皆能致泻,宜分而治之。"

【辨证论治】

辨证 以大便次数增多,粪质稀薄,或完谷不化,甚至泻如水样为特征。多伴腹胀痛、肠鸣等症状。急性泄泻发病势急,病程短,便次与数量显著增多;慢性泄泻发病势缓,病程较长,或由急性转变而来,泻下次数较少。

1. 寒湿困脾 腹痛肠鸣,大便清稀或如水样,畏寒食少,苔白滑,脉濡缓,或兼恶寒发热。

2. 肠腑湿热　腹痛即泻,泻下急迫,大便色黄褐而臭,肛门灼热,心烦口渴,小便短黄,苔黄腻,脉濡数。

3. 食滞胃肠　腹胀满痛,大便臭如败卵,泻后痛减,嗳腐酸臭,纳呆,舌苔垢或腻,脉滑。

4. 肝郁乘脾　腹痛肠鸣泄泻,每因情绪不畅而发,泻后痛缓,矢气频作,舌红苔薄白,脉弦。

5. 脾胃虚弱　大便溏薄,夹有不消化食物,稍进油腻则便次增多,食少,食后脘闷不舒,神疲乏力,舌质淡,苔薄白,脉细。

6. 肾阳亏虚　晨起腹部微痛,肠鸣即泻,泻下则安,大便夹有不消化食物,或完谷不化,脐腹冷痛,形寒肢冷,腰膝酸软,舌淡苔白,脉沉细。

治则　健脾祛湿,疏调肠胃。寒湿者温中散寒化湿;湿热者清热利湿;食滞者消食导滞;脾虚者健脾益气;肝郁者疏肝解郁;肾虚者宜温肾固涩。取足阳明胃经、足太阴脾经、任脉经穴为主。

处方　主穴:天枢　上巨虚　中脘　大肠俞　阴陵泉　足三里
配穴:寒湿困脾加脾俞、气海;肠腑湿热加内庭、曲池、合谷;食滞胃肠加下脘、公孙、里内庭;脾虚加脾俞、章门、胃俞、气海;肝气郁结加太冲、期门、肝俞、三阴交;肾阳亏虚加肾俞、关元、命门;中气下陷加灸百会;胸胁胀痛加阳陵泉。

方义　募穴为脏腑之气汇聚之处,故取胃募穴中脘、大肠募穴天枢调理胃肠的运化与传导功能;大肠下合穴上巨虚疏调肠胃气机,运湿化滞;足阳明合穴足三里,可健运中州,通降胃肠气机;取足太阴经下合穴阴陵泉疏调脾经经气,健脾利湿,脾气得运,湿浊得化而大便转实。

加脾俞、气海温中散寒,健脾化湿;加内庭、合谷、曲池清泻肠胃湿热;加公孙、下脘、里内庭和胃降逆,化食滞而消腹胀;加脾俞、章门、胃俞、气海健脾益气;加肝俞、太冲、期门、三阴交疏肝解郁健脾,缓急止痛;加百会升阳举陷;取肾俞、关元、命门温肾壮阳,温煦脾土,固涩止泻。

操作　毫针刺,实证用泻法,虚证用补法,寒者加灸。章门、期门不宜深刺,背部腧穴不可直刺、深刺。每日1次,留针20~30分钟。

课堂互动

在运用神阙穴治疗泄泻时,应如何操作?

【其他疗法】
1. 耳针　取小肠、大肠、胃、脾、交感、神门。每次选3~4穴,急性泄泻中等度刺激,每日1~2次;慢性泄泻弱刺激,每日1次,留针10~20分钟。也可用王不留行籽贴压。

2. 拔火罐　取天枢、关元、足三里、上巨虚、大肠俞。根据腧穴部位选择不同口径的火罐施治。适用于虚寒性泄泻。

3. 艾灸　取神阙穴行艾炷隔盐灸,每次灸3~7壮,每日1次,适用于寒湿泄泻。或取中脘、天枢用隔姜灸法,每穴灸3~4壮,每日1次,适用于寒湿泄泻。

4. 穴位注射 取天枢、上巨虚、足三里、大肠俞,用盐酸小檗碱注射液,或维生素B₁、维生素B₁₂注射液,每穴注射0.5~1ml,每日1次。

5. 皮肤针 取胸腹、腰背部、小腿内侧、内关、足三里、关元、天枢。以中度刺激叩刺,重点叩打胸椎至腰部、下腹部、足三里、阳性反应处。每日1次。

案例分析

患者,女,48岁。主诉:晚上腹泻4次。自诉冒雨和朋友外出聚餐,饮食生冷油腻,当时无异常感觉。回到家中,自觉脐周腹痛,肠鸣不断,泻后方觉疼痛减轻。但不久又出现腹痛、泄泻,如此往复。患者自述其大便泄泻如水样,并夹杂有未消化食物,无臭味,泻后痛减,伴恶心干呕,手脚冰冷,肢体倦怠。时见患者面色苍白,腹痛较剧,泄泻频繁,精神萎靡,舌苔白,脉濡缓。辨证:属于感受寒湿邪气,饮食不洁,伤及脾胃,脾胃升降失常,清浊不分,发生泄泻。治则:运脾化湿,温阳散寒。取穴与效果:天枢、上巨虚、神阙、足三里、三阴交,针灸并用。2次针灸治疗后,患者恢复正常,无胃肠不适症状。[安潇潇.针灸治疗急性泄泻验案一则[J].中国民间疗法,2014,22(10):15]

分析:因本病病位在肠,选取大肠募穴天枢穴,与大肠之下合穴上巨虚合用,可调理胃肠,治大肠腑证而止泻;神阙穴居中腹,内连肠腑,灸之有健脾和胃、涩肠止泻、温中散寒的作用,因患者有欲呕感觉,故选用隔姜灸温胃理气;足三里系胃的下合穴,又是足阳明胃经的合穴,配五行属土,与脾胃相应,故取之可健脾和胃、调理气机;三阴交健脾利湿、调理肝肾,各种泄泻皆可用之。针灸配合,使胃肠气机通畅,传导正常,则湿滞自化,达到治本之目的。

【按语】

1. 针灸治疗急慢性泄泻,均有较好的疗效。若泄泻频繁,脱水严重者,应采取综合疗法,适当给予补液。

2. 平时应注意饮食卫生,发病期间更应注意饮食,忌生冷、油腻、刺激性食物。

第二十节 痢 疾

痢疾是指以腹痛、里急后重、下痢赤白脓血为主症的肠道传染性疾病。古称"滞下""下利",常发于夏秋季节。临床一般分为湿热痢、寒湿痢、噤口痢和休息痢等。

西医学的急慢性细菌性痢疾、阿米巴痢疾、溃疡性结肠炎、过敏性结肠炎等可参照本节辨证论治。

【病因病机】

痢疾主要由于饮食生冷不洁,或感受湿热疫毒,损伤肠胃所致。

知识链接

痢疾传染源主要是急慢性病人及带菌者。痢疾杆菌随病人或带菌者的粪便排出,传染菌的食物、饮水等经口而感染。特别是污染粪便的脏手与苍蝇对病原菌的传递起着一定的作用。

感受暑湿、疫毒之邪和食入不洁、生冷之物,外邪与食滞交阻肠腑,气机不利,大肠传导功能失职,湿热相搏,气血壅滞,肠腑脉络受伤,遂致痢下脓血,形成湿热痢;若热盛伤血,则赤多白少;湿盛伤气,则白多赤少;若脾胃素虚,贪凉受寒,或素好生冷瓜果,脾胃受损,湿浊内停,中阳不足,湿从寒化,而成寒湿痢;若感疫毒之邪,毒邪熏灼肠道,热毒炽盛,邪陷心营,引动内风,而致疫毒痢;肠与胃密切相连,湿热秽浊阻滞肠腑,上冲犯胃,胃气不降,呕恶不能食,则为噤口痢;痢疾久延不愈,中气虚弱,渐至及肾,命门火衰,正虚邪恋,每因受凉或饮食不当反复发作,即为休息痢。

《类证治裁·痢症》:"痢多发于秋,即《内经》之'肠澼'也,症由胃腑湿蒸热壅,致气血凝结,夹糟粕积滞,迸入大小腑,倾刮脂液,化脓血下注,或痢白,痢红,痢瘀紫,痢五色,腹痛呕吐,口干溺涩,里急后重,气陷肛坠,因其闭塞不利,故亦名滞下也。"

本病病位主要在肠,初多累及肠胃,久病又多影响脾、肾等脏腑。基本病机为邪客肠腑,与气血搏结,化腐成脓,而成痢疾。

【辨证论治】

辨证 以腹痛、腹泻、里急后重、大便赤白黏冻或脓血为主症。

1. 湿热痢 大便赤白脓血,赤多白少,黏稠如胶冻,肛门灼热,小便短赤,舌红苔黄腻,脉滑数。

2. 寒湿痢 大便赤白黏冻,白多赤少,脘胀纳呆,头身困重,苔白腻,脉濡缓。

3. 疫毒痢 发病急骤,腹痛剧烈,大便鲜紫脓血,壮热烦躁,甚至昏迷、痉厥,舌质红绛、苔黄燥,脉滑数。

4. 噤口痢 大便赤白,胸脘痞闷,饮食不进,食则呕恶,舌红苔黄腻,脉濡数。

5. 休息痢 腹泻时作时止,常因饮食不当、受凉、劳累而发,发时大便赤白黏冻或果酱样,腹痛,里急后重,倦怠乏力,食少,舌质淡、苔薄白,脉细。

治则 疏肠导滞,调和气血止痢。寒湿痢宜温化寒湿;湿热痢宜清热利湿;疫毒痢宜清热凉血解毒;噤口痢宜和胃降浊;休息痢宜温脾益肾。取手足阳明经、足太阴脾经穴为主。

处方 主穴:合谷 天枢 上巨虚 阴陵泉

配穴:湿热痢加曲池、内庭;寒湿痢加中脘、气海;疫毒痢加大椎、太冲、水沟、十宣;噤口痢加中脘、内关;休息痢加脾俞、关元、肾俞、足三里;里急后重加中膂俞;久痢脱肛加长强、百会;恶心呕吐者加内关、内庭。

方义 痢疾主因为邪滞肠腑,故取大肠原穴合谷、募穴天枢,疏调大肠,理气行滞,大肠下合穴上巨虚调肠胃而化郁滞,三穴共奏通调大肠腑气之功;脾经合穴阴陵泉健脾化湿;诸穴合用,共奏调理肠胃气血,气调则湿化滞行,血调则血行痢除之效。

加曲池、内庭清泻阳明之热,和肠化滞;加中脘、气海温中散寒,益气和胃,除湿行滞;加大椎、太冲、水沟清热凉血解毒,镇痉醒神;加中脘、内关调气和中,降浊除滞;加脾俞、足三里、肾俞、关元温补脾胃,培补肾气,扶正祛邪而止痢。

操作 毫针刺,寒湿痢针用泻法,并加灸;湿热痢针用泻法,不灸;疫毒痢只针不灸,用泻法;噤口痢针用平补平泻法;休息痢针用补法,可行温和灸、温针灸、隔姜灸或隔附子饼灸。急性痢疾每日 1~2 次,慢性痢疾每日 1 次,留针 30~40 分钟。

【其他疗法】

1. 耳针 取大肠、小肠、胃、直肠、神门、脾、肾。每次选 3~4 穴,每日 1 次,留针 20~30 分钟。或用王不留行籽贴压。

2. 穴位注射 取天枢、上巨虚、足三里。每次选 1~2 穴,用 5% 葡萄糖注射液或盐酸小檗碱注射液、维生素 B₁ 注射液进行注射,每穴 1~2ml,每日 1 次。

3. 灸法 取神阙、关元、大肠俞、气海。每次选 2~3 穴,神阙穴用隔盐灸,其他穴用隔姜灸,亦可用艾条灸,每日 1 次。适用于寒湿痢。

【按语】

1. 针灸治疗痢疾有较好效果,以急性菌痢效佳,不但能迅速控制症状,而且能消灭痢疾的病原体。但中毒性痢疾病情危重,应采取综合治疗措施。

2. 发病期间,应控制饮食,必要时禁食,实行床边隔离,以防止传染。平时应注意卫生。

第二十一节 便 秘

便秘是指以大便秘结不通,排便周期或时间延长,或粪便干燥坚硬,排出艰涩难下,或大便并不干结,而排便困难为特征的肠道病证。本病多见于各种急、慢性疾病中。

西医学的习惯性便秘、肠道激惹综合征、直肠及肛门疾病所致便秘、药物性便秘、内分泌及代谢性疾病的便秘以及肌力减退所致的便秘等,均可参照本节辨证论治。

【病因病机】

便秘多由邪滞大肠,传导失司,或津液不足,肠失温润,或气虚传送无力所致。

素体阳盛,或热病之后,余热留恋;或过食辛辣香燥、醇酒厚味,或肺热肺燥,下移大肠;或过服热药,均可致胃肠燥热,耗伤津液,肠道失润而大便干燥,排出艰难;或忧思过度,脾伤气结;或郁怒烦恼,肝郁气滞;或久坐少动,气机郁滞,不能宣达,通降失常,大肠传导失职,糟粕内停,难以下行而成便秘;或年老体弱,病后、产后阴亏血少,大肠失润失荣,而致大便干结,排出困难;或素体阴盛,阳气不足;或饮食劳倦,脾胃受损;或过食生冷,损伤阳气,大肠失于温煦,传导无力而致便下无力,排出不畅。

本病病位在大肠,但与脾、胃、肺、肝、肾等脏腑也有密切关系。基本病机为大肠传导功能失职。

【辨证论治】

辨证 以排便间隔时间延长,大便干结难解为主症。常伴腹胀、腹痛、胃纳减退等。

1. 肠道积热 大便干结,腹部胀满,按之作痛,身热烦渴,口干口臭,苔黄燥,脉滑实。

2. 肠道气滞 大便不畅,欲便不得,胸胁少腹满闷,甚则胀痛,嗳气频频,苔薄腻,脉弦。

3. 脾虚气弱　大便秘结,临厕努挣乏力,挣则汗出气短,面色㿠白,肢倦乏力,舌淡苔薄白,脉弱。

4. 脾肾阳虚　大便秘结,面色苍白少华,时作眩晕心悸,畏寒肢冷,腹中冷痛,小便清长,舌淡苔白,脉沉迟。

5. 阴虚肠燥　大便干结,状若羊屎,口干少津,形瘦神疲,纳呆,舌红少苔,脉细数。

治则　通调腑气,润肠通便。实热者清热保津;气滞者顺气导滞;脾虚气弱者健脾益气;脾肾阳虚者温补脾肾;阴虚肠燥者滋阴润燥。取大肠的俞、募、下合穴为主。

处方　主穴:大肠俞　天枢　上巨虚　支沟

配穴:实热加合谷、曲池、内庭;气滞加中脘、阳陵泉、行间;脾气亏虚加脾俞、足三里、气海;脾肾阳虚加肾俞、脾俞、关元;阴虚肠燥加三阴交、太溪、照海;口臭加承浆;脱肛加长强、百会。

方义　便秘病位在肠,其病因多样,但均为大肠传导功能失调所致。故取大肠俞与大肠募穴天枢,配合大肠下合穴上巨虚,疏理肠腑气机,降浊通便;支沟宣通三焦气机以通调腑气。

加合谷、曲池、内庭泻阳明之热以保津;加中脘、阳陵泉、行间和胃降浊,疏肝理气;加脾俞、足三里、气海健脾胃,益中气以助通便;加脾俞、肾俞、关元温补肾阳以散凝结,温补脾阳,健运脾气以导阻滞;加三阴交、太溪、照海健脾助运,以资化源,滋阴养血,润燥通便。

操作　毫针刺,实证用泻法,虚证用补法,寒者加灸。每日 1 次,留针 20~30 分钟。

【其他疗法】

1. 耳针　取大肠、脾、交感、直肠。强刺激,留针 1~2 小时,留针期间捻针 1~2 次,每日 1 次。亦可用耳穴压丸,3 日更换 1 次。

2. 穴位注射　参照刺灸法选穴。用生理盐水,或维生素 B_1,维生素 B_{12} 注射液,每穴注射 0.5~1ml,每日 1 次。

3. 挑刺　在腰骶部寻找皮肤丘疹,用三棱针挑破出血,每 2 日 1 次。

4. 穴位贴敷　取神阙穴,以生大黄 2g,芒硝 2g,厚朴 1g,枳实 2g,甘遂 0.5g。研成细粉,用蜂蜜调成糊状,敷贴于神阙穴,胶布固定,每 3 日换药 1 次。

5. 穴位磁疗法　取支沟、天枢、足三里为主穴,气海、腹结、中脘、内庭为配穴,治疗时可随证配穴。采用 CS403 型磁疗机,磁头直径 3cm,内有钐钴磁体 2 块,同名或异名极放置,输入电流 220V、50Hz,最高转速不低于 300r/min,旋转场强 86MT。治疗时将磁头中心放在穴位处,每次每穴旋磁 5 分钟,然后敷磁片(钐钴磁体,直径为 0.9~1cm,厚度为 0.2~0.3cm,表面场强为 50~200MT)6~8 片,南极、北极均可,每日 1 次。

【按语】

1. 针灸治疗便秘有较快的排便作用,对单纯性便秘效果较好,如多次治疗无效者,需查明原因,及时治疗原发病。

2. 平时应养成定时排便的习惯,饮食宜清淡,多吃新鲜富含纤维素蔬菜、水果。适当进行体育锻炼,促进胃肠蠕动。

3. 年老体弱及产后病后等体虚便秘,多为气血不足,阳气虚弱所致,治疗宜缓,难求速效。

第二十二节　脱　肛

脱肛是指肛管、直肠及直肠黏膜脱出肛门的一种疾病,见于西医的肛管直肠脱垂。多发于老年人、儿童、体质虚弱者及多产妇女。

【病因病机】

多由素体虚弱,中气不足,或劳累过度,而致中气下陷,气不能摄;或久痢久泻,大病久病,或妇人产育过多,气血亏损;或长期便秘努责以致气虚下陷,固摄失司,而致脱肛;或小儿先天不足,气血未充,或年老体衰,或滥用苦寒攻伐太过,导致真阳不足,关门不固,而发脱肛;亦有因便秘、痔疾,湿热郁滞,肛门肿胀,加之排便努责而脱出。

脱肛病位在大肠,与脾、胃、肺、肾有关。基本病机为气虚下陷,固摄失司。

【辨证论治】

辨证　以肛管、直肠及直肠黏膜脱出肛门为主症。

脱肛发病缓慢,初时仅大便时感肛门部坠胀,肠端轻度脱垂,便后尚能自行还纳。迁延失治,脱垂日趋严重,稍劳即发。脱垂后收摄无权,须以推托助其回纳。

1. 肺气不足　便后直肠脱出肛门之外,或在咳嗽、喷嚏、行走、久站时直肠脱垂,伴有神疲乏力、声低气怯、头晕心悸、食少、便溏,舌淡胖有齿痕,脉弱。

2. 湿热下注　肛门坠胀,努责不遗余力,迫使直肠脱垂,脱出部分红肿疼痛,甚至表面部分溃破、糜烂,兼口干溲赤、烦热、腹痛,苔黄腻,脉滑数。

3. 脾虚气陷　稍有劳累即脱,不能自行还纳,需手法推托复位,肛门松弛,伴有肛门坠胀、大便带血、神疲乏力、食欲不振、大便干结或泻下清稀、完谷不化,甚则头昏耳鸣、腰膝酸软,舌淡苔薄白,脉弱。

脱肛轻重不一,一般可分为三度。

Ⅰ度脱垂:为直肠黏膜脱出,脱出物淡红色,长 3~5cm,触之柔软,无弹性,不易出血,便后可自然回复。

Ⅱ度脱垂:为直肠全层脱出,长 6~10cm,呈圆锥形,淡红色,表面为环状而有层次的黏膜皱襞,触之较厚,有弹性,肛门松弛,便后有时需用手回复。

Ⅲ度脱垂:直肠及部分乙状结肠脱出,长达 10cm 以上,呈圆柱形,触之很厚,肛门松弛无力。

治则　举陷固脱。虚证宜益气升提;实证宜清泻湿热消肿。取足太阳膀胱经、督脉经穴为主。

处方　主穴:长强　承山　大肠俞

配穴:诸虚证均加百会、气海;肺气虚者加肺俞、太渊;脾气虚者加脾俞、太白;肾气虚者加肾俞、三阴交、神阙。湿热下注者加曲池、阴陵泉;久痢久泻不愈加上巨虚、足三里。

方义　长强为督脉之别络,位近肛门,刺之可增强肛门约束能力;足太阳膀胱经循尾骶,其经别自尻下别入肛,取足太阳经承山穴可清热解毒,消肿止痛,配合大肠俞可调理大肠腑气,促进直肠回纳。

加督脉与诸阳经的交会穴百会,灸之可使阳气旺盛,有升提固摄,举陷提肛之效;气海补中益气以升提。加肺俞、太渊补肺益肠;加脾俞、太白补中益气,升提举陷;加肾俞、三阴交、神阙温补脾肾而助升提;加曲池、阴陵泉清热利湿,调节肛门约束功能而固脱。

操作 毫针刺,实证针用泻法,虚证用补法,可灸。背部腧穴不可直刺、深刺,神阙只灸不针。每日 1 次,留针 20~30 分钟。

【其他疗法】

1. 耳针 取直肠、大肠、皮质下、神门。中等刺激,每次留针 30 分钟,每日 1 次。或用王不留行籽贴压,每 3~5 日更换 1 次。

2. 挑治 在腰骶部寻找阳性反应点。常规消毒后,用三棱针或圆利针挑刺,挑出纤维组织 2~3 条,出血少许,然后敷以消毒纱布。隔日 1 次,每天自行按压 3~5 次。

3. 皮肤针 取大肠俞、天枢、百会、长强、夹脊第 9~17 椎、关元、气海、承山。常规消毒后,沿穴位中等刺激叩击,每次 10 分钟,以皮肤潮红为度。每日 1 次,10 次为 1 个疗程。

4. 穴位贴敷 取神阙、百会。用鳖头 1 个,升麻 5g,枳壳 10g,五倍子 5g,研末拌匀,用米醋调成糊状,涂满脐窝内,外盖敷料,胶布固定,隔日换药 1 次,10 次为 1 个疗程。或用蓖麻子 14 粒,去壳捣烂如泥,升麻 14g 研细末,二药混合调成膏,分为 2 份,分敷百会、神阙,用胶布固定或用绷带束紧,每日 1 次,7 日为 1 个疗程。

5. 艾灸 取百会、长强、大肠俞、上巨虚为主穴,脾俞、肾俞、气海、关元、足三里等为配穴;或单取神阙穴。用艾条在穴位上行回旋灸或雀啄灸,灸至局部皮肤红润为度;或以药线点灸,以局部有灼热感为度;或单取神阙穴,用隔盐艾炷灸法,每次 2~5 壮,每日 1 次,10 日为 1 个疗程。

案例分析

谢某,女,47 岁,工人。2 年前患慢性肠炎后出现脱肛,每逢大便用力时发作,需以手帮助回纳。经多种方法治疗效果不显,遂求针灸治疗。查体:肛门脱出一皮球样肿物,长约 4cm,横径约 3cm,质软,表面环状黏膜皱襞,呈暗红色。辨证属中气下陷。治宜补中益气,升阳举陷。取百会、大肠俞、上巨虚、长强,用艾条温和灸之。每穴灸 5 分钟,每日 1 次。治疗 4 次后症状明显改善,10 次后已无脱肛。半年后随访未复发。[张丽民,郝蕾,王月梅.针灸治疗急症三则[J].中国中医急症,2002,(03):232-233]

分析:该患者诊断为脱肛,属于气虚下陷,无力升提所致。治则:补中益气,升阳举陷。依据《内经》有"陷下则灸之"的治疗原则。百会穴为督脉与三阳经交会穴,灸之可使阳气旺盛而增升举之力;长强为督脉之别络,灸之可加强肛门的约束功能;肛门为大肠连属部分,故灸大肠俞、上巨虚以充益大肠腑气。诸穴合灸则脱肛自收。

【按语】

1. 针灸治疗脱肛有较好的疗效。对轻证脱肛,可迅速升提;体质虚弱,反复发作者,也有一定效果,配合中药内服或其他疗法,则效果更为明显。局部感染溃疡者,可

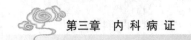

配合药物内服,熏洗、敷药外治。

2. 积极治疗诱发脱肛的慢性腹泻、便秘、咳嗽等疾病,防止腹压过度增高。

3. 经常进行提肛运动,加强身体锻炼。避免久坐、久站或久蹲。

第二十三节 感 冒

感冒是指以鼻塞、流涕、喷嚏、咳嗽、头痛、恶寒、发热、全身不适等为特征的常见外感性疾病。一年四季皆可发生,尤以春、冬季为多发。由于感邪之轻重不同,体质强弱之差异,病情亦有轻重之分,轻者称为"伤风";重者称为"重伤风";若病情较重,并在一个时期内广泛流行,证候多相类似者,则称为"时行感冒"。

西医学的上呼吸道感染、普通感冒和流行性感冒,可参照本节辨证治疗。

知识链接

西医学的流行性感冒是由流感病毒引起的一种传染性急性呼吸道疾病。

【病因病机】

感冒的发生,为风邪或时行病毒侵袭人体,卫表失和,肺失宣降,肺卫功能失调所致。病位主要在肺,基本病机为卫表不和,肺气失宣。

《素问·风论篇》曰:"风者,百病之长也",说明风常是外邪致病的先导。风邪致病常兼夹时令邪气而侵袭人体。在人体正气不足,卫外不固,机体抗病能力下降时,或气候变化剧烈,寒温失调,人体卫外功能不能适应时,风邪或时行病毒,由皮毛、口鼻侵袭人体,引起一系列肺卫证候。由于外邪有偏寒、偏热、夹暑、夹湿等的不同,其病理机制亦有所不同。若感受风寒湿邪,则毛窍闭塞,卫阳被遏,肺气不宣;若感受风热暑燥等邪,或风寒化热,则腠理疏泄,肌表不固,肺失清肃。

【辨证论治】

辨证 以鼻塞、流涕、咳嗽、恶寒、发热、头身疼痛为主症。

1. 风寒束表 鼻塞,流清涕,喷嚏,喉痒,咳嗽,痰液清稀,恶寒不发热或发热不甚,无汗,头痛身疼,舌苔薄白,脉浮紧。

2. 风热犯肺 鼻塞,流浊涕,咽喉肿痛,咳嗽,痰黄而稠,口干而渴,发热恶风,汗出,头胀痛,舌尖红,苔薄白或薄黄,脉浮数。

3. 暑湿伤表 见于夏季,鼻塞流涕,头昏胀重,身重倦怠,恶风发热,或身热不扬,无汗或少汗,胸闷泛恶,纳呆,舌苔白腻或微黄腻,脉多濡数。

时行感冒乃时行病毒直袭肺卫而致。其病邪常从表入里而化热,故属热证者为多。其发病急骤,全身症状较重,突然恶寒,发热较高,周身酸楚,疲乏无力。

治则 疏风解表。风寒束表者疏风散寒,解表宣肺;风热犯肺者疏散风热,清利肺气;暑湿伤表者清暑化湿,解表和中。取手太阴肺经、手阳明大肠经、足阳明胃经及督脉经穴为主。

处方 主穴:合谷 大椎 外关

配穴:风寒束表加风门、肺俞、列缺;风热犯肺加尺泽、曲池;暑湿伤表加中脘、足三里、阴陵泉、支沟;正虚感冒加足三里、三阴交;头痛甚加太阳、头维;咽喉肿痛加少商点刺出血;恶心呕吐加内关;鼻塞加迎香;小儿高热惊厥加印堂、水沟。

方义 大椎为六阳之会,纯阳主表,故凡外感六淫在表者,均可取之以疏散表邪;手太阴肺经与手阳明大肠经互为表里,取阳明经原穴合谷疏风宣肺,解表清热;阳维脉主阳系表,外关穴为手少阳经之络穴,通于阳维脉,可宣通三焦气机,疏风解表。

加列缺、风门、肺俞以疏风散寒解表;加尺泽、曲池清利肺气,解表泻热;加中脘、足三里、阴陵泉、支沟清暑化湿,解表和中。

操作 毫针刺,用泻法或平补平泻法。风寒束表可加灸;风热犯肺,大椎、少商用三棱针点刺出血;暑湿伤表针用平补平泻法。背部穴不可深刺、直刺,防止刺伤重要脏器。每日 1 次,留针 20~30 分钟。

【其他疗法】

1. 耳针 取肺、内鼻、气管、咽喉、脾、胃、三焦。每次选 2~3 穴,中等刺激,每日 1 次,每次留针 10~20 分钟。

2. 艾灸 取大椎、风门、外关、足三里。每穴艾条悬灸 10 分钟,至局部皮肤潮红有温热为度。适用于风寒感冒,并有预防感冒的作用。

3. 拔罐 取肺俞、风门、大椎、身柱、大杼。每次选 2~3 穴,留罐 10 分钟。

4. 刮痧疗法 用边缘平滑的陶瓷小汤匙蘸植物油,从颈部风池穴开始至脊柱两旁,自上而下,刮至皮肤紫色出血点为止。注意防止刮破皮肤。风寒、风热、暑湿证均可用。

5. 穴位注射 取曲池穴。用防风注射液或柴胡注射液 0.5~1ml 注射,适用于退热。

6. 皮肤针 风寒束表取脊柱两侧、肘窝、大小鱼际、鼻部;风热犯肺取胸背部、风池、大椎、合谷、后头部、曲池。用皮肤针中度或重刺激,每日 2~3 次。

【按语】

1. 针灸治疗感冒疗效较好,特别对发热、鼻塞、头痛症状的改善明显。

2. 本病与某些传染性疾病的早期症状相似,必须注意加以鉴别。

3. 感冒是临床常见的外感疾病,发病率较高,特别是时行感冒,多在人口稠密的地方和公共场所传播流行,因此预防本病尤为重要。针灸对预防感冒也有较好作用,经常感冒者或感冒流行期间,取足三里穴针刺,用补法,或艾灸足三里,每日 1 次,每次 20~30 分钟,有增强御病能力,预防感冒的作用。

4. 平时应注意保持室内通风,坚持锻炼,增强防御外邪的能力。

第二十四节 咳 嗽

咳嗽是肺系疾患中的主要症状,以咳嗽、咯痰为其特征。若咳与嗽分别言之,肺气上逆作声,有声无痰为咳;咯吐痰液,有痰无声为嗽,一般多声痰并见,故以咳嗽并称。咳嗽有外感、内伤之分,外感咳嗽多属急性病证,内伤咳嗽多为慢性病证。外感咳嗽调治失当可转为慢性咳嗽,内伤咳嗽复感外邪亦可急性发作。咳嗽若迁延不愈,或年老体弱,脏气受损,则可并发喘息,而成咳喘。

知识链接

咳嗽是清除呼吸道分泌物及异物的一种保护性反射,当咽、气管和小支气管因受到感染而有炎性分泌物时,均可引起咳嗽。

西医学的上呼吸道感染、支气管炎、支气管扩张、肺炎、肺结核等,凡以咳嗽为主要临床表现者,可参照本节辨证论治。

【病因病机】

咳嗽的病因可分外感和内伤两大类。

外感咳嗽为外邪从口鼻、皮毛伤及肺卫而致。肺主气,外合皮毛,开窍于鼻。六淫之邪一旦侵袭人体,首先犯肺,使肺气壅遏不宣,清肃之令失布,以致肺气上逆而咳嗽。由于四时气候变化之异,人所感受的致病外邪也有所不同,故临床可见风寒、风热、燥热等的不同。

内伤咳嗽主要是脏腑功能失调所致。肺脏自病者,多因肺系病患迁延不愈,肺气虚弱,宣肃失职,津液失布,聚而为痰,阻塞气道,气逆而咳;或肺阴亏损,肺失清润,气逆于上而作咳。他脏功能失调,累及肺脏宣肃失常也可致咳嗽。常因饮食不节,脾运失健,痰浊内生,上渍于肺,肺失清肃,上逆为咳;或七情内伤,肝气郁结,气郁化火,气火上逆犯肺,肺气肃降受阻而作咳。亦可见肾虚摄纳无权,息短气促,则咳而喘。

基本病机为肺失宣肃,肺气上逆;其病位主要在肺,与肝、脾、肾密切相关。

【辨证论治】

辨证 咳嗽、咯痰为主症。

外感咳嗽起病急,病程较短,初起常伴有寒热、头痛等表证,多属实证。

1. 风寒袭肺 咳嗽声重,咽痒,咳痰稀薄色白,伴头痛、鼻塞、流涕、肢体酸楚、恶寒发热、无汗等表证,舌苔薄白,脉浮紧。

2. 风热犯肺 咳嗽气粗,痰黄稠或稠浊,咳痰不爽,口干咽痛,伴头胀痛、鼻流浊涕、汗出,苔薄黄,脉浮数。

3. 燥热伤肺 喉痒干咳无痰,或痰少而黏,不易咯出,鼻燥咽干,甚则痰中带血,胸闷而痛,初起或伴头痛、恶寒、身热,舌光红、苔薄黄少津,脉细数。

内伤咳嗽起病较缓,多有较长的咳嗽病史,常反复发作,病程长,可伴有它脏见证,多属虚证或虚中夹实。

1. 痰湿犯肺 咳声重浊,痰多色白,易于咳出,晨起为甚,胸脘痞闷,纳呆腹胀,神疲身倦,舌苔白腻,脉濡滑。

2. 肝火犯肺 呛咳气逆阵作,痰少质黏,咯之不易,面红咽干,咳时引胁作痛,舌红、苔薄黄少津,脉弦数。

3. 肺阴亏虚 咳嗽日久,干咳少痰,痰中带血丝,潮热颧红,口燥咽干,心烦失眠,盗汗,手足心热,神疲乏力,舌红少苔,脉细数。

肺气虚弱亦可引起咳嗽,但其多气喘兼咳,故在此不作介绍。

治则 宣肃肺气,理气止咳。风寒束肺者疏风散寒;风热犯肺者疏风散热;燥热伤肺者清肺润燥;痰湿阻肺者健脾燥湿;肝火犯肺者平肝降火;肺阴亏虚者滋阴润肺。

取手太阴肺经穴及俞募穴为主。

处方 主穴:肺俞　列缺　合谷　太渊　中府

配穴:风寒加风门、外关;风热配大椎、曲池、尺泽;燥热配太溪、曲池;痰湿加丰隆、脾俞、太白;肝火犯肺加行间、肝俞;肺阴亏虚加太溪、膏肓;头痛加风池、上星;咽喉干痛加少商点刺出血;咯血加孔最、膈俞;肢体酸楚加后溪、申脉;鼻塞加迎香;脘闷纳呆加中脘、足三里;潮热盗汗加阴郄、膏肓;心烦失眠加神门;咳嗽并喘者加定喘。

方义 肺主皮毛,司一身之表,外邪袭人,首先犯肺。手太阴与手阳明为表里关系,取手太阴络穴列缺,配手阳明原穴合谷散风祛邪,宣肺解表;肺俞穴属足太阳经,乃肺脏之气输注之处,太阳主一身之表,针之能疏通太阳之经气,散风寒,解表邪,宣肺气而止咳嗽。原穴为脏腑真气所注,故取肺原太渊,利肺理气;肺俞与肺经募穴中府合用属俞募相配,调补肺气,止咳化痰。诸穴共奏宣肃肺气,理气化痰止咳之功。

加外关、风门解表散寒;加大椎、曲泽、尺泽疏风解表、清热宣肺;加曲池、太溪清燥热、滋肾阴,以润肺止咳。加丰隆、脾俞、太白健脾祛湿化痰;加行间、肝俞平肝降火;加太溪、膏肓可滋补肺肾之阴以降虚火,痰火得清,咳嗽可平。

操作 毫针刺,风寒证可针灸并用,针用泻法;风热证针用泻法,大椎可点刺出血;燥热证针用平补平泻法;痰湿阻肺针灸并用,针用平补平泻法;肝火犯肺只针不灸,用泻法;肺阴亏虚只针不灸,针用平补平泻法。中府及背部穴不可深刺、直刺,防止刺伤重要脏器,太渊穴避开动脉。每日1次,留针20~30分钟。

【其他疗法】

1. 耳针　取支气管、肺、神门、脾、肝、肾上腺。每次选2~3穴,外感咳嗽用强刺激;内伤咳嗽用中等度刺激,每日1次或隔日1次,留针10~20分钟。亦可用王不留行籽贴压。

2. 拔罐　取肺俞、膈俞、风门、膏肓。每日1次,每次留罐10~15分钟。适用于外感风寒咳嗽。

3. 穴位注射　取大椎、风门、肺俞、定喘、膻中。每次选2~4穴,用胎盘组织液、丙酸睾酮、普鲁卡因等药,注射量根据不同的药物及具体辨证而定。每穴每次注入0.5ml,每日或隔日1次。多用于慢性久咳。

4. 穴位贴敷　取肺俞、定喘、风门、膻中、丰隆、膏肓、足三里。用白附子16g,洋金花48g,川椒33g,樟脑3g,制成100g粉剂,将药粉少许置于穴位上,用胶布贴敷,每3~4日更换1次。最好在三伏天应用。亦可用白芥子、甘遂、细辛、丁香、苍术、川芎等量研成细粉,加入基质调成糊状,敷贴在穴位上,胶布固定,每3日更换1次,5次为1个疗程。若起小水疱,任其自然吸收;如已溃破,则涂以龙胆紫液,敷以消毒纱布,以防感染。此法适用于慢性咳嗽。

5. 穴位埋线　选肺俞、膻中。用埋线针将可吸收手术缝合线埋藏于穴位下肌肉层,15日换埋1次。气喘者加定喘穴,年老体弱者加膏肓、足三里穴。

6. 皮肤针取穴　①后颈部、气管两侧、太渊、天突、肘窝、大小鱼际,重点叩刺颈5~7椎两侧、气管两侧、阳性物处。适用于外感咳嗽。②脊柱两侧、气管两侧、膻中、天突、前后肋间、太渊。重点叩刺胸腰部气管两侧、阳性物处。适用于咳嗽日久,反复发作者。

【按语】

1. 针灸对急慢性咳嗽均有较好疗效,久病患者若能配合其他方法治疗效果更佳。

2. 本病与气候、饮食、情志等有关,宜注意保暖,预防感冒。忌食辛辣厚味,远恼怒、戒烟,这对本病有一定预防作用。并对本病的恢复有重要意义。

3. 平时注意适当体育锻炼,以增强体质,提高抗病能力和对寒冷环境的适应能力。

4. 对久治不愈者,应进一步检查,排除器质性病变。

第二十五节 哮 病

哮病是指以喉中痰鸣有声,呼吸急促,甚至喘息不得平卧为主症的一种发作性肺系疾患。"大抵哮以声响名,喘以气息言"(《医学正传》),临床上喘未必兼哮,而哮必兼喘,所以哮病又可称为哮喘。本病一年四季均可发生,而以寒冷季节、天气变化急剧时多见,且易复发。

西医学的支气管哮喘、喘息性支气管炎等出现痰鸣气喘症状,符合哮病临床特点的,均可参照本节辨证论治。

知识链接

现代医学认为引起支气管哮喘的外界变应原有植物花粉、动物皮屑及羽毛、室内尘埃、粉尘、鱼、虾以及化学药品等。病毒、细菌等微生物亦为激发支气管哮喘的重要因素,其中以呼吸道感染与本病关系密切。

【病因病机】

哮病的病因可分为主因与诱因,主因是宿痰内伏,诱因是寒热等邪气。

宿痰或由屡感风寒,失于表散,则寒邪深入于肺,或经常饮食生冷、肺气受伤皆使上焦气不布津,津液凝聚而成寒痰,内伏于肺及膈上;或饮食酸咸肥甘太过,伤及脾胃,内酿痰热,上渍于肺,敛聚不散,或寒痰内郁化热而成热痰。每当气候突变,恼怒气逆,过度劳累,嗅吸异味,食入海腥发物等诱因而触动肺中内伏之痰,以致痰随气升,气痰搏结,壅塞气道,肺失宣降,肺气上逆,气道挛急而发。

知识链接

《时方妙用·哮证》:"哮喘之病,寒邪伏于肺腧,痰窠结于肺膜,内外相应,一遇风寒暑湿燥火六气之伤即发,伤酒伤食亦发,劳役房劳亦发。"

本病的病理因素以痰为主,而痰的产生主要由于肺不能布散津液,脾不能运化水湿,肾不能蒸化水液而致津液凝聚成痰,内伏于肺。其病位主要在肺,但与脾肾亦有密切关系。基本病机为痰阻气道,气道挛急,肺失肃降,肺气上逆。

课堂互动

如何理解"宿痰"这一病理因素?

【辨证论治】

辨证 以喉中痰鸣有声,呼吸急促,甚至喘息不得平卧为主症。

哮病多骤然发作,常有先兆症状,如鼻喉发痒、喷嚏、咳嗽、胸中不适,继则发作明显,胸膈满闷,呼吸困难,呼气延长,喉中痰鸣,咯痰不利,甚则张口抬肩,不得平卧。发作时间一般为数分钟至数小时,发作将停时,咳出较多稀薄痰液,然后气促减轻,哮喘缓解。发作时胸部饱满,叩诊呈过度反响,听诊两肺满布哮鸣音。

本病属邪实正虚,发作时以邪实为主,未发时以正虚为主,久病正虚者,发时每多虚实错杂。

发作期

1. 冷哮 呼吸急促,喉中有哮鸣音,胸膈满闷,咳痰稀白,舌淡苔白滑,脉浮紧,或兼恶寒发热、头痛、无汗等表证。

2. 热哮 呼吸气促,喉中哮鸣如吼,声高息涌,咳嗽阵作,痰黄黏稠,咳出不利,心烦口渴,舌红苔黄腻,脉滑数,或兼有头痛、发热、微恶风寒等表证。

缓解期

1. 肺虚 平素自汗,怕风,常易感冒,每因气候变化而诱发,咳痰清稀色白,面色㿠白,舌淡苔薄白,脉细弱。

2. 脾虚 平素痰多,倦怠无力,脘痞不适,纳少便溏,舌苔薄腻或白滑、质淡,脉细软。

3. 肾虚 气短息促,动则为甚,腰膝酸软,脑转耳鸣,不耐劳累,下肢欠温,小便清长,面色苍白,舌苔淡白,脉沉细;或盗汗,手足心热,颧红,舌红少苔,脉细数。

哮病的治疗,发作时治标,缓解期治本是治疗的首要原则。发作时攻邪,当分清寒热;哮病反复发作,正气必虚,多累及肺、脾、肾三脏,故缓解期治本,应区别补肺、健脾、益肾的主次,其中尤应重视补肾,因肾为先天之本,五脏之根,精气充足则根本得固。

治则 发作期冷哮宜温肺散寒,豁痰利窍;热哮宜宣肺清热,化痰降逆;缓解期或补肺,或健脾,或益肾,培补正气,从本调治。取手太阴肺经、任脉经穴及背俞穴为主。

处方 主穴:发作期 肺俞 合谷 天突 丰隆 中府

缓解期 气海 肺俞 肾俞 膏肓 足三里 阴陵泉 太渊 太溪

配穴:冷哮加风门、外关;热哮加大椎、曲池、尺泽;兼喘者加定喘;胸膈满闷加膻中、内关;鼻塞痒者加迎香、印堂;恶心者加内关;腹胀痛加中脘、天枢;手足心热、盗汗者加复溜、阴郄。

方义 痰饮内伏于肺,气道受阻,肃降失权,肺气上逆而发哮病。故取肺俞、中府俞募相配,调理肺脏气机,化痰止哮,天突降逆顺气,化痰止哮,丰隆为豁痰经验效穴,哮病发作,乃内伏宿痰为外感所诱发,病虽在肺,但手太阴与手阳明相为表里,故取大肠之原穴合谷疏解表邪、通利肺气。

冷哮加风门、外关疏风散寒,肃肺化痰止哮;热哮加大椎、曲池、尺泽疏散表邪,清泻肺热。

哮病缓解期治宜扶正固本为要,故取肺俞、膏肓补益肺气,肺经输土太渊补土生金;足三里、阴陵泉补益脾胃,健运中焦,以资生化之源,使水谷精微上归于肺,肺气充则卫外有权,不受外邪,亦为培土生金之意;肾俞、气海补益肾气,肾经原穴配合肺经原穴太渊滋肾益肺。肺肾气充,则上能主而下能纳,气机升降有序,哮喘得以平复。

操作 毫针刺,发作期用泻法,冷哮加用灸法,热哮只针不灸;缓解期用补法,或补泻兼施,并可加灸。中府及背部穴不可直刺、深刺。每日 1 次,留针 20~30 分钟。

【其他疗法】

1. 耳针 取下屏尖、肾上腺、气管、皮质下、交感、肺。每次选 2~3 穴,强刺激,留针 5~10 分钟,每日 1 次。

2. 皮肤针 取鱼际及前臂手太阴肺经循行部位、两侧胸锁乳突肌、第 7 颈椎至第 2 腰椎旁 1.5 寸处足太阳膀胱经循行部位。用皮肤针循经叩刺,至皮肤潮红或微渗血为度,适用于发作期。

3. 穴位敷贴 取肺俞、膏肓、定喘、膻中。用白芥子 30g、甘遂 15g、细辛 15g,共为细末,用生姜汁调药粉成糊状,每穴涂药蚕豆大,外敷胶布,贴 30~60 分钟取掉,局部红晕微痛为度。若起疱,消毒后挑破,涂龙胆紫。在三伏天敷贴,每 10 日 1 次。

4. 穴位注射 发作期选定喘、合谷;缓解期取胸 1~6 夹脊、肺俞、膏肓、脾俞、肾俞。发作期每穴注射 0.1% 肾上腺素 0.2ml;缓解期每次由上而下选取 1~2 对穴位,每穴注射胎盘组织液 0.5~1ml,隔日 1 次。

5. 穴位埋线 选定喘、膻中、肺俞、脾俞、丰隆、足三里。每次选 1~3 穴,用埋线针将可吸收手术缝合线埋藏于穴位下肌肉层,每 2~4 周 1 次,一般埋线 2~3 次。

6. 穴位割治 取膻中穴,常规消毒后,局部浸润麻醉,纵向切开 0.5~1cm,割去少许皮下脂肪,用血管钳按摩穴位 0.5 分钟,缝合,每 10~15 日 1 次,一般 1~2 次。

案例分析

谭某,男,31 岁,就诊前 1 天因迁入装修后的新居而突然出现胸闷喘促,咳嗽,喉中痰鸣。诊时见喘促痰鸣,张口抬肩,时有咳嗽,舌红,苔白滑,脉沉滑。双肺可闻哮鸣音,X 线示心肺正常,心电图正常。考虑支气管哮喘。取列缺、丰隆、内关、膻中透中庭、定喘,前 3 穴在直刺得气后行捻转泻法 1 分钟,将针提至天部,迎经气而上斜刺,得气后行捻转行泻法 1 分钟,提至天部,再直刺并予捻转泻法 1 分钟,再提至天部,顺经气而下斜刺,得气后行捻转泻法,1 分钟,重复上述手法 3 次后留针 30 分钟;膻中透刺行捻转泻法,留针;定喘穴刺络拔罐。患者于 30 分钟内哮喘明显缓解,双肺哮鸣音减少。嘱脱离过敏原,每日治疗 1 次,巩固治疗 3 次后症状消失。[成意伟. 针灸治疗急症举隅[J]中国中医急症,2002, (03):179]

分析:支气管哮喘属中医学"哮证""喘证"范畴,乃因邪蕴于肺,痰阻气道,肺气宣降失常而作。列缺为肺经络穴,有宣降肺气之功;丰隆为胃经络穴,可健脾消痰;内关为心包经络穴,通于三焦经,"上焦主纳",即有纳气而行呼吸的作用;膻中透中庭可宽胸散结;定喘穴为治喘之特效奇穴,刺络拔罐可达邪外出,诸穴合用有宣肺化痰、降逆止哮之功,故而收效。

【按语】

1. 针灸治疗哮病的疗效较好。对哮喘持续发作,针灸不能控制者,应采取综合救治措施。

2. "冬病夏治"是治疗本病的一项重要措施,若能及早治疗,治得其法,可减少发作,提高治愈率。

3. 哮病患者应注意保暖,预防感冒。饮食宜清淡而富有营养,忌食易引起本病发作的食物,避免接触诱发因素,戒烟是减少发作和防止病情加重的重要条件之一。

4. 平素加强身体锻炼,增强抗病能力,亦属重要措施。

5. 保健灸。用艾条灸风门、大椎、肺俞、膏肓俞、关元、神阙、足三里等穴,灸至皮肤潮红不起疱为度,常年坚持,必有良效。

第二十六节 喘 病

喘病是以气短喘促,呼吸困难,甚则张口抬肩,不能平卧为主症的一种肺系疾病。常为某些急慢性疾病的主要症状。喘有虚实之分,一般而言,邪气壅肺者为实喘,精气内夺者为虚喘。本病一年四季皆可发生。

西医学的阻塞性肺气肿、肺源性心脏病、心肺功能不全、慢性喘息性支气管炎、矽肺及瘿病等,出现以呼吸困难为主要临床表现时可参照本节辨证论治。

【病因病机】

实喘由外感风寒、风热,侵袭肺卫,外则郁闭皮毛,内则遏阻肺气,肺气宣降不利,清肃失司;或肺有蕴热,复为表寒所束,使热不得泄,肺气上逆而作喘;或恣食生冷、肥甘厚味,或嗜酒伤中,脾运失健,痰湿内生,上阻于肺,而致肺气壅塞,气逆而喘;或情志不遂,忧思气结,则气阻胸中;或郁怒伤肝,肝气上逆,肺气不降,而发喘病。

虚喘因久咳伤肺,肺气日弱,以致肺之气阴两虚,发生短气喘促;或久病迁延不愈,由肺及肾,则肺肾俱虚,或劳欲伤肾,或精气内夺,致肾虚气失摄纳,逆气而喘;或中气虚弱,肺气失于充养,亦能因气怯呼吸无力而喘。若肺肾俱虚,亦可导致心气、心阳衰惫,鼓动血脉无力的喘脱危象。

肺为气之主,肾为气之根,肺肾同司气体之出纳,故喘证的发生主要在肺和肾,但与脾、肝亦有关系。一般实喘病位在肺,虚喘病位在肺、肾两脏。基本病机为肺失宣降,肺气上逆,或肺肾出纳失常。

【辨证论治】

辨证 以气短喘促,呼吸困难,甚则张口抬肩,不能平卧为主症。喘病辨证以辨别虚实最为紧要。

课堂互动

喘病与哮病如何区别?

实喘则病势急骤,呼吸深长有余,呼出为快,气粗声高,伴痰鸣咳嗽,脉象有力。

1. 风寒束肺　喘急胸闷,咳嗽痰多,清稀有泡,伴有恶寒、发热、头痛、无汗等症,舌苔薄白,脉浮紧。

2. 风热犯肺　喘促气粗,咳嗽痰黄而稠黏,咳吐不畅,心胸烦闷,口干而渴,兼有发热、恶风,舌边尖红、苔薄黄,脉浮数。

3. 痰湿蕴肺　喘咳胸满窒闷,痰多色白,脘痞腹胀,舌质淡、苔白腻,脉弦滑。

4. 肝郁侮肺　突发气促,呼吸不畅,咳引胸胁作痛,伴失眠、心悸,苔薄白,脉弦。

虚喘病势徐缓,时重时轻,呼吸短促难续,深吸为快,声低气怯,脉微弱。

1. 肺脾两虚　喘息促短无力,语声低微,自汗心悸,面色㿠白,神疲乏力,食少便溏,舌淡苔少,脉弱。

2. 肺肾两虚　喘促日久,动则喘咳,张口抬肩,气不接续,胸闷如窒,不能平卧,痰多而黏,汗出肢冷,或心悸怔忡,舌淡,脉沉细。

知识链接

《景岳全书·喘促》:"实喘者,气长而有余;虚喘者,气短而不续。实喘者胸胀气粗,声高息涌,膨膨然若不能容,惟呼出为快也;虚喘者,慌张气怯,声低息短,惶惶然若气欲断,提之若不能升,吞之若不相及,劳动则甚,而惟急促似喘,但得引长一息为快也。"

治则　实喘宣肺化痰,降逆平喘。风寒者疏风散寒;风热者清热解表;痰湿壅盛者健脾化痰;肝郁者兼疏肝解郁。虚喘补肺健脾,益肾纳气,化痰平喘。取手太阴肺经、任脉经穴及背俞穴为主。

处方　主穴:实喘:定喘　膻中　天突　尺泽　孔最

虚喘:定喘　膏肓　肾俞　足三里　太渊　肺俞　太溪

配穴:风寒加风门、肺俞;风热配大椎、曲池、尺泽;痰湿加脾俞、丰隆;肝郁加太冲、肝俞;肺气虚配中府、合谷;脾气虚配脾俞、公孙;肾气虚配关元、气海俞;胸膈满闷加内关;心悸怔忡加神门、内关;便溏加关元;喘甚配天突。

方义　实喘取尺泽调理肺气;郄穴主治急性病证,故取肺经郄穴孔最肃肺化痰平喘;天突降逆利肺;膻中宽胸理气,宣通气机;定喘为平喘之经验效穴。

虚喘取肺、肾之背俞穴肺俞、肾俞,与肺经原穴太渊,补益肺、肾真元之气;足阳明胃经下合穴足三里培土生金;膏肓为治疗虚劳要穴;定喘为平喘之经验效穴;取肾经原穴太溪以补肾固本。

加肺俞、风门疏风解表,宣肺平喘;大椎、曲池、鱼际疏表解热,化痰平喘;脾俞、丰隆以运脾化痰;肝俞、太冲疏肝解郁,平肝降逆。加中府、合谷补益肺气;脾俞、公孙健脾助运,以资化源,以达培土生金;关元、气海俞培元固本,以纳气平喘。

操作　毫针刺,实喘用泻法,痰湿蕴肺及风寒束肺可加灸法,背部腧穴可拔火罐;虚喘用补法,并可加灸。太渊穴避开动脉,背部穴不可深刺、直刺。每日 1 次,留针20~30 分钟。

【其他疗法】

1. 耳针　选平喘、肺、肾、支气管、肾上腺、皮质下、交感。每次取 2~3 穴,强刺激,留针 10~15 分钟,每日 1 次。必要时可埋针 24 小时。

2. 三伏灸 选肺俞、脾俞、膏肓、定喘、肾俞。大艾炷隔姜灸,每穴 3~5 壮,以皮肤潮红不发泡为度,每日 1 次,在三伏天施灸。

3. 穴位埋线 选定喘、膻中、肺俞、脾俞、丰隆、足三里。每次选 1~3 穴,用埋线针将可吸收手术缝合线埋藏于穴位下肌肉层,每 2~4 周 1 次,一般埋线 2~3 次。

4. 皮肤针 选鱼际、前臂的手太阴肺经循行部、两侧胸锁乳突肌部。每部各叩击 15 分钟,依次轻叩,以皮肤微红为度。

【按语】

1. 针灸有较好的平喘效果。但本病多由其他疾病发展而来,所以积极治疗原发病,是阻断病势发展,提高临床疗效的关键。

2. 喘病患者平时要注意保暖,防止受凉,戒除吸烟等不良嗜好。适当进行体育锻炼,增强防御疾病能力。

3. 喘病应注意早期防治,力求根治,当发作严重时,应配合其他治疗方法,积极救治。

第二十七节 胁 痛

胁痛是指以一侧或两侧胁肋部疼痛为主要表现的病证,是临床多种疾病的一个自觉症状。

西医学的急慢性肝炎、胆囊炎、胆石症、胆道蛔虫症等肝胆疾患、胸膜炎、肋间神经痛等出现胁肋疼痛者,可参照本节辨证论治。

【病因病机】

肝胆位于胁部,其脉分布两胁,故胁痛之病,主要责之于肝胆。基本病机为脉络痹阻或失养,肝胆络脉失和所致。

肝为风木之脏,其性喜条达而恶抑郁。若情志郁结,肝气失于疏泄,脉络受损,经气不利,发为胁痛;或外感湿热邪毒,伤及肝胆;或饮食不节,湿热蕴结脾胃,脾胃湿热移于肝胆,肝胆失于疏泄条达,而致胁痛;若气郁日久,血行不畅,瘀血停留,胁肋脉络不畅;或强力负重、跌仆闪挫,胁络损伤,气血不畅,瘀血停积,皆可致胁痛;若久病体虚,或劳欲过度,精血亏损,或肝胆湿热久羁,郁而化火,火热伤阴,肝络失养,亦可导致胁痛。

课堂互动

如何理解引发胁痛的主要脏腑在肝胆?

【辨证论治】

辨证 以一侧或两侧胁肋部疼痛为主症。疼痛性质有胀痛、刺痛、闷痛、隐痛、窜痛等,常反复发作。

知识链接

血常规、肝功能、肝系列、胆囊造影、B 超、CT 等现代医学检查有助于明确诊断。

1. 肝气郁结 胁肋胀痛,走窜不定,每因情志波动而增减,常伴胸闷不舒,纳少嗳气,苔薄白,脉弦。

2. 肝胆湿热 胁肋灼痛,多偏于右侧,口苦,脘闷纳呆,恶心呕吐,畏进油腻食物,或恶寒发热,或目黄、身黄、小便黄赤,舌红苔黄腻,脉弦滑数。

3. 瘀血阻滞 胁痛如刺,痛处固定而拒按,夜间尤甚,有慢性胁痛或跌仆损伤史,胁下或有痞块,舌质紫暗,脉沉涩。

4. 肝阴不足 胁肋隐隐作痛,其势绵绵不休,遇劳加重,头晕目眩,口干心烦,舌红苔少,脉细弦数。

知识链接

实证多以气滞、血瘀、湿热为主。气滞者以胀痛为主,且游走不定,每因情绪变化而增减;血瘀者以刺痛为主,且痛处固定不移。虚证多以精血亏损、肝失所养为主。

治则 疏利肝胆,活络止痛。肝气郁结者疏肝解郁;肝胆湿热者宜清热化湿;瘀血阻滞者活血化瘀;肝阴不足者滋阴养血,柔肝止痛。取手足少阳经、足厥阴肝经穴为主。

处方 主穴:期门 支沟 阳陵泉

配穴:肝气郁结加太冲、肝俞;肝胆湿热加中脘、侠溪;瘀血阻滞加膈俞、三阴交、阿是穴;肝阴不足配肝俞、肾俞、期门、三阴交、足三里;恶心呕吐加内关;头晕目眩加灸百会、风池;心烦加神门。

方义 肝与胆互为表里,厥阴、少阳经脉同布胁肋,故取肝经期门、胆经阳陵泉,远近相配疏利肝胆气机,活络止痛,取手少阳络穴支沟畅通三焦之气,和解少阳,通络止痛。

加太冲、肝俞疏肝解郁,理气止痛;加中脘、侠溪清热化湿;加膈俞、三阴交、阿是穴活血化瘀;加肝俞、期门、肾俞补精充血,益阴养肝,和络止痛,加足三里、三阴交扶助脾胃,以资气血化生之源,充益精血,濡养肝络。

操作 毫针刺,实证用泻法,慢性者亦可用平补平泻法;虚证用补法,或补泻兼施。期门不宜深刺,背部腧穴不宜直刺、深刺。每日 1 次,留针 20~30 分钟。

【其他疗法】

1. 耳针 取肝、胆、胸、神门、皮质下,一般取患侧。实证用强刺激,虚证用弱刺激。留针 30 分钟,每日 1 次。亦可埋皮内针或压丸。

2. 皮肤针 用梅花针轻叩胁肋部痛点,及与痛点同水平的背俞穴、相邻的上、下背俞穴,并加拔火罐,适用于劳伤胁痛。

3. 穴位注射 取相应夹脊穴,用 10% 葡萄糖注射液 10ml,或加维生素 B_1 或维生素 B_{12} 1ml,直刺达肋间神经根部附近,待有明显针感后,将针稍向上提,回抽无血再将药液注入,每穴注入 1ml,隔日 1 次。亦可参照针刺法选穴。适用于肋间神经痛。

4. 电针　取期门、章门、阳陵泉、相应节段夹脊穴。针刺得气后,接电针仪,用连续波,强刺激,每日 1 次,每次通电 5~10 分钟。

5. 头针　取对侧感觉区。沿皮刺入,强刺激。

案例分析

　　李某,女性,38 岁,2009 年 10 月 19 日初诊。因"胆囊炎,胆石症"行"胆囊切除术"。术后胁痛反复发作,多家医院诊治不愈。就诊时右胁疼痛阵作,牵涉到右上下腹,进食后加重。舌质淡红,尖赤,边有齿印,苔薄黄腻,脉弦细无力。中医诊断:胁痛(胆腑失利,少阳气逆,胆病及心)。基本处方:印堂、日月、期门、承满、腹哀、日月右 2 寸、支沟、阳陵泉(均右侧),神门、大陵、天枢(均双侧)。平补平泻法,30 分钟 / 次,1 次 / 日,6 次 / 周。经治胁痛偶发,睡眠好转。25 日下午食鲜柿子后,右胁剧烈绞痛,持续不止,彻夜不眠。就诊时绞痛频作,恶心欲吐,面色苍白。处方去大陵,加内关(双)。针后疼痛缓解。11 月 2 日复诊:胁痛未发,烦躁、睡眠明显改善,进食后感腹部胀满,嗳气。处方加中脘、足三里、三阴交(双),巩固治疗 1 周。12 月 7 日电话询问右胁偶有隐痛及腹胀。[夏晨,孙建华.盛灿若心胆同治针灸治疗胆囊切除术后胁痛经验[J].四川中医,2014,32(03):48-49]

　　分析:胆之募穴日月利胆,肝之募穴期门疏肝,因胆热犯胃,胃气上逆则恶心呕吐,脾经腹哀合大肠募穴天枢通利肠腑。支沟、阳陵泉通利少阳。胆病及心,久痛化火,心火上扰,见烦躁、失眠;神门、大陵以清心通瘀止痛,合印堂定志。此例为胆腑失利,胃肠失调之体,食用甘涩凉之柿子,致胃肠寒凝气滞,以心包经八脉交会穴内关和胃缓急止痛。胃之募穴中脘、下合穴足三里及三阴交以理气运中固本。

【按语】

1. 针灸治疗胁痛效果较好,能较快止痛。但引起胁痛原因较多,应明确诊断,重视原发病的治疗。

2. 饮食宜清淡,忌过食肥甘辛辣之品。注意调畅情志,保持心身健康。

第二十八节　消　渴

　　消渴是指以多饮、多食、多尿,身体消瘦,或尿有甜味为特征的病证。典型表现为"三多一少",根据"三多"有轻重不同,可分为上消、中消和下消。口渴多饮为上消;食多善饮为中消;饮一溲一,尿频溲多为下消,统称为消渴。男女老幼皆可发病,男略多于女。

　　西医学的糖尿病,以及尿崩症、神经性多尿,可参照本节辨证论治。

知识链接

　　现代医学认为,以多饮、多食、多尿、消瘦、尿糖或血糖增高为特征的糖尿病,可分为原发性和继发性两大类,原发性糖尿病又分为 1 型和 2 型(非胰岛素依赖型);继发性为数不多。糖尿病的发病机制主要是由于胰岛素的绝对或相对不足,导致糖代谢的紊乱,使血糖、尿糖过高,进而又导致脂肪和蛋白质代谢的紊乱。多见于中年以后,男性略高于女性。

【病因病机】

情志失畅,长期过度的精神刺激,气机郁滞,久郁化火,消灼肺胃阴津而发为上消,病位主要在肺;饮食不节,长期好食肥甘、醇酒厚味、辛辣香燥,使脾胃运化失职,积热内蕴,化燥耗津,消食水谷,而成中消,病位主要在胃;素体阴虚,或禀赋不足,或恣情纵欲,劳欲过度,肾阴亏耗,虚火内生,上蒸肺胃,遂为下消,病位主要责之于肾。消渴日久不愈,可由阴损及阳,而致阴阳两虚。

消渴病变的脏腑主要在肺、胃、肾,尤以肾为关键。但三脏腑中又有在肺、在胃、在肾的不同,然而其病变常常互相影响,最终均致肺燥胃热肾虚,故"三多"之症常可相互并见。其基本病机是阴津亏虚,燥热偏盛。阴虚为本,燥热为标。

课堂互动

如何理解肺、胃、肾三脏在本病中的作用?

【辨证论治】

辨证 以口渴多饮,多食易饥,尿频量多,形体消瘦为主症。

知识链接

糖尿病是一种慢性进行性疾病,早期常无症状,多因其他疾病或体检中检测尿糖时才发现。中、晚期以多饮、多食、多尿和体重减轻(三多一少)为主要症状。病程较长或治疗不当的患者易出现心脑血管、肾、眼及神经系统等的慢性损害,如脑动脉硬化、高血压、冠心病、尿道感染、视网膜炎、白内障、皮肤瘙痒、手足麻木等。亦可并发各种化脓性感染和结核病。急性并发症为酮症酸中毒、高渗性昏迷、乳酸性酸中毒等,常可危及生命。

1. 燥热伤肺(上消) 烦渴引饮,口干咽燥,多食易饥,尿频量多,大便干结,舌红苔薄黄,脉数。以多饮症状较突出。

2. 胃燥津伤(中消) 消谷善饥,口干欲饮,大便秘结,形体消瘦,苔黄,脉滑实有力。以多食症状较突出。

3. 肾阴亏虚(下消) 尿频量多,混浊如脂膏,头晕耳鸣,口干唇燥,心烦不寐,舌红少苔,脉细数者。以尿量频多较突出。

4. 阴阳两虚 小便频数,混浊如膏,甚至饮一溲一,面色黧黑,腰膝酸软,畏寒肢冷,舌淡苔白而干,脉沉细无力。

治则 清热润燥,养阴生津。燥热伤肺者清热润肺,生津止渴;胃燥津伤者清胃泻火,和中养阴;肾阴亏虚者滋阴补肾,固摄下元;阴阳两虚者补肾益阴,温阳固摄。取相应背俞穴为主。

处方 主穴:胰俞 肺俞 胃俞 肾俞 足三里 太溪

配穴:燥热伤肺加鱼际、心俞、少府、太渊;胃燥津伤加中脘、内庭、三阴交;肾阴亏虚加复溜、肝俞、太冲;阴阳两虚加阴谷、气海、命门、照海;嘈杂善饥加内关;头晕加上星、太冲;失眠加神门、三阴交;烦渴引饮加廉泉、内庭。

方义　消渴总为阴津亏虚,燥热偏胜所致。故取肺俞滋补肺阴;胃俞清泻胃热;肾俞、太溪补益肾阴;足三里健运脾胃以布津液;胰俞为治消渴经验效穴。

加鱼际、太渊、心俞、少府补益肺阴,清热润肺;加胃俞、内庭、三阴交,清泻胃热,健脾益胃以布津液;加复溜补肾纳气,缩泉滋阴,肝俞、太冲补益肝阴,清泻肝火;加阴谷、气海、照海补肾阴,壮肾阳。

操作　毫针刺,燥热伤肺、胃燥津伤只针不灸,针用泻法或平补平泻法;肾阴亏虚针用补法;阴阳两虚者针灸并用,针用补法。背部腧穴不可直刺、深刺。每日 1 次,留针 20~30 分钟。

【其他疗法】

1. 耳针　取胰、内分泌、肝、肾、心、神门、三焦等。每次选 2~3 穴,轻刺激,留针 20 分钟,隔日 1 次,10 次为 1 个疗程,或皮内埋针法,或王不留行籽压贴法。

2. 穴位注射　取胰俞、腰$_2$夹脊穴,或脾俞、胸$_3$夹脊穴,或肾俞、胸$_{10}$夹脊穴。每次选一组穴位,用当归注射液,或维生素 B$_1$注射液,或小剂量胰岛素,每穴注射 0.5~1ml,每日 1 次,10 次为 1 个疗程。

3. 艾灸　取肺俞、胰俞、脾俞、肾俞。每次选 1~2 对穴,用小艾炷灸,每穴灸 5~7 壮,每日 1 次。

4. 皮肤针　取胸$_3$~ 腰$_2$脊柱两侧。皮肤针轻度或中度叩刺,尤重点叩刺胸$_7$~ 胸$_{10}$段,隔日 1 次,10 次为 1 个疗程。

5. 穴位埋线　取胰俞、肾俞、三焦俞,每次选 1~2 穴,用埋线针将可吸收手术缝合线埋藏于穴位下肌肉层,半个月 1 次,10 次为 1 个疗程。

6. 穴位敷贴　取肺俞、膈俞、胃脘下俞。肾俞为主穴,并参照针刺法辨证论治原则加用相应穴位。用天花粉、麦冬、玄参、生地、熟地、玉竹、石斛、石膏、知母、黄连、党参、白芥子、川椒等药研末,取适量药末用生姜汁调成膏状,敷贴于穴位上,以局部灼热、潮红为度。1~2 日 1 次,1 个月为 1 个疗程。

【按语】

1. 针灸治疗本病疗效肯定,对轻型和中型的患者疗效较好,对消渴的并发症如心脑血管、肾、眼及神经系统的慢性损害,亦有较好的疗效。但对胰岛素完全依赖型针灸疗效较差,应予以药物治疗。

2. 必须严格控制饮食,规定合适的食谱、食量。

3. 本病患者抗病力弱,针刺时应严格消毒,以防发生感染。

4. 保持身心健康,调畅情志,适当进行体育锻炼。

5. 如发现病人有恶心呕吐,腹痛,呼吸困难,嗜睡,甚至昏迷,呼吸深大而快,呼吸中有酮味(如烂苹果味),甚至可见血压下降,循环衰竭,是糖尿病引起的酮症酸中毒,病情危险,应及时采取中西医综合措施抢救。

第二十九节　痿证(附:多发性神经炎)

痿证是指以肢体软弱无力,肌肉萎缩,不能随意运动,甚至瘫痪为主要表现的一种病证。临床上以下肢痿弱较为多见,又称"痿躄"。"痿"指肢体痿弱不用,"躄"是指下肢软弱无力,不能步履之意。

西医学的周围神经损伤、运动神经元病、急性感染性多发性神经根炎、脑瘫、重症肌无力、外伤性截瘫等,可参考本节辨证论治。

【病因病机】

本病与外邪侵袭、脾胃虚弱、久病体虚等因素有关。

外感温热毒邪,或高热不退,或病后余热燔灼,肺受热灼,伤津耗气,不能输布津液以润脏腑,筋脉失养,肢体痿弱不用,而发痿证。久居湿地或冒雨涉水,感受湿邪,浸淫经脉,郁而化热,或饮食不节,过食肥甘,损伤脾胃,湿从内生,蕴湿积热,湿热壅于筋脉,气血被阻,而成痿证。素体脾胃虚弱,或久病致虚,气血津液生化不足,筋脉肌肉失养,渐成痿证。先天肝肾不足,或久病体虚,或劳伤过度,精血亏虚,筋脉失养,遂成痿证。

本病病位在肢体筋脉,但涉及五脏,与肺、胃、肝、肾密切相关。基本病机为脏气内伤,筋脉失养。

【辨证论治】

辨证 以肢体筋肉弛缓无力,甚则瘫痪或肌肉萎缩为主症。可突然或渐进,上肢或下肢,偏左或偏右,出现痿软无力,重者完全不能活动,渐见肌肉萎缩,并有局部麻木、发凉等症状。

1. 肺热伤津 初起发热,继则出现肢体软弱无力,心烦,口渴,咳嗽,小便短赤,大便干燥,舌红苔黄,脉细数。

2. 湿热浸淫 肢体痿软无力,下肢尤甚,麻木不仁,身重,发热多汗,胸脘痞闷,小便赤涩,舌红苔黄腻,脉濡数。

3. 脾胃虚弱 肢体痿软无力,时好时差,食少纳呆,腹胀便溏,面色无华,神疲乏力,舌淡苔薄白,脉细弱。

4. 肝肾亏虚 起病缓慢,渐见下肢痿软无力,腰脊酸软,不能久立,甚至步履全废,眩晕耳鸣,心悸,舌红少苔,脉沉细。

知识链接

痿证应与中风后遗症、痹证鉴别。痿证筋骨痿软无力,肌肉麻木,甚至瘦削萎缩,但肢体关节一般不痛;中风后遗症是半身不遂,常伴语言謇涩,口角㖞斜;痹证日久,可出现肌肉麻木、瘦削,但始终有关节酸痛。

治则 调理气血,滋养筋脉。肺热伤津者清热润燥;湿热浸淫者清热利湿;脾胃虚弱者补益脾胃;肝肾亏虚者补肝益肾。取手、足阳明经穴和夹脊穴为主。

处方 主穴 上肢:肩髃 曲池 手三里 合谷 外关 颈胸夹脊

下肢:髀关 伏兔 足三里 风市 阳陵泉 解溪 腰夹脊

配穴:肺热津伤加尺泽、肺俞;湿热浸淫加阴陵泉、三阴交;脾胃虚弱加脾俞、胃俞、中脘;肝肾亏虚加肝俞、肾俞、太溪。

方义 阳明为多气多血之经,根据"治痿独取阳明"之意,本方取上、下肢手、足阳明经穴,起疏经通络,调理阳明,补益气血之义;外关、风市分属手足少阳经,取之以通上、下肢局部经气;夹脊穴位于督脉之旁,又与膀胱经第一侧线的背俞穴相邻,可调理脏腑,疏通气血;阳陵泉为筋会,能通调诸筋。诸穴合用有疏通经络,调理气血,滋养筋脉之效。

加尺泽、肺俞清热润燥;加阴陵泉、三阴交清热利湿;加脾俞、胃俞、中脘补益脾胃;加肝俞、肾俞、太溪滋养肝肾。

课堂互动

如何理解"治痿独取阳明"?

操作 毫针刺,实证用泻法,虚证用补法,寒者加灸。胸夹脊穴注意针刺深度,以免伤及内脏。每日 1 次,留针 30 分钟。

【其他疗法】

1. 电针 在瘫痪部位选取穴位。针刺得气后,连接电针仪,用断续波、中强度刺激,以患肢出现节律性收缩为佳,留针 20~30 分钟。每日 1 次。

2. 穴位注射 同针灸法选穴。每次选 2~4 穴,用维生素 B_1、维生素 B_{12} 注射液,每穴注入 0.5ml。逐日更换穴位。每日 1 次。

3. 耳针 相应穴区、肺、胃、脾、肝、肾、神门。每次选 3~5 穴,用毫针中度刺激,留针 20~30 分钟。每日 1 次。亦可用王不留行籽贴压,2~3 日 1 次。

4. 皮肤针 用皮肤针反复轻叩背部肺俞、脾俞、胃俞、肝俞、肾俞等背俞穴和手、足阳明经线。隔日 1 次。

案例分析

患者,男,63 岁,四肢痿软无力,肌肉瘦削,尤以双下肢为重 1 月余。患者 1 个月前因突然腰痛 2 小时后,下肢不能随意活动,呼吸困难,吞咽困难入院。诊断为急性脊髓炎,经内科治疗后效果不佳,故转针灸科治疗。患者四肢痿软,不能端坐,上肢肌力 I 级,无握力,不能持物;下肢肌力 0 级,肌肉瘦削,小腿周径 23cm,大腿周径 32cm;面色光泽,口干不欲饮,食欲旺盛,小便赤,大便干结如羊粪,苔黄腻,脉滑数。经辨证,患者属湿热内蕴,肝肾亏损之虚实夹杂证。治宜清热利湿,疏通经脉,补益肝肾,濡养筋骨。取肩髃、手三里、中脘、脾俞、胃俞、足三里、阳陵泉、三阴交、环跳、髀关、梁丘、悬钟、解溪、肾俞、太溪、太冲。针治 10 次后,上肢能持物,下肢能扶墙行走;20 次后上下肢肌力均恢复到 V 级,能独立行走,小腿周径 35cm,大腿周径 46cm,至今无复发。[冷美珍.针灸治疗痿证 20 例[J].上海针灸杂志,2003,22(10):31]

分析:患者因湿热内蕴,浸淫筋脉,气血被阻,宗筋失润,出现四肢痿软无力,日久肌肉萎缩而成痿证,属湿热内蕴,肝肾亏损之虚实夹杂证。根据《内经》"治痿独取阳明",重用手足阳明经穴肩髃、手三里、足三里、髀关、梁丘、解溪清阳明湿热之邪,补阳明不足之气。中脘、脾俞、胃俞健脾益胃化湿。因双下肢痿软为甚,故加用下肢部腧穴阳陵泉、环跳、悬钟、三阴交、太溪、太冲以通利经脉,畅通气血。肾俞、三阴交、太溪相配还可补益肝肾,滋养筋脉。筋会阳陵泉、髓会悬钟可强健筋骨,诸穴相配达清热利湿,疏通经脉,补益肝肾,濡养筋骨之功,经多次治疗,使痿软得除。

【按语】

1. 针灸治疗痿证初期疗效较好,晚期疗效较差,对久病畸形者应配合其他疗法。

2. 治疗期间应加强护理,防止褥疮及肺部感染,应保持四肢功能体位,减少变形及萎缩。

3. 在治疗恢复过程中,应加强主动及被动的肢体功能锻炼,以助早日康复。

附:多发性神经炎

多发性神经炎是由于多种病因引起的周围神经广泛损害。临床以肢体远端对称性感觉、运动及自主神经功能障碍为主要表现的一种疾病。也称周围神经炎、神经末梢炎。较常见的病因有感染、中毒、营养代谢障碍、过敏及变态反应等。属于中医的痿证范畴。

【病因病机】

病因与外邪侵袭(温热毒邪)、饮食不节、久病体虚等有关。基本病机为经络受阻,筋脉失于濡养。

因感受温热病毒之邪,浸淫四肢,气血痹阻不畅;或饮食不节,嗜食辛热酒酪之品,消烁精血,不能荣养四肢筋脉;或久病体虚,气血不足,四肢筋脉失养,均可导致肢体麻木疼痛,甚至肌肉萎缩,运动功能障碍。劳累、涉水、受寒常为本病诱因。

【辨证论治】

辨证 本病以肢体远端对称性的感觉障碍、运动障碍、自主神经功能障碍为主,一般以四肢远端为重,可伴有发热、头痛及颈部强硬感等。

1. 感觉障碍 病变初期以四肢远端感觉障碍为主,如疼痛、麻木、蚁行感等,逐渐出现手套样、袜套样感觉减退,肌肉触压痛。

2. 运动障碍 初起即出现肢体远端痿软无力,运动障碍,每于数天内达到最高峰,呈对称性的肌力减退,肌张力下降,久病可见较明显的肌肉萎缩。

3. 自主神经功能障碍 肢端皮肤苍白、发凉、无光泽、少汗或多汗,久病可见皮肤干燥脱屑等。

知识链接

多发性神经炎主要表现为四肢远端对称性的感觉、运动、皮肤色泽、出汗等改变。西医认为本病较常见的病因是感染,一些全身性疾病也可引起。

治则 早期疏通经络,活血化瘀;后期补益肝肾,养血柔筋。取手足阳明经穴为主。

处方 主穴:上肢:肩髃 曲池 外关 合谷 阳池 后溪 八邪

下肢:环跳 足三里 阳陵泉 悬钟 解溪 太白 八风

配穴:早期加膈俞、血海,后期加太溪、三阴交。

方义 本方取上、下肢手、足阳明经穴,起疏经通络,调理阳明气血之义;外关、环跳、阳陵泉、悬钟分属手足少阳经,取之以通上、下肢局部经气;阳池、后溪、解溪、太白分布于手足,交通局部气血;八邪、八风长于治疗四肢手足麻木。

加膈俞、血海活血化瘀;加太溪、三阴交养血柔筋。

操作 毫针刺,初期宜泻法,后期宜补法或平补平泻法,加灸。以上各穴,可交替选用3~5穴。每日1次,留针20~30分钟。

【其他疗法】

1. 电针法 在瘫痪部位选取穴位。早期用连续波;后期选断续波,刺激量逐渐增大,以患肢出现节律性收缩为佳,留针20~30分钟。每日1次。

2. 皮肤针法 在病变部位循经轻叩,以局部皮肤潮红为度。隔日一次。

3. 穴位注射法 同刺灸法选穴。每次选2~4穴,逐日更换穴位。用维生素 B_1、维生素 B_{12} 注射液,每穴注入0.5ml。每日1次。

4. 耳针法 取趾、踝、膝、脾、肾、神门。每次选3~5穴,用毫针中度刺激,留针20~30分钟。每日1次。亦可用王不留行籽贴压,2~3日1次。

5. 三棱针法 在肢体末端病变部位,用三棱针轻轻点刺,出血少许。隔日1次。

【按语】

1. 针灸治疗本病疗效较好,但疗程较长。

2. 本病在急性期应注意休息、保暖,饮食应富含营养和易于消化。

3. 本病可出现肢体瘫痪,卧床期间应经常翻身,防止褥疮。

4. 在治疗期间,应积极主动及被动地进行肢体功能锻炼,以提高疗效,早日康复。

第三十节 痹 证

痹证是由风、寒、湿、热等外邪侵入人体,引起肌肉、关节、筋骨等酸痛、麻木、重着、屈伸不利,或关节灼热肿大等为主症的一类病症。痹,有痹阻不通之义。好发于冬春季节和潮湿寒冷之地。

西医学的风湿性关节炎、风湿热、类风湿关节炎、骨关节炎、肌纤维组织炎和神经痛等,可参考本节辨证论治。

【病因病机】

本病与人体正气不足,感受风、寒、湿、热等邪气有关。

因素体虚弱,卫外不固,腠理空疏;或坐卧湿地,涉水冒寒;或劳累之后,汗出当风等,以致风寒湿邪乘虚而入侵机体,经络气血痹阻,发为风寒湿痹。《素问·痹论篇》说:"风寒湿三气杂至,合而为痹也。"由于感受风寒湿邪各有偏胜,故风寒湿痹又分为行痹、痛痹、着痹。风气胜者为行痹,寒气胜者为痛痹,湿气胜者为着痹。若兼见感受热邪,留注关节;或素体阳盛或阴虚火旺,复感风寒湿邪,邪从热化,而发为热痹。

课堂互动

痹证与痿证如何辨别?

【辨证论治】

辨证 以关节肌肉疼痛,屈伸不利等为主症。

1. 行痹 肢体关节疼痛,游走不定,痛无定处,关节屈伸不利,或伴有恶风发热,苔薄白,脉浮。

2. 痛痹 肢体关节疼痛,痛势较剧,痛有定处,遇寒痛增,得热痛减,局部皮色不红,苔薄白,脉弦紧。

3. 着痹 肢体关节酸痛,重着不移,肌肤麻木不仁,或有局部肿胀,每因阴雨天加重或发作,苔白腻,脉濡缓。

4. 热痹 关节疼痛,局部红肿灼热,痛不可触,关节活动不利,伴有发热恶风、口渴烦闷,苔黄燥,脉滑数。

治则 疏通经络,和营止痛。行痹者活血祛风;痛痹者温经散寒;着痹者健脾除湿;热痹者清泻热毒。取病痛局部腧穴为主,结合循经及辨证取穴。

处方 主穴:肩部:阿是穴 肩髃 肩髎 臑俞

肘部:阿是穴 曲池 合谷 天井 外关 尺泽

腕部:阿是穴 阳池 外关 阳溪 腕骨

背脊:阿是穴 大椎 身柱 腰阳关 夹脊

髀部:阿是穴 环跳 居髎 悬钟

股部:阿是穴 承扶 风市 阳陵泉 秩边

膝部:阿是穴 膝眼 梁丘 阳陵泉 膝阳关

踝部:阿是穴 照海 昆仑 丘墟 解溪

配穴:行痹加血海、膈俞;痛痹加肾俞、关元温经散寒;着痹加阴陵泉、足三里;热痹加大椎、曲池。

方义 因痹证为经络气血痹阻所致,因而选病痛局部腧穴及循经取穴,可以疏通经络,调和气血,使营卫和而病邪去,痹痛遂解。

加血海、膈俞活血,取"治风先治血,血行风自灭"之义;加肾俞、关元温经散寒;加阴陵泉、足三里健脾除湿;加大椎、曲池清泻热毒。

操作 毫针刺,行痹、痛痹、着痹用泻法,针灸并用;热痹用泻法,只针不灸。大椎、曲池可点刺出血;肾俞、关元用灸法或温针灸法。每日 1 次,留针 30 分钟。

【其他疗法】

1. 穴位注射 选当归、防风、威灵仙等注射液,在病痛部位选穴,每穴每次注入 0.5~1ml。注意勿注入关节腔内。每隔 1~3 日注射 1 次,每次取穴不宜过多。

2. 耳针 交感、神门、耳区相应部位。强刺激,留针 20~30 分钟。每日或隔日 1 次。适用于以疼痛为主的关节炎。

3. 皮肤针 用皮肤针叩刺病痛部位及相应节段的脊柱两侧。每隔 3 日叩刺 1 次。适用于以肿胀为主的关节炎。

4. 拔罐法 在病变局部拔火罐,留罐 10~15 分钟,每日 1 次,适用于风寒湿痹。亦可用皮肤针重叩,至病痛部渗血,或用三棱针在病变局部点刺或散刺出血,再加拔罐。适用于病程较长,及肌肤麻木不仁者。

5. 电针 针刺得气后,接通电针仪,用连续波刺激 20~30 分钟,每日或隔日 1 次。

案例分析

许某,女,28岁,干部。4月2日来我院就诊。主诉:产后月子里着凉、受风而致。两臂像风吹一样冷,指端麻木,以拇指及小指为甚,产后刚满1个月。自觉症状:气短、多汗、纳差、二便通畅,舌淡,苔薄白,脉沉细。针刺取穴:气海穴用灸法,针肩髎、曲池、后溪透合谷,少商、商阳、少泽点刺放血。4月4日第1次复诊,自述"肘臂冷减轻,手麻未见好转。"继续用原方,加外关灸疗,4月7日第2次复诊,症状明显好转,左手麻木有所减轻。4月10日第四次复诊,臂冷消失,左手麻木消失,右手麻木减轻,取穴加中渚、合谷。5月20日第10次就诊,症状基本消失。[冯银柱.针灸治疗180例痹症分析[J].内蒙古中医药,2009,28(11):50]

分析:该证属产后气血两虚,风寒之邪乘虚而入,气血阻滞经络,经脉不通而致。治宜调补气血、温通经络、祛风散寒。故灸气海、外关温经散寒,选病痛局部腧穴肩髎、曲池、后溪透合谷,少商、商阳、少泽、合谷、中渚可以疏通经络,调和气血,使风寒去,则痹痛解。

【按语】

1. 针刺治疗痹证有较好的效果,以风湿性关节炎为佳。对于类风湿关节炎,应配合综合治疗。风湿热的急性期要用西药迅速控制病情,以免心脏出现严重的损伤。

2. 本病应排除骨结核、骨肿瘤等,以免延误病情。

3. 平时应注意关节的保暖,避免风寒湿邪侵袭。

第三十一节　腰痛(附:腰椎间盘突出症)

腰痛是指以自觉腰部疼痛为主症的病症,又称"腰脊痛"。腰痛可见于任何年龄,是临床常见症状之一。引起腰痛的原因很多,本节主要讨论寒湿腰痛、瘀血腰痛、肾虚腰痛,其他腰痛可参照有关章节进行治疗。

西医学的腰部软组织损伤、肌肉风湿、腰椎病变、腰椎间盘病变及部分内脏病变等,可参考本节辨证论治。

【病因病机】

腰痛主要与感受寒湿、损伤和肾虚等因素有关。

寒湿腰痛多为久居寒冷湿地,冒雨涉水,或劳作之后,衣着湿冷,当风受寒,寒湿之邪侵于经络,气血阻滞,发为腰痛;瘀血腰痛常因负重闪挫,跌扑撞击,或积劳陈伤,均可致气滞血瘀而腰痛;肾虚腰痛可因素体禀赋不足,或年老体衰,或久病肾亏,或房劳过度,精气耗损,肾气虚惫,而致腰痛。

本病病位在腰部,与肾及膀胱密切相关。基本病机为筋脉痹阻,腰府失养。

课堂互动

腰痛的虚证和实证如何区分?

【辨证论治】

辨证　以腰部疼痛为主症。腰部脊中疼痛,为督脉病症;腰脊两侧出现疼痛,为足太阳经病症。

1. 寒湿腰痛 腰部冷痛重着、酸麻,或拘挛不可俯仰,或疼痛连及下肢,患部恶凉,每因阴雨寒冷时加重。

2. 瘀血腰痛 腰部有劳损或陈伤史,腰痛在劳累后加重,腰部强直酸楚,痛有定处,转侧俯仰不利,腰部两侧肌肉触之有僵硬感,或腘中常有络脉瘀血,苔脉多无变化。

3. 肾虚腰痛 起病缓慢,腰部隐隐酸痛,绵绵不已,喜按喜揉,神疲乏力,脉细。

知识链接

多种因素都可导致腰痛,常见原因有腰部的软组织、骨骼、内脏损伤或病变。实验室检查和腰椎 X 线片、CT、妇科等相关检查有助于本病的诊断。

治则 健腰止痛。寒湿腰痛者温经散寒;瘀血腰痛者舒筋活血;肾虚腰痛者益肾壮腰。取足太阳经穴为主。

处方 主穴:肾俞 大肠俞 腰眼 委中 阿是穴

配穴:寒湿腰痛加腰阳关、风门;瘀血腰痛加膈俞、承山;急性腰扭伤加水沟;肾虚腰痛加命门、志室;急性腰扭伤加水沟。

方义 "腰为肾之府",取肾俞以补肾壮腰;大肠俞、腰眼、阿是穴可疏通腰部经气,通经活络止痛;委中是足太阳经穴,按"经脉所通,主治所及",委中可通调膀胱经气血而舒筋止痛。

加腰阳关、风门温经散寒;加膈俞、承山活血化瘀;加命门、志室益肾壮腰;加水沟通经止痛。

操作 毫针刺,实证用泻法,虚证用补法,寒者加灸。每日 1 次,留针 20~30 分钟。

【其他疗法】

1. 刺络拔罐 用三棱针在腰痛局部散刺出血,或用皮肤针叩刺出血,然后加拔火罐。适用于寒湿腰痛和瘀血腰痛。

2. 耳针 取腰椎、骶椎、肾、神门,取患侧穴。毫针刺,同时嘱患者活动腰部,留针 20~30 分钟,每日 1 次。或用揿针,或用王不留行籽贴压,每隔 2~3 日更换 1 次。

3. 穴位注射 选阿是穴。取地塞米松 5ml 和普鲁卡因 2ml 混合液,注入痛点,每穴 0.5~1ml。每日或隔日 1 次。

案例分析

蒙某,女,65 岁,因腰部冷痛反复发作 20 余年,再发并加重 1 周于 2000 年 6 月 20 日入院。患者有 20 余年腰痛病史,一周前因劳累加重。PE:两侧腰肌紧张,L₃~S₁ 两侧椎旁压痛(++)。腰椎 X 线示:腰椎退行性改变。入院诊断:退行性脊柱炎。在对其使用针灸治疗时,取双侧肾俞、大肠俞,医者均觉针下得气极快,且有吸针入内的感觉,辨为寒邪盛,即行提插泻法,留针并加艾灸盒温和灸 30 分钟,6 日后患者腰痛明显减轻,但针感亦明显减弱,良久未得,即留针并继续加灸候气 30 分钟以培补正气,此后 2 周患者腰痛缓解不明显。患者出现急躁心理,用针下辨气理论耐心给患者做思想工作,患者能配合治疗,两周后针感逐渐增强,患者病情缓解亦有新进展。10 日后腰痛完全消失,临床治愈出院。［蒙珊,尹宏.针下辨气在腰痛治疗中的运用[J].陕西中医,2006,27(4):506］

分析:因患者有 20 余年腰部冷痛病史,一周前因劳累加重,中医辨证为寒湿腰痛。故取双侧肾俞、大肠俞行提插泻法,加灸,以温经散寒、通络止痛。疾病初期以邪盛而正气未衰为主,故针下得气极快;疾病中期邪实已去而正气较衰,故治疗效果可能停滞不前;疾病后期正气渐复,故针感逐渐增强,病情缓解。再针数日后腰痛完全消失,临床治愈出院。

【按语】

1. 针灸治疗腰痛疗效较好。腰椎间盘突出引起的腰痛应配合推拿、牵引等疗法。脊柱结核、肿瘤等引起的腰痛,则不属于针灸治疗范围。

2. 平时常用两手掌根部擦揉腰部,早晚各 1 次,可减轻和防止腰痛发作。更宜慎起居,避风寒,劳逸结合,有利于本病的康复。

3. 预防腰痛,应注意在日常生活中避免坐卧潮湿阴冷之地,保持正确的坐、卧、行走姿势,不可过度负重,避免腰部跌扑闪挫。

附:腰椎间盘突出症

腰椎间盘突出症是由于退行性变或外力作用,使腰椎间盘纤维环破裂,髓核突出,压迫神经根,产生以腰痛、下肢放射痛为主要临床表现的病症。属中医学"腰痛病"范畴。本病好发于 30~50 岁,男性较多。

【病因病机】

本病多与腰部急、慢性损伤,风寒湿邪侵袭等因素有关。

其根本病因在于肝肾亏损。基本病机为肝肾不足,筋骨不健,复受劳损闪挫,或感受风寒湿热之邪,经络痹阻,气滞血瘀,不通则痛。

本病病位在腰,与肝、肾密切相关

【辨证论治】

辨证 多以腰痛、下肢放射痛为主要临床表现。

1. 寒湿阻络 受寒或淋雨之后,腰部重着冷痛。疼痛可连及下肢,每遇寒冷天气症状加重,舌苔白腻,脉弦。

2. 气滞血瘀 腰部有劳损或外伤史,腰部强直疼痛,痛有定处,夜间尤甚,舌质紫暗有瘀斑,苔薄白,脉弦涩。

3. 肝肾亏损 多见于老年人,有慢性腰痛史,腰部隐隐作痛,喜揉喜按,不耐劳累,可伴有咽干口燥,五心烦热等症,舌红少苔,脉沉或沉细。

知识链接

椎间盘突出症之所以易发生于腰部,是由于腰椎的负重及活动度较胸椎为大,尤以 L_{4-5} 及 $L_5\sim S_1$ 之间,是全身应力的中点,负重及活动度更大,故最易引起腰椎间盘突出症。

　　治则 疏经活络,活血化瘀,行气止痛。取足太阳、足少阳经穴为主。

　　处方 主穴:环跳　委中　阳陵泉　腰 3~5 夹脊　阿是穴

　　配穴:寒湿阻络者加腰阳关;气滞血瘀者加膈俞、血海;肝肾亏损者加肾俞、大肠俞。

　　方义 腰椎间盘突出症是由于气血痹阻足太阳、足少阳经脉及经筋,表现为腰部及沿足太阳经、足少阳经的放射性疼痛,故循经取足太阳经穴和足少阳经穴,以疏通两经气血,达到"通则不痛"的作用。环跳为足太阳膀胱经与足少阳胆经的交会穴,可通调两经气血,活络止痛;委中是足太阳经穴,可通调膀胱经气血而舒筋止痛;阳陵泉为筋之会穴,可舒筋通络止痛;腰 3~5 夹脊、阿是穴可疏通腰部经气,通经活络止痛。

　　加腰阳关温经散寒;加膈俞、血海活血化瘀;加肾俞、大肠俞补益肝肾。

　　操作 毫针刺,针用泻法,可加灸。诸穴均用提插捻转泻法,以出现针感沿腰腿部足太阳经、足少阳经向下放射为佳。每日 1 次,留针 20~30 分钟。

　　【其他疗法】

　　1. 刺络拔罐　用皮肤针叩刺腰骶部,或用三棱针在压痛点刺络出血,然后加拔火罐。每日或隔日 1 次。

　　2. 穴位注射　用 10% 葡萄糖注射液 10~20ml,加维生素 B_1 100mg,或维生素 B_{12} 100μg 混合液,注射于 L_{2-4} 夹脊穴及秩边等穴,在出现强烈向下放射的针感时,稍向上提,将药液迅速推入,每穴 5~10ml,每次选 2~3 穴。若兼见疼痛剧烈时,可用 1% 普鲁卡因注射液 5~10ml,注射于阿是穴或环跳穴。

　　3. 电针　根据疼痛部位取 L_{4-5} 夹脊穴、阳陵泉或委中;或选秩边、环跳、阳陵泉、委中。针刺得气后通电,用密波或疏密波,刺激量逐渐由中度到强度。每日 1 次,每次 10~15 分钟。

案例分析

　　患者,男,50 岁,公务员,于 2002 年 5 月 10 日就诊。主诉:左侧腰痛伴下肢外侧放射性痛 1 年。病史:患者酷爱高尔夫球运动,每次患病多与运动有关。曾经针灸、理疗、牵引等治疗逊效,遂来诊。查体:左侧腰骶棘肌紧张,$L_3~L_5$ 棘突旁深压痛,环跳、阳陵泉、丘墟穴处压痛明显,左直腿抬高试验阳性;腰椎 MRI 平扫显示:L_4/L_5、L_5/S_1 椎间盘向左后突出 7mm,压迫相应马尾神经及神经根,L_4、L_5 黄韧带增厚。诊断:腰椎间盘突出症(胆经型)。治疗:按胆经型循经针刺治疗,取相应夹脊穴、环跳、阳陵泉、丘墟等穴。经治 5 次疼痛缓解,10 次疼痛消失,左直腿抬高试验阴性,共治 4 个疗程,随访迄今未复发。[唐华生.循经取穴治疗腰椎间盘突出症对照观察[J].中国针灸,2008,28(8):583-584]

　　分析:患者因腰椎间盘突出症,而继发坐骨神经痛,出现左侧腰痛伴下肢外侧放射性痛。下肢外侧为足少阳胆经所过部位,故辨证为胆经型。取相应夹脊穴疏调腰部经气而止腰痛。循经取胆经穴环跳、阳陵泉、丘墟,可疏通下肢外侧气血,达到"通则不痛"的作用。

　　【按语】

　　1. 针灸治疗腰椎间盘突出症效果显著,可配合牵引或推拿治疗。

　　2. 急性期须卧硬板床休息,不持重,减少腰部活动。

3. 平时注意保暖,腰部宜束阔腰带。劳动时应采取正确姿势。

第三十二节　淋证(附:前列腺炎)

淋证是指以小便频数,淋涩不尽,尿道刺痛,小腹拘急或痛引腰腹为主要特征的病症。根据病因病机和症状的不同,淋证在临床上一般分为热淋、石淋、血淋、气淋、膏淋、劳淋六种类型。

西医学的急性尿路感染、结石、结核、肿瘤、急慢性前列腺炎、乳糜尿、膀胱炎等,可参考本节辨证论治。

【病因病机】

主要因湿热蕴结下焦,致膀胱气化不利;或年老体弱,肾虚不固;或阴虚火旺,虚火灼络所致。

多食辛辣肥甘之品,或嗜酒太过,酿成湿热,注于下焦;或下阴不洁,秽浊之邪入侵膀胱,酿成湿热,致小便灼热刺痛者为热淋;湿热蕴积下焦,尿液受其煎熬,日积月累,尿中杂质结为砂石,发为石淋;湿热伤及血络或阴火灼伤脉络,尿中带血者为血淋;恼怒伤肝,气郁化火,若兼见气火郁于下焦,则膀胱气化不利,出现小便艰涩,余沥不尽,而成气淋;湿热蕴结下焦,致气化不利,不能分清别浊,脂液随小便而去,尿液浑浊,发为膏淋;久淋不愈,耗伤正气,或年老体弱,或劳累过度、房室不节,导致脾肾亏虚,中气下陷,下元不固,遇劳则发或加重者为劳淋。

本病的病位在肾与膀胱,且与肝脾有关。基本病机为湿热蕴结下焦,导致膀胱气化不利。

知识链接

淋证以尿频、尿急、尿痛、排尿不畅为主症,临床上一般分为热淋、石淋、血淋、气淋、膏淋、劳淋六种类型。辨证分寒热虚实,实热证常见膀胱湿热、肝胆郁热等,虚寒证常为脾气虚弱,肾气亏虚。

【辨证论治】

辨证　以尿频,尿急,尿痛,排尿不畅为主症,常伴有小腹拘急或痛引腰腹等症状。

1. 热淋　小便频数,灼热刺痛,尿色黄赤,小腹拘急胀痛,或有恶寒发热,苔黄腻,脉濡数。

2. 石淋　小便艰涩,尿中时有砂石,或排尿时突然中断,尿道刺痛窘迫,少腹拘急,或腰腹绞痛难忍,甚则尿中带血,舌红苔薄黄,脉弦数。

3. 血淋　小便热涩刺痛,尿色深红,或夹有血块,或见心烦口渴、大便秘结,舌红苔黄,脉滑数。

4. 气淋　小便涩滞,淋沥不畅,少腹胀痛,苔薄白,脉沉弦者。

5. 膏淋　小便浑浊,色如米泔,上有浮油如脂,置之沉淀如絮状,或夹有凝块,或混有血液,尿痛,舌红苔黄腻,脉濡数。

6. 劳淋　小便赤涩不甚,但淋沥不已,时作时止,遇劳即发,腰膝酸软,神疲乏力,舌淡,脉虚弱。

治则　清热利湿,通淋止痛,健脾益肾,疏调气机。热淋者清热利湿通淋;石淋者清热排石通淋;气淋者清热理气通淋;血淋者凉血止血通淋;膏淋者分清泌浊;劳淋者补益脾肾通淋。取足太阴经穴和膀胱俞、募穴为主。

处方　主穴:中极　膀胱俞　阴陵泉　三阴交

配穴:热淋加行间;石淋加肾俞、委中、昆仑;气淋加太冲、肝俞;血淋加膈俞、血海;膏淋加气海、足三里;劳淋加脾俞、肾俞、关元、足三里。

方义　淋证以膀胱气机不利为主,故取中极、膀胱俞为俞募配穴法,以疏调膀胱气机而通淋;足太阴经合穴阴陵泉能利尿通淋,调畅气机;足三阴经交会穴三阴交可疏调肝脾肾气机,而通利小便。

加行间清热通淋;加肾俞、委中、昆仑排石通淋;加太冲、肝俞清热理气;加膈俞、血海凉血止血;加气海、足三里分清泌浊;加脾俞、肾俞、关元、足三里补益脾肾。

操作　毫针刺,用泻法,或平补平泻法,酌情加灸。针刺中极前应尽量排空小便,注意针刺深度,以免伤及膀胱。每日 1 次,留针 20~30 分钟。

【其他疗法】

1. 耳针　取膀胱、肾、交感、肾上腺、尿道、耳尖。每次选 3~5 穴,毫针强刺激,耳尖点刺出血。每日 1 次,留针 20~30 分钟。也可埋耳针或用王不留行籽贴压。

2. 皮肤针　取三阴交、曲泉、关元、曲骨、归来、水道、腹股沟部、第 4 骶椎至第 3 腰椎夹脊。用皮肤针自下而上,或自上而下叩刺,至皮肤潮红为度。适用于慢性前列腺炎(气淋)。

3. 电针　取患侧背、腹部穴 1~2 对。适当深刺,针刺得气后,接通电针,选用疏密波或断续波,强度以病人能耐受为度,每日 1~2 次,留针 30~60 分钟。适用于石淋(尿路结石或肾绞痛者)。

【按语】

1. 针灸治疗本病,急性期可缓解症状。

2. 膏淋、劳淋、气淋气血虚弱者,应适当配合中药补气养血。对石淋应采用综合治疗。

3. 并发感染或肾功能损害者,或结石较大,针灸难以奏效者,应及时采用其他疗法,以免延误病情。

4. 淋证病人应养成良好的饮食习惯,清淡饮食,多饮水,忌食辛辣油腻之品。

附:前列腺炎

前列腺炎,是中青年男性因生殖系统感染,导致前列腺长期充血、水肿引起的炎症改变。临床有急、慢性之分,急性前列腺炎以脓尿及尿路刺激症状为特征;慢性前列腺炎症状表现不典型,脓尿较少,但常伴有不同程度的性功能障碍。本病属中医学淋证、癃闭范畴。

【病因病机】

多由下焦湿热,膀胱不能分清泌浊;或肾阴亏虚,虚热内生,热移膀胱,而清浊不分;或肾阳不足,膀胱气化不能;或脾气虚弱,中气下陷,精微下渗,以上均可导致本病发生。病位在下焦。基本病机为气血运行不畅,湿热内结。

【辨证论治】

辨证 以排尿频繁,尿道口时有白色黏液溢出,下腹及会阴部疼痛,有时可见血尿,甚者出现阳痿、遗精及血精为主症。常伴有头痛、头晕、乏力等症状。急性期可出现尿频、尿急、尿痛,脓尿及终末血尿,或伴发热畏寒,腰骶及会阴区不适感。

前列腺液检查每个高倍视野白细胞计数超过 10 个。尿三杯试验,第一、第三杯尿液可呈混浊状态。肛门指检可扪及前列腺肿胀,腺体较硬,表面不光滑或有压痛。

治则 急性期清利湿热,通利下焦;慢性期健脾补肾,分清泌浊。取任脉、足太阴经穴为主。

处方 主穴:关元 中极 阴陵泉 三阴交

配穴:湿热下注加秩边、次髎、曲骨;脾虚气陷加脾俞、气海、足三里;阴虚内热加肾俞、太溪、行间;肾阳不足加肾俞、关元、命门。

方义 关元、中极位于小腹部,是任脉与足三阴经的交会穴,二穴既能调畅下焦气机,又能调理肝脾肾气;足太阴经穴阴陵泉、三阴交均可清利下焦湿热,通利膀胱气机。

加秩边、次髎、曲骨清热利湿;加脾俞、气海、足三里升阳益气;加肾俞、太溪、行间滋阴清热;加肾俞、关元、命门温阳固摄。

操作 毫针刺,急性期用泻法,只针不灸;慢性期用补法或平补平泻法,可酌情加灸。中极、曲骨宜斜刺,不能深刺,以免伤及膀胱。每日 1 次,留针 20~30 分钟。

【其他疗法】

1. 耳针 取肾、膀胱、尿道、盆腔、交感。毫针强刺激,留针 20~30 分钟。

2. 皮肤针 在腰椎至骶椎两侧、腹股沟部、会阴部,用皮肤针中度叩刺。适用于慢性前列腺炎。

3. 芒针 取气海、关元、归来、秩边,配肾俞、三阴交。气海、关元以泻法为主,久病体虚可补气海、归来、秩边。针刺时要求针感传导至前阴。

【按语】

1. 前列腺炎是一种较顽固的疾病。针灸有一定疗效,但需长期坚持治疗。

2. 治疗期间节制房事。

3. 忌食辛辣刺激性食物、戒酒,注意防寒保暖。

知识链接

前列腺炎是男性的多发病。在治疗的同时,应重视心理状态的调整,忌食辛辣刺激性食物,避免久坐,提倡有规律、正常的性生活。

第三十三节 癃 闭

癃闭是指以排尿困难,小便不利,甚则不通为特征的病证。其中以小便排出不畅,点滴而出为"癃";小便不通,欲解不得为"闭",临床统称为"癃闭"。多见于老年男性、

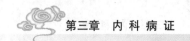

产后妇女及手术后患者。

西医学中各种原因引起的膀胱、尿道器质性和功能性病变及前列腺疾患所造成的排尿困难、尿潴留,可参考本节辨证论治。

【病因病机】

由于年老肾亏,命门火衰,致膀胱气化不能,而尿液潴留膀胱内;或中焦湿热,下注膀胱,膀胱气化不利,而小便难出;或跌扑损伤,下腹部手术后,使经脉瘀滞,影响膀胱气化,尿液排出困难,而成癃闭。

本病的病位主要在膀胱,但与三焦、肺、脾、肾、肝密切相关。基本病机为肾和膀胱气化失司,小便不利。

【辨证论治】

辨证 以排尿困难、尿液难出为主症。常伴小腹胀满,病情严重时,可见头晕、心悸、喘促、恶心呕吐、视物模糊、浮肿等,甚至出现昏迷、抽搐等尿毒内攻症状。

1. 肾气亏虚 小便滴沥不畅,甚或点滴不出,排尿无力,小腹膨隆,腰膝酸软,精神不振,面色不华,舌淡苔薄白,脉沉细弱。

2. 湿热下注 小便点滴而下,甚则不通,解时尿液短赤灼热,小腹胀满,烦躁口干,舌红苔黄腻,脉数。

3. 瘀浊阻闭 有外伤或腹部手术史,小便不利,欲解不下,或时而通畅、时而阻塞,小腹胀满疼痛,舌紫暗或有瘀点,脉涩。

知识链接

癃闭与淋证均为膀胱气化不利,故皆有排尿困难,点滴不畅的特点。但癃闭无尿道刺痛,每日尿量少于正常,甚或无尿排出;而淋证则小便频数短涩,尿道刺痛,欲出未尽,每日排尿量正常。

治则 调理膀胱,行气通闭。肾气亏虚者补益肾气利尿;湿热下注者清热利湿;瘀浊阻闭者化瘀散结。取任脉、足太阴经穴为主。

处方 主穴:关元 中极 阴陵泉 三阴交 膀胱俞

配穴:湿热下注加次髎、行间;肾气亏虚加肾俞、膀胱俞、命门;瘀浊阻塞加膈俞、血海、气海。

方义 关元为足三阴经交会穴,可调理肝脾肾功能,助膀胱气化;膀胱俞配膀胱募穴中极,以疏调膀胱,行气通闭;阴陵泉、三阴交为脾经穴,能健脾渗湿,通利小便。

加次髎、行间清热利湿;加肾俞、膀胱俞、命门补益肾气;加膈俞、血海、气海行气化瘀散结。

操作 毫针刺,实证用泻法,虚证用补法,可加灸。膀胱过度充盈时,下腹部腧穴宜斜刺或横刺,忌用深刺,以免伤及膀胱。每日1次,留针20~30分钟,或至有尿液为止。

【其他疗法】

1. 耳针 取膀胱、肾、三焦、尿道。每次选1~2穴,毫针中度刺激,留针40~60分钟,间歇捻针。或用王不留行籽贴压。

2. 电针 取双侧维道穴,针尖向曲骨透刺2~3寸,然后通以脉冲电流15~30分钟。

3. 脐疗 取神阙穴。将食盐炒黄待冷,用食盐填平神阙穴,再用2根葱白压成0.3cm厚的饼置于盐上,艾炷置葱饼上施灸,灸至温热入腹,内有尿意为止。或神阙穴,用葱白、冰片、田螺或鲜青蒿、甘草、甘遂各适量,混合捣烂后敷于脐部,外用纱布固定,加热敷。

案例分析

姜某,男,62岁,1996年10月2日初诊。病史:有前列腺肥大病史,由于饮酒,昨日夜间以来小便未解,腹胀如鼓,下腹部胀满疼痛,频频入厕,小便点滴不出,坐热浴、按摩均无效。诊断:癃闭。本人不接受导尿,给予针灸治疗。取穴:中极、关元、三阴交、膀胱俞,行强刺激5分钟后用艾条灸,留针15分钟,即自行排尿800ml,小便通畅,腹胀消失,诸症缓解。治疗1次痊愈,随访3个月未复发。[乔艳荣.针灸治疗癃闭案[J].中国针灸,2003,23(1):64]

分析:该患者由于饮酒致中焦湿热,下注膀胱,导致膀胱气化不利,小便难出,形成癃闭。取中极、膀胱俞疏利膀胱气机;关元、三阴交化气行水;行强刺激后可艾条灸,可增加启闭行水之效。诸穴相配,气机调畅,小便自利而病愈。

【按语】

1. 针灸治疗癃闭疗效较满意。对属肾功能衰竭、机械性梗阻、神经性损伤或其他器质性病变引起的无尿症,不属于本病治疗范围,同时应查明原因,采取相应措施。

2. 若兼见膀胱过度充盈,经针灸治疗1小时后,仍不能排尿者,应及时采取导尿措施。

3. 对癃闭伴有精神紧张者,在针灸治疗时,应解除患者紧张状态,可嘱患者反复做腹肌收缩、松弛的交替锻炼,以提高治疗效果。

4. 积极锻炼身体,起居生活规律,避免久坐少动、纵欲过度,保持心情舒畅。

第三十四节 压力性尿失禁

压力性尿失禁是指在清醒状态下,当腹内压突然增高(咳嗽、喷嚏、大笑、屏气、站立、行走、跳跃、颠簸、搬举重物等)时,导致尿液不自主流出的病症。任何年龄均可发病,以老年人和女性为多。可发于任何季节,但以秋冬季节表现严重。本病因膀胱与尿道之间正常解剖关系的异常,使腹压增高传导至膀胱和尿道的压力不等,尿道括约肌没有相应的压力增高所致;盆底肌松弛也为常见原因。

【病因病机】

压力性尿失禁多由于病后气虚、劳伤、老年肾亏或女性多次分娩、产伤及妊娠子宫、盆腔肿瘤压迫等,耗损肾气,使下元不固、膀胱失约而致;或创伤后瘀阻下焦、湿热下注积于膀胱也可导致本病发生。尿失禁的病位虽然在下焦,但其病机在于肾气亏虚,失于固涩,与肾、膀胱、肺、脾关系密切。

【辨证论治】

辨证 以清醒状态下,腹内压突然增高时尿液不自主流出为主症。

知识链接

压力性尿失禁临床上一般分为三度:Ⅰ度:咳嗽、打喷嚏、搬重物等腹压增高时出现尿失禁;Ⅱ度:站立、行走时出现尿失禁;Ⅲ度:直立或卧位时均有尿失禁。

临床主要根据病程长短、病势缓急及全身兼症进行辨证。

发病急,病程较短,体质好,腹压增高时,偶尔有尿失禁发生为实证;发病缓,病程较长,体质较差,精神疲惫,任何屏气用力,行走或运动,直立或斜卧位时均可发生尿失禁者为虚证。

1. 肾气不固 兼小便失禁,小便清长,遇寒加重,腰膝酸软、两足无力,舌质淡、苔薄、脉沉弱。

2. 肺脾气虚 兼小便失禁,尿意频急,气短懒言,身重乏力,舌胖大,脉沉细。

3. 下焦瘀滞 兼小便失禁,小腹胀满隐痛,有阴部外伤史或阴部手术史,舌质黯或有紫斑,脉沉涩。

治则 益气化瘀,固摄膀胱。肾气不固者益气固肾;肺脾气虚者补脾益肺;下焦瘀滞者行滞化瘀、疏通下焦。以任脉、足太阳经穴为主。

处方 主穴:中极 气海 肾俞 膀胱俞 三阴交

配穴:肾气不固加太溪、命门;脾肺气虚加肺俞、脾俞、足三里;下焦瘀滞加水道、太冲。

方义 取膀胱募穴中极与膀胱背俞穴俞募相配,调理肾与膀胱气机,固摄膀胱;肾俞补肾固本;气海调和气血,又可益气固摄膀胱;三阴交通调足三阴经气血,通络化瘀。

加太溪、命门益气固肾;加肺俞、脾俞、足三里补脾益肺;加水道、太冲行滞化瘀、疏通下焦。

操作 毫针刺,实证用泻法,虚证用补法。肾俞、膀胱俞向脊柱方向斜刺,可加灸法或温针灸;中极、气海向下斜刺,使针感向阴部放射。每日1次,留针20~30分钟。

【其他疗法】

1. 耳针 取肾、膀胱、尿道。毫针刺,或用埋针法、压丸法。

2. 电针 气海、关元、中极、曲骨、足三里、三阴交。腹部穴针刺时要求针感放射至前阴部。电针用疏密波或断续波刺激30分钟。

【按语】

1. 针灸治疗压力性尿失禁有一定效果,尤其对于功能性的疗效更佳。器质性的压力性尿失禁应结合原发病进行治疗。

2. 多饮水能促进排尿反射,并可预防泌尿道感染。但在睡前应限制饮水,以减少夜间尿量。

3. 指导患者进行盆骶部肌肉的锻炼,以增强控制排尿的能力。训练间断排尿,即在每次排尿时停顿或减缓尿流,以及在任何"压力性尿失禁诱发动作"如咳嗽、弯腰等之前收缩盆底肌肉,从而达到控制不稳定的膀胱收缩,减轻排尿紧迫感和溢尿。

第三十五节 水 肿

水肿是指体内水湿滞留,泛溢肌肤,引起头面、眼睑、四肢、腹背甚至全身浮肿的病证,又称"水气"。根据临床表现的不同,又概分为阳水、阴水两类。阳水发病较急,多从头面部先肿,肿势以腰部以上为著。阴水发病较缓,多从足跗先肿,肿势以腰部以下为剧。阳水多属实证,阴水多属虚证。阳水、阴水在一定情况下可相互转化,阳水迁延不愈,正气渐伤,可转为阴水。阴水复感外邪,肿势增剧,出现阳水证候。

西医学的急、慢性肾小球肾炎、肾病综合征、慢性充血性心力衰竭、肝硬化、内分泌失调以及营养障碍等疾病所出现的水肿,均可参考本节辨证论治。

【病因病机】

本病是由于肺脾肾三脏对水液运化,输布功能失调而致。其病本在肾,其标在肺,其制在脾,并与膀胱气化无权,三焦水道不畅有关。基本病机为肺失通调,脾失转输,肾失开合,三焦、膀胱气化不利。

因风邪外袭,内侵于肺,肺失宣降,水道不畅,致风遏水阻,风水相搏,流溢肌肤,而发;或饮食不节,或劳倦太过,脾气亏虚,中阳不振,不能化气行水,水湿横溢肌肤而成;或生育不节,或房劳所伤,内耗肾元,肾阳亏虚,膀胱气化失常,开阖不利,水液内停,形成水肿。

【辨证论治】

辨证 以头面、眼睑、四肢、腹背甚至全身浮肿为主症。

1. 阳水 多为急性发作。初起面目浮肿,继则遍及全身,肿势以腰以上为主,皮肤光泽,按之凹陷恢复较快,小便短少而黄。可伴有发热、咽痛、咳嗽等,苔薄白,脉浮或数。

2. 阴水 多为慢性发作。初起足跗微肿,继而腹、背、面部等渐见浮肿,甚则全身高度浮肿,腹大胸满,卧则喘促,肿势时起时消,按之凹陷恢复较慢,面色晦黯,脘闷纳少,小便清利或短涩,大便或溏,苔白滑,脉沉细或结代。脾虚者兼见脘闷纳少,大便溏泻;肾虚者兼见肢冷神疲,腰膝酸软。

治则 利水消肿。阳水者疏风宣肺,通调水道;阴水者温补脾肾,化气行水。取足太阴经、足阳明经、任脉及背俞穴为主。

处方 主穴:水分 水道 三焦俞 委阳 阴陵泉

配穴:阳水加肺俞、列缺、合谷;脾虚湿困加中脘、足三里、脾俞;肾虚水泛加关元、肾俞、气海。

方义 水肿是由肺脾肾三脏功能失调所致。本方取水分、水道通利水邪;三焦俞、委阳可行三焦之气,气行则水行;阴陵泉有利水渗湿之效。诸穴共奏利水消肿之效。

加肺俞、列缺、合谷散邪宣肺,通调水道;加中脘、足三里、脾俞健脾以运水湿;加关元、肾俞、气海温阳化气行水。

操作 毫针刺,实证用泻法,虚证用补法,寒者加灸;背俞穴应注意针刺深度,不宜过深。每日 1 次,留针 20~30 分钟。

【其他疗法】

1. 皮肤针法　在背部膀胱经第一侧线和第二侧线上轻轻从上向下叩刺,以皮肤微有潮红为度,隔日1次。

2. 耳针法　取肺、脾、肾、皮质下、膀胱。每次选3~5穴,毫针中度刺激,留针20~30分钟。每日1次。亦可用王不留行籽贴压,每2~3日更换1次。

3. 刺络法　取肾俞、腰俞、委中、阴陵泉,用三棱针点刺,出血数滴。用于慢性肾炎引起的水肿。

4. 穴位敷贴　取神阙、涌泉穴。用车前子10g研为细末,然后与独头蒜5枚、田螺4个共捣烂,敷贴于神阙穴;或用蓖麻籽50粒,薤白4个,共捣成泥敷涌泉穴。每日1次,连敷数次。

 案例分析

　　患者,女,41岁,干部,2000年10月5日初诊。主诉:近3年来双下肢水肿渐甚,并延及双手及眼皮,曾服用六味地黄丸、知柏地黄丸等药物无效。曾服用过呋塞米,但停药后不久,水肿又如前。做尿常规、肾功能、心电图、B超、脑CT等检查均未发现异常。查其面色晦黯,手、足、腿处皮肤按之凹陷恢复较慢,伴有身体倦怠乏力、大便溏而不爽,嗜睡,头脑不清,易忘事,舌淡胖、边有齿印,苔白腻,脉沉细。证属脾肾两虚、水湿内停。治宜健脾温肾、助阳利水。取穴:脾俞、肾俞、气海、阴陵泉、足三里,在脾俞、肾俞、气海三穴上加温针灸,每次一穴一壮,共5壮。共治疗9次水肿消退,但仍有大便溏,后加天枢而愈。[齐惠涛,齐惠景.温针灸疗法治验二则[J].山东中医杂志,2004,23(4):243]

　　分析:肺脾肾三脏与水液的运化、输布功能密切相关。该患者因脾肾两虚,水湿内停,泛溢肌肤,发为阴水。取脾俞、足三里健脾行水;肾俞、气海温阳化水;阴陵泉为祛除水湿要穴,可增强健脾利水消肿之效;脾俞、肾俞、气海三穴加温针灸,能加强温阳行水之功。诸穴配合使用,则气机和畅,水道通利而水肿得消。

【按语】

1. 针灸治疗本证有一定效果。可以改善症状,增强体质,减少反复发作。但当水肿出现胸满腹大、喘咳、心慌、神昏等水毒凌心犯肺症状时,应采取综合治疗措施。

2. 水肿病人,应采用低盐或无盐饮食;忌酒,禁食辛辣、虾蟹、生冷食品。

3. 注意摄生,应起居有时,预防感冒,不宜过度疲劳,节制房事。

第三十六节　阳痿(附:男性不育症)

阳痿是指非生理性性功能衰退,出现阴茎不能勃起或勃起不坚,不能进行正常性生活的一种病症。又称"阴痿"。

西医学的男子性功能障碍、某些慢性虚弱疾病过程中或病后等出现的阳痿,可参考本节辨证论治。

【病因病机】

因纵欲过度,久犯手淫,或思虑太过,或惊恐伤肾,肾气受损,命门火衰,宗筋不振,弛缓而阳事不举;亦有因湿热下注,浸淫宗筋,致宗筋弛缓而发阳痿。

本病病位在宗筋,与肾、肝、心、脾的功能失调密切相关。基本病机为肝、肾、心、脾受损,气血阴阳亏虚,阴络失养导致的宗筋不用。

知识链接

阴茎勃起是神经—内分泌调节下,阴茎海绵体血流动力学变化的过程。能够引起此调节系统功能障碍的精神、生理因素等都有可能导致阳痿。

【辨证论治】

辨证 以性生活时阴茎不能勃起,或勃而不坚,每多早泄;或虽能性交,但不经泄精而自行痿软为主症。

1. 命门火衰 腰膝酸软,精神萎靡,头晕目眩,面色淡白,畏寒肢冷,耳鸣,舌淡苔白,脉沉细弱。

2. 心脾两虚 面色萎黄,精神倦怠,失眠健忘,食欲不振,胆怯多疑,舌淡苔薄白,脉细弱。

3. 惊恐伤肾 精神抑郁或紧张焦虑,夜寐不宁,心悸易惊,舌红苔薄白,脉细弦。

4. 湿热下注 阴囊潮湿臊臭,或有下肢酸痛,小便黄赤,舌红苔黄腻,脉滑数。

治则 益肾壮阳。命门火衰者温肾壮阳;心脾两虚者补益心脾;惊恐伤肾者补肾镇惊安神;湿热下注者清利湿热。取任脉穴及背俞穴为主。

处方 主穴:关元 中极 肾俞 三阴交

配穴:命门火衰加命门、志室;心脾两虚加心俞、脾俞、足三里;惊恐伤肾加太溪、神门、百会;湿热下注加阴陵泉、曲骨。

方义 关元为人体元气的根本,与中极又同是任脉与足三阴经的交会穴,能调补肝脾肾,又能温下元之气,直接兴奋宗筋;肾俞可补益元气,温肾壮阳;三阴交是足三阴经交会穴,既可健脾益气、补益肝肾,又可清热利湿、强筋起痿。

加命门、志室温肾壮阳;加心俞、脾俞、足三里补心益脾;加太溪、神门、百会益肾安神定志;加阴陵泉、曲骨清利湿热。

操作 毫针刺,实证用泻法,虚证用补法,寒者加灸。针刺关元时,针尖向下斜刺,使针感向前阴传导;命门、志室用隔附子饼灸法。每日1次,留针20~30分钟。

【其他疗法】

1. 耳针 取内、外生殖器、内分泌、肾、神门、皮质下。每次选2~4穴,毫针中度刺激,留针20~30分钟,每日1次。亦可用埋针或王不留行籽贴压,每2~3日1次。

2. 穴位注射 取关元、中极、肾俞、三阴交。每次选2穴,用维生素B_1或维生素B_{12}注射液,或用丙酸睾丸素5mg,用注射用水稀释后,每穴注射0.5ml,每日1次,10次1疗程。

3. 电针 取次髎、秩边或关元、三阴交。针刺得气后,连接电针仪,选用疏密波,留针20~30分钟。

4. 穴位埋线 取肾俞、关元、中极、三阴交。每次选2~3穴,用埋线针将可吸收手术缝合线埋藏于穴位下肌肉层。每月 1~2 次。

案例分析

彭某,男,37 岁,公务员。病史:患者平素性功能旺盛,且房事频繁。于 10 个月前,行房时突然出现阴茎痿软不起,其后每次行房时阴茎不能勃起。神疲倦怠,腰膝酸软,畏寒肢冷,食纳不佳,夜寐差,夜尿清长,大便调。查体:面色㿠白,语低气弱。舌质淡胖苔薄白,脉沉细。证属命门火衰型,治以温肾壮阳。取穴:关元、中极、三阴交、肾俞、腰阳关、足三里、气冲、命门、太溪、复溜。针灸方法:先对以上穴位依次进行探敏。探敏后对出现热敏感传现象的关元穴和左右肾俞热敏灸 20~30 分钟。对关元、中极、气冲力求针感向前阴传导;足三里进行捻转补法以增加针感,其余各穴采用平补平泻法,行针 1 次。治疗第 25 天后,患者诉阴茎勃起可以持续 15 分钟,精液正常,此后 1 个月内患者曾复诊两次,均未见复发。半年后随访,其妻已孕。[王芳波,徐杨青.针刺配合热敏灸治疗阳痿验案 1 则[J].江西中医药,2015,46(08):54,57]

分析:该患因命门火衰,导致阳痿,病位在宗筋,涉及肾脏,故取关元、中极,可补肾益精、温下元之气,直接兴奋宗筋;三阴交既可补益肝肾,又可强筋起痿;肾俞穴为治疗本病症的重要特定穴,肾俞可补益元气,培肾固本,诸穴相配,共奏温肾壮阳、补命门之火之功。足三里可治疗虚劳诸证,有调和气血、扶正固本的功效。太溪取之可补肾填精;腰阳关、气冲可治阳痿等男科病证;命门、复溜以温肾助阳。加以肾俞、关元穴热敏灸,更具温肾助阳之功,共同温补肾阳,滋养肾阴,并得以巩固。

【按语】

1. 针灸治疗阳痿有一定疗效。阳痿多为功能性,应配合心理治疗,患者应消除精神紧张因素,使其增强信心是治疗的关键。对继发性者,应治疗原发病。

2. 适当配合药物治疗,可提高疗效。收到疗效后,仍要注意节制房事。

附:男性不育症

凡育龄夫妇同居 2 年以上,性生活正常,未采用任何避孕措施,由于男方的原因使女方不能受孕者,称为男性不育症。又称为"无子""无嗣"。

西医学的精子减少症、无精子症、死精子症、精液不化症、不射精症、逆行射精症等,可参考辨证论治。

【病因病机】

本病与肾、心、肝、脾等有关,尤与肾关系最为密切。基本病机为肾元虚衰,真精不足。多由于肾精亏虚、气血不足、肝郁血瘀和湿热下注等因素而致精少、精弱、精寒、精薄、精瘀等导致不育。

常因先天禀赋不足,肾气虚弱,命门火衰,而阳痿或举而不坚;或房劳伤肾,阴精暗耗,致精少精薄;或肾阴不足,元阳衰微,无力射精;或肾阴不足,相火独亢,致精热黏稠,均可致不育;或因思虑过度,心脾受损,则气血生化之源不足;或大病久病之后,元气受伤,均可造成气血两虚。血虚则精液化源不足而精少,气虚则阳事难举或无力射精,而导致不育;或因情志不畅,肝气郁滞,疏泄无权,导致宗筋痿弱而不举。肝郁化火,灼伤肾阴,肝木失养而致宗筋拘急,精室被阻,难以射精而不育;或因饮食不节,

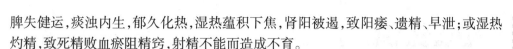

脾失健运,痰浊内生,郁久化热,湿热蕴积下焦,肾阳被遏,致阳痿、遗精、早泄;或湿热灼精,致死精败血瘀阻精窍,射精不能而造成不育。

【辨证论治】

辨证 男子婚后2年以上,有正常性生活而未行避孕,但不能使女方怀孕,睾丸过小、过软,性交中仅有微量精液射出甚至无精液射出。

1. 肾精亏虚 婚久不育,精液量少,精子活动力弱,或死精过多,或精液黏稠不化,兼头晕耳鸣,腰膝酸软,精神疲惫,舌红少苔,脉沉细微数。

2. 肾阳不足 婚久不育,性欲减弱,阳痿早泄,无力射精,精子数少,活动力弱,兼畏寒肢冷,腰酸腿软,面色无华,舌淡苔白,脉沉细无力。

3. 气血两虚 婚久不育,性欲减退,阳痿,精子数少,活动力弱,兼神疲乏力,心悸失眠,头晕目眩,舌淡苔薄白,脉沉细弱。

4. 气滞血瘀 婚久不育,性欲低下,睾丸坠胀,精索曲张,阳痿不举或举而不坚,或性交时不射精,兼精神抑郁,胸闷不舒,两胁胀痛,舌黯苔薄,脉弦细。

5. 湿热下注 婚久不育,阳痿或勃起不坚,精子数少,死精过多,兼头身沉重,口苦咽干,小便短赤,舌红苔黄腻,脉滑数。

治则 补肾填精。肾精亏虚者补益肾精;肾阳不足者温阳益精;气血两虚者补益气血;气滞血瘀者行气活血;湿热下注者清利湿热。取任脉及背俞穴为主。

处方 主穴:关元 气海 肾俞 三阴交 次髎 足三里

配穴:肾精亏损加志室、太溪;肾阳不足加命门、神阙;气血两虚加脾俞、胃俞;气滞血瘀加膈俞、太冲;湿热下注加中极、阴陵泉。

方义 关元、气海是任脉经穴,能大补元气,固摄精关;肾俞、次髎能益肾填精;三阴交、足三里对人体有养血生精的作用。

加志室、太溪补肾益精;加命门、神阙温阳固摄;加脾俞、胃俞补脾胃,益气血;加膈俞、太冲理气活血;加中极、阴陵泉清利湿热。

操作 毫针刺,实证用泻法,虚证用补法,加灸。次髎宜朝前阴方向深刺,使针感向前阴放射为佳;神阙用隔盐灸。每日1次,留针20~30分钟。

【其他疗法】

1. 耳针 取皮质下、内分泌、内外生殖器、生殖器。用毫针中刺激,留针20~30分钟,每日1次。或用王不留行籽贴压,每隔2~3日1次。

2. 皮内针 选关元、三阴交穴,用图钉型揿针垂直刺入,并用胶布固定。每2~3日1次。

3. 穴位注射 取关元、肾俞、足三里、三阴交。每次选2穴,用绒毛膜雌性激素500U注入穴位浅层。每日1次。

【按语】

1. 针灸对本病有一定效果。在治疗期间,夫妻应分床就寝,以保养肾气,提高疗效。

2. 保持乐观心态,起居规律,加强体育锻炼,戒除烟酒,忌食辛辣刺激食品。避免有害因素影响,如放射性物质、毒品、高温环境等。

（熊 俊 汪金宇）

扫一扫
测一测

复习思考题

1. 试述中风(中经络)的针灸治则、处方、方义及操作,如何随症选穴?
2. 试述面瘫的临床表现、针灸治则、处方及操作。如何护理面瘫患者?
3. 简述面痛的针灸处方治疗。
4. 如何根据头痛部位进行经脉辨证?其针灸治则、处方是什么?怎样操作?
5. 眩晕主证为何?其针灸治则、处方是什么?
6. 胸痹、心悸主症为何?如何随症选穴?如何操作?
7. 不寐的辨证分型、治则、处方及方义为何?
8. 痫病与癫病如何针灸处方治疗?
9. 胃痛的临床辨证要点及针灸处方是什么?
10. 简述泄泻的针灸治疗处方及方义。
11. 便秘的辨证分型、治则及处方为何?
12. 咳嗽的辨证分型、治则及处方为何?如何操作?
13. 谈谈腰痛的针灸治则、处方及方义是什么?
14. 痹证的辨证分型、治则、处方及方义为何?
15. 针灸治疗痿证的处方及方义是什么?
16. 简述淋证的针灸操作方法。
17. 癃闭主证为何?其针灸治则、处方是什么?
18. 水肿的针灸治疗处方及方义为何?

第四章

妇科病证

学习要点

月经不调、痛经、闭经、崩漏、绝经前后诸证、带下病、妊娠恶阻、胎位不正、滞产、产后缺乳、阴挺、不孕症等病证的定义、病因病机、辨证治疗(主症、分型、针灸基本治疗的治则、处方主穴与配穴、方义、操作要点)。

扫一扫
知重点
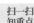

第一节 月经不调

月经不调是指以月经周期异常为主症的月经病。临床上把经期提前,称为月经先期,又称为经早;把经期延后,称为月经后期,又称为经迟;把月经先后无定期,称为经乱,又称为月经愆期;常伴有经量、经质、经色的异常,为妇科常见病之一。

知识链接

所谓"月经不调"有广义和狭义之分。广义的月经不调泛指所有月经病;狭义的月经不调主要指月经期、量的单纯紊乱,如本节所述病症。平时临床所谓的月经不调主要就是指狭义的月经不调,因此闭经、痛经、崩漏等病都不属于月经不调的范围。

西医学的排卵型功能失调性子宫出血、生殖器炎症或肿瘤及垂体前叶病变引起的阴道异常出血等,可参考本节辨证论治。

【病因病机】

经早主要由于气虚不固或热扰冲任。气虚则统摄无权,冲任失固;血热则迫血妄行,血海不宁,以致月经提前而至。

经迟有实有虚。实者或因寒凝血瘀、冲任不畅,或因气郁血滞、冲任受阻,致使经期延后;虚者或因营血亏损,或因阳气虚衰,以致血源不足,血海不能按时满溢。

经乱主要由于肝气郁滞、疏泄失职或肾气虚衰、封藏失司而致冲任气血不调,血海蓄溢失常。

本病与肝、脾、肾三脏及冲、任二脉关系密切。

课堂互动

请指出月经不调的病位和其基本病机。

【辨证论治】

辨证 以月经周期异常改变(包括经早,即连续两个月经周期提前7日以上者;经迟,即连续两个月经周期推迟7日以上者;经乱,即连续三个月经周期提前或推迟7日以上者)为主症,并伴有经量、经色、经质的异常为特征。

1. 月经先期 经期提前、量多、色淡、质稀,伴有神疲肢倦,小腹空坠,纳少便溏,舌淡苔白,脉细弱者,为气虚不固;经期提前、量多、色深红或紫红、质黏稠,伴心烦,面赤,口干,便秘,舌红苔黄,脉滑数者,为血热之实热证;经期提前、量少、色红、质黏,伴有潮热,盗汗,手足心热,腰膝酸软,舌红少苔,脉细弱者,为血热之虚热证。

2. 月经后期 经期错后、量少、色淡、质稀,伴有头晕眼花,心悸少寐,面色苍白或萎黄,舌淡少苔,脉细弱者,为血虚;经期错后,量少、色黯红、有血块,伴有少腹冷痛,得热痛减,畏寒肢冷,苔白,脉沉紧者,为血寒;经期错后,量少、色黯红、有血块,伴有小腹胀痛或胸腹、两胁、乳房胀痛,苔薄白,脉弦者,为肝气郁滞。

3. 月经先后无定期 经期或前或后,月经量少、色淡、质稀,伴头晕耳鸣,腰骶酸痛,舌淡苔薄,脉沉细者,为肾虚;经期或前或后,经量或多或少、色紫红、有血块,伴有胸胁、乳房及少腹胀痛,善叹息,舌苔薄白或薄黄,脉弦者,为气郁。

治则 气虚、血虚、肾虚者益气养血、补肾调经;气郁、血热者疏肝理气、清热调经;血寒者温经散寒、调理冲任。取任脉、足太阴脾经穴为主。

处方 主穴:关元 血海 三阴交

配穴:气虚加足三里、脾俞、气海;血虚加足三里、脾俞、膈俞;肾虚加太溪、肾俞;气郁加太冲、期门;血热加行间、地机;血寒加归来、命门。

方义 冲任失调是本病的主要病机。关元为任脉要穴,又与足三阴经交会,任、冲同源,故关元是调理冲任的要穴;血海、三阴交均属足太阴脾经,三阴交还与肝经、肾经交会,为妇科理血调经的要穴。

加足三里、脾俞健脾胃、益气血,气海总调一身元气,补之能益气摄血;脾俞、膈俞旺生血之源;加太溪、肾俞可滋养精血、调补肾气;太冲、期门疏肝解郁;加行间、地机清泻血分之热;加归来、命门温通胞脉、活血通经。

操作 毫针刺,实证用泻法,虚证用补法,寒者加灸。于月经来潮前5~7日开始治疗,留针20~30分钟,每日1次。若兼见经行时间不能掌握,可于月经干净之日起针灸,留针20~30分钟,隔日1次,直到月经来潮时为止。连续治疗3~5个月经周期。

知识链接

现代研究证实针刺可通过刺激下丘脑-垂体-性腺轴反射性地调节激素水平,兴奋卵巢功能,使未发育成熟的卵泡发育成熟,而已发育成熟的卵泡可破裂排卵。针刺促排卵配合艾灸治疗月经不调,经济、方便、安全,疗效显著。

【其他疗法】

1. 耳针　取肝、脾、肾、子宫、内分泌、皮质下。毫针中度刺激,留针 15~30 分钟,隔日 1 次。也可用耳穴压丸法或埋针,每 2~3 日 1 次,左右耳交换治疗。

2. 皮肤针　在腰椎至尾椎、下腹部任脉、脾经、肝经和腹股沟及下肢足三阴经循行线轻轻叩刺,以局部皮肤潮红为度。隔日 1 次。

3. 穴位注射　取子宫、足三里、三阴交。每次 2~3 穴,5% 当归注射液或复方丹参注射液,每穴注入 0.5ml,隔日 1 次。

4. 三棱针挑治　取腰阳关至腰俞之间任一点,最好取低位的,用三棱针挑刺,深 0.1~0.15cm,挑刺范围不宜过大,挑后用消毒纱布覆盖,每月 1 次,3 次为一疗程。

5. 埋线　取三阴交、中极透关元。用 1cm 长的消毒可吸收外科缝合线,埋植于以上穴位,在经前、经后均可治疗,作用较持久。

 案例分析

王某,女,23 岁。月经每半个月来 1 次,量多,色淡,持续 5~6 天,经量渐少,淋漓不尽,服药未见明显疗效。脉沉弦,舌淡苔白。诊断:月经先期量多。处方:关元、气海、三阴交、中脘。各穴均用补法,留针 15 分钟,每日 1 次。经针刺 14 次,诸症消失,追访月经每月一行,色红量中,无其他不适。(王立早.中国针灸处方大成[M].南昌:江西科学技术出版社,1990:609-610)

分析:该患者为气虚统摄无权,冲任失固,经血不受统摄而妄行所致月经先期、量多且淋漓不尽。故取与足三阴经交会的任脉要穴关元调理冲任;三阴交属足太阴脾经,又与肝经、肾经交会,为妇科理血调经的要穴;气海总调一身元气,补之能益气摄血;中脘是胃之募穴、腑会,通调腑气、健脾益气。诸穴合用可奏益气摄血,固冲调经之功,使患者月经按期适量来潮。

【按语】

1. 针灸对功能性月经不调有较好的疗效。若是器质性病变引起者应采取综合治疗措施。

2. 把握治疗时机有助于提高疗效。一般多在月经来潮前 5~7 日开始治疗,行经期间停针。

3. 注意生活调养和经期卫生,如调畅情志、寒温适宜、适当休息、忌食生冷和辛辣食物等。

第二节　痛　　经

痛经是指妇女在行经期间或行经前后,出现周期性小腹或腰骶疼痛,甚则剧痛难忍晕厥者,又称为"经行腹痛",本病较多见于青年女性。

西医学将其分为原发性痛经和继发性痛经两种。原发性痛经是指生殖器官无明显异常者,又称为功能性痛经;继发性痛经多继发于生殖器官的某些器质性病变,如子宫内膜异位症、子宫腺肌病、慢性盆腔炎、子宫肌瘤、宫颈口粘连狭窄等。以上疾病出现痛经症状者,皆可参考本节辨证论治。

【病因病机】

　　常因经期感寒饮冷,客于胞宫,经血为寒湿所凝;或情志不舒,肝郁气滞,血行受阻。寒湿或瘀血阻滞于胞宫,不通则痛;或因素体虚弱,禀赋不足,或多产房劳,以致精血不足,冲任空虚,不荣则痛。

　　本病的发生与肝、肾二脏,冲、任二脉及胞宫的周期生理变化密切相关。

【辨证论治】

　　辨证　以经期或行经前后,小腹或腰骶疼痛,并随着月经周期而发作为主症。疼痛可连及胸胁、乳房、股内侧、阴道、肛门等处。一般于经期来潮前数小时即已感到疼痛,成为月经来潮之先兆,甚者疼痛难忍,面青肢冷,呕吐汗出,周身无力,甚至晕厥。

　　1. 寒湿凝滞　经前或经期小腹冷痛,得热则舒,经血量少、色紫黯、有块,伴形寒肢冷,小便清长,苔白,脉沉紧。

　　2. 气滞血瘀　经前或经期小腹胀痛拒按,经血量少不畅、色紫黯、有块,伴胸胁、乳房胀痛,舌紫黯或有瘀斑,脉沉弦或涩。

　　3. 气血亏虚　经期或经后小腹隐痛喜按,且有空坠不适感,经血量少、色淡、质稀,伴神疲乏力,头晕眼花,心悸气短,舌淡苔薄,脉沉细。

　　治则　通经止痛。寒湿凝滞者温经散寒;气滞血瘀者理气化瘀;气血亏虚者益气养血。取任脉、足太阴脾经穴为主。

　　处方　主穴:关元　三阴交　地机

　　配穴:寒湿凝滞加中极、水道、归来;气滞血瘀加合谷、太冲、血海;气血不足加足三里、脾俞、血海。疼痛剧烈加次髎。

　　方义　关元属任脉,通于胞宫,与足三阴经交会,针之行气活血、化瘀止痛,灸之温经散寒、调补冲任;三阴交为足三阴经的交会穴,调理肝、脾、肾;地机为足太阴脾经郄穴,足太阴经循于少腹部,阴经郄穴治疗血证,可调血通经止痛。

　　加中极、水道、归来温运水湿、调经止痛;加合谷、太冲、血海调气活血;加足三里、脾俞、血海益气养血止痛。用次髎,为治疗痛经的经验效穴。

　　操作　毫针刺,实证用泻法,虚证用补法,寒者加灸。于月经来潮前 3 日开始治疗,留针 20~30 分钟,发作期每日 1~2 次,间歇期隔日 1 次。连续治疗 2~4 个月经周期。

【其他疗法】

　　1. 耳针　主穴取子宫,配肾、腰区、腹区、交感、神门、内分泌、皮质下。每次取主穴加 2~3 个配穴,毫针强刺激,留针 20~30 分钟,每日 1 次。或耳穴埋针法,每 2~3 日 1 次,左右耳交换治疗。疼痛缓解后可改用耳穴压丸法巩固疗效。

　　2. 皮肤针　在少腹部和腹股沟部任脉、脾经、肾经、腰骶部督脉、膀胱经循经叩刺,中等刺激,腹部与背部交替进行,隔日 1 次。

　　3. 穴位注射　取中极、关元、三阴交、次髎,每次 2~3 穴,用 0.25% 普鲁卡因注射液,每穴注入 0.5ml,每日一次;或取中极、关元、子宫、肾俞、足三里,每次 2~3 穴,用 5% 当归注射液或复方丹参注射液,每穴注入 0.5ml;或用 2% 红花注射液,每穴 0.1ml,均每日一次。

4. 拔罐法　取肾俞、腰骶两侧。选用大小适当的玻璃罐,用闪火法吸拔于所选部位上,每次拔 4~6 罐,每日 1 次。

5. 三棱针挑治　以神阙为中心,上、下、左、右旁开 1 寸处共 4 点作为挑点,或加取神阙与曲骨之间每间隔 1 寸作为 1 个挑点。采取轻挑法,不必挑出纤维,隔日 1 次,5 次为一疗程。

6. 电针　取归来配三阴交、中极配地机或曲骨配血海,每次选用 1 组穴,电针 15~20 分钟,每日或隔日 1 次,各组穴交替使用。

7. 埋线　在三阴交上下各 0.5 寸处定出两点。用 0 号消毒外科缝合可吸收线,埋植于以上穴位,间隔两周 1 次。

8. 腕踝针　取双侧下 1 区(位于内踝高点上 3 横指,靠近跟腱内侧缘)。用 28 号 1.5 寸毫针,针身与皮肤呈 30°角,入皮后可沿皮平刺,留针 20~30 分钟,每日或隔日 1 次,5 次为 1 疗程。

 案例分析

患者,女,37 岁,公司职员,2007 年 1 月 7 日就诊。反复出现经期下腹疼痛,并逐渐加重 3 年。患者于 3 年前开始出现每逢经期下腹部疼痛,疼痛向腰骶部放射,并逐渐加重。现在每次月经来潮要服 6 粒散利痛方能缓解。患者 2003 年曾有 1 次流产史。B 超提示左侧附件大小为 3.27cm×3.4cm×3.9cm,里面有液体,透声差。经前乳房胀痛,易怒,情绪抑郁,月经量少,有血块,腰酸,舌质紫黯,苔薄,脉细。中医诊断为痛经(子宫内膜异位症)。中医辨证为肾虚肝郁血瘀,治则为活血化瘀,补肾疏肝。初诊取关元、肾俞、大赫、足三里、三阴交、太冲、肝俞、血海、丰隆、地机穴。关元、肾俞、大赫施药饼灸,灸 3 壮;足三里、三阴交、太冲、肝俞、血海采用平补平泻手法,2 分钟后,静留针 20 分钟。隔日治疗 1 次,共治疗 3 次。四诊时,患者述乳房胀痛,性情急躁,情绪抑郁。取中极、子宫、气穴、足三里、太冲、期门、三阴交、地机穴。中极、子宫、气穴施药饼灸,灸 3 壮;余穴连接电针仪,采用疏密波治疗 20 分钟。五诊时,患者述昨日晚上月经已来,腹部不适,没有剧烈疼痛,也没有服用药物以及止痛片,只是用热水袋敷腹部,晚上迷迷糊糊睡着了,早上醒来,感觉下腹部胀痛,速来就诊。取关元、归来、十七椎、次髎、水道穴。十七椎、次髎用快速捻转手法 2 分钟,疼痛立刻减轻,再接电针仪治疗,采用密波治疗 20 分钟。关元、水道药饼灸 3 壮后,患者述腹痛完全消失,重复治疗 2 天,未出现痛经。八诊时,患者经期已过,痛经减轻,无乳房胀痛,腰酸肢冷,症状消失。缓则治本。取关元、肾俞、大赫、足三里、三阴交、太冲、肝俞、血海、丰隆、地机穴。关元、肾俞、大赫药饼灸,灸 3 壮;足三里、三阴交、太冲、肝俞、血海用平补平泻手法,2 分钟后,静留针 20 分钟。隔日治疗 1 次,继续非经期治疗。继续周期性治疗 3 个周期后,患者痛经完全消失,B 超提示左侧附件大小为 3.1cm×2.7cm×2.3cm,透声较差。妇科检查正常。经前乳房无胀痛,已去正常上班。[汪慧敏.王樟连教授治疗痛经经验浅析[J].上海针灸杂志,2011,30(07):439-440]

分析:子宫内膜异位症应以肝郁肾虚为本,血瘀为标,其病理实质为肾虚肝郁血瘀,治疗应补肾疏肝、活血化瘀。故治疗月经后的缓解期,以补肾疏肝、活血化瘀为主,关元、肾俞、大赫(药饼灸)补肾温阳、活血化瘀;足三里、三阴交、太冲、肝俞、血海、丰隆、地机健脾疏肝消癥,针对病机;经前期以活血理气为主,中极、子宫、气穴(药饼灸)温阳活血行气;足三里、太冲、期门、三阴交、地机活血行气,采用电针治疗使机体不产生耐受。经期以镇痛为主,关元、归来用药饼温经止痛。十七椎、次髎都在腰骶神经周围,是腰骶部疼痛的针麻要穴,并用电针密波以加强镇痛作用。

【按语】

1. 针灸治疗原发性痛经疗效显著。对继发性痛经,运用针灸疗法减轻症状后,应及时确诊原发病,施以相应治疗措施。

2. 针刺治疗一般宜从月经来潮前 3~5 日开始,直到月经期末。连续治疗 2~4 个月经周期。

3. 经期应注意卫生,避免精神刺激和过度劳累,防止受凉,忌食生冷。

4. 妇科检查、盆腔 B 超扫描、腹腔镜检查有助于本病的诊断。

5. 排除盆腔器质性疾病所致腹痛。

课堂互动

如何通过开展月经生理宣传教育预防痛经的发生?

第三节 闭 经

闭经是指女子年逾 16 周岁月经尚未来潮,或已行经而又中断 3 个月经周期以上者。本病中医学又称为"女子不月""月事不来""经水不通""经闭"等。

西医学将前者称为"原发性闭经",后者称为"继发性闭经"。至于青春期前、妊娠期、哺乳期暂时停经,绝经期月经不能按时而至,以及部分少女初潮后的一时性停经,而又无其他不适反应,属生理现象,不作病论。

因卵巢、内分泌障碍等原因引起的闭经,可参考本节辨证治疗。而因先天生殖器发育异常或后天器质性损伤所致的闭经,则不属本节所论。

【病因病机】

本病的病因不外虚、实两端。虚者又称为血枯经闭,多因肝肾不足,气血虚弱,血海空虚,无血可下而致;实者又称为血滞经闭,多因气滞血瘀,寒湿凝滞,阻滞冲任,导致经血不通。

本病与肝、脾、肾三脏关系密切。

课堂互动

请指出闭经的病位及本病的基本病机。

知识链接

古书上有"五不女"之谓,即"螺、纹、鼓、角、脉"。本指五种不能生育的女子,这些女子由于先天性生殖器的畸形或缺如,往往也无月经来潮,亦可属于"原发性闭经"的范畴。此类病因所致的闭经不属本节所论。

【辨证论治】

辨证 以月经超龄未至或已行经而又中断 3 个月经周期以上为主症。可伴有体格发育不良、肥胖、多毛或结核病等。妇科检查可见子宫体细小、畸形或过早退化,第二性征缺乏,附件炎性粘连或肿块等异常改变。

1. 肝肾亏虚 月经超龄未至,或由月经后期、量少逐渐至闭经,伴头晕耳鸣,腰膝酸软,或第二性征不足,舌淡红少苔,脉沉细或细涩。

2. 气血不足 月经周期逐渐后延,月经量少而色淡,继而闭经,伴面色少华,头晕目眩,心悸气短,神疲肢倦,食欲不振,舌淡苔薄白,脉沉细无力。

3. 气滞血瘀 月经停闭,小腹胀痛拒按,伴精神抑郁,烦躁易怒,胸胁胀满,舌质紫黯或有瘀斑,脉沉弦或涩而有力。

4. 寒湿凝滞 月经停闭,小腹冷痛拒按,得热则舒,伴形寒肢冷,面色青白,大便稀溏,舌紫黯,苔白润,脉沉紧或沉迟。

治则 肝肾亏虚、气血不足者补益肝肾、充养气血;气滞血瘀、寒湿凝滞者活血化瘀、温经散寒。取任脉、足太阴经、手足阳明经、足少阴经穴为主。

处方 主穴:天枢 关元 合谷 三阴交

配穴:肝肾亏虚加肝俞、肾俞、太溪;气血不足加气海、血海、足三里、脾俞;气滞血瘀加期门、太冲、膈俞;寒湿凝滞加中极、命门、大椎。

方义 天枢位于腹部,针之可活血化瘀,灸之可温经通络;关元属任脉,通于胞宫,与足三阴经交会,针之行气活血、化瘀止痛,灸之温经散寒、调补冲任;三阴交为足三阴经的交会穴,调理肝、脾、肾;合谷配三阴交能调畅冲任、调理胞宫气血。

加肝俞、肾俞、太溪补益肝肾、调理冲任;加气海、血海、足三里、脾俞健脾养胃以化生气血;加期门、太冲、膈俞行气活血、化瘀通经;加中极、命门、大椎温经散寒、祛湿行滞。

操作 毫针刺,实证用泻法,虚证用补法,寒者加灸。膈俞、肝俞、脾俞、肾俞宜斜刺。每日 1 次,留针 20~30 分钟。

【其他疗法】

1. 耳针 取肝、脾、肾、内分泌、内生殖器、皮质下。每次选 3~5 穴,毫针中度刺激,留针 15~30 分钟,隔日 1 次。也可用耳穴压丸法或埋针,每 2~3 日 1 次,左右耳交换治疗。

2. 皮肤针 叩刺腰骶部相应背俞穴和夹脊穴、下腹部相关经穴。轻度或中度叩刺,以局部皮肤潮红或微出血为度,隔日 1 次。

3. 穴位注射 主穴用肾俞、气海,配合足三里、三阴交、中都。取主穴加一配穴共 3 穴,每穴注入 5% 当归注射液 0.5~1ml,隔日 1 次。

4. 皮内针 取血海、足三里。常规消毒后,将环柄型皮内针刺入穴位,沿皮刺入 0.5~1 寸,针柄贴在皮肤上,用胶布固定,2~3 日更换 1 次,秋冬季节可适当延长,7 次为 1 个疗程。

5. 电针　取关元配三阴交、中极配血海或归来配足三里。每次选用 1~2 组穴,以疏密波或断续波中度刺激,电针 15~20 分钟,每日或隔日 1 次,各组穴交替使用,10 次为 1 个疗程。

6. 磁疗　取耳穴肝、肾、腹、子宫、内分泌、皮质下。每次选 3~4 穴,将直径为 2ml 左右的小磁珠用胶布固定于其上,5 日后取下,左右耳交替,7 次为 1 个疗程。

案例分析

钱某,女,31 岁,已婚。月经不潮 3 年,每次行经需注射黄体酮。伴头晕、心烦、神怠体倦、纳差、便燥。查:形体较瘦,肌肤不润,面色不荣,腹软无压痛,舌绛苔剥,脉细弱,妇科检查正常。诊断为"闭经(阴血不足)"。取归来、关元、三阴交、肝俞、脾俞、膈俞、血海。针刺补法(血海先补后泻)均行针 1 分钟。每日 1 次,留针 20 分钟。针 3 次后月经来潮,量少、色粉红。20 次后月经正常来潮。续针 5 次以巩固疗效。追访半年,月经正常(天津中医学院第一附属医院针灸科.石学敏针灸临证集验[M].天津:天津科学技术出版社,1990:421)

分析:该患者因气血亏虚,无血行经而致闭经及各种不荣之症。治疗应以滋阴补血为主,故取任脉关元补下焦真元而化生精血;肝俞、脾俞、三阴交、血海四穴均为调经生血之要穴;又取多气多血之足阳明胃经归来穴健脾胃而生气血;取血会膈俞以调经活血。诸穴合用,可奏补养气血、活血调经之效,则月事自然按时而下。

知识链接

闭经多与奇经八脉功能失调有关,针灸临床多选取奇经八脉穴。虽仅任、督两脉分布腧穴,其他六脉均无本经腧穴,然十二经脉四肢部各有通于奇经的八脉交会穴,其中有的腧穴同属数条经脉,针刺这些穴位不但调理奇经八脉,还必然通过其数条经脉作用于所联系的相关脏腑组织器官而达到治疗闭经的目的。

【按语】

1. 针灸对功能失调所致的继发性闭经疗效较好,对于慢性消耗性疾病引起的继发性闭经疗效较差。对于先天性子宫、卵巢发育不全、阴道闭锁及生殖器肿瘤等器质性闭经,针灸多无疗效。因此必须进行必要的检查,以明确发病原因,并采取相应的治疗方法。

2. 治疗闭经疗程较长,应嘱患者积极配合,坚持治疗。

3. 注意生活调养,调畅情志、寒温适宜、忌食生冷。

4. 勿将早期妊娠误诊为继发性闭经

第四节　崩　漏

崩漏是指以女性非行经期间阴道突然大量出血或淋漓下血不断为特征的病证。突然出血、来势急骤、出血量多者为"崩",又称"崩中";淋漓下血、来势缓慢、出血量少者为"漏",又称"漏下"。因两者可相互转化,常交替出现,故概称为"崩漏"。本病多见于青春期、产后及更年期。

西医学的无排卵型功能失调性子宫出血、生殖器炎症及某些生殖器肿瘤等引起的不规则阴道出血,可参考本节辨证论治。

知识链接

无排卵型功能失调性子宫出血,以青春期及绝经前的妇女发病率最高。

【病因病机】

本病的病机主要是冲任损伤,不能制约经血,以致经血从胞宫非时妄行。导致冲任损伤的原因有虚实之分。虚者多因素体脾虚,或饮食劳倦,损伤脾气,中气不足,统摄无权,冲任不固;或肾阳虚惫,失于封藏,冲任不固,难以制约经血;或肾阴不足,虚火妄动,迫血妄行使精血失守而成崩漏。实者多为素体阳盛,或外感邪热,或过食辛热,或情绪过激、肝火内炽,致热伤冲任,迫血妄行;或气滞血瘀,使新血不得归经而离经妄行以致崩漏。

本病病变涉及冲、任二脉及肝、脾、肾三脏。

【辨证论治】

辨证 以经血非时妄下,大量出血或下血淋漓不断为主症。出血时间长短不定,有时持续数日甚至数十日不等,故辨证应根据出血的量、色、质的变化,参合全身情况和舌脉以及发病的久暂,辨其寒、热、虚、实。

1. 血热内扰 经血量多或淋漓不净,血色深红或紫红、质黏稠夹有少量血块,伴面赤头晕,烦躁易怒,渴喜冷饮,便秘尿赤,舌红苔黄,脉洪数。

2. 气滞血瘀 经血非时而下,量时多时少,时出时止或淋漓不绝,色紫黯有块,小腹疼痛拒按,块下痛减,舌质紫黯或有瘀斑,脉沉涩或弦紧。

3. 气血不足 经血量少,淋漓不净,色淡、质稀,伴神疲懒言,面色萎黄,动则气短,头晕心悸,纳呆便溏,舌胖质淡或边有齿痕,苔薄白,脉沉细无力。

4. 肾阳亏虚 经血量多或淋漓不净,色淡、质稀,伴畏寒肢冷,面色晦暗,腰膝酸软,小便清长,舌淡黯、苔薄白,脉沉细无力。

5. 阴虚火旺 经血量少,色鲜红,质稍稠,伴头晕耳鸣,失眠盗汗,五心烦热,舌红苔少,脉细数。

治则 调理冲任、固摄止血。血热内扰者清热凉血;气滞血瘀者行气化瘀;气血不足者补益气血;肾阳亏虚者温肾壮阳;阴虚火旺者滋阴清热。取任脉、足太阴脾经穴为主。

处方 主穴:关元 三阴交 血海 膈俞 隐白

配穴:血热内扰加期门、行间、大敦;气滞血瘀加合谷、太冲;气血不足加足三里、脾俞、气海;肾阳亏虚加气海、命门;阴虚火旺加太溪、阴谷。

方义 关元属任脉,又与足三阴经交会,有调冲任、理经血的作用;三阴交为足三阴经交会穴,可疏调足三阴经之经气,以健脾胃、益肝肾、补气血、调经水,为妇科要穴;血海为足太阴脾经要穴,可止血调经;膈俞为血之会,可调理经血;隐白为足太阴经之井穴,是治疗崩漏要穴。

加期门、行间、大敦清泻血中之热;加合谷、太冲理气化瘀,使血有所归;加足三里、脾俞、气海补气摄血、养血调经;加气海、命门温补下元;加太溪、阴谷滋阴清热。

操作 毫针刺,实证用泻法,虚证用补法,寒者加灸。隐白用灸法,关元、气海针尖向下斜刺,使针感传至耻骨联合周围;膈俞、脾俞穴向下或朝向脊柱方向斜刺。每日1次,留针20~30分钟。

【其他疗法】

1. 耳针　取子宫、肝、脾、肾、神门、内分泌、肾上腺、皮质下。每次取3~4穴,毫针中度刺激,留针20~30分钟,每日或隔日1次。也可用耳穴埋针或压丸法,每2~3日更换1次。左右耳交换治疗。

2. 挑治　在腰骶部督脉或足太阳经上寻找红色丘疹样反应点。每次2~4个点,用三棱针挑破0.2~0.3cm长、0.1cm深,将白色纤维挑断。每月1次,连续挑刺3次。

3. 穴位注射　取血海、气海、足三里、三阴交、膈俞。每次2~3穴,用5%当归注射液每穴注入1ml,每日1次,7次为1个疗程。

4. 皮肤针　叩刺腰骶部督脉、足太阳经,下腹部任脉、足少阴经、足阳明经、足太阴经。由上向下反复叩刺3遍(出血期不叩打腹股沟和下腹部),中度刺激。每日1~2次。

5. 头针　额旁三线。毫针刺,左右两侧同时捻转毫针3~5分钟,间歇5分钟左右,再捻转第二遍,共捻转3遍。每日1次。

6. 电针　取关元、气海、子宫、命门、肾俞、三阴交、阴陵泉、太冲。每次选用3~4穴,断续波,频率20~40次/分钟,中度刺激,通电15~20分钟,每日或隔日1次,10次为1个疗程。

7. 割治　取耳穴子宫、肝、肾、内分泌、皮质下、交感;取经穴血海、三阴交、肾俞、膈俞。耳廓局部常规消毒后,用手术刀尖在耳穴处垂直割刺,深度约0.1cm,然后覆盖消毒干纱布。每次割治1侧,每5日割治1次,双侧交替。体穴割治时,除穴位处常规消毒外,还需施以局部麻醉,用小尖头手术刀纵行切开皮肤,切口长度为0.5~1cm,然后剪去少量皮下组织,切勿损伤神经、韧带及深部血管。再用刀柄进行局部按摩刺激,待病人感到局部酸胀后,用消毒纱布覆盖、包扎,或用胶布固定纱布。每隔7日施治1次,每次取2穴,双侧穴轮用。7次为1个疗程。

 案例分析

　　王某,女,37岁。于1953年生第一胎时大出血,此后经常出现月经先期,阴道出血多或淋漓不止,色淡红,质稀无块,历时三年时愈时发,面色苍白,形寒肢冷,腰膝酸软,舌体淡胖,苔薄白,脉沉弱。妇科检查盆腔无异常变化,诊断为功能失调性子宫出血,经西药治疗不效。诊断为"崩漏(脾肾阳虚)"。取穴:血海、地机、三阴交、足三里、中脘、肾俞、关元、胞门、子户。以灸为主,针刺为辅,针灸兼施,治疗10次而血止,治疗半月痊愈。(王立早.中国针灸处方大成[M].南昌:江西科学技术出版社,1990:589-590)

　　分析:患者诊为崩漏,证属脾肾阳虚。治宜健脾补肾、固摄止血为主。故取关元调冲任、理经血;三阴交同调肝、脾、肾,补气血,调经水;取足太阴脾经穴血海、地机以止血调经;中脘、足三里补气摄血;取肾俞以补肾壮阳。各穴共奏健脾补肾、温阳助气之功,使气足血充,固摄有方而崩漏自止。

【按语】

1. 针灸对本病有一定疗效。针灸治疗应根据病情的缓急轻重、出血的久暂,采用"急则治其标,缓则治其本"的原则,灵活运用塞流、澄源、复旧三法。但对出血多、病势急者,应采取综合治疗措施。

2. 绝经期妇女如反复多次发病,应做相应的检查,排除肿瘤致病因素。

3. 患者应注意饮食调摄,加强营养,忌食生冷,避免精神刺激和过度劳累。

知识链接

对于出血量多、病势急者,应采取综合治疗措施,可配合药物进行止血。药物止血的方法有两种:一种是使子宫内膜脱落干净,可注射黄体酮;一种是使子宫内膜生长,可注射苯甲酸雌二醇。再用些止血药物,如云南白药、安络血、维生素K、止血芳酸和止血敏等,一般都可以达到治疗功血崩漏的目的。

第五节　绝经前后诸证

妇女在绝经前后,随着月经紊乱或绝经,出现阵发性烘热汗出、五心烦热、烦躁易怒、情绪不稳、头晕耳鸣、心悸失眠、面浮肢肿或皮肤蚁走样感等症状,称"绝经前后诸证",亦称"经断前后诸证"。常见于45~55岁妇女。

西医学的围绝经期综合征、卵巢早衰、双侧卵巢切除或放射治疗后双侧卵巢功能衰竭,出现围绝经期症状者,可参考本节辨证论治。

知识链接

本病以往都称之为"更年期",1994年WHO推荐采用"围绝经期"一词。

【病因病机】

妇女绝经前后,肾气渐衰,冲任亏虚,天癸将竭,渐至经水断绝,属生理现象。但由于体质、产育、疾病、营养、劳逸、社会环境、精神状况等差异,部分妇女不能适应其生理变化,体内阴阳失调,脏腑气血功能紊乱,则易生本病。

素体阴虚,或房劳、多产伤肾,至天癸渐竭之时,肾阴亏虚益甚,肾阴虚不能制约肝阳则肝阳上亢,或不能上制心火,心火独亢,则心肾不交而生本病。

素体阳虚,或过用寒凉,或劳倦过度,耗损脾阳,日久损及肾阳,致绝经前后肾中元阳虚衰更甚,五脏失于温养,功能失调而致本病。

本病以肾虚为主,有偏于阴虚,或阳虚,或阴阳两虚的差别,因而出现不同证候,并可累及心、肝、脾,而出现兼夹之证。

【辨证论治】

辨证 以妇女在绝经前后,月经紊乱或绝经,出现阵发性烘热汗出、五心烦热、烦躁易怒、情绪不稳、头晕耳鸣、心悸失眠、面浮肢肿或皮肤蚁走样感等症状为主症。

1. **肾阴亏虚** 经断前后,头晕耳鸣,腰酸腿软,足跟疼痛,烘热汗出,五心烦热,失眠多梦,口燥咽干,或皮肤干燥瘙痒,大便干结,小便短赤。月经紊乱,量少或多,经色鲜红,舌红少苔,脉细数。

2. **肾阳不足** 经断前后,腰痛如折,面色晦暗,神疲倦怠,形寒肢冷,脘腹满闷,大便溏薄,或夜尿多,小便频数或失禁,带下量多清稀,月经或多或少,色淡质稀,舌淡或胖嫩、边有齿印、苔白滑,脉沉迟无力。

治则 益肾宁心、调和冲任。肾阴虚者滋肾宁心、育阴潜阳;肾阳虚者温肾壮阳、健脾益气。取任脉、足少阴经穴为主。

处方 主穴:百会　关元　肾俞　三阴交　太溪

配穴:肾阴亏虚加照海;肝阳上亢加太冲、风池;心肾不交加神门、内关、劳宫、心俞;肾阳虚气海、足三里、脾俞。

方义 百会属于督脉,可升清降浊、平肝潜阳、清利头目;关元属于任脉,可补益元气、调和冲任;肾俞为肾之背俞穴,太溪属肾经原穴,二穴合用可补肾气、养肾阴、充精血、益脑髓、强壮腰膝;三阴交属于脾经,通于任脉,为足三阴经之交会穴,能健脾、疏肝、益肾、理气开郁、调补冲任。

加照海滋补肾阴;加太冲、风池平肝潜阳、疏肝理气;加神门、内关、劳宫、心俞清心火、养心神;加气海、足三里、脾俞健脾益气、温补肾阳。

操作 毫针刺,肾阴亏虚用补法,或平补平泻;肾阳不足用补法,重用温针灸或艾条灸。每日 1 次,留针 20~30 分钟。

课堂互动

针灸治疗绝经前后诸证,还可参考前面所学哪些病的治疗?

【其他疗法】

1. **耳针** 取肾、内生殖器、交感、神门、皮质下、内分泌。每次取 2~3 穴,毫针刺或埋针、压丸法,隔日 1 次。左右耳交换治疗。

2. **皮肤针** 取颈项部、头顶部、腰部、骶部、小腿内侧、内关。重点叩刺百会、大椎、肾俞、腰部、骶部、三阴交、内关。中等强度刺激,由上向下反复叩打 4~5 遍。每日 1 次。

知识链接

更年期是每个妇女必然要经历的阶段,但每人所表现的症状轻重不等,时间久暂不一,轻的可以安然无恙,重的可以影响工作和生活,甚至会发展成为更年期疾病。短的几个月,长的可延续几年。更年期综合征虽然表现为许多症状,但它的本质却是妇女在一生中必然要经历的一个内分泌变化的过程。

【按语】

1. 少数妇女由于机体不能很快适应,症状比较明显,但一般并不需特殊治疗。极少数症状严重,甚至影响生活和工作者,则需要治疗。其病程长短亦不同,短者 1~2 年,长者数年至 10 余年。要正确认识更年期的生理特点：应有充分的思想准备,及时发现更年期的"信号",并采取必要的治疗措施。

2. 针灸对本病效果较好,但同时应对病人辅以精神安慰,避免忧郁、悲伤、焦虑、急躁情绪。劳逸结合,保证充足的睡眠,注意适当锻炼身体。注意饮食调养,可适当辅助食疗。

3. 诊断本病时应做有关健康检查和妇科普查,以排除有关器质性病变。

第六节 带下病(附:盆腔炎)

带下病是指女性阴道内白带量明显增多,并见色、质、气味发生异常为特征的妇科病症,可伴有全身或局部症状。又称"带证"。古代又称"白沃""赤沃""白沥""赤沥""下白物"等。

西医学的阴道炎、子宫颈或盆腔炎症、内分泌失调、宫颈及宫体肿瘤等疾病引起的白带增多等,可参考本节辨证论治。

知识链接

带下如五色夹杂,如脓似血,奇臭难闻,当警惕癌变。应结合必要的检查如妇科检查、B 超及活检等以明确诊断。

【病因病机】
带下病多由冲任不固,带脉失约,水湿浊液下注而成。

由于饮食不节,劳倦过度,伤及脾气,脾失健运,谷不化精,反聚为湿,流注下焦,伤及任脉;或大病、久病、年老等,肾阳日衰,下元不温,寒湿内盛,损及任带,则内湿下注;或素体阴虚、房劳多产、久病及肾,肾阴亏耗,相火内动,灼伤阴络,血溢于下,与津合参而为赤带或赤白带;或经行、产后,胞脉空虚,湿毒之邪乘虚而入,损伤任带二脉所致。

湿邪是导致本病的主要原因,任脉损伤、带脉失约是带下病的病机关键。故《傅青主女科》中说:"夫带下俱是湿症"。

【辨证论治】
辨证 以阴道缠绵不断流出如涕如脓、气味臭秽的浊液为主症。

1. 脾虚湿困 带下量多,色白或淡黄,质黏稠,无臭味,绵绵不绝,伴精神疲倦,四肢乏力,面色萎黄,纳少便溏,舌淡苔白腻,脉濡弱。

2. 肾阳不足 带下清冷量多,色白质稀薄,淋漓不断,腰酸痛如折,小腹冷,大便溏薄,小便清长,夜间尤甚,舌淡苔白,脉沉迟。

3. 肾阴亏虚 带下色黄或兼赤,质黏无臭,阴户灼热干涩,五心烦热,腰酸耳鸣,头晕心悸,舌红少苔,脉细数。

4. 湿热下注 带下量多,色黄绿如脓,黏稠臭秽,或带下色白质黏,如豆渣状。阴中瘙痒,口苦咽干,小便短赤,舌红苔黄腻,脉滑数。

治则 固摄带脉,利湿化浊。脾虚湿困者宜健脾益气、利湿止带;肾阳不足者温补肾阳;肾阴亏虚者宜滋阴清热;湿热下注者清热除湿。取任脉、足太阴经穴为主。

处方 主穴:带脉 关元 三阴交 白环俞

配穴:脾虚湿困加足三里、阴陵泉;肾阳不足加肾俞、命门、次髎;肾阴亏虚加肾俞、太溪;湿热下注加中极、阴陵泉。

方义 带脉穴属足少阳胆经,为足少阳、带脉二经交会穴,是带脉经气所过之处,可协调冲任,有理下焦、调经血、止带下的功效;关元、三阴交调理肝、脾、肾;白环俞属足太阳经,可调下焦之气,利下焦湿邪,有利湿止带的作用。

加足三里、阴陵泉健脾化湿;加肾俞、命门、次髎补肾培元;加肾俞、太溪益肾养阴;加中极、阴陵泉清利下焦湿热。

操作 毫针刺,脾虚湿困型用补法或平补平泻;肾阳不足型用补法,均可加灸;肾阴亏虚型针用补法;湿热下注型用泻法,只针不灸。每日治疗 1 次,留针 20~30 分钟。

课堂互动

比较脾虚湿困和湿热下注型带下病的病因、病机和临床症状。

【其他疗法】

1. 耳针 取肝、脾、肾、三焦、内生殖器、神门、肾上腺。每次取 2~4 穴,毫针中度刺激,留针 20 分钟,隔日 1 次。也可用耳穴压丸法或埋针,每 2~3 日更换 1 次,左右耳交换治疗。

2. 刺络拔罐 用三棱针在十七椎、腰眼和骶骨孔周围的络脉点刺出血,然后拔罐 5~10 分钟,出血量约 3~5ml,最多可达 60ml。间隔 3~5 日治疗 1 次。用于湿热下注者。

3. 穴位注射 取三阴交、关元、白环俞。常规消毒,每穴每次注入 5% 当归注射液 0.5~1ml,每日或隔日 1 次。

4. 电针 取带脉、三阴交。针刺得气后左右分别接一组线,通电 15~20 分钟,刺激强度以病人能耐受为度。

5. 皮肤针 取下腹部、脊柱两侧、腹股沟。重点叩打区内阳性反应点及三阴交、期门、带脉等穴。中度或轻度刺激。

6. 腕踝针 取双侧下$_2$(在内踝高点上 3 横指,靠胫骨后缘)。采用 30 号的 1.5 寸毫针,针体与皮肤表面呈 30°角,刺进皮下的长度为 1.4 寸。留针 20~30 分钟,每日治疗 1 次,7 次为 1 疗程。

案例分析

邓某,女,37 岁,未婚。白带量多近半年。平素纳差,腰酸,带下清稀,腹部喜暖,形寒肢冷,面色无华,四肢不温,舌淡、苔白、脉沉细。妇科检查:两侧附件增厚粘连,两侧腹部有压痛。诊为"带下(脾肾阳虚)"。取肾俞、脾俞、三阴交、关元、带脉。针用补法,每穴行针 1 分钟。每日 1 次,留针 20 分钟。针 5 次后带下减少,12 次后带止,继续再针 3 次,诸症消失,经妇科检查附件炎症消失,痊愈。(天津中医学院第一附属医院针灸科.石学敏针灸临证集验[M].天津:天津科

学技术出版社,1990:422-423)

分析:该患者诊为"带下(脾肾阳虚)"。因脾肾阳虚,冲任不固,带脉失约,水湿浊液下注而致白带量多,故治以健脾补肾为主。取足太阳膀胱经背俞穴肾俞、脾俞以健脾补肾;取带脉以调冲任,理下焦、调经血、止带下;取关元以暖胞宫,调冲任;取三阴交以调经,补益脾肾。诸穴合用以奏温补脾肾、固摄止带之功,带下遂愈。

【按语】

1. 针灸对带下病有较好的疗效。但应做相应的检查以明确诊断,而进行治疗,特别是 40 岁以上的妇女,带下赤黄,应首先排除恶性肿瘤。

2. 病情较重者可配合药物内服及外阴部药物洗浴等方法,以增强疗效。

3. 妇女应养成良好的卫生习惯,注意经期卫生及孕产期调护,经常保持会阴部清洁卫生。

4. 注意生活调养,清心寡欲,房室有节,注意劳逸适度,多行户外活动。

附:盆腔炎

盆腔炎是指女性内生殖器官(包括子宫、输卵管、卵巢)及周围结缔组织、盆腔腹膜等部位所发生的炎症。

根据病势缓急、病程长短又可分为急性和慢性两种。属于中医学"带下""癥聚"等范畴。

知识链接

盆腔炎大多发生在性活跃期,有月经的妇女。初潮前、绝经后或未婚者很少发生,若发生盆腔炎也往往是邻近器官炎症的扩散。炎症可局限于一个部位,也可同时累及几个部位,最常见的是输卵管炎及输卵管卵巢炎,单纯的子宫内膜炎或卵巢炎较少见。

【病因病机】

急性盆腔炎多因经期或分娩中产道损伤或出血,由于胞脉空虚,湿热乘虚而入,蓄积盆腔,客于胞宫,与气血相搏,气血运行不畅,使冲任二脉受损而成。慢性盆腔炎多由急性盆腔炎迁延而成。

本病的发生与肝、脾、肾三脏关系密切。

知识链接

西医学认为,本病常因分娩、流产、宫腔内手术消毒不严,或经期、产后不注意卫生、不禁房室,或者附近其他部位的感染,使病原体侵入所致。致病菌有葡萄球菌、链球菌、大肠杆菌、厌氧菌、衣原体、支原体等,每多杂合感染。炎症可在一处或多处同时发生,按部位不同分别有"子宫内膜炎""子宫肌炎""附件炎""盆腔结缔组织炎"等。

【辨证论治】

辨证 急性盆腔炎发病时以下腹部疼痛,伴发热为主症。严重时可有高热,寒战,头痛,食欲不振,尿频,排尿困难,大便坠胀感,阴道分泌物增多且呈脓性腥臭。患者呈急性病容,下腹有肌紧张、压痛及反跳痛,肠鸣音减弱或消失。妇科检查阴道可能充血,并有大量脓性分泌物,子宫较软、稍增大、有压痛,宫旁组织增厚,有明显触痛。输卵管可增粗,有时可扪及包块。

慢性盆腔炎以下腹部坠胀、疼痛,腰骶部酸痛为主症。有时伴有肛门坠胀不适、月经不调、带下增多。部分患者可有全身症状,如低热、易于疲劳、周身不适、失眠等。妇科检查可见阴道分泌物增多,子宫多呈后倾后屈位,活动受限或粘连固定。

1. 湿热下注 小腹胀满,带下量多、色黄、质稠腥臭,头眩而重,身重困倦,口渴不欲饮,痰多,或有发热恶寒,腰酸胀痛,尿道灼痛,大便秘结,小便赤热,舌质红、苔黄腻或白腻,脉濡数或弦滑。

2. 气滞血瘀 小腹胀痛而硬,按之更甚,带下量多、色白、质稀薄,腰骶酸痛,月经不调,色深黑有瘀血块,严重者面色青紫,皮肤干燥,大便燥结,舌质黯红或有瘀斑,脉沉涩。

治则 清热利湿、活血止痛。湿热下注者健脾利湿、清热止带;气滞血瘀者理气活血、化瘀止痛。取任脉、足少阳、足太阴经穴为主。

处方 主穴:带脉 中极 三阴交

配穴:湿热下注加蠡沟、阴陵泉、归来;气滞血瘀加太冲、血海、膈俞;疼痛剧烈加次髎。

方义 带脉穴属足少阳胆经,为足少阳、带脉二经交会穴,是带脉经气所过之处,可协调冲任,有理下焦、调经血、止带下的功效;中极为任脉经穴,通于胞宫,有调理冲任、理气活血的作用;三阴交为足三阴经之会,有健脾胃、益肝肾、理气血、祛湿热之功效。

加蠡沟、阴陵泉、归来清肝利胆、祛下焦湿浊;加太冲、血海、膈俞行气活血、化瘀止痛;加次髎可促进盆腔血液循环,为止痛效穴。

操作 毫针刺,各穴均以捻转泻法为主。带脉向前斜刺;中极在排空小便的情况下直刺;次髎向耻骨联合方向斜刺,通向骶骨孔直达盆腔,以少腹部有胀感为度,不宜过深。每日1次,留针20~30分钟。

【其他疗法】

1. 耳针 取子宫、内分泌、皮质下、卵巢、盆腔、内生殖器。每次取3~4穴,毫针中度刺激,留针15~30分钟,每日1次。也可用耳穴埋针法或耳穴压丸法,每隔2~3日更换1次,左右耳交替治疗。

2. 皮肤针 叩刺腰骶部足太阳经、夹脊穴和下腹部相关腧穴、侧腹部足少阳经穴,中度刺激,以皮肤潮红为度。

3. 穴位注射 取带脉、水道、曲骨、次髎、阴陵泉。急性期可用小檗碱、板蓝根注射液,每穴注入1~3ml,每日1次。如疼痛较剧,下腹部有包块者用当归、丹参、丹皮酚注射液,每穴注入0.5~1ml。必要时也可采用抗生素穴位注射。

4. 激光照射 取子宫、气海、中极、水道、归来、维道、次髎、白环俞。每次选用4穴行激光照射,输出功率为3~5mw,光斑直径为0.2~0.3cm,照射距离为2~5cm,每穴照射5分钟。适用于慢性盆腔炎。

【按语】

1. 针灸对盆腔炎有较好的疗效。但需做相应的检查以明确诊断,再进行治疗。

2. 急性盆腔炎病情较急,较少单独用针灸疗法,可针、药并用,以提高疗效,缩短疗程,防止转为慢性。

3. 注意个人卫生,保持外阴清洁,尤其是经期、孕期及产褥期卫生。

4. 急性盆腔炎注意与宫外孕、卵巢囊肿蒂扭转、急性阑尾炎鉴别。

第七节 妊娠恶阻

妊娠恶阻是指妊娠早期(6~12 周)出现严重的恶心呕吐,头晕厌食,甚至食入即吐为主症的病证。古称为"子病""病儿""病食""阻病",临床表现与西医学所称的妊娠剧吐相同。

若妊娠早期仅见食欲不振,择食嗜酸,早晨轻度呕恶,对生活和工作影响不大,至妊娠 12 周前后自行消失者,称早孕反应,又称"晨吐",不作病论。

知识链接

西医学认为本病的病因目前还不十分清楚,一般认为与妊娠早期胎盘分泌的绒毛膜促性腺激素(HCG)的刺激及孕妇的精神过度紧张、兴奋、神经系统功能不稳定有关。早孕反应一般大多发生在妊娠 3 个月之前。

【病因病机】

妊娠与冲任两脉有关,而冲脉又隶于阳明。妊娠之后,经血藏而不泻,血海之血下聚冲任养胎,血分不足,气分有余,导致气血不调,冲气上逆犯胃,胃失和降,故见呕吐等症。

本病可因孕后阴血聚于下以养胎,致肝阴不足,肝阳亢盛;或情志不舒,肝气郁结,致肝气横逆犯胃而致呕恶,甚至郁火犯胃而致剧烈呕吐。或因阴血聚于下以养胎,冲脉之气较盛,素有脾胃虚弱,致冲气上逆犯胃,胃失和降而发。或因素体脾失健运,痰湿内生,孕后经血停闭,血壅气逆,痰饮随冲脉之气上逆而发。

若剧吐不止,伤阳耗气,复因饮食难进,可致气阴两虚的严重症候。

课堂互动

请指出妊娠恶阻的病位及其基本病机。

【辨证论治】

辨证 以妊娠早期反复出现恶心呕吐、头晕厌食,甚至食入即吐为主症。

1. 肝胃不和 呕吐酸水或苦水,胸胁满闷,嗳气叹息,头晕目眩,口苦咽干,渴喜冷饮,便秘溲赤,舌红苔黄燥,脉弦滑数。

2. 脾胃虚弱 恶心呕吐,吐出清水痰涎,甚则食入即吐,脘腹胀闷,不思饮食,头晕体倦,怠惰思睡,舌淡苔白,脉缓滑无力。

3. **痰湿阻滞** 呕吐痰涎,胸膈满闷,不思饮食,口中淡腻,头晕目眩,心悸气短,舌淡胖、苔白腻,脉滑。

治则 和胃降逆止呕。肝胃不和者疏肝理气;脾胃虚弱者健脾益胃;痰湿阻滞者理气化痰。取足阳明、任脉经穴为主。

处方 主穴:中脘 内关 足三里 公孙

配穴:肝胃不和加太冲、期门、膻中;脾胃虚弱加脾俞、胃俞;痰湿阻滞加丰隆、阴陵泉;神倦嗜卧加灸百会、气海;少寐、多梦、心悸加心俞、神门。

方义 中脘是胃之募穴、腑会,通调腑气、和胃降逆;内关属心包之络,沟通三焦、宣上导下、和内调外;足三里为胃腑之下合穴,既能健脾强胃,又能平肝和胃、理气降逆;公孙为足太阴脾经之络穴,联络于胃,与内关合用为八脉交会配穴法,既能健脾化湿、和胃降浊,又能调理冲任、平降冲逆。

加太冲、期门、膻中疏肝理气、平降冲逆;加脾俞、胃俞以助中阳、健脾止呕;加丰隆、阴陵泉健脾利湿、化饮降浊;加灸百会、气海益气养血;加心俞、神门宁心安神。

操作 毫针刺,实证用泻法,虚证用补法,寒者加灸。每日 1 次,留针 20~30 分钟。

【其他疗法】

1. **耳针** 取肝、胃、神门、皮质下、内分泌。每次选 2~3 穴,用针刺或压丸法。

2. **皮肤针** 按针灸处方局部叩刺,或选 T_4 至 L_5 夹脊穴、背俞穴,自上而下呈带状叩刺,均予轻刺激,使局部皮肤微红润为度。

3. **穴位注射** 取膈俞、肝俞、脾俞、胃俞、足三里。每次 2 穴,用 10% 葡萄糖注射液或 2% 盐酸利多卡因注射液,每穴注入 1~2ml,每日 1 次。

4. **电针** 按针灸处方选 1~2 对穴。用疏密波、慢频率、弱刺激,每次 30 分钟,每日 1 次。

案例分析

严某,女,27 岁,1958 年 4 月 8 日初诊。患者主诉停经 50 天,恶心呕吐 1 周。现病史:患者停经 50 天,1 周前出现恶心,不思食,食入即吐,饮水亦吐,头晕、乏力,舌尖红苔薄黄,脉弦滑。既往有妊娠呕吐史。已因孕吐而终止妊娠 2 次,此为第 3 次妊娠。西医诊断:妊娠呕吐;中医诊断:妊娠恶阻(脾虚肝郁、痰湿中阻)。取膻中、中脘、右内关、左足三里。针刺方法:点刺泻百会,针刺膻中、中脘、内关、足三里,用平补平泻手法,留针 20 分钟。针后呕吐减轻,能进流食。第 2 次针后,呕吐止,饮食增,一般情况好转,停止针刺,足月分娩。[陆永辉,张汝菁,王克键,等.阎润茗针灸治疗妇科胎产病经验[J].河南中医,2015,35(01):37-38]

分析:妊娠恶阻即西医妊娠呕吐,是指妊娠早期,停经 2 个月左右,出现恶心、呕吐、择食,严重者饮水亦吐。是妊娠期常见症状,其病因为妊娠期间经血不泻,营养胞胎,冲脉上逆。因冲脉隶属于阳明,其气逆于胃,胃失和降而致呕恶。一般由于妊娠时阴虚肝木失滋,木燥火生,肝气上逆于胃;也有脾虚痰阻者。治疗以健脾和胃,平肝降逆,顺气化痰为主。取膻中、中脘、内关、足三里。盖膻中属任脉,气之会穴,任主胞胎,有调气畅中安胎的作用;内关宽胸和中,主治心、胸、胃之疾,配中脘有和胃止呕之效;足三里健脾和胃化痰湿。

【按语】

1. 针灸治疗妊娠恶阻有明显的疗效。但因在妊娠早期,胞胎未固,针灸取穴不宜过多,进针不宜深,手法不宜重,以免影响胎气。有些穴位有下胎活血、通经化瘀的功能(如合谷、三阴交等),孕妇应禁用或慎用。

2. 严重恶阻者,须结合妇科检查及 B 超排除葡萄胎,并必须做尿酮体检查,必要时须配合静脉输液治疗,以防脱水和电解质紊乱。若患者体温升高,脉搏加快,甚至出现黄疸者,应考虑及时终止妊娠。

3. 饮食宜清淡易消化,少食多餐,避免异味刺激。

4. 须与急性胃肠炎、消化性溃疡、病毒性肝炎、胃癌等引起的呕吐相鉴别。

第八节 胎 位 不 正

课堂互动

学生描述正常胎位。

知识链接

分娩时枕前位(正常胎位)约占 90%,而异常胎位约占 10%,其中胎头位置异常居多,占 6%~7%,胎产式异常的臀先露(臀位)占 3%~4%,肩先露(横位)已极少见。此外还有复合先露。

胎位不正是指孕妇在妊娠 7 个月(28 周)之后,产科检查时发现枕横(后)位、臀位、横位等胎位异常。本病多见于腹壁松弛的孕妇或经产妇,是导致难产的主要因素之一。

【病因病机】

胎儿在母体内生长、发育及其运动受母体气血支配。孕妇素体虚弱或脾虚化源不足,或久病、大病,或孕妇久立、负重、劳作过度,均能损耗气血,致胎儿不能正常转动。或孕妇恣食肥甘,营养过剩,胎体过大;或情志不舒,忧思气结,均可导致气机不顺,胎体不能应时转位。

【辨证论治】

辨证 以妊娠 7 个月后,产科检查发现胎儿在子宫内的位置不是枕前位,而是斜位、横位、臀位和足位等为主症。

1. 气血虚弱 妊娠后期胎位不正,见面色苍白或萎黄,神疲懒言,心悸气短,食少便溏,舌淡苔薄白,脉滑无力。

2. 气机郁滞 妊娠后期胎位不正,精神抑郁,烦躁易怒,胸胁胀满,不思饮食,嗳气,大便不调,苔薄白,脉弦滑。

治则 调理胎位。气血虚弱者益气养血;气机郁滞者疏肝理气。取足太阳经穴为主。

处方 主穴:至阴

配穴:气血虚弱加足三里、肾俞、太溪;气机郁滞加太冲、期门、肝俞。

方义 至阴为足太阳膀胱经井穴,足太阳经气由此交入足太阴肾经,能助肾水、调肾气,为矫正胎位之经验效穴。

加足三里、肾俞、太溪健脾益气、补肾理胞;加太冲、期门、肝俞疏肝解郁、理气行滞。

操作 至阴用灸法。孕妇排空小便,解松腰带,坐于靠背椅上或半仰卧于床上。至阴穴以艾条温和灸或雀啄灸,每次15~20分钟;也可用小艾炷灸,每次7~10壮;配穴气血虚弱者针刺用补法,配合灸法,气机郁滞者用泻法。每日1~2次,3天后复查,至胎位转正为止。

【其他疗法】

1. 耳针 取肝、脾、腹、子宫、交感、皮质下。每次取3~4穴用耳穴压丸法,每隔2~3日更换1次。

2. 电针 取双侧至阴、足三里。电针20~30分钟,用疏密波,弱刺激,每日或隔日1次。

3. 激光穴位照射法 取双侧至阴穴。孕妇仰卧位,双下肢屈膝,功率为5mW,将激光束直接照射于至阴穴上,每侧照射5~8分钟,每日1次,3~5次为1个疗程。

案例分析

唐某,女,35岁。妊娠8个月,产科检查胎儿为横位。曾做过2次手法倒转术及胸膝卧位多次未见效果,改为针灸治疗。取至阴穴,用中等大小艾炷,每次灸7~15壮。每日1次。共灸3次,产科复诊已转为头位(张涛.针灸现代研究与临床[M].北京:中国医药科技出版社,1998)

分析:至阴为足太阳膀胱经井穴,足太阳经气由此交入足太阴肾经,能助肾水、调肾气,为矫正胎位之经验效穴,临床上多用灸法来治疗胎位不正而效佳。

知识链接

多数人观察统计其成功率在80%以上。疗效的关键是掌握好治疗时机。临床资料表明,针灸疗法矫正胎位的最佳时机是妊娠28~32周,成功率达90%以上,32周以后则疗效稍差。在妊娠28周以前,因为胎体较小,羊水相对较多,胎儿在子宫腔内的活动范围较大,胎儿的位置和姿势容易改变,故发现胎位不正时,可暂不处理,至妊娠后期,大多可自行转成正常胎位。而妊娠32周以后,由于胎儿生长快,羊水相对减少,胎儿与子宫壁更加贴近,胎儿的位置及姿势相对固定,此时治疗效果就差。

【按语】

1. 针灸治疗胎位不正效果佳,并且简便、安全,对孕妇、胎儿均无不良影响。

2. 针灸治疗后,可指导病人每天做胸膝卧位10~15分钟,能提高疗效。

3. 胎位不正经过治疗多可转正,故患者勿精神紧张,情绪宜乐观、安定。

4. 因子宫畸形、骨盆狭窄、盆腔肿瘤等因素导致的胎位不正,不适合针灸治疗,应尽早转妇产科处理,以免发生意外。

第九节 滞 产

滞产是指妊娠足月,临产时胎儿不能顺利娩出,总产程超过 24 小时者。又称"难产"。本病可危及母婴生命,或导致婴儿智力下降等残疾,应予以高度重视。

西医学称本病为"异常分娩"。常见于子宫收缩异常(即产力异常),骨盆、子宫下段、子宫颈、阴道发育异常(即产道异常),胎位异常或胎儿发育异常等情况。

知识链接

决定分娩的四因素是产力、产道、胎儿及精神心理因素。

针灸治疗主要针对产力异常引起的滞产。

课堂互动

1. 什么是产力?
2. 孕妇生产过程中哪些力量构成产力?

【病因病机】

本病的发生有虚、实两种因素。虚者多因素体虚弱,或产时用力过早;或平时不慎房事,耗散精气;或临产胞水早破,浆血干枯以致气血虚弱,气虚失运,血虚不润,而成难产。实者因临产恐惧,过度紧张,以致气滞血瘀;或妊娠期间过度安逸,导致气滞不行,血流不畅;或产时感受寒邪,寒凝血滞,气机不利而致胎滞不下,发为难产。

【辨证论治】

辨证 以临产浆水已下,产程延长,总产程超过 24 小时,胎儿久久不能产出为主症。主要表现为临产时子宫收缩乏力,收缩时间短、间歇时间长且不规则。当子宫收缩达高峰时,腹部不隆起,不变硬。或子宫收缩不协调,产妇自觉收缩力强,且持续性腹痛、拒按,烦躁不安,呼痛不已,但宫底收缩力不强(子宫收缩在中部或下段强,属于无效宫缩)。

1. 气血虚弱 产时阵痛微弱,宫缩持续时间短,间歇时间长,产程进展缓慢。或下血量多而色淡。面色苍白,神疲倦怠,气短而喘,舌淡苔白,脉虚大或沉细而弱。

2. 气滞血瘀 产时腰腹持续剧烈胀痛拒按,宫缩虽强,但无规律,产程进展缓慢,或下血暗红、量少。面色紫黯,烦躁不安,精神紧张、恐惧,胸闷脘胀,时欲呕恶。舌黯红、苔薄白,脉弦大而至数不匀。

治则 气血虚弱者补养气血,益气催产;气滞血瘀者理气行血,调气催产。取任脉、手阳明、足太阴经穴为主。

处方 主穴:膻中 合谷 三阴交 至阴 独阴

配穴：气血虚弱加气海、足三里、脾俞；气滞血瘀加太冲、内关、血海。

方义 膻中属于任脉，为气之会穴，能调理胞宫气机，助产力而降气下胎；合谷是手阳明大肠经原穴，主调气分，三阴交是足三阴经的交会穴，主调血分，二穴配合，补合谷以助气行，泻三阴交以助血行，气行血行则能行滞化瘀以催产；至阴为足太阳井穴，独阴为经外奇穴，二穴均能益肾气、理胞脉，为催产下胎之经验效穴。

加气海、足三里、脾俞补益气血、助力降胎；加太冲、内关、血海理气活血、行瘀催产。诸穴合用，补则益气助力，泻则行滞化瘀，能使气血调和，胎儿应针而下。

操作 毫针刺，膻中穴将针尖向下平刺 1~1.5 寸，捻转补法或平补平泻，使气向下行至腹部；合谷直刺 1 寸左右，补法；三阴交直刺 1~1.5 寸，泻法；至阴、独阴斜刺 0.3 寸左右；气海穴只灸不针，足三里、脾俞用补法或配合灸法；太冲泻法；内关、血海平补平泻。留针 1 小时左右或至产妇宫缩规律而有力为止。留针期间，每隔 5 分钟行针 1 次。

【其他疗法】

1. 耳针 取子宫、肾、神门、皮质下、内分泌。毫针中度刺激，每隔 5 分钟行针 1 次，亦可用电针疏密波刺激，留针 1 小时左右或至产妇宫缩规律有力为止。

2. 电针 取至阴、独阴二穴。各刺入 0.3 寸左右，接电针仪，用疏密波强刺激 1 小时或至产妇宫缩规律有力为止。

3. 灸法 取神阙穴。用适量食盐，均匀地平铺于神阙穴上，将艾炷置于盐层的中央而点燃施灸，每次灸 3~7 壮，一般 3 壮，如阴道内有不断出血者，可灸 7 壮（如产妇感到灼痛，可稍移动艾炷，也可用隔姜灸，以免食盐遇热爆响）。

知识链接

《千金要方》载："难产针两肩井入 1 寸泻之……"《针灸大成》载："难产，合谷补，三阴交泻，太冲。"《类经图翼·针灸要览》载："产难，合谷、三阴交均灸，至阴灸三壮。"通过以上经典引用可以得出：对于难产者，肩井、合谷、三阴交、至阴等穴均为经验要穴。

案例分析

赵某，女，29 岁，1999 年 11 月 18 日因第一胎足月临产而入院。因素有脾胃虚寒，临产腹痛。不欲食，宫缩乏力，滞产不下。历时一昼夜，宫口仅开 5cm，神色极为疲惫。苔薄白，脉弦滑而细。予益气和胃以下胎。针补合谷、足三里，泻三阴交，均双侧，留针 45 分钟，并用艾条温灸中脘。灸后孕妇索食，食后 10 分钟，规律宫缩即开始，起针后检查宫口已开大至 7cm，距起针 3 小时 50 分顺产，婴儿体重 3.15kg。母子俱安。[杨志新.合谷、三阴交穴临床验案举隅[J].四川中医，2002，(07):75-76]

分析：患者素有脾胃虚寒，中气不足，临床不欲食则气更虚，推送无力而滞产。针补合谷以助气行，泻三阴交以助血行，二穴理气活血；补足三里、灸中脘以补中气，主穴合用补益气血、助力降胎，宫缩加强，则胎速下。

【按语】

1. 针灸对产力异常引起的滞产具有明显的催产作用。

2. 滞产时间过长,对产妇和胎儿健康危害极大,因此,对病情危重者,应采取综合治疗措施,必要时立即手术处理。

3. 对子宫畸形、骨盆狭窄等原因引起的滞产,应做其他处理,以免发生意外。

4. 应解除产妇的思想顾虑,消除紧张情绪,鼓励产妇多进饮食,劳逸适度,保持充沛的精力,以利于分娩。

第十节 产后缺乳

产后缺乳是指以产妇在哺乳期乳汁甚少或全无为主症的疾病。又称"乳汁不行""乳少""乳汁不足"。本病多发于产后2~3天至半个月之内,也可发生在整个哺乳期。

哺乳中期月经复潮后乳汁相应减少,属于正常生理现象。产妇因不按时哺乳,或不适时休息而致乳汁不足,经纠正其不良习惯,乳汁自然充足者,亦不能作病态而论。

知识链接

提倡母婴同室,及早开乳,建立泌乳反射。

【病因病机】

本病分虚、实两端。虚者因素体虚弱,或产时失血过多,或产后营养缺乏,气血亏虚,乳汁化生不足而缺乳。实者因产后心情不舒,情志不调,肝郁气滞,气机不畅,乳络不通,乳汁运行受阻而缺乳。

【辨证论治】

辨证 以产后哺乳初始,乳汁分泌量少甚至乳汁全无为主症。

1. 气血虚弱 产后乳少,甚或全无,乳汁清稀,乳房柔软无胀满感,神倦食少,面色无华,舌淡少苔,脉细弱。

2. 肝气郁滞 产后乳汁排出不畅,浓稠,乳房胀硬或疼痛。情志抑郁,胸胁胀闷,食欲不振,或身有微热,舌质正常或暗红、苔薄黄,脉弦或弦数。

治则 调理气血,疏通乳络。气血虚弱者补气养血,佐以通乳;肝气郁滞者疏肝解郁,活络通乳。取足阳明、任脉经穴为主。

处方 主穴:膻中 乳根 少泽

配穴:气血虚弱加足三里、三阴交、脾俞;肝气郁滞加太冲、内关、期门。

方义 膻中为气之会,补法能益气养血生乳,泻法能理气开郁通乳;乳根位于乳下,属于足阳明胃经,足阳明胃经多气多血,刺之既能补益气血、化生乳汁,又能行气活血、通畅乳络;少泽为手太阳经井穴,善通乳络,为生乳、通乳之经验效穴。

加足三里、三阴交、脾俞补益气血、化生乳汁;加太冲、内关、期门疏肝理气、通络下乳。

操作 毫针刺,气血虚弱型针刺用补法,乳根穴加灸法;肝气郁滞型针刺用泻法,只针不灸。膻中穴向两侧乳房平刺 1~1.5 寸,乳根向乳房基底部平刺 1 寸左右,使乳房出现胀感。每日 1 次,留针 20~30 分钟。

课堂互动

对因乳汁排出不畅而有乳房胀满者,易患何病? 应如何预防?

【其他疗法】

1. 耳针　取胸、内分泌、肝、肾。毫针中等刺激,每日 1 次,留针 20~30 分钟。亦可用耳穴压丸法或埋针。

2. 皮肤针　取背部第 3~5 胸椎旁开 2 寸,胸前两侧乳房周围及乳晕部、肋间部。胸椎旁两侧各 1 排,每排叩打 4~5 次,从上至下垂直叩打。再沿肋间向左右散刺,每斜行叩打 5~7 次,两乳房做放射性叩打,乳晕部做环形叩打。用轻刺激,每日 1 次。避免重刺激损伤皮肤。

3. 穴位注射　取膻中、乳根、合谷、肝俞。用维生素 C、维生素 B_1 注射液各 10ml 混合。每穴注入 1~2ml,每日 1 次。

4. 电针　取双侧乳根穴,针刺得气后接电针仪,以疏密波弱刺激,使病人稍有针感即可,每次 20~30 分钟。每日 1 次。

案例分析

李某,女,27 岁,工人,因产后乳汁不通 3 天于 2012 年 4 月 7 日求诊。自诉 3 天前行剖宫产,手术顺利,母婴平安,唯乳汁不下,起初乳房轻微胀痛,后胀痛逐渐加剧,甚则痛不能卧。自食猪蹄等营养颇丰之品,非但乳汁不通,乳房胀满更甚。现症见:乳汁不下,乳房胀痛难忍,拒按,自觉烦热,患者平素体胖,喜食油腻,情志不舒,时感胸胁胀满不适,舌质红,苔黄厚,脉弦滑数。诊断:产后缺乳症。辨证:胃热壅滞,肝胃不和。治则:疏肝清胃,通经下乳。取穴:肩井、乳根、少泽、膻中(均取双侧)。使用器具规格:小三棱针、28 号 1.5 寸针、3 号玻璃罐。操作手法:肩井穴采用小三棱针刺络拔罐放血,出血 20ml,色紫暗;膻中穴向两侧乳房平刺,乳根穴向乳房基底部平刺 25mm,少泽浅刺 2mm,3 穴均采用泻法,留针 20 分钟。2012 年 4 月 8 日二诊,患者自述乳房胀痛明显减轻,已能安卧,乳汁微通,两乳房仍胀满不适。取穴:肩井、乳根、少泽、膻中(均取双侧),操作手法同前。次日患者告知乳汁已通,嘱其清淡饮食,调畅情志,劳逸结合。[杜彦珍. 针灸加刺络拔罐治疗产后缺乳症验案 1 则[J]. 湖南中医杂志,2013,29(04):80]

分析:该患者为产后缺乳胃热壅滞、肝胃不和型。治以疏肝清胃,通经下乳。取少泽善通乳,为生乳、通乳之经验效穴;膻中位于两乳之间,为气之会穴,泻法可理气开郁通乳;乳根属多气多血之足阳明经,位于乳下,能行气活血、通畅乳络;肩井为胆经穴,泻之可疏肝利胆,且为治乳少之效穴。诸穴合用,施以泻法,共奏疏肝清胃、通经下乳之功。

【按语】

1. 针灸治疗产后缺乳效果较好。应积极早期治疗,在缺乳发生最迟不超过 1 周时,及时治疗,缺乳时间越短,针灸疗效越好。

2. 产妇应加强营养,适度休息,调摄精神,纠正不当的哺乳方法。

3. 对因乳汁排出不畅而有乳房胀满者应及时挤出积乳,以防患乳痈。

4. 可适当配合食疗(如猪蹄 2 只,通草 24g,炖熟,去通草,食蹄饮汤;或豆芽 60g,生南瓜子 30g,鲫鱼 100g,通草 20g,食鱼喝汤)。

第十一节　阴　挺

阴挺是指以子宫位置下移,甚至脱出阴户之外,形如鸡冠、鹅卵,色淡红为特征的病证。又名"阴脱""阴痔"。多发于产后,故又有"产肠不收""子肠不收"之称。

西医学的子宫脱垂、阴道壁膨出等,可参考本节辨证论治。

知识链接

我国根据 1981 年全国部分省、直辖市、自治区"两病"科研协作组意见,以患者平卧用力下屏时子宫下降的程度,将子宫脱垂分为 3 度:

Ⅰ度:轻型为宫颈外口距处女膜缘 <4cm,未达处女膜缘;重型为宫颈外口已达处女膜缘,未超出该缘,检查时在阴道口可见到宫颈。

Ⅱ度:轻型为宫颈已脱出阴道口,宫体仍在阴道内;重型为宫颈及部分宫体已脱出阴道口。

Ⅲ度:宫颈及宫体全部脱出至阴道口外。

【病因病机】

因素体虚弱,中气不足,或分娩用力过度,或产后操劳过早,劳伤中气,致中气下陷,提摄无权,系胞无力,而致阴挺;或孕育过多,房劳伤肾,带脉失约,冲任不固,不能系胞而致阴挺;或脾虚生湿,湿郁化热,湿热下注,或外感湿热之邪,损伤任、带,胞脉弛纵,不能束胞,而致胞宫外脱。

【辨证论治】

辨证　以子宫脱垂或阴道内有物脱出,小腹、阴道、会阴部有下坠感为主症。

1. 脾虚气陷　子宫下移或脱出阴道之外,劳则加剧,卧则减轻或消失。带下量多、色白、质稀,小腹下坠,面白少华,四肢乏力,少气懒言,小便频数,舌淡苔薄白,脉虚弱。

2. 肾气亏虚　子宫下移或脱出阴道之外,小腹下坠,腰酸腿软,头晕耳鸣,小便频数或失禁,舌淡苔薄,脉沉弱。

3. 湿热下注　子宫下移或脱出阴道之外日久,胞面糜烂,黄水淋漓,或兼阴部灼痛,小便黄赤,或口干口苦,舌红苔黄腻,脉滑数。

治则　脾虚气陷者益气健脾、升阳举陷;肾气亏虚者温阳益气、固摄胞宫;湿热下注者健脾利湿、清泻热毒。取任脉、督脉、足太阴脾经穴为主。

处方　主穴:百会　气海　维道　三阴交

配穴:脾虚气陷加归来、足三里、脾俞;肾气亏虚加关元、太溪、肾俞;湿热下注加中极、阴陵泉、蠡沟。

方义　百会属于督脉,督脉起于胞宫,上行至巅顶交会诸阳经,有升阳举陷、固摄胞宫作用;气海属于任脉,任脉也起于胞宫,有调理冲任、益气固胞作用;维道属于胆经,交会于带脉,能维系、约束督、任、冲、带诸脉,固摄胞宫;三阴交调理肝、脾、肾,维系胞脉。

加归来、足三里、脾俞健脾益气、举陷固胞;加关元、太溪、肾俞补益肾气、升提胞宫;加中极、阴陵泉、蠡沟清热利湿、兼固胞脉。

操作 毫针刺,脾虚气陷、肾气亏虚者用补法,加灸;湿热下注者平补平泻,只针不灸。每日 1 次,留针 20~30 分钟。

【其他疗法】

1. 耳针 取肝、脾、肾、内生殖器、交感、皮质下。每次选 2~3 穴,毫针中度刺激,每日 1 次。也可用耳穴压丸法或埋针,每隔 2~3 日更换 1 次,左右耳交换治疗。

2. 穴位注射 取关元俞、气海俞、肾俞、足三里。每次选 2 穴,用维生素 B_1、维生素 B_{12}、三磷酸腺苷二钠、复方当归等注射液,任选 1 种,每穴每次注入 1~2ml。每日 1 次。

3. 电针 交替选用 1~2 对主穴。用疏密波弱刺激,每次 20~30 分钟。每日 1 次。

4. 头针 取双侧足运感区、生殖区。常规刺激,10 次为 1 个疗程。

5. 穴位敷药疗法 取蓖麻子仁,捣烂,敷在百会穴上,外加热敷。每日热敷 3 次,每次 30 分钟,两天换药 1 次,连续 6 昼夜为 1 个疗程。

6. 刺络疗法 取腰俞、阴陵泉。常规消毒,以三棱针点刺出血 0.5ml,每周 1~2 次。

7. 芒针疗法 取维道、维胞、维宫。三穴交替使用,每次 1 穴。针刺时针尖朝耻骨联合方向,深达脂肪下层,行强刺激手法,使会阴部和小腹部有明显的抽动感。每日 1 次,10~15 次为 1 个疗程。

8. 子午流注针法 取大都、行间。于午时补大都,丑时泻行间。每日 1 次,10 次为 1 个疗程。

9. 埋针 取关元、足三里。用 30 号不锈钢针加工制成的皮内针,沿皮刺 0.5~1 寸,针柄用胶布固定在皮肤上,埋针 3 日换 1 次,5 次为 1 个疗程。

课堂互动

阴挺如何预防?

案例分析

患者,女,57 岁。主诉:阴道有下坠感 10 余年。患者自 10 余年前开始阴道有下坠感,腰酸腿沉,尤其在走长路后明显加重,小腹亦有胀感,绝经后阴道仍有下坠感。经妇产科检查诊为"子宫脱垂Ⅱ度",纳眠可,二便正常。舌苔薄白,舌质淡,脉沉细。辨证为素体虚弱,肾气不足,气虚下陷所致。治以补益肾气,收摄胞宫。取穴:关元、大赫、水道、曲骨、三阴交。刺法:以毫针刺入穴位 1.5 寸,用补法,留针 30 分钟。初诊后,患者自觉子宫上收。后由于洗澡出汗过多,站立过久,病情出现反复,子宫下垂Ⅰ度。针刺上穴,补法,症状又减轻,子宫上收。共治疗 10 次,子宫恢复原位,阴道下坠感消失。[王桂玲,郭静,谢新才,等. 贺普仁治疗妇科病验案举隅[J]. 中医杂志,2013,54(08):643-645)]

分析:阴挺的原因与肾气关系最为密切,肾气虚,带脉失约,冲任不固,无力维系胞宫,故子宫下垂,小腹胀。腰为肾之府,肾主骨,肾虚则腰酸腿沉,行走劳累后症状更重,舌淡,脉沉细,均为肾虚之征象。处方中以关元、大赫补益肾气,以曲骨穴固冲任,刺水道穴调补脾胃之气,四穴合用,益气而固胞。三阴交为脾经穴,通于足之三阴,刺之可调理足三阴经气。诸穴合用起到补益肾气,收摄胞宫作用,疾患遂愈。

【按语】

1. 针灸对阴挺有较好的疗效。主要针对Ⅰ度子宫脱垂而言。对于Ⅱ度,尤其是Ⅲ度子宫脱垂,由于宫颈及宫体长期脱出阴道外,可磨蹭溃破并继发感染,应中西医结合治疗。

2. 治疗期间应指导病人做提肛练习,每日 1 次,每次 15~20 分钟。

3. 积极治疗引起腹压增高的病变,如习惯性便秘、慢性支气管炎等。

4. 患者应注意休息,切勿过于劳累,不宜久蹲及从事担、提重物等重体力劳动。

5. 更年期及老年期的妇女容易发生子宫脱垂。因而做好妇女更年期及老年期的保健,对预防子宫脱垂也是极为重要的。

知识链接

针刺配合凯格锻炼治疗子宫脱垂,疗效较好。凯格锻炼法如下:

患者在站立或静坐时做提肛动作,开始提肛 3 秒为 1 次,重复 20 次为 1 组,每日练习 4~5 组,以后逐渐延长到提肛 8 秒为 1 次,重复 50 次为 1 组,每日练习 6~8 组。针刺补三阴、固摄冲任,升举下陷之胞宫,配合升提法,引导经气上行,共奏益气升阳举陷之功。在针刺治疗同时配合凯格锻炼法,增强骨盆肌肉收缩力,协助子宫复位,从而改善相应的临床症状、体征,取得满意治疗效果。[于艳丽.针刺配合凯格氏锻炼治疗子宫脱垂 15 例[J].黑龙江中医药,2006,2(34)]

第十二节 不 孕 症

不孕症是指育龄妇女与配偶同居 2 年以上,配偶生殖功能正常,未避孕而不受孕;或曾有孕育史,未避孕又两年以上未再受孕者。前者称为"原发性不孕",《山海经》称"全不产";后者称为"继发性不孕",《千金要方》称为"断续"。

【病因病机】

本病主要由肾虚、肝郁、痰湿、血瘀致冲任气血失调,胞宫不能摄精成孕所致。

因先天不足,或房劳过度,久病及肾,肾气虚弱,命门火衰,阳虚不能温煦胞宫,宫寒不能摄精成孕;或房劳伤肾,失血伤精,致精血两亏,胞宫失养,不能受精;或情志不畅,肝气郁结,气滞血瘀,冲任失调;或素体肥胖,恣食膏粱厚味,脾虚不运,痰湿内生,阻滞冲任胞宫等均能导致不孕。

知识链接

阻碍受孕的因素可能在女方、男方或男女双方。据调查不孕属女性因素约占 60%;属男性因素约占 30%;属男女双方因素约占 10%。

课堂互动

为什么不孕症发病率呈明显上升趋势?

【辨证论治】

辨证 以排除男方不育和女方自身生殖系器质性病变等因素,女性在与配偶同居并未避孕的情况下 2 年未孕为主症,常伴有月经不调或痛经、闭经等。

1. 肾阳亏虚 婚久不孕,月经延后,量少色淡,或闭经,白带量多、清稀。面色晦暗,腰膝酸软,性欲淡漠,畏寒肢冷,小便清长,大便不实,舌淡苔薄白,脉沉细或沉迟,两尺尤甚。

2. 精血亏虚 婚久不孕,月经延后,量少、色淡,或闭经。伴神疲乏力,面黄体弱,头晕心悸,或腰酸腿软,五心烦热,舌红少苔,脉细数。

3. 气滞血瘀 多年不孕,月经后期或先后不定期,量少、色紫有血块。经前乳房胀痛,胸胁不舒,精神抑郁,或烦躁易怒,舌紫黯或有瘀斑,脉弦涩。

4. 痰湿阻滞 婚久不孕,形体肥胖,经行延后,量少,甚或闭经,带下量多,色白、质黏、无臭。头晕心悸,胸闷泛恶,面色㿠白,胸闷泛恶,大便不爽或稀溏,舌淡体胖、舌边有齿痕,苔白腻,脉滑。

治则 肾阳亏虚者温补肾阳,暖宫散寒;精血亏虚者滋阴养血,调理冲任;气滞血瘀者疏肝解郁,理血调经;痰湿阻滞者化痰除湿,理气调经。取任脉、足太阴、足阳明经穴为主。

处方 主穴:关元 归来 三阴交 秩边

配穴:肾阳亏虚加肾俞、命门;精血亏虚加足三里、太溪、血海;气滞血瘀加太冲、膈俞;痰湿阻滞加丰隆、阴陵泉。

方义 关元属于任脉,能补肾经气血,壮元阴元阳,针之调和冲任,灸之温暖胞宫;归来属于足阳明胃经,位于下腹部,既能补益气血,又能行气疏肝,调经止带;三阴交属于脾经,通于任脉、肝经、肾经,既能健脾化湿导滞,又能疏肝理气行瘀,还能补益肾阴、肾阳,调和冲任气血;秩边位于骶部,邻近胞宫,能促进盆腔的血液循环,调经助孕,为治疗不孕的经验效穴。

加肾俞、命门补益肾阳暖宫散寒;加足三里、太溪、血海益气养血、充实胞脉;加太冲、膈俞疏肝解郁、行气活血;加丰隆、阴陵泉化痰利湿。

操作 毫针刺,实证用泻法,虚证用补法,寒者加灸。秩边穴要求针尖朝向前阴方向刺入 2~3 寸,针感向前阴放散为佳。每日 1 次,留针 20~30 分钟。

【其他疗法】

1. 耳针 取子宫、肾、卵巢、内分泌、皮质下。毫针中等刺激,留针 20~30 分钟,每日 1 次。也可用耳穴埋针法,每 2~3 日更换 1 次,左右耳交换治疗。

2. 皮肤针　取腰、骶部,下腹部,腹股沟。重点叩命门、肾俞、八髎、关元、中极、三阴交。用中、重度刺激。每日 1 次,7 次为 1 个疗程。

3. 穴位注射　取肾俞、关元、天枢、归来、三阴交。每次 2~3 穴,用 5% 当归注射液或胎盘组织液,每穴注入 0.5~1ml,隔日 1 次。10 次为 1 个疗程,经期暂停。

4. 隔药灸法　选用温肾助阳、行气化痰类中药方剂,共研细末,填于神阙穴上,上置生姜片以大艾炷灸之。每日 1 次。

5. 刺络疗法　取曲泽、腰俞、阴陵泉、委阳。用三棱针点刺放血,若兼见出血量少,可配合针刺后拔罐。主要用于血瘀型不孕。

6. 穴位激光照射法　取子宫、八髎。用 CO_2 激光扩束照射穴位,每日 1 次,每穴10 分钟。

7. 皮内针　取肾俞配关元、志室配中极、气海配血海、三阴交配足三里。每次取 1 组穴,用皮内针平刺入皮肤 0.5~1.2cm,用小块胶布固定针柄,埋针时间为 2~3 日,7 次为 1 个疗程。

8. 温针灸　取关元、中极、肾俞、命门、足三里、三阴交。针刺得气后,用 1 寸长的艾条插在针柄上,点燃,使针体温热,待艾条燃尽,再留针 10 分钟左右,每日 1 次,10 次为 1 个疗程。

9. 电针　取关元、天枢、中极、曲骨、血海、三阴交。每次 3~4 穴,针刺得气后,通电,用连续波中等刺激,每次治疗 20~30 分钟,每日或隔日 1 次,10 次为 1 个疗程,经期暂停。

 案例分析

韩某,女,30 岁。婚后 3 年不孕。患者禀赋不足,13 岁月经来潮,经期错后,色淡量少,27 岁结婚,不孕,平素纳少,体倦乏力,经服西药不效,而来就诊。查体:体弱,面色㿠白,妇科检查:子宫正常,卵巢功能低下。舌淡苔白腻,脉迟濡。诊断:不孕。选穴:肾俞、脾俞、关元、归来、三阴交。操作:各穴均用补法,行针 1 分钟。每日 1 次,每次 20 分钟。经治疗 3 次后,自觉体质好转,针 8 次后,纳食增加,针 14 次后,月经来潮,色红,量中等,持续 4 天而止。经期过后,改为隔日 1 次,20 次后诸症消失,继续休息,间断治疗 5 次,半年后来院复诊,已妊娠。(天津中医学院第一附属医院针灸科.石学敏针灸临证集验[M].天津:天津科学技术出版社,1990:427)

分析:患者因素体禀赋不足,气虚血弱而致不孕。治疗上主要以暖宫散寒、益气养血为主,故取脾肾二脏的背腧穴脾俞、肾俞健脾益肾,固充真元;取任脉的关元以培元固本、暖宫散寒,增强卵巢功能;取多气多血的胃经穴归来以生气补血调经;三阴交,调和冲任气血。诸穴合用,补法行针,使患者真阳得补,气足血旺,疾患自愈。

【按语】

1. 针灸治疗不孕症有一定的疗效。但治疗前必须排除男方或自身生理因素造成的不孕,必要时做相关辅助检查,以便针对原因选择不同的治疗方法。针灸主要对神经内分泌功能失调性不孕有良好疗效。

2. 对不孕症患者应重点了解性生活史、月经、流产、产褥、是否避孕及其方法、是否长期哺乳、有无过度肥胖和第二性征发育不良以及其他疾病（如结核病）等情况。

3. 妇科检查、盆腔 B 超扫描、腹腔镜检查、宫颈黏液涂片检查、阴道细胞学检查、诊断性刮宫、激素测定、抗精子抗体试验等有助于本病的诊断。

4. 针灸治疗应重视排卵期的治疗，即月经周期第 12 日开始，连续治疗 3~5 日，以促进排卵。

（曹艳霞）

扫一扫
测一测

复习思考题

1. 月经不调的辨证分型及处方为何？
2. 痛经的常见病因有哪些？其辨证分型及处方为何？
3. 试述闭经的辨证分型及治则、处方。
4. 绝经前后诸证如何辨证、处方？
5. 带下病的病因病机是什么？其处方为何？
6. 试述妊娠恶阻、胎位不正、产后缺乳的治则、处方。
7. 不孕症的原因有哪些？试述其处方及方义。

儿 科 病 证

学习要点

　　本章重点介绍儿科常见病急惊风、疰腮、顿咳、疳症、积滞、小儿泄泻、小儿遗尿、小儿脑性瘫痪、注意力缺陷多动障碍的定义、病因病机、辨证治疗(主症、分型、针灸基本治疗的治则、处方主穴与配穴及方义和操作要点)。

第一节　急惊风(附:慢惊风)

　　急惊风是以四肢抽搐、口噤不开、两目上视、角弓反张甚或神志不清为特征的病证,是儿科常见急重危症之一,又称"惊厥",俗称"抽风"。因其发病迅速,病情急暴,故称为急惊风。发病不限季节,多见于1~5岁以下的小儿,年龄越小,发病率越高。发病后病情往往证情凶险,变化迅速,可威胁小儿生命,列为中医儿科四大证之一。

知识链接

　　中医儿科四大证即痧(麻疹)、痘(天花)、惊(惊风)、疳(疳积)。抽搐表现,称之为惊风八候,即:搐、搦、掣、颤、反、引、窜、视。

　　西医学的小儿高热、脑炎、脑膜炎、大脑发育不全、癫痫等疾病过程中出现的急惊风症状,可参考本节辨证论治。

【病因病机】

　　本病主要由外感时邪、内蕴痰热食积及暴受惊恐所致。

　　由于小儿肌肤薄弱,腠理不密,气血未充,加之外感时邪,从表入里,郁而化热化火,灼伤筋脉,引动肝风,内陷心包而发;小儿脏腑娇嫩,因饮食不节或饮食不洁,损伤脾胃,食积痰郁,郁而化热化火,蒙蔽心包,引动肝风而致;小儿脏气未充,神怯气弱,不耐刺激,若暴受惊恐,而致气机逆乱,神志不宁,发为惊厥。

　　主要病机为热闭心窍、痰郁热盛动风而致惊厥抽搐。热、痰、风、惊四证是急惊风的主要病理表现,病变部位主要在心、肝。

【辨证论治】

辨证　以四肢抽搐、口噤不开、两目上视、角弓反张和神志不清等为主症。起病急骤，多为实证。

1. 外感时邪　多见于冬春季节，初起发热头痛，咽喉肿痛，咳嗽流涕，面红唇赤，气急鼻煽，继之烦躁高热，突然出现四肢抽搐，牙关紧闭，两目直视，角弓反张，神志不清，舌红苔薄黄，脉数。

2. 痰热食积　先见纳呆呕吐，腹痛腹胀，便秘溲赤，痰多色黄，继之发热神呆，突然出现神昏痉厥，喉中痰鸣，呼吸气粗，苔黄厚而腻，脉滑数。

3. 暴受惊恐　惊吓之后面色时青时赤，夜卧不宁，突然惊叫抽搐，神志不清，或昏睡不醒，醒后哭啼，惊惕频作，苔薄白，脉沉细。

治则　清热息风、消积化滞，豁痰开窍，镇惊安神。取督脉、足厥阴经、手阳明经穴为主。

处方　主穴：人中　印堂　合谷　太冲　中冲

配穴：外感时邪加风池、外关；痰热食积加丰隆、中脘；暴受惊恐加神门、内关；壮热加大椎、十宣；头痛加太阳、阳白；口噤不开加颊车、下关；四肢抽搐加内关、阳陵泉。

方义　人中为督脉急救要穴，与印堂穴相配可开窍醒脑、镇惊安神；中冲为心包经井穴，泻热开窍；大肠经原穴合谷与肝经原穴太冲二穴，谓开四关，擅治惊厥。诸穴合用可清热息风、醒脑开窍、镇惊安神。

加风池、外关以清热解表；加丰隆、中脘化痰消积；加神门、内关宁心安神；加大椎、十宣穴用三棱针点刺放血以泻热镇惊；加太阳、阳白通络止痛；加颊车、下关开口启闭；加内关、阳陵泉解痉止搐。

操作　毫针刺，用泻法。人中、印堂、太冲、中冲行捻转之泻法，合谷行捻转、提插泻法，十宣、大椎穴用三棱针点刺放血。每日1次，留针15~30分钟，或不留针。

【其他疗法】

1. 指针　取人中、合谷、内关穴，用大拇指指甲掐之。用于神昏窍闭者。

2. 耳针　取交感、神门、心、皮质下、肝。毫针刺强刺激。

3. 三棱针　取十二井穴用三棱针点刺放血。

案例分析

刘某，男，5岁。发热、头痛、咽痛一天。予抗生素、退热药物等，症状未见好转。今晨患儿突然高热、烦躁不安、神志不清、四肢抽搐、两目上视、牙关紧闭。查：面赤，体温39℃，心率120次/分。急取水沟中度刺激，反复提插捻转，至患儿苏醒为止，又针内关，平补平泻，太冲提插泻法，留针20分钟。中冲（双侧）点刺出血数滴。取针后患儿神清，四肢抽搐停止。[赵国文.针刺在急症中的应用[J].中国针灸，1997,7(8):497]

分析：该患儿突然高热、烦躁不安、神志不清、四肢抽搐、两目上视、牙关紧闭诊为急惊风；发热、头痛、咽痛一天，为外感风热时邪。外邪从表入里，郁而化火，灼伤筋脉，引动肝风，内陷心包出现高热惊厥诸症。故取督脉急救要穴人中，配厥阴经穴内关，开窍醒脑安神；中冲为心包经井穴，泻热开窍；肝经原穴太冲泻肝息风，擅治惊厥。诸穴合用，共奏清热息风、醒脑开窍以安神，使患儿神志得清，抽搐得止。

【按语】

1. 针灸治疗本病疗效确定,可镇惊止痉以救急,痉止之后,须查明原因,采取相应的治疗措施。

2. 患儿抽搐时,立即将患儿平卧,头侧向一侧,解开衣领;切勿强力牵拉,以免扭伤筋骨。将多层纱布置患儿上下牙之间,以免咬伤舌头。

3. 惊风伴痰过多者,应注意保持呼吸道通畅;保持周围环境安静,避免惊扰患儿。

4. 本病应与癫痫相鉴别,癫痫发作除抽搐外,还可见口吐白沫,一般不发热。

附:慢惊风

慢惊风是以起病缓慢,四肢抽搐无力、昏睡露睛、时有抽搐,或仅见两手颤动、筋惕肉瞤等为特征的病证,又称"慢脾风"。多见于各种重病、久病之后或急惊风失治、误治之后,正气虚弱者,预后较差。

西医学的维生素 D 缺乏性手足抽搐症,可参考本证辨证论治。

【病因病机】

由于禀赋不足,久病正虚而致;以脾肾阳虚,肝肾阴亏为其发病主要原因。

多因暴吐暴泻,或久病吐利,或温热病后正气亏损,或因急惊风失治、误治,热病伤阴,致津液耗伤,脾胃虚弱,气血乏源,土虚则木旺化风,虚风内动;或先天不足,后天失养,肝肾阴亏,筋脉失养,虚风内动而发本病。

其病变部位主要在脾、肾、肝三脏。

【辨证论治】

辨证 以起病缓慢,抽搐无力、时作时止、昏睡露睛,或仅见两手颤动、筋惕肉瞤为主症。见有面色苍白或面黄肌瘦,形神疲惫,四肢不温,呼吸微弱,囟门低陷等特征。以虚症为主。

1. 脾阳不足 大便清稀色青带绿,小便清长,肠鸣腹胀,舌淡苔白,脉沉迟无力。

2. 肝肾阴亏 面色潮红,神疲虚烦,手足心热,舌光少苔或无苔,脉沉细数。

治则 扶元固本,补脾益肾,镇惊息风。取足阳明经、足厥阴经及督脉经穴为主。

处方 主穴:人中 关元 印堂 足三里 太冲

配穴:脾肾阳虚加脾俞、肾俞;肝肾阴亏加肝俞、太溪;抽搐频繁加阳陵泉、筋缩。

方义 取督脉人中、印堂、肝经原穴太冲可醒脑开窍,平肝息风;取足阳明下合穴足三里,配任脉关元能补脾健胃、益气培元。

脾俞、肾俞相配补脾益肾;肝俞、太溪相组滋补肝肾;阳陵泉、筋缩二穴解痉止搐。

操作 毫针刺,人中、太冲、印堂用捻转泻法,其他穴位用补法,脾肾阳虚加灸。每日 1 次,留针 20~30 分钟,小儿不配合者不留针。

【其他疗法】

1. 灸法 取百会、气海、关元、脾俞、胃俞、足三里、肾俞、神阙。神阙隔盐或隔附子饼灸,其他穴位用艾条温和灸,每日 1 次,每穴 3~5 分钟。适用于脾肾阳虚者。

2. 三棱针 取印堂穴。用三棱针挑刺,挤压出血,每周 1 次。

【按语】

1. 惊风多属虚证,针灸配合药物治疗,疗效更佳。

2. 本病在针灸治疗的同时,应注意饮食调养,以增强体质。

第二节 痄 腮

痄腮是以发热、耳下腮部肿胀疼痛为特征的一种急性传染病,俗称"蛤蟆瘟""抱耳风"。本病一年四季均可发生,冬春两季多见,散发为主,较易流行,主要通过飞沫传播。好发于3~8岁的小儿,成人发病者症状往往较儿童重,且易生变证,并发睾丸肿痛。绝大多数可获终生免疫,也有少数反复发作。

西医学的流行性腮腺炎,可参考本节辨证论治。

【病因病机】

本病主要为外感风温邪毒,经口鼻而入,阻遏少阳、阳明经脉而发。

手、足少阳经循行中经过耳前、耳后,阳明经脉循颊车、过耳前。邪犯少阳、阳明,热毒循经上攻耳下腮部,郁而不散,失于疏散,阻滞经脉,局部气血运行不畅而致腮部肿胀疼痛;少阳厥阴互为表里,病则相互传变,足厥阴经循少腹、绕阴器,若受邪较重,邪从少阳胆经内传厥阴肝经,可出现睾丸肿痛;温毒炽盛,热极生风,内窜心肝,搅动肝风,扰乱神明则见高热神昏、惊厥等变症。

【辨证论治】

辨证 以耳下腮部肿胀疼痛,或伴有发热为主症。

发病前有痄腮接触史。初起可见发热头痛,口干咽燥,食欲不振,周身困乏等。继之一侧或两侧耳下腮部肿大、疼痛,咀嚼困难,其肿胀特点是以耳垂为中心漫肿,边缘不清,中等硬度,皮色不变,触之热痛。

知识链接

诊 断 要 点

1. 发病前1~4周内有接触史。

2. 单侧或双侧耳下腮部漫肿,以耳垂为中心,触痛明显,尤以咀嚼时疼痛加重。

3. 伴有发热、纳呆、倦怠等全身症状。

1. **温毒在表** 微恶寒,发热轻,头痛,咽痛,咀嚼不便,舌尖红、苔薄白,脉浮数。

2. **热毒蕴结** 高热头痛,腮部焮热肿胀,疼痛拒按,张口不利,咽痛口渴,便秘尿黄,舌红苔黄,脉数有力。

3. **毒郁肝经** 腮部肿胀,发热烦躁,一侧或两侧睾丸肿痛,或少腹疼痛,舌红绛、苔黄燥,脉弦数。

4. **邪陷心肝** 若壮热不退,神昏嗜睡,颈强呕吐,抽搐痉厥,舌红苔黄,脉弦数。

治则 泻火解毒,消肿散结。取手足少阳经、手足阳明经穴为主。

处方 主穴:翳风 颊车 外关 合谷 侠溪

配穴:温毒在表加风池、少商、关冲;热毒蕴结加大椎、曲池、商阳;毒郁肝经加太冲、三阴交、曲泉;毒陷心肝加人中、太冲、十二井;高热加大椎、曲池;头痛加风池、太阳;呕吐加内关、中脘、足三里。

方义 取手足少阳经之会穴翳风、足阳明经穴颊车为局部选穴,以宣散局部气血之郁滞;远取手少阳经穴外关、足少阳经荥穴侠溪、手阳明经原穴合谷以清泻少阳、阳明经郁热邪毒,消肿散结。

加风池、少商、关冲疏风解表、清热解毒;加大椎、曲池、商阳以清热解毒;加太冲、三阴交、曲泉清泻肝胆、活血止痛;加人中、太冲、十二井以开窍醒神、息风镇痉;加大椎、曲池以泻热解毒;加风池、太阳解表镇痛;加内关、中脘、足三里理气和胃、降逆止呕。

操作 毫针刺,用泻法。关冲、大椎、商阳、少商、十二井穴可点刺放血。每日 1 次,留针 20~30 分钟。

【其他疗法】

1. 耳针 取面颊、腮腺、耳尖、皮质下、压痛点。毫针强刺激,每日 1 次,留针 15 分钟。也可埋针、压丸按压。

2. 灯火灸 取角孙穴。先将病侧角孙穴处头发剪去,用灯心草蘸麻油点燃后,对准穴位迅速点按,听到一声爆响即起。每日 1 次,一般治疗 1~2 次即可。

3. 火柴灸 取双侧耳穴施灸点(肾与小肠连线中点)。常规消毒后,将火柴点燃后马上吹灭,迅速对准施灸点按灸 5~10 秒。隔日 1 次。3 次为 1 疗程。

4. 皮肤针 取合谷、耳门、颊车、翳风、外关、胸 1~4 夹脊。先叩刺耳门经过颊车至翳风,然后叩刺合谷、外关、胸 1~4 夹脊,使皮肤潮红或微微出血。

【按语】

1. 针灸治疗本病疗效较好。有合并症者或重症者应采取对症或综合治疗措施。

2. 本病属急性呼吸道传染病,治疗期间应注意隔离,直至腮肿完全消退。

3. 发病期间,饮食宜清淡、多饮水或多进液体,注意保持大便通畅。

4. 流行季节针刺合谷、颊车,每日两次,可作为预防。

5. 成人患此病亦可参考本节治疗。

第三节 顿 咳

顿咳是以小儿阵发性痉挛性咳嗽,咳后有特殊鸡鸣样的吸气性吼声,最后咯吐涎沫而止的一种病证,又称"天哮""疫咳"。是小儿常见的呼气道传染病,本病一年四季均可发生,但以冬春季节好发。患病年龄以 5 岁以下的小儿患病为多,年龄越小,病情越重,病程可长达 2~3 个月以上,故又称"百日咳"。

西医学的百日咳,可参考本节辨证论治。

【病因病机】

本病主要由外感风邪,触动伏痰,交阻气道所致。

由于小儿体弱,调养失宜,风寒或风热时邪从口鼻而入,初袭肺卫,肺气失宣而上逆作咳,继之邪郁化热化火,炼液为痰,痰火胶结,阻塞气道,肺失清肃则痉咳阵作;痰郁火盛,扰心袭肝,犯胃伤络,则可见呕吐胁痛、咯血衄血、舌下溃疡等症;病至后期,痉咳日久,进而伤及肺脾,正虚邪恋,则出现肺阴不足和脾胃虚弱之证。

【辨证论治】

辨证 以阵发性痉挛咳嗽,咳后出现特殊鸡鸣样的吸气性吼声,最后咯吐涎沫而止为主要症状。

1. 初咳期 有类似感冒的症候群,见微恶风寒,发热,打喷嚏,鼻塞流涕,继而咳嗽日渐加剧。若恶寒,痰稀色白,苔薄白,脉浮紧者,为偏风寒;咽红,痰稠难咯,苔薄黄,脉浮紧者,为偏风热。此期可持续1~2周。

2. 痉咳期 见咳嗽阵作,日轻夜重,咳时面红目赤,涕泪交流,弯腰捧腹,两手握固,咳后伴有深吸气鸡鸣样吼声,吐出痰涎或乳食后,痉咳方可暂缓,咳剧时,可见痰中带血,两胁疼痛,甚则鼻衄、眼衄,舌下溃疡,舌红苔黄,脉数。此期可持续2~6周。

3. 恢复期 见痉咳逐渐减少,咳声无力。若干咳无痰,咳声嘶哑,颧红盗汗,心烦不眠,手足心热,舌红苔少,脉细数无力,指纹红者,为肺阴亏虚;若咳痰稀白,神疲气短,纳呆便溏,舌淡苔白,脉沉细弱者,为肺脾气虚。此期可持续2~3周。

治则 初咳期祛风解表,宣肺止咳;痉咳期清热化痰,肃肺镇咳;恢复期健脾益肺。取手太阴经、足太阳经穴为主。

处方 主穴:列缺 中府 风门 肺俞 丰隆

配穴:初咳期加风池、合谷;痉咳期加大椎、尺泽、定喘;恢复期加太渊、脾俞、足三里、太溪;发热加大椎、曲池、合谷;痰中带血者加鱼际、膈俞、孔最;衄血者加迎香、印堂;咳吐频繁加内关、内庭;形体虚弱加气海、膏肓、足三里。

方义 取手太阴络穴列缺、膀胱经穴风门祛风解表;募穴中府、背俞穴肺俞属俞募配穴,宣肺解表,足阳明经络穴丰隆健脾利湿,化痰止咳。

初咳期加风池、合谷以宣肺解表;痉咳期加大椎、尺泽、定喘利肺止咳;恢复期加太渊、脾俞、足三里、太溪补益脾肺、滋阴润肺;加大椎、曲池、合谷清热泻火;加鱼际、膈俞、孔最清热止血;加迎香、上星、印堂清热泻火止鼻衄;加内关、内庭镇咳止吐;加气海、膏肓、足三里补气养血。

操作 毫针刺,初咳期、痉咳期用泻法,恢复期用补法,气虚者加灸。胸背部腧穴宜斜刺、浅刺,以防止刺伤内脏。每日1次,不留针。

【其他疗法】

1. 三棱针 取身柱穴。用三棱针挑刺穴位局部,使之出血,用小火罐拔吸3~5分钟。隔日1次。

2. 皮肤针 取肺俞、中府、风门、脾俞、夹脊胸1~4椎、足三里、丰隆。每穴皮肤针轻叩弱刺激,以局部皮肤潮红为度。每日1次。适用于顿咳轻证。

3. 耳针 取气管、肺、交感、神门、平喘。每次选2~3穴,中等程度刺激,每日1次,留针15~20分钟,两耳交替。适用于痉咳期。或用压丸法按压,每隔3~5日更换1次。

4. 拔罐 取脾俞、肺俞、风门、大椎、膻中、中府。用小火罐吸拔,背部、胸部交替使用,或采用针罐法,每日1次。适用于顿咳轻证。

5. 穴位注射 取肺俞、中府、尺泽、风门。用0.25%的普鲁卡因注射液,每次选用2~3穴,每穴注入0.5~1ml。

【按语】

1. 本病痉咳期用针灸治疗,能较快缓解症状,但重症或伴发肺炎者应采取其他综合急救措施。

2. 因本病具有较强的传染性,发现顿咳患者,应立即隔离患儿,隔离时间一般为40天,或痉咳期开始后30天。

3. 痉咳期应注意防止痰黏难以咳出而致呼吸困难。

4. 注意保护易感儿童,按时接种"白百破"疫苗。

第四节　疳　　症

疳症是以小儿面黄肌瘦,毛发稀疏枯焦,腹部膨隆,或腹凹如舟,精神萎靡,饮食异常为特征的一种慢性病证。又称"疳积""疳证"。"疳"字含义有二:一指发病原因,"疳者,甘也",因小儿喂养不当,嗜食肥甘,损伤脾胃,日久成"疳";二指病机和症状,"疳者,干也",因气津耗伤而致形体干瘦,肌肤干瘪等征象。本病多见于 5 岁以下的小儿。起病缓慢,病程迁延,日久可影响小儿的生长发育,为儿科四大证之一。

西医学的小儿慢性营养不良、多种维生素缺乏症及由此引发的并发症、部分寄生虫病均可参考本节辨证论治。

【病因病机】

本病主要由喂养失当,乳食不节;或因久病、虫症,脾胃受损所致。

多因小儿喂养不当,乳食不节,饥饱无度,断乳过早,或过食肥甘厚腻,食积内停,损伤脾胃,水谷精微无从运化,精微匮少,脾胃化生乏源,气血亏虚,脏腑筋肉失于濡养,日久而成;亦可因小儿体弱多病,或感染虫疾,日久耗伤气血津液,气血受损,脏腑筋肉失养,日久成疳。

初起脾胃不和,运化失职,称为"疳气";继之脾胃虚弱,虫食内积,虚中夹实,称为"疳积";日久气血虚损,津液消亡,脾胃衰败,出现形瘦干枯,称为"干疳"。甚则病及他脏,元气衰竭,可致阴阳离决之危候。

知识链接

西医学认为本病多因长期喂养不当,食物不能充分吸收利用,以致不能维持正常代谢,致使生长发育停滞的一种慢性营养缺乏症。

【辨证论治】

辨证　以面黄肌瘦,毛发稀疏枯焦,腹部膨隆,青筋暴露;或腹凹如舟,精神萎靡,饮食异常等为主症。

知识链接

诊 断 要 点

1. 饮食异常,大便干稀不调,或脘腹膨胀。

2. 形瘦,甚或干枯,面色无华,毛发稀疏枯黄。

3. 精神不振,好发脾气,或揉眉擦眼,或杵指磨牙。

4. 有喂养不当,或病后失调,或感染虫疾,长期消瘦史。

1. **疳气**　初期面色萎黄,毛发无华,形体略见消瘦,纳呆或多食,精神不振,易发脾气,大便干稀不调,舌淡苔薄,脉细。

2. 疳积　中期形体消瘦,肚腹膨胀,甚则青筋暴露,面黄发稀,精神不振或烦躁不宁,或伴动作异常,食欲不振,或多食善饥,或嗜食生米泥土等异物,大便下虫,舌淡苔薄腻,脉细滑。

3. 干疳　晚期极度消瘦,如皮包骨,呈老人貌,皮肤干枯起皱,腹凹如舟,精神萎靡,啼哭无力,不思饮食,便溏或稀,时有发热,或肢体浮肿,或有紫癜、齿衄、鼻衄等,舌淡或光红少津,脉细弱者。

治则　补益脾胃,消积化疳。早期宜健脾和胃;中期宜驱虫消积;晚期宜补益气血。取奇穴、俞、募及足阳明经穴为主。

处方　主穴:四缝　中脘　胃俞　足三里　脾俞　章门

配穴:疳气加公孙、梁门;疳积加天枢、百虫窝;干疳加膈俞、三阴交、关元。

方义　取四缝为奇穴,消积化疳,是治疗疳疾的经验效穴;取胃之俞募穴胃俞、中脘,脾之俞募穴脾俞、章门,加之足阳明下合穴足三里,可健脾和胃。

疳气加公孙、梁门以助补益脾胃之功;疳积加天枢、百虫窝疏通胃肠,驱虫导滞;干疳加膈俞、三阴交、关元以调理脾胃、补益气血。

操作　毫针刺,早期疳气、晚期干疳用补法,中期疳积宜用补泻兼施。四缝穴用三棱针点刺,挤出少量黄白相间黏液或血液。背部腧穴和章门不可直刺、深刺,以防伤及内脏;其余腧穴常规针刺,一般不留针。每日1次,留针15~20分钟。

【其他治疗】

1. 皮肤针　取脾俞、胃俞、足三里、肾俞、华佗夹脊(第7~17椎),及脊柱正中督脉穴。轻叩上述诸穴,以皮肤微红为度,每日1次。

2. 耳针　皮质下、脾、胃、大肠、耳背脾、内分泌、三焦。每次2~3穴,毫针刺轻刺激,留针10~20分钟或不留针。

3. 捏脊　部位取脊柱正中督脉及两旁华佗夹脊、膀胱经脉。由下而上,用拇指、食指捏起皮肤,一捏一放,交替向上,反复3~5遍。

4. 穴位敷贴　取三阴交、足三里、内关、神阙。用桃仁、杏仁、山栀,等份研成粉末,加冰片、樟脑少许,拌匀备用。取药粉末20g左右,用鸡蛋清调均匀敷于穴位上,24小时后去除。

5. 穴位割治　在无菌操作下,用手术刀割开患儿手掌大鱼际处皮肤,创口长约0.5cm,挤出少许黄白米脂状物并剪去,再用绷带包扎5天。

【按语】

1. 针灸治疗本病效果较好,但预防较治疗更为重要。

2. 小儿乳食应定时定量,不宜过饥过饱,或过食肥甘厚腻,或偏食;婴幼儿提倡母乳喂养,婴儿断乳时,应注意给予补充营养。

3. 本病由肠道寄生虫和其他疾病如结核病等引起者,应配合药物根治原发病。

4. 应经常带小儿到户外活动,呼吸新鲜空气,多晒太阳,增强体质。

第五节　积　滞

积滞是以小儿不思乳食,食而不化,腹胀呕吐,大便不调为特征的一种胃肠病证。又称"食积""厌食""恶食""不嗜食"。多见于婴幼儿。积滞与伤食、疳疾关系密切。

若伤于乳食,滞久为积,积久不消,迁延失治,可转化为疳,三者有病情浅深轻重不同,但名异而源一,故有"无积不成疳"之说。

西医学的小儿消化不良、厌食症等,可参考本节辨证论治。

【病因病机】

本病主要由乳食内积,脾胃受损所致。

多因小儿乳食不知自节,若喂养不当,乳食过饱,或肥甘生冷,杂食乱投,损伤脾胃,胃失和降,脾不运化,乳食不消,壅滞中焦而成食积;或因小儿脾胃素弱,或病后体弱,饮食稍有不当,脾胃失其受纳运化之职,乳食停滞不消,而发为积滞。

【辨证论治】

辨证 以食欲不振,不思饮食,食而不化,腹胀呕吐,便溏或便秘,舌苔腻为主症。

知识链接

诊 断 要 点

1. 不思饮食,腹胀,便溏或便秘。

2. 伴烦躁、夜啼或呕吐。

3. 有伤乳食史。

1. **乳食内积** 面色少华,烦躁多啼,不思乳食,脘腹胀满,时有疼痛,拒按呕吐,便溏酸臭或便秘,指纹青紫,苔厚腻,脉弦滑。

2. **脾虚夹积** 面色萎黄,困倦乏力,不思饮食,腹满喜伏卧,呕吐酸溲食物,夜寐不安,大便稀溏,夹有乳食残渣,指纹淡紫,舌淡红、苔白腻,脉细滑。

治则 健脾和胃,消化食积。取经外奇穴、足阳明经穴为主。

处方 主穴:四缝 中脘 足三里 天枢

配穴:食积加里内庭、梁门;脾虚夹积加脾俞、胃俞;呕吐加内关。

方义 取经外奇穴四缝,为治疗小儿食积的特效穴;足阳明经募穴中脘、下合穴足三里,能健脾和胃;取手阳明募穴天枢能调理肠道;四穴相配共奏健脾和胃,消积化滞之功。

加里内庭为治疗食积的经验效穴,与梁门相配健脾和胃;加脾俞、胃俞补益脾胃;加内关理气宽胸、和胃降逆止呕。

操作 毫针刺,乳食内积用泻法,脾虚夹积用补法或平补平泻法。四缝用三棱针点刺,挤出少量黄白相间黏液或血液。每日1次,留针20~30分钟。

【其他疗法】

1. **皮肤针** 取足三里、脾俞、胃俞、华佗夹脊(第7~17椎)。轻度叩刺,每日1次,每次20分钟。

2. **耳针** 取胃、脾、大肠、皮质下、耳背脾。每次选3~4穴,用药物压丸,每日按压3~5次。

3. **穴位注射** 取双侧足三里、胃俞、天枢。用胎盘组织液注射,每穴注射1ml。每隔2~3日治疗1次。

案例分析

刘某,女,1岁半。厌食4个月。干呕,睡眠汗出,烦躁易怒,大便干结如羊便,小便黄,舌红、苔花剥。查:体温37.6℃,形体消瘦,颧红,毛发稀黄成撮、无光泽。取四缝、天枢、足三里针刺,并调节饮食。经治6次,诸症消失,体重增加2kg。随访3年,饮食、发育均正常。[张若芬.针刺治疗小儿厌食126例临床探讨[J].针灸临床杂志,1999,15(9):9]

分析:该患儿为积滞,属饮食内积型。取经外奇穴四缝,为治疗小儿积滞的特效穴;足阳明经下合穴足三里,能健脾和胃,取手阳明募穴天枢能调理肠道;三穴合用共奏健脾和胃,消积化滞之功。故使患儿积滞得消,诸症皆除,病获痊愈。

【按语】

1. 针灸治疗本病疗效满意,应重视早期治疗。

2. 注意积极寻找引起积滞的原因,采取相应措施对症治疗。

3. 治疗期间应严格控制进食量,饮食应富有营养并易于消化,忌食肥甘厚味。

4. 治疗期间配合捏脊疗法,效果更佳。

第六节 小儿泄泻

小儿泄泻是以小儿大便次数增多,便质稀薄,乳食不化,甚至如水样为特征的一种病证。亦称"腹泻",为儿科常见病之一,一年四季均可发生,多见于夏秋两季,2岁以下的婴幼儿发病率较高。本病消耗气阴,迁延日久,可导致小儿营养不良,发为疳疾和慢惊风等。

西医学的婴幼儿腹泻,可参考本节辨证论治。

【病因病机】

本病主要由感受外邪,内伤乳食,致脾胃虚弱,运化失常,湿浊下注而致。与脾胃大小肠关系密切。

因感受风寒暑湿热邪,客于肠胃,湿邪困脾,气机不利,致脾失健运,肠胃运化和传导功能失调,水谷不化,清浊不分,湿浊下注而致泄泻;乳食内伤乃由喂养不当、乳食过饱或过食生冷油腻,损伤脾胃,胃失和降,脾失运化,宿食内停,清浊不分,并走大肠而发泄泻;脾胃虚弱多因禀赋不足,或调护失宜,或久病之后,皆能致脾胃虚弱,胃弱不能腐熟水谷,脾虚运化失职,水停为湿,谷停为滞,湿滞下注,清浊混杂而下,遂成泄泻。

【辨证论治】

辨证 以大便次数增多,便质稀薄,乳食不化,重者呈稀水样便为主症。

1. 寒湿泄泻 大便清稀,多有泡沫,颜色淡黄,水谷相杂,肠鸣腹痛,身寒喜温,口不渴,鼻流清涕,或恶寒发热,舌淡苔薄白,指纹浮红。

2. 湿热泄泻 泻下急迫量多,便稀有黏液或蛋花汤样,深黄秽臭,腹痛时作,肛门红热,口渴喜冷饮,发热,舌红苔黄腻,指纹紫红。

3. 伤食泄泻 大便稀溏,夹有乳片或食物残渣,大便恶臭,脘腹胀痛,不思饮食,嗳气酸腐或呕吐,泻前腹痛哭闹,泻后痛减,夜寐不安,苔厚腻,指纹紫滞。

4. 脾虚泄泻 大便稀溏,色淡不臭,或夹有食物残渣,神疲肢软,舌淡苔白,指纹淡。

治则 除湿导滞,健脾止泻。取足阳明经穴及俞、募穴为主。

处方 主穴:天枢 大肠俞 上巨虚 足三里 神阙

配穴:寒湿泻加阴陵泉、脾俞;湿热泻加曲池、合谷;伤食泻加内关、中脘;脾虚泻加脾俞、胃俞。

方义 本病病位在肠,故取手阳明大肠经募穴天枢、背俞穴大肠俞,为俞募配穴,加大肠下合穴上巨虚合用,调理肠腑而止泻;任脉穴位神阙位于中腹,内连肠腑,灸之治泻;取足阳明胃经下合穴足三里,补益脾胃。诸穴合用,有除湿导滞,健脾止泻之功。

加阴陵泉、脾俞健脾利湿;加曲池、合谷清利湿热;加内关、中脘消食导滞;加脾俞、胃俞健脾益气。

操作 毫针刺,实证用泻法,虚证用补法加灸。神阙穴隔盐灸或膈姜灸,每日1次,不留针。

课堂互动

神阙穴隔盐灸、隔姜灸如何操作?

【其他疗法】

1. 灸法 取涌泉、足三里、神阙。艾条灸,每穴3~5分钟,每日1次。适用于脾虚泻。

2. 三棱针点刺 取四缝穴。常规消毒后,用小三棱针或1寸毫针,迅速点刺双手四缝穴,然后挤出少许血液或黄白相间黏液,擦净即可。一般针1~2次。

3. 耳针 取脾、胃、大肠、皮质下、神门。每次选3~4穴,毫针刺不留针,或用王不留行籽贴压。

4. 水针 取天枢、大肠俞、上巨虚,每次选2穴,用维生素 B_1 注射液100mg、维生素 B_{12} 注射液500μg 或盐酸小檗碱注射液2ml,每穴注入药液0.5~1ml,隔日1次。

【按语】

1. 针灸治疗小儿泄泻效果较好。

2. 泄泻严重者,应控制饮食,必要时适当禁食数小时;病情严重者应采取综合急救措施。

3. 平时应注意调节饮食,注意卫生,调适寒温。

第七节 小儿遗尿

小儿遗尿是指以年满3周岁以上,具有正常排尿功能的小儿,睡眠中小便自遗,醒后方觉为特征的疾病,亦称"夜尿症""尿床"。3周岁以下的小儿,由于脑髓未充,智力未健,排尿自控能力尚未形成,正常的排尿习惯尚未养成,尿床不属病态,年长小儿因过度疲劳、贪玩少睡或睡前多饮,偶发遗尿者,不作病论。

西医学的原发性遗尿症,或继发于精神创伤和行为问题的遗尿,亦可见于泌尿系异常、感染、隐性脊柱裂导致的遗尿,均可参考本节辨证论治。

【病因病机】

本病主要由气虚所致,与肺、脾、肾三脏关系密切。

肾为先天之本,主水,主封藏,司开合气化,膀胱为津液之府,依赖肾阳温养气化,具有藏尿和排尿的功能。若早产、双胎等先天不足,肾气亏虚,下元虚冷,致膀胱约束无权可发为遗尿。

脾主中气,有运化水湿而制水之功用,肺主一身之气,有通调水道,下输膀胱的功能。若屡发外感,久咳喘泻,脾肺气虚,气不化水,脾失健运,上虚不能制下,膀胱约束无权,亦可发为遗尿。

【辨证论治】

辨证 以小儿睡眠中无自觉控制的排尿,轻者几日1次,重者每夜1~2次之多为主要症状。

知识链接

诊 断 要 点

1. 发病年龄在3周岁以上。

2. 每夜或隔数日发生尿床,甚则一夜尿床数次。睡眠较深,不易唤醒。

1. 肾气不固 睡中遗尿,醒后方觉,甚者一夜数次,或白天也见小便不能自控,小便清长而频数,面色㿠白,腰酸腿软,肢冷畏寒,智力迟钝,舌淡苔白,脉沉迟无力。

2. 脾肺气虚 睡中遗尿,尿频量少,劳累后遗尿加重,面白神疲,乏力懒言,纳少便溏,舌淡苔薄白,脉弱。

治则 补益脾肺,温肾固摄。取足太阴经、任脉经穴及足太阳经相应背俞穴为主。

处方 主穴:中极 关元 三阴交 膀胱俞

配穴:肾虚加肾俞、太溪;脾肺气虚加足三里、脾俞、肺俞。

方义 取足太阳经背俞穴膀胱俞、募穴中极,为俞募配穴,调理膀胱气机;任脉穴关元培补元气,益肾固本;足三阴经交会穴三阴交,通调脾、肾、肝三经经气而止遗尿;加肾俞、太溪以补肾培元;加足三里、脾俞、肺俞补益脾肺,以增收涩固脱之功力。

操作 毫针刺,用补法加灸。每日1次,留针30分钟。

课堂互动

针刺中极穴等小腹部穴位,需要注意什么?

【其他疗法】

1. 皮肤针 取肾俞、膀胱俞、中极、三阴交。中等程度刺激。每日一次,每次叩刺20分钟。

2. 耳针 取肾、膀胱、皮质下、肺、脾、尿道。每次选2~3穴,毫针刺,中等刺激强度,留针20~30分钟。亦可埋针或药丸贴压,每隔3~5日更换一次。

3. 穴位注射 取三阴交、肾俞、膀胱俞、中极、气海。每次选2~3穴,维生素B$_{12}$注射液 500μg,加维生素 B₁ 注射液 100mg,每穴注入药液 1ml,隔日 1 次。或取会阴穴,以硝酸的士宁注射液皮下注射 2ml。每日 1 次。

4. 头针　取顶中线、额旁 3 线。针刺入后,反复捻转行针 5~10 分钟。

5. 激光照射　取中极、关元、三阴交、膀胱俞、肾俞、足三里、脾俞。每次取 4 对穴位,用氦-氖激光治疗仪每穴照射 5 分钟。每日 1 次。

【按语】

1. 针灸治疗遗尿效果较好,但对某些器质性病变引起的遗尿,应以治疗原发病为主。

2. 治疗期期间,家属应密切配合,注意患儿保暖,尤其足底,勿使患儿过度疲劳,睡前适当控制饮水量,夜间定时叫醒患儿排尿,使其逐渐养成自觉起床排尿的习惯。

3. 鼓励患儿消除自卑、怕羞心理,坚持治疗,树立战胜疾病的信心。

第八节　小儿脑性瘫痪

小儿脑性瘫痪是指脑损伤所致的非进行性中枢性运动功能障碍,以智力低下,语言不清,四肢运动障碍为特征的病证。是多种原因引起的脑损伤所致的后遗症,又称"脑瘫"。

本病属中医的"五迟""五软""胎弱""胎怯""痿症"等范畴。西医学的因胎儿期感染、缺氧、缺血,或分娩时难产,新生儿窒息、早产、脑血管疾病或出生时头部外伤等引起脑损伤所致的后遗症,均可参考本节辨证治疗。

【病因病机】

本病多由先天不足,肝肾亏损,或后天心脾两亏,气血虚弱而使脑髓不充及四肢百骸、筋肉失养所致。

由于母体素弱,精血不足,或孕期久病,致胎元失养,发育失常,先天不足,肝肾亏损,肾虚精亏,不能养骨生髓充脑;或肝虚血弱,不能濡养筋脉,发为脑瘫;亦有因产时或产后颅脑损伤,失治误治,脑络受损,瘀血阻滞;或后天调养不当,损伤心脾,致气血虚弱,筋脉骨肉失于滋养而发为本病。

【辨证论治】

辨证　以肢体瘫痪、手足不能自主运动、智力低下、语言不清为主症。

知识链接

诊 断 要 点

1. 发育迟缓,精神呆滞。

2. 智力低下,手足软弱无力,运动功能障碍。

1. 肝肾亏损　生长发育迟缓,神情呆滞,面色无华,肢体瘫软或筋脉拘急,屈伸不利,舌淡苔薄,脉弦细。

2. 心脾两亏　四肢痿软,智力低下,语言迟钝,神情呆滞,面色苍白,口角流涎,神疲食少,舌淡苔少,脉细弱。

西医学认为本病以肢体运动功能障碍为主症,主要由于锥体外系损伤出现不自主和无目的的运动,可表现为手足徐动或舞蹈样动作等;痉挛型因锥体系受损而表现为受累肌肉的肌张力增高、腱反射亢进、锥体束征阳性,可出现单瘫、偏瘫、截瘫、三肢瘫、四肢瘫等;共济失调型因小脑受损出现步态不稳,指鼻试验易错,肌张力减低,腱反射减弱等;若兼见上述任何两型或两型以上症状的为混合型。常伴有智力障碍、癫痫、视力异常、听力减退和语言障碍等。脑电图、头颅X线拍片、CT等检查有助于本病的诊断。

　　治则　滋养肝肾,补益心脾,强筋健骨。取足阳明经、足太阴经、督脉经穴为主。

　　处方　主穴:百会　四神聪　足三里　三阴交　夹脊

　　配穴:肝肾亏损加肝俞、肾俞、太溪;心脾两亏加心俞、脾俞、中脘;上肢瘫痪加肩髃、曲池、合谷、外关、内关;下肢瘫痪加环跳、阳陵泉、悬钟;语言迟钝加通里、廉泉、照海、哑门;流涎加承浆、地仓、合谷;颈软加大椎、身柱;腰软加腰阳关、肾俞。

　　方义　督脉百会为诸阳之会,能醒脑开窍;奇穴四神聪,有宁神健脑益智之功;取足阳明下合穴足三里,足太阴经三阴交穴为足三阴交会穴,补益脾胃,生化气血;夹脊穴通阳活络,强脊。

　　加肝俞、肾俞、太溪滋补肝肾;加心俞、脾俞、中脘养心健脾,益气补血;上、下肢瘫痪加肩髃、曲池、合谷、外关、内关、环跳、阳陵泉、悬钟以通经活络,运行气血。语言迟钝加通里、廉泉、照海、哑门以通舌本、利言语。

　　操作　毫针刺,用补法。廉泉向舌根方向刺0.5~1寸,不提插,哑门向下颌方向刺0.5~1寸,不可深刺,不提插。每日1次,不留针。

【其他疗法】

　　1. 耳针　取神门、皮质下、交感、心、肾、枕、脑干;上肢瘫痪加肩、肘、腕,下肢瘫痪加髋、膝、踝。每次选2~3穴,毫针中度刺激,每日1次,不留针。或用王不留行籽贴压,每天按压数次。

　　2. 头针　取额中线、顶颞前斜线、顶中线、枕下旁线,上肢瘫痪加顶旁2线,下肢瘫痪加顶旁1线。每次选3~4线,毫针刺,加用电针,留针30~60分钟,每日1次。

　　3. 穴位注射　取大椎、命门、曲池、手三里、外关、内关、足三里、阳陵泉、承山、三阴交等穴。用当归注射液或维生素B_1、维生素B_{12}注射液,每次选2~3穴,每穴注入0.5~1ml。每隔2~3天1次。

　　郑某,男,2岁半。出生时因难产窒息,2岁多还不会独自站立、行走,扶站时脚跟不触地,但可独立支撑坐稳,不会自己翻身,抱起时有僵直感,面容呆滞,无听觉反应,不会讲话,右眼睑下垂。针四神聪、颞三针(耳尖直上为第1针,第1针同一水平线上前后各1寸为第2、3针)、脑三针(脑空和左右脑户)等。同时采用维生素B_{12}、维丁胶性钙、胎盘注射液、脑活素等注射液行肢体穴位注射。每日1次。治疗1个月后可在扶持下脚掌放平站立、慢性散步,听觉已有反应;3个月后神志及运动明显好转,开始学讲话;5个月后可独自行走5m远,表情灵活,右眼睑不再下垂,讲话增多并较前清楚[于海波. 针刺治疗 142 例小儿脑瘫的临床疗效观察[J]. 四川中医,1997,15(1):54]

分析:该患儿为小儿脑性瘫痪,治宜健脑益智、强筋健骨。故取奇穴四神聪补益心脑以益智,同时配合维生素 B_{12}、维丁胶性钙、胎盘注射液、脑活素等注射液行肢体穴位注射疗法,有针刺和药物双重作用,以增健脑益智、强筋壮骨之功,故而疗效显著。

【按语】

1. 本病应尽早治疗,轻症患儿用针灸有一定疗效,年龄愈小、病程愈短者疗效越好。

2. 治疗期间嘱家长与患儿配合进行肢体功能锻炼、语言和智能训练,有助于提高疗效。

第九节　注意力缺陷多动障碍

注意力缺陷多动障碍,又称"小儿注意力缺陷多动症",习称"小儿多动症"。是指以活动过度、注意力不集中、自我控制能力差、情绪不稳定和行为异常,但智力基本正常为特征的疾病。是一种常见的儿童时期神经精神病综合征。属于中医学"脏躁""躁动证"的范畴。多见于学龄期 4~16 岁的儿童,男孩多于女孩。预后良好,绝大多数患儿到青春期逐渐好转而痊愈。

本病的发病原因尚不明了,一般认为可能有遗传倾向。还可能与脑损伤诸如早产、中枢神经系统感染、中毒等有关。心理因素可能是诱因。

【病因病机】

本病多由禀赋不足、后天失养,或病后失调,肾精亏虚,脑髓不充,元神失养而致;或由肾精不足,阴虚阳亢,肝风内动,上扰元神所致;或心脾两虚,气血不足,心神失养而发病。

本病与肝、肾、心、脾脏功能失调关系密切。

知识链接

小儿注意力缺陷多动障碍已被大家所熟知,成人是否也会患注意力缺陷多动障碍呢?从 20 世纪 70 年代开始,儿童精神病学家就关注到这个问题,研究显示对小儿注意力缺陷多动障碍不管治疗与否,其中 60%~70% 到了成人依然有症状存在,目前成人注意力缺陷多动障碍已经得到精神病学界的认可,成人注意力缺陷多动障碍的临床表现与小儿相似,以注意缺陷和多动 - 冲动为主要表现,但形势上有所差异。研究发现成人患者的焦虑和抑郁情绪明显,部分合并反社会型人格障碍、酒精和物质依赖、躯体化障碍、情感性精神障碍。与一般人群比较,患者的人际交往技能差,辍学率、失业率、离婚率和交通事故率高。

【辨证论治】

辨证　以行为异常,活动过多,动作不协调,注意力不集中,自我控制能力差和情绪不稳定为主症。

1. 阴虚阳亢 神志涣散，多动多语，烦躁易怒，幼稚任性，难以静坐，或五心烦热，盗汗，舌红苔薄，脉细数或弦细数。

2. 心脾两虚 心神不宁，多动不安，注意力分散，言语冒失，兴趣多变，做事有始无终，意志不坚，面色无华，神疲乏力，眠差健忘，纳少便溏，舌淡苔薄白，脉细弱。

治则 滋阴潜阳，补益心脾、安神定志。取足少阴、足厥阴、足太阴经穴为主。

处方 主穴：太溪 太冲 三阴交 神门 四神聪

配穴：阴虚阳亢加肝俞、肾俞、命门、行间；心脾两虚加心俞、脾俞、足三里。

方义 取足太阴经穴三阴交，乃脾、肝、肾三经交会穴，合足少阴经原穴太溪、足厥阴经原穴太冲，调养肝、脾、肾三脏，育阴潜阳；神门为手少阴经原穴，可宁心镇定安神，与三阴交合用补益心脾；头部奇穴四神聪，可健脑益智、安神定志。诸穴共奏调养肝肾、育阴潜阳、补脾益心、安神定志之功。

加肝俞、肾俞、命门、行间以补肾填精、平肝潜阳息风；加心俞、脾俞、足三里可补益心脾、益气养血、安神定志。

操作 毫针刺，太冲用泻法，余穴用补法。每日 1 次，留针 20~30 分钟。

【其他疗法】

1. 耳针 取皮质下、脑干、神门；阴虚阳亢加肝、肾，心脾两虚加心、脾。按辨证取穴，毫针刺，中等强度刺激，每日或隔日 1 次；或埋针或用王不留行籽贴压，每日按压2~3 次，每隔 3~5 日更换 1 次。

2. 头针 取顶颞前斜线、额中线、顶中线、顶旁一线、顶旁二线、颞前线。毫针刺入后，留针 20~30 分钟，间歇行针 1~2 次，行捻转平补平泻手法 3~5 分钟。隔日 1 次。

3. 穴位注射 取大椎、曲池、合谷、外关、足三里、阳陵泉、三阴交。用维生素 B_1、维生素 B_{12} 注射液，每次取 3~5 穴，每穴注射 0.5~1ml。每隔 2~3 日 1 次。

【按语】

1. 针灸对本病治疗，能明显减轻症状，有较好的临床疗效。

2. 治疗期间，同时配合心理治疗及行为矫正，培养患儿建立良好的生活习惯。

3. 家庭、学校、社会要共同对患儿关心、爱护、帮助、指导，并多增加赏识教育，表扬、鼓励患儿取得的成绩与进步，不断增加其信心。

（陈　文）

复习思考题

1. 试述小儿惊风、痄腮的主症、治则和针灸处方。

2. 试述小儿顿咳、疳症、积滞、泄泻的针灸治疗。

3. 如何理解小儿遗尿的病因病机？怎样进行针灸治疗？

4. 注意力缺陷多动障碍表现如何？怎样进行针灸治疗？

第六章

皮外骨伤科病证

 学习要点

　　蛇丹、湿疮、风疹、痤疮、疔疮、丹毒、扁平疣、神经性皮炎、斑秃、乳痈、乳癖、肠痈、痔疮、腱鞘囊肿、血栓闭塞性脉管炎、网球肘、漏肩风、扭伤、落枕、外伤性截瘫、足跟痛、颞下颌关节功能紊乱综合征的定义、病因病机、辨证治疗（主症、分型、针灸基本治疗的治则、处方、主穴与配穴，以及方义和操作要点）。

第一节　蛇　丹

　　蛇丹是指以突发单侧簇集状水疱呈带状分布的皮疹，并伴有烧灼刺痛为主症的病证。又称"蛇串疮""蛇窠疮""蜘蛛疮""火带疮""缠腰火丹"，因多发生于腰腹，民间称其为"串腰龙"，亦可发于胸背及颜面部，多见于春秋季节，痊愈后很少复发。

　　西医学的带状疱疹，可参考本节辨证论治。

 知识链接

　　带状疱疹，是由水痘-带状疱疹病毒所致的皮肤病，成簇的水疱沿一侧的周围神经或三叉神经的分支分布，多伴有神经痛。带状疱疹和水痘都是由同一种病毒，即水痘-带状疱疹病毒所致。初次感染该病毒后，引起水痘，多见于从未感染过此病毒，因而对之无免疫力的易感人群，主要是小儿，尤其是6个月以上的婴幼儿及学龄前儿童。水痘痊愈后，该病毒可长期潜伏在被感染者的神经细胞中，当人体免疫功能低下时，如上呼吸道感染、恶性肿瘤、系统性红斑狼疮，或外伤、放射治疗、服免疫抑制剂等，均可能导致病毒再度活动，而诱发带状疱疹。

【病因病机】

本病多与情志不遂、饮食不节、感受火热时毒有关。

　　因情志不遂则肝气郁结、郁久化火，风火之邪客于少阳、厥阴经络，郁于肌肤、经络而致；或饮食不节，过食辛辣厚味则脾失健运，湿浊内停，郁而化热，邪热内不得疏泄，外不得透达，留滞于手太阴、阳明经络而发；或正气不足，复感毒邪，壅滞于肌肤而发。蛇丹日久,损及血络,虽表面火热湿毒得以去除,疱疹消退,但余邪留滞于经络之间导致经络阻滞,留有余痛,长久不去。

主要病机为肝火脾湿郁于内,毒邪乘虚侵于外,经络瘀阻于腰腹之间,气血凝滞于肌肤之表,多与肝、脾二脏有关。

【辨证论治】

辨证　以突发单侧簇集状水疱呈带状分布的皮疹,并伴有烧灼刺痛为主症。

初起先觉发病部位皮肤灼热疼痛,皮色发红,继则出现簇集性粟粒大小丘状疱疹,多呈带状排列,刺痛,多发生于身体一侧,以腰、胁部为最常见,其次是颈项、面部及四肢。疱疹消失后有些患者仍可遗留神经痛。

1. 肝经郁热　疱疹色鲜红,灼热疼痛,疱壁紧张,口苦咽干,心烦易怒,大便干,小便黄,舌红苔黄,脉弦数。

2. 脾经湿热　疱疹色淡红,起黄白水疱,疱壁松弛,渗水糜烂,身重腹胀,疲乏无力,口渴不欲饮,纳差,大便时溏,苔黄腻,脉濡数。

3. 余邪留滞,瘀血阻络　疱疹消失后局部仍疼痛不止,伴心烦不寐,舌紫黯、苔薄白,脉弦细。

知识链接

后遗神经痛的根本原因在于受损皮肤的神经轴突外露,这是因为带状疱疹病毒喜食神经髓鞘中的粗纤维所致,导致髓鞘脱落,轴突外露,出现生物电流短路,使患者出现电击一样的剧痛,痛苦不堪。

治则　泻火解毒,清热利湿,活血通络,化瘀止痛。以局部阿是穴及相应夹脊穴为主。

处方　主穴:阿是穴　夹脊

配穴:肝经郁热加行间、侠溪、阳陵泉;脾经湿热加血海、阴陵泉、内庭;瘀血阻络则根据皮疹部位不同加相应的穴位,颜面部加阳白、太阳、颧髎,胸胁部加期门、大包,腰腹部加章门、带脉。

方义　局部阿是穴毫针围刺后加灸,及拔罐以活血通络、祛瘀泻毒;取相应夹脊穴以直针毒邪所留之处,可泻火解毒、通络止痛。

加大敦、行间、阳陵泉以清泻肝胆经火毒;加血海、阴陵泉、内庭以清泻脾胃湿热;瘀血阻络者局部取穴可调畅气血,化瘀止痛。

操作　毫针刺,用泻法。疱疹局部围刺并加灸拔罐。每日1次,留针20~30分钟。

【其他疗法】

1. 耳针　取肝、脾、胆、神门及疱疹所在部位的相应耳穴。每次选3~4个穴位,毫针刺,强刺激,捻转5分钟,留针30分钟,每日1次,同时耳尖点刺放血。也可用埋针或压丸法。

2. 皮肤针　叩刺疱疹及周围皮肤,以刺破疱疹、疱内液体流出、周围皮肤充血或微出血为度,可加拔火罐。每日1~2次。疱疹消失后遗有神经痛者可在局部用皮肤针叩刺后,加艾条灸。

3. 紫外线、氦-氖激光照射　取阿是穴;同时按不同部位适当选取合谷、曲池、阳陵泉、足三里、三阴交。用氦 - 氖激光器照射诸穴各 5~8 分钟;同时用 102-64 型紫外线灯,在距患部 50cm 处垂直照射。氦 - 氖激光穴位照射每日治疗 1 次,12 次为一疗程;紫外线照射隔日 1 次,8 次为 1 个疗程。

4. 灯火灸　根据疱疹部位取患侧穴位,头顶部取列缺,颜面部取合谷,胸胁部取内关,腹部取足三里,少腹部取三阴交,腰背部取委中,臀部取环跳,四肢部取阳陵泉。用约 10cm 长灯心草 1 根,一端蘸菜籽油,点燃后,迅速将灯心草油火接触在穴位的皮肤上,一点即起,局部可出现绿豆大的水疱。每日治疗 1 次。

5. 穴位注射　用维生素 B_1 或维生素 B_{12} 注射液,或丹参注射液,选阿是穴或循经选穴,每穴注入 0.2~0.5ml,每次总量不超过 4ml,每隔 1~2 日治疗 1 次。

6. 电针　取相应阶段的夹脊穴、阿是穴。将电针仪的正极连接夹脊穴,负极连阿是穴,用密波,电流量以患者能耐受为度。每日 1~2 次,每次 30 分钟,10 次为 1 个疗程。

案例分析

　　刘某,男,20 岁,学生,2001 年 5 月 20 日初诊。现病史:左侧季肋部皮肤簇集性疱疹 2 日,局部痒痛。查体:左侧季肋部簇集性红疹水疱两处,面积分别为 3cm×2cm,6cm×7cm。诊断:带状疱疹。于局部围刺加灸治疗 3 次后,疼痛完全消失,疱疹干涸消退,痊愈。[蔡长荣.针灸治疗带状疱疹 32 例[J].中医外治杂志,2008,17(6):50]

　　分析:带状疱疹多因情志内伤,以致肝胆火盛,或因脾湿郁久,湿热内蕴,外受毒邪而诱发。病机在于湿热瘀毒阻滞经络,气血失和。围刺患部有清热利湿、解毒化瘀、疏通经络、调和气血的作用,施灸患部有活血消炎止痛作用,针灸并施,直达病所,可起到协同作用。

【按语】

1. 针灸治疗本病有较好效果,对疱疹后遗神经痛者也有较好的止痛效果。若早期就采用针灸治疗,多数病人可在 1 周内痊愈。若有化脓感染者需配合外科处理。

2. 调畅情志,忌食辛辣、油腻、鱼虾等发物。

3. 本病应与湿疹、单纯疱疹、接触性皮炎、虫咬性皮炎等相鉴别。

第二节　湿　疮

湿疮是一种呈多形性皮疹倾向,发无定处,易于糜烂流津的瘙痒性、渗出性皮肤病,亦称"湿疹""湿癣"。具有对称分布、反复发作、易演变成慢性等特点。男女老幼皆可发病,而以先天禀赋敏感者为多,无明显季节性。急性者多泛发于全身,慢性者多固定于某些部位。

因其症状及病变部位的不同,名称各异。如浸淫遍体、渗液极多者名"浸淫疮",身起红粟、瘙痒出血者称"血风疮",发于面部者称"面游风",发于耳部者为"旋耳风",发于乳头者称"乳头风",发于脐部者称"脐疮",发于肘、膝窝处者称"四弯风",发于手掌者称"鹅掌风",发于小腿者称"湿毒疮",发于肛门者称"肛圈癣",发于阴囊者称"绣球风"或"肾囊风",发生于婴儿面部者称"奶癣"。

西医学认为湿疹(湿疮)是由多种内外因素引起的表皮及真皮浅层的炎症性急

性、亚急性或慢性皮肤病，一般认为与变态反应有一定关系。

知识链接

　　变态反应也叫超敏反应，是指机体对某些抗原初次应答后，再次接受相同抗原刺激时，发生的一种以机体生理功能紊乱或组织细胞损伤为主的特异性免疫应答。变态反应的发生需要具备两个主要条件：一是容易发生变态反应的特应性体质，这是先天遗传决定的，并可传给下代，其几率遵循遗传法则；二是与抗原的接触，有特应性体质的人与抗原首次接触时即可被致敏，但不产生临床反应，被致敏的机体再次接触同一抗原时，就可发生反应，其时间不定，快者可在再次接触后数秒钟内发生，慢者需数天甚至数月的时间。特点：伴有炎症反应和组织损伤。

【病因病机】

　　本病多因禀赋不足，风湿热邪客于肌肤，经络受阻而发。

　　由饮食不节，恣食辛辣或发物，致脾失健运，湿热内蕴，复感风邪，内外合邪，客于肌肤，经络受阻而发；或湿热浸淫日久，迁延伤脾，脾失健运，湿邪停滞，郁久化热，湿热之邪蕴于肌肤而致；或湿疹多次反复发作，耗伤阴血，血虚生风化燥，肌肤失于濡养而发为本病。

　　病机为风、湿、热邪蕴结于肌表所致，与脾关系密切。

【辨证论治】

　　辨证　以初起皮损潮红灼热、肿胀，继而粟疹成片或水疱密集，渗液流津，瘙痒不堪为主症。有发病急，可泛发全身各部之特征。

　　1. 湿热浸淫　发病较急，可泛发全身。伴身热，心烦口渴，大便秘结，小便短赤，舌红苔黄腻，脉滑数。

　　2. 脾虚湿蕴　发病较缓，皮损潮红、瘙痒，抓后糜烂，可见鳞屑，伴纳少神疲，腹胀便溏，舌淡白胖嫩、边有齿痕、苔白腻，脉濡缓。

　　3. 血虚风燥　病情反复发作，病程较长，皮损颜色黯淡，粗糙肥厚，呈苔藓样变，剧痒，皮损表面有抓痕、血痂和脱屑，伴头昏乏力，腰酸肢软，舌淡苔白，脉弦细。

　　治则　湿热浸淫者清热利湿；脾虚湿蕴者健脾利湿；血虚风燥者养血润燥。以皮损局部和手足阳明经、足太阴经穴为主。

　　处方　主穴：皮损局部　曲池　足三里　三阴交　阴陵泉

　　配穴：湿热浸淫加脾俞、水道、肺俞；脾虚湿蕴加脾俞、太白、胃俞；血虚风燥加膈俞、肝俞、血海；痒甚而失眠者加风池、安眠、百会、神门等。

　　方义　曲池为手阳明大肠经的合穴，能化胃肠湿热，清肌肤湿气；足三里、三阴交两穴标本兼顾，健脾化湿，补益气血；足太阴经穴的合穴阴陵泉能运脾化湿，以除肌肤之湿热；局部阿是穴能疏调局部经络之气，祛风止痒。

　　加脾俞、水道、肺俞以清热利湿；加脾俞、太白、胃俞以健脾利湿；加膈俞、肝俞、血海以养血润燥。

　　操作　毫针刺，湿热浸淫只针不灸，用泻法；脾虚湿蕴针灸并用，用补法；血虚风燥以针刺为主，平补平泻。留针20~30分钟。皮损局部用皮肤针重叩出血后，再拔火罐。急性期每日1次，慢性期隔日1次。

【其他疗法】

1. 耳针 急性湿疮取肺、神门、肾上腺、耳背静脉;慢性湿疮加肝、皮质下。耳背静脉点刺出血,余穴均用毫针刺法,快速捻转,留针 1~2 小时,每日 1 次。

2. 皮肤针 轻叩夹脊穴及足太阳膀胱经第一侧线,以皮肤红晕为度;重叩皮损局部,以未出血为度。每日 1 次。

3. 火针 将火针在酒精灯上烧红至发白亮时,迅速点刺皮损部位,重点刺红斑、丘疹、水疱及苔藓样病变部位,隔日 1 次。

4. 穴位注射 取曲池、足三里、血海、大椎等。每次选 2 穴,用维生素 B_1、维生素 B_{12}、板蓝根注射液,或自血加 2.5% 枸橼酸钠注射液,每穴注入 1~2ml。隔日 1 次。

【按语】

1. 针灸治疗本病有一定的效果,能较快地缓解症状,但根治有相当难度。

2. 湿疮是一种容易反复发作的疾病,一旦身体接触过敏物质,或者有某些诱因都有可能导致湿疮的发作,所以湿疮患者在选择药物上一定要谨慎。不要使用激素类的药物,因为激素会导致病情加重,还会引起别的皮炎。

3. 患处忌用热水烫洗和肥皂清洗,尽量避免搔抓。若兼见因搔破感染者,应配合外用药。

4. 忌食酒类辛辣、鱼虾、鸡、鸭、牛、羊肉等食物。

5. 保持心情舒畅,避免精神紧张及外界刺激,注意劳逸结合,防止过度劳累。

第三节 风 疹

风疹是指以身体瘙痒,搔之出现鲜红色或苍白色、成块、成片状隆起的皮疹,发无定处为特征的一种常见皮肤病。因其时隐时起,遇风易发,故又称为"瘾疹",俗称"风疹块""风疙瘩"。风疹发病突然,消退迅速,不留任何痕迹。急性者短期发作后多可痊愈,慢性者常反复发作,可历数月,缠绵难愈。发病年龄不限,多在春冬季节发病。

西医学的急、慢性荨麻疹,可参考本节辨证论治。

【病因病机】

本病是因禀赋不足,人体对某些物质过敏所致。可因外界冷热刺激,或因食物、药物、生物制品、病灶感染、肠寄生虫或精神刺激等因素而诱发。

由腠理不固,外感风邪,风携寒或热侵袭,遏于肌肤,营卫不和而致;或因禀赋不耐,过食鱼虾荤腥等物,或有肠道寄生虫,导致肠胃不和,蕴生湿热,内不得疏泄,外不得透达,郁于肌腠而发;或因素体气血亏虚,或风疹反复发作,耗伤气血,气虚则卫外不固,风邪乘虚而入,血虚则生风化燥,致营卫失和、肌肤失养而发为本病。

知识链接

西医认为,荨麻疹是一种变态反应(过敏)性疾病,主要是由各种因素引起的组胺释放,使毛细血管扩张和血清渗出所致。荨麻疹的致病因素甚多,有食物类、药物类、吸入类、感染因素、物理因素、精神因素、全身性疾病等,但慢性荨麻疹多难以找到确切致病因素。

【辨证论治】

辨证　以皮肤上突然出现大小不等、形状不一的风团,成块或成片,高起皮肤,边界清楚,有如蚊虫叮咬之疙瘩,颜色或红或白,瘙痒异常,发病迅速,消退亦快,此起彼伏,反复发作,消退后不留任何痕迹为主症。若病急重,腹痛腹泻,明显呼吸困难者,属风疹重症。

1. 风邪袭表　发作与天气变化有明显关系,或疹块以露出部位如头面、手足为重,并兼有外感表证的表现。

2. 胃肠积热　发作与饮食因素有明显关系,伴有脘腹胀痛,大便秘结,小便黄赤,或伴有恶心呕吐,肠鸣泄泻,舌质红赤、苔黄腻,脉滑数。

3. 血虚风燥　皮疹反复发作,迁延日久,午后或夜间加重,伴心烦少眠,口干,手足心热,舌红少苔,脉细数无力。

治则　疏风清热和营。以手阳明、足太阴经穴为主。

处方　主穴:合谷　曲池　血海　膈俞　委中

配穴:风邪袭表加外关、风池;胃肠积热加内庭、天枢;血虚风燥加足三里、三阴交;湿邪较重加阴陵泉、三阴交;呼吸困难加天突;恶心呕吐加内关。

方义　曲池、合谷属手阳明经穴,擅于开泄,既能疏风解表,又可清泻阳明;本病邪在营血,膈俞属血会,委中又名为"血郄",二穴与血海同用,可调理营血,而收"治风先治血,血行风自灭"之效。

加外关、风池以疏风解表;加内庭、天枢以清泻胃肠、通调腑气;加足三里、三阴交以养血润燥。

操作　毫针刺,主穴用泻法,风寒束表或湿邪较重者可灸,血虚风燥者以针刺为主,平补平泻。留针15分钟。配穴按虚补实泻法操作。急性者每日治疗1~2次,慢性者隔日1次,留针20~30分钟。

【其他疗法】

1. 耳针　选取神门、肾上腺、内分泌、肺、耳尖、耳背静脉。耳背静脉点刺出血,余穴均用毫针浅刺,中强度刺激;或用埋针法、压丸法。

2. 皮肤针　取风池、曲池、风市、血海、颈7至骶4夹脊穴。中强度手法叩刺,至皮肤充血或隐隐出血为度。急性者每日治疗1~2次;慢性者隔日1次。

3. 三棱针　取曲泽、委中、大椎、风门。每次选用1个四肢穴和1个躯干穴。曲泽或委中穴用三棱针快速点刺1cm左右深,使暗红色血液自然流出,待颜色转淡红后再加拔火罐10~15分钟;大椎或风门穴用三棱针刺0.5~1cm深,加拔火罐,留置10~15分钟。

4. 拔罐　取神阙穴,用大号玻璃罐,留罐5分钟,起罐后再拔5分钟,如此反复拔3次;也可以用闪火罐法反复拔罐至穴位局部充血。

5. 穴位注射　取合谷、曲池、足三里、血海、大椎、三阴交、膈俞等穴。每次选2穴,用复方丹参注射液,或用马来酸氯苯那敏注射液或自身静脉血加入抗凝剂注入,每穴注入2~3ml。

6. 隔姜灸　取合谷、行间。隔姜灸常规操作法,艾炷如半个米粒大,每穴每次灸3壮,每日1~2次,至症状完全消失为止;慢性者症状消失后再灸3~5次,以巩固疗效。

7. 药艾卷灸　取局部风疹块。用含有丁香、桂枝等成分的药艾卷于病变部位来回施灸法,熏灸成片风疹块处至其灼热难忍、奇痒消失为止。

案例分析

患者,女,40岁,工人。患荨麻疹4年,遇冷则发,食用鱼虾而复发。服用中西药不能根治,故来针灸治疗。治法:第一组:取手阳明、足太阴经穴为主,取穴双侧曲池、合谷、血海为主穴,配穴取足三里、太冲、风池穴。三棱针点刺大椎穴,加拔火罐10分钟,毫针刺用泻法。第二组:取膈俞、脾俞、胃俞,配穴以委中、天井为主,用平补平泻手法。第一组和第二组穴位交替使用,7日为一疗程,经治21日痊愈,追访未见复发。[刘国香,贾桂芝.针灸治疗荨麻疹[J].黑龙江医药杂志,2001,24(3):115]

分析:该患者因腠理不固,外感风邪,风携寒或热侵袭,遏于肌肤,营卫不和而致;或禀赋不耐,食鱼虾而致肠胃不和,运生湿热,内不得疏泄,外不得透达,郁于肌肤发为风疹。治当以调和营卫,清热除湿为原则。取曲池、合谷、大椎以疏风解表、清泻阳明;取足三里、脾俞、胃俞以调理脾胃、健脾利湿;取血海、委中、膈俞以调理营血,而收"治风先治血,血行风自灭"之效;取太冲、风池以行气散寒。诸穴共用同奏调营卫、行气血、清血热、除湿热之功。

【按语】

1. 针灸治疗本病效果较好,一般通过1~4次的治疗即能退疹止痒。但部分慢性发作者较难根除。

2. 本病属过敏性皮肤病,应注意寻找过敏原,重视病因治疗,以减少或避免复发。若出现腹痛腹泻,明显胸闷、呼吸困难等,应采取综合治疗。

3. 平素应慎起居,避风寒,忌食过敏性物品及药物,保持大便通畅。

4. 部分女性患者在月经前几天出现风疹,并随着月经的干净而消失,但在下次月经来潮时又发作,可伴有痛经或月经不调,应引起注意。

第四节　痤　疮

痤疮是指以颜面部出现丘疹、脓疱、结节、囊肿,有时可挤出白色碎米样粉汁为特征的一种皮肤病,又称"粉刺""青春痘"。是青春期男女常见的一种毛囊及皮脂腺的慢性炎症。好发于面部、胸背。一般男性发病比例高于女性,青春期以后大多自然痊愈或减轻。

西医学的寻常痤疮,可参考本节辨证论治。

【病因病机】

本病与素体阳盛、情志失调、饮食不节及冲任失调有关。

人在青春期生机旺盛,加上素体阳盛致肺经血热,复感风热之邪,与血热搏结,熏蒸颜面、胸背,郁于肌肤经络而发;或过食辛辣油腻厚味之品,使脾胃运化失常,湿热内生,蕴于肠胃,不能下达,上蒸头面、胸背而致;或思虑太过或饮食不节使脾虚不运,聚湿成痰,痰湿凝结,阻于颜面、胸背肌肤经络而生;女性因冲任不调,肌肤疏泄失畅也可导致本病。

其病机为风热、痰湿或湿热之邪阻滞于颜面、胸背肌肤而致。与肺、脾关系密切。

【辨证论治】

辨证 以颜面、胸背部出现丘疹、脓疱、结节、囊肿,有时可挤出白色碎米样粉汁为主症。

1. 肺经风热　丘疹多发生于颜面、胸背上部,色红,或有痒痛,舌红苔薄黄,脉浮数。

2. 湿热蕴结　丘疹红肿疼痛,或有脓疱,伴口臭、便秘尿黄,舌红苔黄腻,脉滑数。

3. 痰湿凝结　丘疹以脓疱、结节、囊肿、瘢痕等多种损害为主,或伴有纳呆、便溏,舌淡苔腻,脉滑。

4. 冲任失调　女性患者经期皮疹增多或加重,经后减轻。伴有月经不调,舌红苔腻,脉浮数。

治则　清热化湿,凉血解毒。冲任失调者宜行气活血,调理冲任。以局部及手阳明经穴为主。

处方　主穴:阳白　颧髎　大椎　曲池　合谷　内庭

配穴:肺经风热加少商、尺泽、风门;湿热蕴结加足三里、阴陵泉、三阴交;痰湿凝滞加脾俞、丰隆、三阴交;冲任不调加血海、膈俞、三阴交。

方义　本病好发于颜面部,取阳白、颧髎能疏通局部经气,调畅肌肤,使其疏泄正常;大椎清热泻火、凉血解毒;取手阳明经穴曲池、合谷,配足阳明经穴内庭能清泻阳明邪热。

加少商、尺泽、风门以清泻肺热;加足三里、阴陵泉、三阴交以清热化湿;脾俞、丰隆、三阴交以利湿化痰;血海、膈俞、三阴交以调理冲任。

操作　毫针刺,用泻法,不灸。大椎穴可隔日1次点刺出血。每日1次,留针30分钟。

【其他疗法】

1. 耳针　选取肺、大肠、肾上腺、内分泌、皮质下、神门、面颊、耳尖。每次选2~3穴,用毫针中强度刺激,每日1次,留针20分钟,同时耳尖用三棱针点刺出血。或埋耳针或用王不留行籽贴压。

2. 挑治　在胸椎1~12旁开0.5~3寸的范围内,寻找阳性反应点。常规消毒后,用三棱针挑断皮下部分纤维组织,使之出血少许,每周1~2次。

3. 刺络拔罐　取大椎、肺俞、膈俞、太阳、尺泽、委中。每次选2穴,用三棱针快速点刺穴位处瘀血的络脉,使自然流血,待血色转淡后,再以闪火法拔罐。2~3日1次。

4. 耳背放血　取双侧耳背近耳轮处明显血管。选好1根血管,经揉搓使其充血,常规消毒后划破血管,使血自然流出或轻轻挤压使之出血5~10滴。消毒切口盖上敷料。1次未愈者,1周后另选血管治疗。

案例分析

患者,女,26岁,1999年4月8日就诊。主诉:面部痤疮5年,加重1个月。初起面部少量粉刺,因经常搔抓渐至感染,发红,起脓头,曾用多种中西药物治疗,效果不佳。诊见:患者面部大部为红色痤疮,部分紫红色,同时伴数个黄豆大皮下硬结,个别呈脓疱性,舌苔薄黄,脉滑数。治法:取耳尖穴,用三棱针点刺,挤出5~10滴血,用干棉花擦净;取耳穴肺、胃、面颊、内分泌、肾上腺、皮质下,用王不留行籽贴牢并加按压,嘱患者每日按压4~5次,每3~4日换贴,两耳交替,7次为1个疗程;取大椎、肺俞、膈俞、合谷、足三里,毫针刺用泻法,留针30分钟,每日1次,7次为1个疗程。治疗3个疗程,诸疹皆平,结节消失,肤色亮泽晶莹,迄今未复发。[周华青.针灸治疗痤疮35例临床观察[J].吉林中医药,2001,5:52]

　　分析:本病是由于肺经血热熏蒸颜面,或过食肥甘厚味,胃肠积热又感受风毒之邪凝滞而成。故取耳穴加体穴治疗。"耳者,宗脉所聚也"。十二经脉都间接或直接上达于耳,通过耳穴贴压可疏通相应经络,激发机体免疫功能,调节体内性激素水平,降低机体的敏感性,从而达到抑制皮脂腺旺盛分泌并消炎、消肿、散结之目的。取大椎穴清热解毒,宣通阳气;肺俞清泄肺经郁热;膈俞清泻血热,活血散结;泻合谷可清肺经风热;泻足三里可清化胃肠之湿热,导热下行。诸穴配合共奏清热化湿,凉血解毒之功。

【按语】
　　1. 针灸治疗痤疮疗效较好,部分患者可达到治愈目的。轻症注意保持面部清洁卫生即可,无需治疗。
　　2. 严禁用手挤压皮疹,以免引起继发感染,遗留瘢痕。
　　3. 本病以脂溢性为多,治疗期间禁用化妆品及外擦膏剂。宜用硫磺肥皂温水洗面,以减少油脂附着面部,堵塞毛孔。
　　4. 忌食辛辣、油腻及糖类食品,多食新鲜蔬菜及水果,保持大便通畅。

第五节　疔　疮

　　疔疮是一种好发于颜面和手足部的外科感染性疾病。因其初起形小根深,底脚坚硬如钉子,故名"疔疮"。在临床因其发病部位和形状不同,又有唇疔、蛇头疔、红丝疔、虎口疔、人中疔、鼻疔、托盘疔、烂疔等名称。

　　西医学的颜面、手足部的疖、痈、急性甲沟炎、化脓性指头炎、急性淋巴管炎、气性坏疽等均属本病范畴。可参考本节辨证论治。

【病因病机】
　　本病总由火毒为患。多与肌肤不洁、破损,火毒侵袭及饮食不节等有关。
　　因肌肤不洁,或皮肤损伤后火毒之邪乘隙侵袭,流窜经络,气血阻滞而发;或饮食不节,恣食辛辣油腻厚味或酗酒,致脏腑蕴热,火毒自内外发肌肤而致;若毒热亢盛,毒入营血,内攻脏腑,则成危候,称为"疔疮走黄"。
　　其病机为脏腑蕴热、火毒侵袭致热郁于肌表经络或营血而成。

【辨证论治】
　　辨证　以初起状如粟粒,其色或黄或紫,或起水疱、脓疱,根结坚硬如钉,自觉麻痒而微痛,继则红肿灼热,疼痛加剧为主症。颜面疔疮多见于唇、鼻、眉、额等处,以初起粟粒样脓头,根深坚硬,或痒或麻,逐渐红肿热痛为特征;手部疔疮以初起局部红肿,麻木作痒,渐致红肿疼痛为特征。

诊 断 要 点

1. 病初有粟粒样小脓头，发展迅速，根深坚硬如疔，色黄或紫。
2. 患部红、肿、热、痛俱有，数日硬结增大，疼痛加剧，形成脓肿后硬结变软。

1. **热毒凝结**　伴有恶寒发热等全身症状，舌红苔黄，脉数。
2. **火毒炽盛**　疔疮肿势扩大，红肿焮热，疼痛剧烈，脓头破溃，伴有发热口渴、头痛、便秘溲赤，苔黄腻，脉弦滑数。
3. **火毒入络**　患肢部疔疮，患处有红丝迅速向上窜，名"红丝疔"，为火毒流窜经络。伴发热恶寒，头痛，舌红苔黄，脉数。
4. **疔疮走黄**　壮热烦躁，眩晕呕吐，神志昏愦。为疔疮内攻脏腑之危候。

治则　泻火解毒。取督脉、手阳明及足太阳膀胱经穴为主。

处方　主穴：身柱　灵台　合谷　委中

配穴：热毒凝结加外关、曲池；火毒炽盛加曲泽、大椎、督俞；火毒入络加病变所属郄穴、红线局部；"疔疮走黄"加水沟、十二井穴、百会、内关。另外，可根据患部所属经脉首尾取穴，如发于面部迎香穴处者，属于手阳明经，加商阳；发于食指指端者，加迎香；发于拇指指端者，属于手太阴经，加中府；发于足小趾次趾者，属于足少阳经，加瞳子髎；如系红丝疔，可沿红丝从终点依次点刺到起点，以泻其恶血。

请简述身柱、灵台的归经和定位。

方义　督脉为"阳脉之海"，总督诸阳，灵台为治疗疔疮的经验用穴，配身柱以疏泄阳经邪火郁热；阳明经多气多血，在三阳经中阳气最盛，故取手阳明经原穴合谷，泻之以清阳热祛火毒，对面部疔疮最为适宜；疔疮为火毒蕴结血分之急症，委中为足太阳经合穴，别称"血郄"，刺之出血可清泻血分热毒。

加外关、曲池清热解毒、消肿散结；加曲泽、大椎、督俞泻火解毒、透脓消肿；加病变所属郄穴、红线局部清热解毒、凉血活血；加水沟、十二井穴、百会、内关泻火解毒、醒神开窍。

操作　毫针刺，用泻法。委中也可用三棱针点刺出血；红丝疔用三棱针沿红丝进行点刺，每隔1~2cm点刺一下，可见有渗血或黄白相间的黏液。每日1次，留针20~30分钟。

委中穴的三棱针刺法如何操作？

【其他疗法】

1. 耳针　选取神门、肾上腺、皮质下、耳尖、耳背静脉、相应部位。每次选 2~3 穴，用毫针中强度刺激，每日 1 次，留针 30~60 分钟，耳尖及耳背静脉用三棱针点刺出血。

2. 挑治　在背部脊柱两旁寻找丘疹样突起处。常规消毒后，用三棱针或粗针挑刺，每日 1 次。

3. 隔蒜灸　取病变局部。将独头蒜切成 5mm 厚的蒜片，用针扎数孔后，放置在患部进行艾灸，每日 1 次，局部痛者灸至不痛，不痛者灸至痛为宜，适用于疔疮初起未成脓者；若兼见属红丝疔者，用三棱针从红丝疔的两端点刺出血，在红丝的远心端放上 5mm 厚的独头蒜片，艾条灸时可见红丝渐渐向远心端回缩，灸至红丝不再回缩为止。

案例分析

李某，男，20 岁。1998 年 5 月 8 日来诊。患者为饭店服务员，自述常食海味。自 4 月初长疔 12 处，经检查，其疔肿发于臀部及大腿后侧，疔硬大小不等，均疼痛。体温 37.5℃，心烦失眠，大便燥结，溲黄，舌红、苔黄，脉洪数。西医诊断为：多发性化脓性疖肿。取大椎、灵台、委中及疔肿局部刺络拔罐，命门毫针刺。隔日二诊，其臀部及大腿后侧的大小疔肿红肿开始消退，跳痛消失，治疗如前，共 6 次痊愈。（赵方. 针灸治疗皮肤病效验集[M]. 北京：人民卫生出版社，2013：163-164）

分析：本病诊为疔疮，属热毒凝结型，治宜清热解毒、消肿散结。故取督脉穴大椎、灵台、委中以泻阳经之郁热火毒；取局部阿是穴刺络拔罐使邪得泻，火毒得除，而肿消痛失，疾患得愈。

【按语】

1. 针灸治疗疔疮有清热解毒、疏通诸阳经经气的作用，可以促进疔疮向好转的方向发展。

2. 疔疮初起，患部切忌挤压、针挑，红肿发硬时忌手术切开，以免感染扩散；如已成脓，应予外科处理。

3. 疔疮走黄时，证情凶险，必须及时抢救。

4. 忌食辛辣厚味、鱼虾等发物。

第六节　丹　毒

丹毒是指以患部皮肤鲜红灼热，色如涂丹为特征的急性感染性疾病。特点是起病突然，迅速扩大，发无定处，一般好发于小腿和颜面部。因其发病部位不同而有多种名称，生于头面者称"抱头火丹"，发于胸腹腰胯者称"内发丹毒"，发于下肢者称"流火"，游走全身者称"赤游丹"。常见于儿童和老年人，春、秋季多发。

西医学的急性网状淋巴管炎，可参考本节辨证论治。

【病因病机】

本病总因火热之毒为患。多因血分有热，复感火毒，热毒搏结，郁于肌肤，不得外泄而发；或腠理不固，或皮肤、黏膜破损，毒邪乘隙侵入，以致经络郁阻，气血壅遏，血分生热致本病。同时可夹有风热、肝火、湿热、新生儿胎热火毒等。发于头面者，多夹风热；

发于胸胁者,多夹肝火;发于下肢者,多夹湿热;发于新生儿,多由胎毒内蕴,外邪引动而致。

 知识链接

　　急性网状淋巴管炎(丹毒)是由 A 族 B 型溶血性链球菌侵入而致。其诱发因素主要有皮肤或黏膜擦伤或其他轻微外伤,也可由血行感染引起。常继发于鼻炎、口腔黏膜及牙齿感染病灶。足癣、小腿溃疡、瘙痒性皮肤病、接种、放射性损伤及皮肤皲裂或轻微摩擦、搔抓及轻微外伤均可诱发。尤以不清洁的伤口更易感染。有些伤口可小至不易被发现,如面部急性网状淋巴管炎可由鼻腔内被抓破的小伤口引起。复发性网状淋巴管炎系由于细菌潜伏于淋巴管内,当机体抵抗力降低时,即可复发。

【辨证论治】
　　辨证　以起病急骤,皮肤红肿热痛,状如云片,边界分明为主症。初起常先有恶寒发热,头痛,纳呆等全身症状。患部皮肤出现小片鲜红,色赤如丹,边界分明,按之灼热,略高于皮肤表面,很快向四周蔓延,其患部皮肤中间由鲜红转为暗红,可见有大小不等黄色水疱,溃烂流水,疼痛作痒等特征。
　　1. 风热毒蕴　多发于头面,患部皮肤焮红灼热、肿胀疼痛,甚则发生水疱,伴恶寒发热、骨节疼痛、纳差、溲赤、便秘、眼胞肿胀难睁,舌红苔薄黄,脉浮数。
　　2. 湿热蕴结　多发生于下肢,患部皮肤焮红肿胀,灼热疼痛,亦可见水疱紫斑,甚至结毒化脓,皮肤坏死,反复发作,可形成大脚风(象皮脚),伴有发热、心烦、口渴、胸闷、关节肿痛、小便黄赤,苔黄腻,脉浮数。
　　3. 胎火蕴毒　见于新生儿,多发生于脐周、臀腿之间,患处红肿灼热,呈游走性,伴壮热烦躁、呕吐,舌红苔黄,指纹紫黑。
　　4. 热毒内陷　丹毒范围较大,尤其发于头面及新生儿,兼见出现壮热烦躁、恶心呕吐、神昏谵语等。属危急之候。
　　治则　清热解毒,凉血祛瘀。以督脉及手阳明经穴为主。
　　处方　主穴:大椎　曲池　合谷　委中　阿是穴
　　配穴:风热毒蕴,发于头面加翳风、头维、四白;湿热毒蕴,发于下肢加血海、阴陵泉、内庭;热毒较甚加十宣或十二井穴。
　　方义　本病为火毒为患,清火毒须当泻阳气。督脉为“阳脉之海”,阳明经为多气多血之经,且在三阳经中阳气最盛,故取督脉及阳明经穴为主。大椎为督脉与诸阳经交会穴,配手阳明经穴曲池、合谷可泻阳气以清火毒;委中又名“血郄”,配阿是穴散刺出血可清泻诸阳及血分之郁热,凉血解毒,使火毒泻而丹毒自消,寓“宛陈则除之”之意。
　　加翳风、头维、四白为局部取穴,疏风清热;加血海、阴陵泉、内庭可清热除湿,凉血解毒;加十宣或十二井穴醒神开窍、泻火解毒。
　　操作　毫针刺,用泻法。大椎、委中、十宣、十二井穴、太阳、百会、头维诸穴均可用三棱针点刺出血;皮损局部的阿是穴用三棱针散刺出血。每日 1 次,留针 30 分钟。
　　【其他疗法】
　　1. 耳针　选取神门、肾上腺、皮质下、枕、耳尖、耳背静脉、皮损相应部位。用毫针中强度刺激,每日 1 次,留针 30~60 分钟,耳尖及耳背静脉用三棱针点刺出血。或用王不留行籽贴压。

2. 刺络拔罐　选取皮损局部阿是穴。常规消毒后,用三棱针散刺或用皮肤针叩刺出血,刺后加拔火罐,每日 1~2 次。面部禁用。

【按语】

1. 针灸治疗丹毒有一定疗效,但多用于下肢丹毒,一般多配合中药内服或外用,可提高疗效,缩短病程。

2. 头面部及新生儿丹毒病情一般较重,应采用综合疗法。

3. 针具应严格消毒,专人专用,防止交叉感染。

第七节　扁　平　疣

扁平疣是发生于皮肤浅表部位大小不等的小赘生物,中医学称为"扁瘊""瘊子""疣目""疣疮"。好发于青少年,以手背和颜面为多见。尤以青春期前后女性为多,故也称为青年扁平疣。

知识链接

西医学认为本病系人类乳头瘤病毒所引起,主要通过直接接触而传染,外伤亦是感染本病的一个原因。其病程与机体免疫有重要关系。

疣体表面平滑者,多为扁平疣;若局部皮损为隆起的赘生物,表面蓬松枯槁,状如花蕊者,是为寻常疣;倘皮损为半球形丘疹,其中有脐凹,表面有蜡样光泽,挑破顶端可挤出白色乳酪样物质,是为传染性软疣;如皮损为角化性皮疹,中央凹陷,有明显压痛,且多发生在手掌、足底或指(趾)者,是为掌疣或跖疣;倘皮损为单个细软的丝状凸起者,是为丝状疣,此多发生于颈项部或眼睑部,中年妇女多见。

【病因病机】

本病与感受外邪、饮食不节有关。与肺、脾二脏关系密切。

因正气亏虚,卫外不固,风热毒邪由口鼻、肌表蕴结于肺,搏于肌肤所致;或饮食不节,嗜食肥甘、生冷,脾失健运,痰湿内生,痰湿瘀阻于经络而发。

【辨证论治】

辨证　以颜面、手背等处散在或密集分布米粒至黄豆大扁平隆起的丘疹,呈圆形、椭圆形或多角形,边界清楚,色淡红或淡褐色或暗褐或正常肤色,表面光滑发亮为特点。一般无自觉症状,偶有痒感,病程缓慢,有时 1~2 年可自愈。预后不留痕迹,也有持续多年不愈者。

1. 肺胃蕴热　扁疣色褐,散在分布,搔抓后呈条状接种,似串珠状,伴发脂溢及痤疮,唇干口渴,舌红苔黄,脉浮数。

2. 脾湿痰瘀　多发于面部,扁疣数少,高出皮肤,多呈皮色,时有痒感,伴纳呆脘胀,舌淡苔腻,脉沉数。

治则　肺胃蕴热者疏风清热、泻肺胃之火;脾湿痰瘀者祛湿化痰、通经络气血。

取局部及手阳明经穴为主。

处方　主穴:合谷　曲池　太冲　三阴交　疣体局部

配穴:肺胃蕴热加尺泽、内庭;脾湿痰瘀加商丘、阴陵泉。

方义　本病多由脾湿胃热所致。取手阳明经穴合谷、曲池以泻阳明、太阴之风热;合谷配太冲称为"开四关",可调和气血、疏肝理气;三阴交为足三阴交会穴,能滋养肝脾肾,调肌肤气血;取疣体局部可通行气血、祛瘀除疣。

操作　毫针刺,用泻法。肺胃蕴热者只针不灸,脾湿痰瘀者针灸并用,疣体局部严格消毒后用短粗毫针平刺其基底部,并从中央直刺一针,留针 20~30 分钟,出针时挤出少量血液。每日 1 次。

【其他疗法】

1. 耳针　选取肺、神门、肝、肾上腺、皮质下、内分泌、扁疣部位相应耳穴。每次选 3~4 穴,用毫针中强度刺激,每日 1 次,留针 30 分钟。或用王不留行籽贴压。

2. 皮肤针　选取背部足太阳膀胱经第一侧线。从上而下用中等强度叩刺,以皮肤潮红为度。每日 1 次。

3. 火针　取疣体局部,用长 1 寸 26 号毫针或火针在酒精灯上烧红至发白亮时,迅速纳入硫磺粉中,继而准确而快速地刺入扁平疣正中,便可以听到"啪"一声脆响,一般只需治疗 1 次。或用烧红的火针迅速刺入疣体 2~3mm,几秒钟后退出,再烧红针头复刺,反复进行 2~3 次,每日 1 次,注意术后 48 小时勿沾水,以防感染。

4. 穴位注射　按生疣部位,取病变侧的曲池、足三里穴。每穴注入板蓝根注射液 1ml。隔日 1 次。

5. 艾条配合中药外敷　取疣体局部。用胶布剪孔,大小同疣,贴在皮肤上以保护正常皮肤,同时完全暴露疣体为宜,选择成熟的鸦胆子 1~2 枚去外壳取仁备用。点燃艾条采用温和灸,待局部有灼热感时,将备用的鸦胆子仁压在疣上,用胶布盖贴两层,每日 1 次,一般 7 日后脱落。

6. 挑刺　在胸椎 1~5 棘突两侧至肩胛内缘之间,寻找丘疹。常规消毒后,用三棱针或圆利针挑刺丘疹处,每周治疗 1 次。

7. 刺络放血　取两耳后静脉。常规消毒后,用三棱针或圆利针点刺耳后静脉,出血数滴即可,每周治疗 1 次。适用于早期或轻症。

案例分析

　　张某,女,22 岁,患者右手手背上有绿豆样扁平疣 4 月余,平时不发展,不消失,近日逐渐向手腕及上肢发展,皮损表面光滑,有的散在,有的连发,有时瘙痒,有的发红,舌质红,苔薄黄,脉浮数。证属风热型。依扁平疣所发部位,按循经取穴同局部取穴相结合的原则选穴。主穴:中渚、丘墟、足三里、三阴交、合谷、阿是穴。阿是穴在其周围选穴围刺。配合生薏苡仁 50 克/天煮粥内服。10 天后,新生疣体逐渐先变红,后缩小、消失,唯有最初疣体仍发红,无缩小,遂行麦粒灸,使其发泡结痂,痂掉后疣体颜色变浅;20 小时后,其他疣体全部消失,颜色逐渐接近正常;3 个月后,完全治愈。[王山,张敏尚,刘玉泉.针灸为主治疗扁平疣 63 例[J].中医外治杂志,2008,17 (3):47]

分析:该病因卫表不固,风热之邪自口鼻、皮肤而入,蕴结肺胃,搏于肌肤而发"扁平疣"(风热型)。治当以疏风清热,祛瘀散结为原则。故取合谷以疏风清热;取足三里、三阴交以通便泻热、滋阴生津;根据发病部位取手足少阳经腧穴中渚、丘墟疏经通络,取手背生疣区以通局部气血、祛瘀除疣。诸穴共起清泻肺胃之热,疏散局部气血之功,而疣可消除。

【按语】

1. 针灸治疗扁平疣有较好疗效。在治疗期间,有的病人可能会出现疣体局部皮肤加重现象,色泽转红、痒感加剧,呈急性发作状态。这是一种正常转愈的征兆,为气血旺盛流畅的表现,应注意观察和向病人解释,不要改变治法,应坚持继续治疗。

2. 本病避免搔抓、摩擦、挤压疣体,以防感染。

3. 治疗期间,忌食辛辣、海腥之品。

第八节　神经性皮炎

神经性皮炎是一种以皮肤肥厚、革化、苔藓样改变和阵发性剧烈瘙痒为特征的皮肤神经功能障碍性疾病,又称慢性单纯性苔藓。多见于成年人,属中医学"牛皮癣""顽癣""摄领疮"等范畴。病变多局限于某处,如颈项、肘窝、腘窝、阴部、骶部等,偶见散发全身,双侧对称分布。

西医学对本病病因尚未完全明了,认为与大脑皮质兴奋和抑制功能失调有关,精神因素被认为是主要的诱因,情绪紧张、神经衰弱、焦虑等都可促使皮损发生或复发,局部刺激、搔抓、衣领的摩擦、过敏体质、多吃刺激性食物等,也可能引起。根据皮损范围大小,临床可分为局限性神经性皮炎和播散性神经性皮炎两种。

【病因病机】

本病主要由外感风热、情志内伤而致。

因风热之邪客于肌肤,留而不去,日久则致营血不足,血虚风燥,肌肤失养,以致患处皮肤粗糙,脱落白屑而发;情志不遂,肝气郁结,郁而化火生热,日久伤阴耗血,阴虚则生风,血虚则化燥,肌肤养所致。

其病机为风热或肝火致血虚生风化燥,肌肤失养而致。与肺、肝两脏关系密切。

【辨证论治】

辨证　以初起皮肤瘙痒而无皮疹,反复搔抓后皮肤出现粟粒至绿豆大小皮疹,日久局部皮肤增厚、粗糙,呈皮革样苔藓样变,阵发剧烈瘙痒,夜间加重为主症。好发于颈后、肘、腘、骶、踝等部位。

知识链接

诊 断 要 点

1. 发病多与神经精神因素有关。

2. 多见于青年和成年人,多数病人有头晕、失眠、烦躁、焦急等神经衰弱症状。

3. 皮疹以皮肤增厚苔藓样变为主,局限性皮疹好发于颈部、尾骶外阴部;泛发性皮疹还可侵犯眼睑、头皮、躯干四肢之大部皮肤。

4. 剧烈瘙痒,常为阵发性,夜间为甚。

5. 常因搔抓后出现表皮剥脱及血痂,甚至有毛囊炎及淋巴结炎等继发感染。

1. 风热蕴阻 仅有瘙痒而无皮疹,或丘疹呈正常皮淡褐色,皮损成片,粗糙肥厚,阵发性剧痒,夜间加重,舌苔薄黄,脉浮数。

2. 肝郁化火 皮损色红,心烦易怒或精神抑郁,口苦咽干,失眠多梦,眩晕,舌红,脉弦数。

3. 血虚风燥 皮炎日久,皮肤增厚,干燥粗糙如皮革样,或有少量灰白鳞屑,而成苔藓化,阵发性剧烈瘙痒,夜间加重,舌淡苔薄白,脉濡细。

4. 阴虚风燥 皮损日久不退,呈淡红或灰白色,局部干燥肥厚,甚则泛发全身,剧烈瘙痒,夜间加重,舌红少苔,脉弦细。

治则 风热蕴阻、肝郁化火者清热祛风,凉血化瘀;血虚风燥、阴虚风燥者养血祛风,滋阴润燥。以病变局部阿是穴及手阳明、足太阴经穴为主。

处方 主穴:局部阿是穴 合谷 曲池 血海 膈俞 大椎

配穴:风热蕴阻加风池、外关;肝郁化火加行间、侠溪;血虚风燥加足三里、三阴交;阴虚风燥加太溪、三阴交。

方义 取局部阿是穴可直刺病所,以疏通局部经络气血、祛瘀泻毒;合谷、曲池为手阳明经穴,能祛风止痒;膈俞为"血会",配足太阴之血海以活血养血,为"治风先治血,血行风自灭"之意。

加风池、外关以祛风清热;加行间、侠溪以疏肝泻热;加足三里、三阴交以养血固本;加太溪、三阴交以滋阴润燥。

操作 毫针刺,实证用泻法,只针不灸;虚证以针刺为主,平补平泻;局部阿是穴围刺,并可加灸。每日1次。每次留针30分钟。

【其他疗法】

1. 耳针 取肝、肺、神门、肾上腺、皮质下、内分泌、相应部位的耳穴。每次选4~6穴,用0.5寸毫针疾刺,以不透过对侧皮肤为度,留针1小时,期间行针1次,每日1次,10次为1疗程。也可用揿针穴位埋藏或药丸按压。

2. 皮肤针 取皮损局部、背俞穴、次髎及夹脊穴。用皮肤针在皮损局部由外向内螺旋式叩刺。轻者中度叩刺,以微有血点渗出为度;角化严重者重度叩刺,以渗血较多为度。其他部位轻度叩刺,以局部出现红晕为度。隔日1次,15次为1疗程。

3. 电针 取局部阿是穴。用28号2~3寸长的毫针,在皮损局部四周向中心横刺4针,针尖集中在中心点,针上接通G-6805型电疗仪,用连续波500~600Hz,每日1次,10次为1疗程。

4. 穴位注射 主穴取皮损局部阿是穴,配穴取曲池、大椎、足三里、膈俞、血海。用维生素B_{12} 500μg,盐酸异丙嗪25mg混合注射液,操作时在皮损局部四周将混合注射液注入皮下,配穴每次选2~3穴,每穴注入0.5ml,3日1次,5次为1疗程。

5. 针刺拔罐 取大椎、陶道、双侧肝俞、脾俞。局部常规消毒,用三棱针点刺后加拔火罐,留罐 5~10 分钟后起罐,放血 0.3~0.5ml。再取胸 5、6 间及腰椎 1、2 间的夹脊穴,行电针 20 分钟,隔日 1 次。

6. 灸法　取阿是穴。用艾条熏灸,每次 30 分钟,每日 1 次。

案例分析

某女,40 岁,新疆哈密巴里坤县人,教师。颈项部瘙痒剧烈 5 年余,颈侧、项侧、腘窝、肘部呈圆形黄褐色扁平丘疹,密集融合成片,皮纹加深,皮肤干燥,浸润肥厚,阵发性剧烈瘙痒,夜间加重,诊断为神经性皮炎,经多家医院治疗无效,遂来我院针灸治疗。治法:取血海、曲池、大椎、合谷、足三里、三阴交、皮肤局部、膈俞、风门、风池,毫针刺,针用平补平泻法。每日 1 次,每次留针 30 分钟,留针期间重手法行针 2~3 次。针刺 5 次见效,15 次瘙痒及丘疹基本消失。20 次痊愈,随访 8 月余未见复发。[杨东.针灸治疗神经性皮炎 21 例[J].中国中医药,2009,7(3):89]

分析:本病为风热或肝火致经络气血阻滞,肌肤失养而致。治当以疏通经络,活血化瘀,养血润燥为原则。故取血海以补血活血,曲池为皮肤病之经验穴,合谷、足三里穴均为阳明经之穴,多气又多血,针刺之,补气又补血,三阴交穴具有滋阴活血之功效,针刺三阴交与血海、合谷、足三里等穴相配伍可补血活血,而祛风止痒;配膈俞、脾俞可补血活血而祛风;肾俞可滋阴润燥、补虚健体。诸穴共奏活血化瘀,养血润燥之功。

【按语】

1. 针灸治疗本病有较好的临床近期疗效,有明显的镇静、止痒的作用。
2. 治疗中应注意皮损处不宜搔抓和热水烫洗,亦不可用刺激性药物涂擦。
3. 忌食辛辣、鱼腥等刺激之品,忌烟酒,应多食新鲜蔬菜、水果。
4. 保持精神安定,以免加重病情或复发。

第九节　斑　秃

斑秃是一种头部突然发生的局限性脱发,严重者头发可全部脱落。病人多无自觉症状,俗称"鬼剃头"。因脱发后头皮鲜红光亮,故又称"油风",本病多见于青年人,男女比例无明显差异。

西医学认为本病属自身免疫性疾病,与高级神经活动障碍有关,也可能与内分泌障碍、局部病灶感染、中毒、遗传因素等有关。发病机制可能是血管运动中枢功能紊乱,交感神经及副交感神经失调,引起局部毛细血管持久性收缩,毛乳头供血障碍,引起毛发营养不良而致本病。精神创伤常为诱发因素。

知识链接

自身免疫性疾病主要是由过度免疫反应所产生的大量免疫细胞和免疫球蛋白堆积所致,从而损害了正常组织,使之发生病变和功能损害。发生在皮肤,就是过敏性皮炎和各类皮损,发生在关节就是关节炎,发生在肾脏就是肾炎……红斑狼疮也属于这类疾病。

【病因病机】

本病多因忧思恼怒、久病体虚及肝肾阴虚而致精血亏耗,发失所养而发。与肝、脾、肾三脏有关。

因思虑太过,则脾胃虚弱,气血化生不足致精血亏少不能濡养于发而致;或久病体弱或房室不节,致肝肾阴虚,精血亏损,使毛发失养而脱落;或情志不遂,肝气郁结,气机不畅,气滞血瘀,瘀血不去,新血不生,血不养发而发为斑秃。

【辨证论治】

辨证 以患者头发迅速地成片脱落,呈圆形或不规则形,边界清楚,小如指甲,大如钱币,一个或数个不等,脱发后皮肤光滑而有光泽为主症。如继续发展,少数患者损害部位可增多、扩大,严重时出现头发全秃,甚至眉毛、胡须、腋毛、阴毛等亦脱落(称为普秃)。

1. 气血两虚 多见于病后、产后、疮后脱落,范围由小而大,数目由少而多,呈渐进性加重。脱发区能见到散在的、参差不齐的残余头发,但轻轻触摸就会脱落。伴唇白、心悸、气短语微、头昏、嗜睡、倦怠无力,舌淡苔薄白,脉细弱。

2. 肝肾不足 多见于40岁以上者,平素头发焦黄或花白,发病时头发常是大片而均匀地脱落,严重时还会出现眉毛、腋毛、阴毛等的脱落,伴面色㿠白、肢体畏寒、头昏耳鸣、腰膝酸软,舌质淡有裂纹、苔少或无苔,脉沉细无力。

3. 血热生风 突然脱发,进展较快,常是大片大片的头发脱落,伴有头部烘热、心烦易怒、急躁不安,甚至会出现眉毛、胡须相继脱落的现象,偶有头皮瘙痒,舌质红、苔少,脉细数。

4. 瘀血阻络 脱发前先有头痛或头皮刺痛等自觉症状,继则出现斑块脱发,时间久之便成全秃,伴有夜多噩梦、烦热不眠等全身症状,舌质暗红或有瘀点、苔少,脉沉涩。

治则 气血两虚、肝肾不足者补益肝肾、养血生发;血热生风、瘀血阻络者行气活血,化瘀通窍。取局部、督脉及肝、肾的背俞穴为主。

处方 主穴:脱发区 百会 通天 大椎 肝俞 肾俞

配穴:气血两虚加气海、血海、足三里;肝肾不足加命门、太溪;血热生风加风池、曲池;瘀血阻络加膈俞、太冲。脱发病灶在前头加上星、合谷、内庭;病灶在侧头加率谷、外关、足临泣;病灶在头顶加四神聪、太冲、中封;病灶在后头加天柱、后溪、申脉。

方义 百会、通天、脱发区为局部取穴,可疏通局部经络气血;大椎属督脉,诸阳之会穴,可激发诸阳经之气,补气生血;肝俞、肾俞为肝、肾之背俞穴,能滋补肝肾、养血生发。

加气海、血海、足三里以补气养血;加命门、太溪以补益肝肾;加风池、曲池以祛风泻热;加膈俞、太冲以活血祛瘀。

操作 毫针刺,实证用泻法,只针不灸;虚证用补法或平补平泻法,针灸并用;局部用梅花针叩刺,实证重叩,虚证轻叩。每日1次,留针20~30分钟。

【其他疗法】

1. 艾灸 取脱发区,将艾条点燃后在患部熏灸,至皮肤呈微红为止,每日1次。

2. 皮肤针 取脱发区、夹脊穴或相应的背俞穴。先从脱发边缘呈螺旋状向中心区叩刺,再叩刺夹脊或背俞穴,范围在0.5~1cm,至局部皮肤微出血为度。隔日1次。脱发区在叩刺后用生姜片外擦或外搽斑蝥酊剂、旱莲草酊剂、侧柏叶酊剂,以提高生发效果。

3. 穴位注射　取阿是穴、头维、百会、风池、曲池、足三里。用维生素 B_{12} 于每穴注入 0.5ml,隔日 1 次。10 次为 1 疗程。

案例分析

曹某,男,46 岁。由于工作过于繁忙,常常夜不能寐,头发脱落病灶 3 处。经口服维生素 B_1、维生素 B_6,外用生发水外擦治疗月余,效果欠佳。查:头部 3 处脱发面积分别为 3.0cm×2.5cm、2.0cm×1.4cm、1.3cm×1.0cm。伴失眠、头晕、全身乏力。舌质淡、苔薄白,脉细弱。证属气血亏虚。经用皮肤针从脱发区边缘螺旋状向中心均匀轻轻叩打,隔日 1 次;同时配合毫针刺法,取百会、风池,平补平泻。每日 1 次,15 次为 1 个疗程。2 个疗程后 3 处脱发区生出部分黑色绒毛;3 个疗程后全部长出细软黑发[回克义.梅花针为主治疗斑秃 23 例[J].针灸临床杂志,2000,16(1):27]

分析:该病因经常夜不能寐耗伤气血致气血两虚,精血不足,以致血不养发,头发脱落。治当以通经活络,养血生发为原则。故取脱发区、百会、风池以疏通局部经络、行气活血,养血生发。

【按语】

1. 针灸治疗本病有一定疗效,但疗程较长,因此,应坚持长期治疗。

2. 若发现患部开始生长细软黄白色的稀疏嫩发时,提示疾病开始好转,此时宜选用皮肤针轻叩。

3. 治疗期间,宜保持心情舒畅,切忌烦恼、悲观、忧愁和动怒,饮食宜多样化,改正偏食的不良习惯,讲究头发卫生,不要用碱性强的肥皂洗发。

第十节 乳 痈

乳痈是指以乳房部红肿疼痛,乳汁排出不畅,以致结脓成痈为主症的病证。好发于产后 3~4 周内的初产妇。又称"吹乳",发于妊娠期的,称"内吹乳痈";发于哺乳期的,称"外吹乳痈"。

西医学的急性乳腺炎,可参照本节辨证论治。

【病因病机】

本病与足阳明胃经、足厥阴肝经关系密切。足阳明胃经过乳房,足厥阴肝经至乳下。

多因平素过食辛辣厚味,致胃腑中积热,循经上传,煎灼乳汁,化脓成痈;或忧思恼怒而肝气郁结,闭阻乳络,乳络不通,乳汁不畅,积脓成痈;或由乳头破裂,外邪火毒侵入乳房,乳络闭阻,火毒与积乳互凝,结脓成痈。

胃热肝郁、火毒凝结是其基本病机。

【辨证论治】

辨证　以乳房结块,红肿疼痛为主症。

1. 气滞热壅　乳痈初起,乳房结块,肿胀疼痛,伴恶寒、发热、全身不适等症。此时脓未形成,为乳痈初期。

2. 火毒炽盛　肿块增大,焮红疼痛,时有跳痛。为酿脓之征,为酿脓期。

3. 毒盛肉腐,正虚邪恋　肿块中央触之渐软,有应指感,或见乳头有脓汁排出。说明脓已成熟,为溃脓期。

治则　初期清热散结、通乳消肿;成脓期泻热解毒、通乳透脓;溃脓期补益气血、调和营卫。以足阳明、足厥阴、任脉经穴为主。

处方　主穴:膻中　乳根　期门　肩井

配穴:气滞热壅加合谷、太冲、曲池;热毒炽盛加内庭、大椎;正虚邪恋加胃俞、足三里、三阴交;乳房胀痛甚加少泽、足临泣;恶寒、发热加合谷、曲池、大椎。

方义　膻中为气会,乳根为足阳明经穴,二穴均位于乳房局部,刺之可宽胸理气、疏通患部气血;期门为肝经募穴,近乳房,善于疏肝理气、行滞消肿;肩井为治疗乳痈的经验效穴,以清泻肝胆之火。

加合谷、太冲、曲池以疏肝理气、清泻阳明热毒;加内庭、大椎以清泻壅滞阳明之火毒;加胃俞、足三里、三阴交以补益气血、扶正祛邪;加少泽、足临泣以通乳止痛;加合谷、曲池、大椎以疏风清热。

操作　毫针刺,用泻法,乳痈初期、酿脓期只针不灸;溃脓期用补法或平补平泻法,针灸并用。膻中穴向患侧乳房横刺,乳根向上刺入乳房底部,期门沿肋间隙向外斜刺或刺向乳房,不可深刺、直刺以免伤及内脏;肩井不可向下深刺以免伤及肺尖。每日1次,留针20~30分钟。

【其他疗法】

1. 三棱针　取背部胸7~12间的阳性反应点。反应点为红色小米粒大小的斑点,指压之不褪色,局部常规消毒后,用三棱针挑刺并挤压出血。

2. 耳针　取乳腺、胸椎、肾上腺、内分泌。毫针浅刺,捻转数分钟,留针20~30分钟,每日1次。

3. 穴位注射　取处方穴位。用维生素B$_1$注射液4ml加维生素B$_6$注射液2ml,每次选3~5穴,每穴注入1ml,隔日1次。

4. 火针　主穴取阿是穴、乳根、肩井、膻中。配穴取鱼际、少泽、足三里、行间等。用2号火针,在酒精灯上烧红至发白亮时,迅速将针刺入乳房病灶中心1~2针后,再连续围刺病灶2~3针,深度2~3寸,立即出针,如病灶结块坚硬,需留针片刻。乳根、肩井、足三里,火针刺后留针3~5分钟,其他穴位点刺即可。

5. 艾灸　取阿是穴。初起时用葱白或大蒜捣烂,敷患处,用艾条熏灸,每日1~2次,每次10~20分钟。

 案例分析

患者,女,30岁,1998年2月20日初诊,产后8个月,右乳疼痛2天,T:38.9℃,查右乳内侧红肿压痛,肿块32cm,质硬无波动,皮肤灼热,纳可,二便调,舌质淡红苔薄黄,脉弦。化验:WBC 13.4×10^9/L,N 87%,L 13%,诊断:乳痈(脾胃蕴热),治以泻肝清热之法。针刺腕踝针上2穴,留针5分钟,起针后弹拨胸大肌3下。次日二诊,体温正常,肿块1cm×1cm,化验:WBC 8.9×10^9/L,

N 64%,L 36%。治法同前,三诊时肿块消失。2次治愈。[白淑静.针灸疗法治疗急性乳腺炎(附30例分析)[J].张家口医学院学报,1999,16(2):78]

　　分析:本病因平素过食辛辣厚味,或忧思恼怒而肝气郁结,或由乳头破裂,外邪火毒侵入乳房等原因,致乳络不通,结脓成痈。治当以疏肝理气、泻火解毒为治疗原则。故取膻中以调畅气机,取腕踝针上2穴(位于距腕横纹上2指掌面中央,两条突起最明显的掌长肌和桡侧腕屈肌之间)是采用生物全息理论,调节患处气血以除病邪,弹拨胸大肌是采用推拿手法疏通经络,调畅气血,以达治疗目的。

【按语】

　　1. 针灸治疗本病早期出现肿块尚未化脓者有效,针刺同时,可配合热敷、按摩以增强疗效。

　　2. 脓已成者,宜及时切开排脓,如高热肿痛者应采取综合疗法治疗。

　　3. 哺乳期妇女乳头应经常保持清洁,断乳时应先逐渐减少哺乳时间,再行断乳,以防止乳汁淤积。

　　4. 应注意饮食调配,宜食清淡之品,忌食辛辣厚味。同时保持心情舒畅,切忌情绪激动。

第十一节　乳　癖

　　乳癖是指以乳房部发生肿块和疼痛,且与月经期有关为特征的乳房疾病。因其初起时症状不明显,肿块不易被发现而名。多见于中青年妇女。特点是乳房局部出现大小不等、形状不同、表面光滑、推之移动、有压痛或肿胀和肿块,每因喜怒而消长,常在月经期前加重,月经后缓解。

　　西医学的乳腺小叶增生、乳房囊性增生、乳房纤维瘤等疾病,可参照本节辨证论治。

【病因病机】

　　本病多因情志不遂,冲任失调,痰瘀凝结而成。与肝、脾二脏及任、冲二脉关系密切。

　　多由情志不遂,忧思恼怒而肝脾郁结,气血逆乱,气不行津,津液凝聚成痰,痰气壅滞于经络而发;或饮食不节,脾胃不健,不能运化水湿,积久成痰,痰浊阻于乳络而为肿块疼痛;若久病、多产、坠胎或房劳不节,损及肝肾,阴虚血少,冲任失调,则经络失养而成瘤疾。

【辨证论治】

　　辨证　以单侧或双侧乳房发生单个或多个大小不等的肿块,胀痛或压痛为主症。表面光滑,边界清楚,推之可动,增长缓慢,皮色不变,亦不发热,不破溃为特征。

　　1. 气滞痰凝　多见于青壮年妇女,乳房肿块和胀痛每因喜怒而消长,伴有胸闷胁胀、善郁易怒,舌淡苔薄白,脉滑。

　　2. 冲任失调　肿块每于月经来前加重,月经过后减轻,伴有腰酸乏力,神疲倦怠,月经失调,舌淡苔白,脉沉细。

治则　理气解郁,化痰通络,调理冲任。取足阳明、足厥阴经穴为主。

处方　主穴:膻中　乳根　期门　足三里　丰隆

配穴:气滞痰凝加内关、太冲;冲任失调加关元、血海、三阴交。

方义　乳房主要由肝胃两经所司,膻中为气之会穴,肝经络于膻中,期门为肝之募穴,两穴均位于乳房局部,刺之可疏肝理气,足阳明胃经乳根穴位于乳房局部,三穴同用,可直接通乳络、消痰块;足三里为足阳明经合穴,可疏通胃经气机,丰隆为足阳明经之络穴,功擅除湿化痰、通络消肿。

加内关、太冲宽胸理气,使气顺痰消;加关元、血海、三阴交补益肝肾、调理冲任。诸穴同用,使气调则津行,津行则痰化,痰化则块消。

操作　毫针刺,用泻法,或补泻兼施法,每日 1 次,留针 20~30 分钟。

【其他疗法】

1. 耳针　取乳腺、交感、皮质下、内分泌、肝、卵巢、垂体。毫针中等刺激,留针 20~30 分钟,每日 1 次。或用王不留行籽贴压。

2. 皮内针　取屋翳穴。将皮内针由内向外平刺入皮下,以患者活动两臂时不觉胸部疼痛为宜,用胶布固定,留针 2~3 日。留针期间每日按压 2~3 次。

3. 穴位注射　用当归注射液或丹参注射液与维生素 B_{12} 注射液按 1:1 的比例混合,每次选 2~3 穴,每穴注入 0.5ml 左右,隔日 1 次。

4. 火针　取病灶部位。配穴取乳根、库房、膻中、期门。用 2 号火针,在酒精灯上烧红至发白亮时,迅速将针对准应刺点快针疾出 2~3 针,深度一般为 0.5~1 寸,然后在应刺点加拔火罐,配穴以火针点刺 1 寸左右即可。隔日 1 次,10 次为 1 疗程。

【按语】

1. 针灸对本病有较好疗效,能使乳房的肿块缩小或消失。

2. 应及时治疗月经失调及子宫、附件的慢性炎症。

3. 少数患者有癌变的可能,故应注意与乳腺癌鉴别,必要时应手术治疗。

4. 保持心情舒畅,忌忧思恼怒。同时控制脂肪类食物的摄入。

第十二节　肠　痈

肠痈是以转移性右下腹疼痛为特征,是外科最常见的急腹症之一。根据发病部位不同又有不同的名称,痛在天枢穴附近的名“大肠痈”,痛在关元穴附近的名“小肠痈”,又因发病以右腿不能伸直为特点的称“缩脚肠痈”。肠痈可发生于任何年龄,多见于青壮年。

西医学的急、慢性阑尾炎,可参考本节辨证论治。

知识链接

阑尾炎的诊断要点

1. **症状**　转移性右下腹痛伴发热。

2. **体征**　右下腹压痛、反跳痛。

3. 辅助检查　WBC升高。

4. 诊断不肯定时选择B超等辅助检查。

【病因病机】

多因饮食不节,暴饮暴食或恣食生冷、厚味等损伤脾胃,致使胃肠转化不利,湿热积滞,蕴结于肠间,气血壅滞而成脓;或暴食后急迫奔走或腹部用力过度,肠络受损,瘀阻不通,引起肠腑局部气血凝滞,郁而化热,积热不散,腐肉成痈。

其病位在大肠,病机为气滞、血瘀、湿阻、热腐,肠道气蕴,热盛肉腐。

【辨证论治】

辨证　以转移性右下腹疼痛,疼痛呈持续性,阵发性加剧为主症。典型腹痛开始于上腹,逐渐移向脐部,6~8小时后移向右下腹并局限在右下腹。伴纳差、呕吐、恶心、便秘或腹泻、乏力。体温随着症状加重而升高,右下腹麦氏点压痛及反跳痛。

1. 气滞血瘀　腹痛开始在上腹部或脐周,继则疼痛转移至右下腹部,以手按之,疼痛加剧,部位固定且拒按。伴轻度发热恶寒,恶心呕吐,苔白腻,脉弦紧。

2. 瘀滞化热　右下腹疼痛固定不移,呈跳痛或刺痛性质,可触及包块,有明显压痛和反跳痛,伴发热口干,脘腹胀满,便秘溲赤,舌红苔黄腻,脉弦滑数。

3. 热盛酿脓　疼痛剧烈,部位固定,压痛及反跳痛明显,可触及包块,伴壮热,恶心,呕吐,便秘或腹泻,小便短赤,舌红绛而干,脉洪数。

治则　清热导滞,通腑散结。取足阳明经穴为主。

处方　主穴:阑尾穴　天枢　上巨虚　阿是穴

配穴:气滞血瘀加合谷、中脘;瘀滞化热加大肠俞、合谷;热盛酿脓加大肠俞、支沟;壮热加曲池、大椎;恶心呕吐加内关、足三里。

课堂互动

阑尾穴的定位?

方义　本病病位在大肠,根据《内经》"合治内腑"的原则,取大肠之下合穴上巨虚配其募穴天枢以通调肠腑,清泻肠腑积热;阑尾穴是治疗肠痈之经验穴;配阿是穴可直达病所,导滞散结,消痈止痛。

加合谷、中脘行气活血、通腑止痛;加大肠俞、合谷清热化瘀、行气导滞;大肠俞、支沟清热解毒、导滞散结;加曲池、大椎清热泻火;加内关、足三里宽胸利膈、降逆止呕。

操作　毫针刺,用泻法。每日1~2次,留针30~60分钟。

【其他疗法】

1. 穴位贴敷　取芒硝30g,生大黄粉10g,冰片5g,独头蒜1枚。混匀,共捣烂成膏状,贴敷于阿是穴。每日数次。

2. 耳针　取阑尾、大肠、交感、神门。毫针强刺激,留针20~30分钟,每日1~2次。

3. 穴位注射　取阑尾穴、阿是穴,用10%葡萄糖注射液,每穴注入2~5ml,针刺深度 0.5~0.8 寸,每日 1 次。

4. 激光照射　取阑尾穴、阿是穴。用氦 - 氖激光治疗仪每穴照射 5~10 分钟。每日 2 次。

5. 电针　取足三里、阑尾穴、阿是穴。每次选 1 对穴位,进针得气后分别接电针仪正负极,选用连续波,中等强度。留针 20~30 分钟,每隔 8~24 小时治疗 1 次。

【按语】

1. 针灸对单纯性阑尾炎初期未化脓者有较好疗效,对已化脓伴高热等重症者,针灸只能起到止痛和缓解病情的作用,须采取综合疗法治疗。

2. 慢性阑尾炎除参照本节选穴治疗外,在局部可配合艾条温和灸或隔姜灸,疗效更佳。

3. 治疗期间饮食应以清淡流质为主。

4. 约 55% 的阑尾炎患者发病初期为左上腹部或脐周围疼痛,酷似胃痛发作,几小时后转到右下腹痛。诊断时应加注意。

第十三节　痔　疮

凡是肛门内外出现的小肉状突出物者,称为痔,又称痔核。生于齿线以上者为内痔,生于齿线以下者为外痔,内外兼有者为混合痔。一般以内痔为多见。因痔核常出现肿痛、瘙痒、出血等症,所以通称为痔疮。临床上多见于成年人。

西医学认为,本病是直肠下段黏膜和肛管皮肤下的静脉丛发生扩大、曲张、瘀血而形成的柔软静脉团。

【病因病机】

多因饮食失调,过食辛辣肥甘,湿热内生,下注肛门,致脉络瘀阻而发;或久坐久立,负重远行,或长期便秘,致气血瘀滞,经络闭阻不通,结聚于局部而致;或久病、久痢、胎产或劳倦太过致脾胃受损,中气不足,气虚下陷,摄纳无权,直肠脱垂。

主要病机为气血不调,络脉瘀滞,致肛部筋脉横懈发为本病。因督脉通过肛门,膀胱经别入肛门,所以本病与督脉、膀胱经有关。

【辨证论治】

辨证　以初起肛门部出现小肉状突出物,无症状或仅有异物感,继则可出现肛门处疼痛、肿胀、瘙痒、便血、痔核脱出等为主症。

1. 湿热下注　便血色鲜红,量较多,便时肛内肿物外脱,可自行回纳,肛门灼热疼痛,或肛门坠胀,腹胀纳呆,舌红苔黄腻,脉滑数。

2. 气滞血瘀　肛内肿物脱出,肛管紧缩,坠胀疼痛,甚或嵌顿,肛缘水肿,触痛明显,舌黯红、苔白或黄,脉弦细涩。

3. 脾虚气陷　肛门坠胀,肛内肿物外脱不能自还,便血色淡,伴少气懒言,面色少华,头昏神疲,纳少便溏,舌淡苔白,脉细弱。

治则　湿热下注、气滞血瘀者清热利湿、行气活血;脾虚气陷者健脾益气、升阳举陷。取督脉和足太阳经穴为主。

处方　主穴:百会　长强　次髎　承山　二白

配穴:湿热下注加三阴交、阴陵泉;气滞血瘀加白环俞、膈俞;脾虚气陷加气海、脾俞、足三里；便秘加支沟、大肠俞。

长强穴的针刺方法？二白穴的定位？

方义　百会属督脉，位于巅顶，功擅升阳举陷，亦是下病上取之意；长强属督脉，次髎属足太阳经，为近部取穴，刺之可疏导肛门局部气血；承山亦为足太阳经穴，足太阳经别自承山穴处上行入于肛中，取之能调理膀胱气化以清湿热，又能疏导肛门局部气血，消肿止痛，凉血止血；二白为经外奇穴，是治疗痔疮的经验用穴。

加三阴交、阴陵泉以清热利湿；加白环俞、膈俞疏通肠络、化瘀止痛；加气海、脾俞、足三里以补中益气、升阳固脱；加支沟、大肠俞以通调腑气。

操作　毫针刺，实证用泻法，只针不灸；虚证用补法，针灸并用。每日 1 次，留针 20~30 分钟。

【其他疗法】

1. 耳针　取直肠、缘中、神门、大肠、肛门、脾、三焦、皮质下。每次选 3~5 穴，毫针中等刺激，每日 1 次，留针 20~30 分钟。

2. 挑治　在胸 7 至腰骶椎之间脊柱中线旁开 1.0~1.5 寸的范围内，寻找红色丘疹的痔点，一个或数个不等。常规消毒后，用粗针将痔点逐一挑破，并挤出血或黏液，每周 1 次。

3. 三棱针　取龈交穴点刺出血。

4. 火针　取痔核。操作时患者取侧卧位，常规消毒后，嘱患者加腹压，充分暴露所有痔核，术者戴无菌手套，以左手轻轻按揉，确定痔核的中心部位，用火针在酒精灯上烧红，蘸取硫磺粉，快速刺入痔核的中心点后迅速拔出，不可刺之过深，然后再外敷纱布固定。每日用花椒水坐浴，直至痊愈。

5. 埋线　取一侧关元俞、大肠俞、承山。埋入羊肠线，20~30 日 1 次。

【按语】

1. 针灸治疗本病有较好效果，可改善症状，对感染后肿痛、血栓外痔的剧痛和便后出血等效果较好。若求根治一般需专科治疗。

2. 平时应保持大便通畅，养成定时大便习惯，注意肛门卫生。

3. 多食新鲜蔬菜，少食辛辣等刺激性食物以免诱发和加重病情。忌饱食、饮酒、久坐、腰带紧束。一旦发病及时就医。

4. 坚持做提肛锻炼，有助于减轻症状或避免愈后复发。

第十四节　腱鞘囊肿（附：腱鞘炎）

腱鞘囊肿是发生于关节部腱鞘内的囊性肿物，内含有无色透明或微呈白色、淡黄色的浓稠黏液，属中医学"筋结""筋瘤"范畴。又称为"筋疣""胶瘤"。好发于腕背和足背部。患者多为青壮年，女性多见。

【病因病机】

多因劳作伤筋,局部筋脉不和,经气阻滞,血行不畅,瘀血内停,瘀滞筋脉络道而致;或遭受外伤,经脉受损,气血凝滞于局部而发。

【辨证论治】

辨证 腕背或足背部缓慢发展的囊性肿物,呈圆形或椭圆形小肿块,高出皮肤,表面光滑,边界清楚,质软,有波动感,无明显自觉症状或有轻微酸痛;日久囊液充满时,囊壁纤维化而变坚硬,局部压痛。

治则 行气活血、化瘀散结。取局部取穴为主。

处方 主穴:阿是穴

配穴:发于腕背加阳池;发于足背加解溪。

方义 《内经》指出"在筋守筋",故取局部阿是穴疏通经络之气,具有活血散结,疏调经筋的作用。

操作 先固定囊肿,常规消毒后,用扬刺法,先于囊肿中央刺一针,然后从四周各刺一针,针尖均刺向囊肿中心,将表层囊壁刺破,留针 20~30 分钟,出针时摇大针孔并快速拔针,同时手指用力挤压囊肿,尽量使囊内的黏稠状物全部排出,最后用消毒纱布加压覆盖。每日 1 次。可配合艾条局部温和灸。如果囊肿复发可再进行针刺。

【其他疗法】

1. 三棱针 取阿是穴。在囊肿局部常规消毒,固定囊肿,用三棱针对准囊肿高点迅速刺入,将表层囊壁刺破,并向四周深刺,但勿透过囊壁的下层,然后摇大针孔并快速拔针,同时手指用力挤压囊肿,尽量使囊内的黏稠状物全部排出,然后常规消毒并加压包扎 3~5 日,一般 1 次即可。

2. 火针 取阿是穴。固定囊肿,将内容物推至一边,避开血管、肌腱,使囊肿突起,将火针在酒精灯上烧红至发白亮时,对准囊肿中心点,快速刺入囊肿基底部。出针后两手持消毒干棉球,在针孔周围用力挤压,挤出胶状黏液,加压包扎,3 日后即愈。

3. 温针灸 于囊肿中央直刺 1 针,施以温针灸法。针后于囊肿外加压,挤出囊液,加压包扎。

4. 指针 医者用拇指(小囊肿用一拇指,大囊肿用两拇指)指腹代针按压在囊肿上,其余四指握住患者肢体,由小到大均匀加力揉挤,呈螺旋形疏导,当指下感到囊肿较前变软时,便猛加力挤压囊肿,至指下有囊肿破溃感时,再由大到小均匀减力,并以囊肿中心为圆心,向四周做划圈状按揉疏导患部 60~70 次,令囊液均匀分布到组织之间,以利囊肿迅速消散和囊液吸收。

5. 敲击法 适用于囊肿大而坚硬者,将患腕平置于软枕上,腕背向上并略呈掌屈,术者一手握患手维持其位置稳定,另一手持换药用的弯盘或叩诊锤,对准后用力向囊肿敲击,往往一下即可击破,如囊肿坚硬一次未破者,可再击一两次。

案例分析

李某,女,32 岁,干部。初诊时间为 1998 年 6 月 18 日。病史:3 年前右手腕背部患一椭圆形囊肿,起初如黄豆大,渐大如杏核,曾多次挤压治疗,当时好转,过后又复发。经外科检查,需要手术治疗,因患者怕做手术,寻求针灸治疗。查:右腕背横纹中央见一个直径约2.5cm的隆起肿块,囊肿表面光滑无结节,与皮肤无粘连,有硬韧感,压之酸痛,手腕屈伸活动时疼痛。诊断:腱鞘囊肿。治法:在患者病变部位及周围常规消毒,点燃酒精灯,将针烧至白亮为度,避开血管,迅速将针刺入囊肿内部(以达囊肿基底为度),随即迅速拔出。然后两手持消毒干棉球在针孔周围挤压,挤出无色的胶状黏液,反复数次,将囊内容物排尽,然后再向囊的上、下、左、右、正中各点刺1针,达到破坏囊壁组织之目的,加强治疗效果。最后用酒精棉球擦净消毒,加压包扎24小时,进针处3日不要沾水。1次而愈,观察1年未复发。[赵春梅.火针治疗腱鞘囊肿43例[J].针灸临床杂志,2003,19(1):29-30]

分析:该患者诊断为腱鞘囊肿。由于劳损或外伤伤及经络,致气血瘀滞于筋脉而发。治当以行气活血,消瘀散结为原则。故取囊肿局部以火针刺,放出黏液而达"宛陈则除之"之目的。使囊肿消散,病自愈。

【按语】

1. 针灸治疗本病有较好疗效,可作为首选之法,但治疗必须彻底,防止反复发作。

2. 操作时应注意局部严密消毒,防止感染。挤出囊液后最好在局部放置一硬币,然后加压包扎2~3日。

3. 若兼见隔时囊肿再起,可采用同样方法,重复治疗,直到囊肿消失。

4. 治疗期间和治愈之后1个月内应注意患肢休息,局部保暖。

附:腱鞘炎

腱鞘炎是以手腕部或足背部的腱鞘受到外伤、劳损而逐渐肿胀、疼痛为主的一种疾病。属中医学"筋痹"或"筋凝症"范畴。以受损关节屈伸不利、局部疼痛并向患侧肢体放射为主要特征。因其解剖部位不同,临床又有"桡骨茎突部狭窄性腱鞘炎""屈指肌腱狭窄性腱鞘炎"和"尺侧腕伸肌腱鞘炎"等。

【病因病机】

本病多由劳损伤及经筋,气血运行不畅所致。

知识链接

腱鞘就是套在肌腱外面的双层套管样密闭的滑膜管,是保护肌腱的滑液鞘。它分两层包绕着肌腱,两层之间的空腔即滑液腔,内有腱鞘滑液。内层与肌腱紧密相贴,外层衬于肌腱纤维鞘里面,共同与骨面结合,具有固定、保护和润滑肌腱,使其免受摩擦或压迫的作用。肌腱长期在此过度摩擦,即可发生肌腱和腱鞘的损伤性炎症,引起肿胀,称为腱鞘炎。

【辨证论治】

辨证　症见腕关节桡侧疼痛,不能提重物,疼痛可向前臂放射;握拳(拇指屈在掌心)尺屈时患处剧痛者,为桡骨茎突部狭窄性腱鞘炎;多发于指部,以拇指多见,局部疼痛,有时向腕部放射,手指伸屈时常发生弹响声者,为屈指肌腱狭窄性腱鞘炎,又称"弹响指"。

治则　舒筋活络、消肿止痛。以局部取穴为主。

处方　主穴:列缺　合谷　阳溪　阿是穴

方义　腱鞘炎好发于桡骨茎突周围,累及手太阴、手阳明经脉,列缺为手太阴络穴,在桡骨茎突上,合谷、阳溪两穴为手阳明经穴,在其周围,配以阿是穴等均属于局部或邻近取穴,合用具有通经活络、舒筋止痛的作用。

操作　毫针刺,平补平泻法,可加灸。每日 1 次,留针 20~30 分钟。

【其他疗法】

1. 穴位贴敷　取阿是穴。将腱鞘炎膏(白芷 90g,肉桂、没药、煨南星各 30g,炒草乌 24g,乳香、细辛各 15g,炒赤芍 10g,干姜、炒大黄各 4.5g,麝香 3g。共为细末,用凡士林调成糊状即成)贴于压痛最明显的部位,覆盖油纸,纱布包扎。隔日换贴 1 次。

2. 穴位注射　取阿是穴。用 0.25%~0.5% 的盐酸普鲁卡因 1~3ml(注射前须作皮试,对慢性者可加入氟美松 0.5~1mg)缓缓注入。每 2~3 日 1 次。

【按语】

1. 针灸治疗本病有较好疗效。
2. 治疗期间应注意局部保暖,避免寒湿的侵入。

第十五节　血栓闭塞性脉管炎

血栓闭塞性脉管炎是一种累及血管的炎症性、节段性和周期性发作的慢性闭塞性脉管疾病。以患肢末端冷麻、疼痛、间歇性跛行、受累动脉搏动减弱或消失为特征。多见于 25~45 岁的男性。其发病原因多由于长期吸烟、肢体冷冻、潮湿或创伤等刺激,通过感受器作用于中枢神经系统,逐渐引起对周围血管丧失调节作用,而使血管长期痉挛收缩,导致血管内膜上皮增生,血管内腔变窄,血栓逐渐形成而致发本病。

本病早期的肢体麻木、酸痛发凉等症状类属于中医学的"脉痹",晚期患肢肢端坏死、脱落等症状属于中医学"脱疽""脱骨疽"的范畴。

【病因病机】

素体脾肾阳虚,致四肢末端失于温煦濡养,不荣则痛而发;或寒湿侵袭,脉络闭阻,气血运行障碍,寒湿郁久化热,伤及脉络而致;或因嗜食烟酒及辛辣厚味,胃肠蕴热,壅滞经络,灼伤经脉发生本病。

【辨证论治】

辨证　以患肢末端冷麻、疼痛、间歇性跛行、受累动脉搏动减弱或消失为主症。

知识链接

诊断要点

1. 绝大多数病人是青壮年男子,尤有长期大量吸烟嗜好。
2. 肢体足背或(和)胫后动脉搏动减弱或消失。
3. 肢体有游走性血栓性浅静脉炎的病史或临床表现。
4. 初发时多为单侧下肢,以后累及其他肢体。
5. 一般无高血压、高血脂、动脉硬化或糖尿病等病史。

1. 寒湿阻络　患肢酸痛,麻木,发凉,怕冷,喜暖恶凉,遇冷痛剧,轻度间歇性跛行,稍息后诸症减轻,患肢皮肤干燥,皮色苍白,部分患者小腿出现游走性红硬索条,苔白腻,脉沉细。

2. 气滞血瘀　诸症加重,出现静息痛,疼痛剧烈,不能安卧,步履艰难、乏力,患肢皮肤色暗红,可见游走性红斑、结节或硬索,趾甲肥厚,生长缓慢,苔白腻,脉沉细而迟。

3. 热毒蕴结　症状继续加重,患肢疼痛剧烈难忍,皮肤紫暗而肿,指(趾)端发黑、干瘪,溃破腐烂,创面肉色不鲜,伴发热、口干、便秘、尿黄赤,苔黄腻,脉弦数。

4. 气阴两伤　患肢皮肤暗红,肉枯筋痿,疼痛剧烈,不得安卧,跗阳脉消失,伴面色萎黄、形瘦神疲、心悸气短,舌质淡,脉沉细而弱。

治则　寒湿阻络、气滞血瘀者温经通络、化滞行瘀;热毒蕴结者清热解毒、化瘀散结;气阴两伤者补气养阴、调和气血。取任脉、足太阴、足阳明经穴为主。

处方　主穴:关元　三阴交　膈俞　足三里　血海　阳陵泉

配穴:寒湿阻络加商丘、阴陵泉;气滞血瘀加合谷、太冲;热毒蕴结加曲池、大椎、委中、阿是穴;气阴两伤加气海、太溪。

方义　关元为任脉与足三阴经之交会穴,配足太阴之三阴交可调补脾、肝、肾,益气养血;膈俞为血之会,可养血和血、化瘀通络;足三里为足阳明经合穴,阳明经多气多血,配足太阴经之血海可通行气血、化瘀通络;阳陵泉为筋之会穴,可舒筋通络、化瘀止痛。

加商丘、阴陵泉以温经散寒;合谷、太冲以活血化瘀;加曲池、大椎、委中、阿是穴以清泻热毒;加气海、太溪以益气养阴。

操作　毫针刺,寒湿阻络、气滞血瘀者用泻法,针灸并用;热毒蕴结者用泻法,只针不灸;气阴两伤者用补法,针灸并用。留针20~30分钟,每日1次。

【其他疗法】

1. 耳针　取心、肝、肾、交感、肾上腺、皮质下、三焦、肢体相应点。每次选3~5穴,毫针强刺激;也可用0.5%普鲁卡因0.2ml封闭交感、肾上腺点。

2. 穴位注射　用0.5%当归注射液或丹参注射液,每次选2~3穴,每穴注入0.5ml。每日1次。

3. 埋线　取丰隆、承山。将2cm长的0号医用羊肠线埋入穴内,2周1次。

【按语】

1. 针灸治疗对本病有较好的止痛疗效,但以早期为宜。晚期发生溃疡者,必须配合外科处理。

2. 平时应注意肢体保暖,避免感受风寒湿邪。

3. 力戒烟酒,忌食辛辣刺激性食物。

第十六节　网球肘

网球肘是以肘部外侧疼痛、关节活动障碍为主症的疾病,又称肘劳,属中医学"筋痹"或"伤筋"的范畴。多见于从事旋转前臂、屈伸肘关节和肘部长期受震荡的劳动者,如网球运动员、打字员、木工、钳工、矿工、家庭妇女及学生等。中年人发病率较高,男女比例为3:1,右侧多于左侧。

西医学认为本病多因前臂旋转用力不当而引起肱骨外上髁桡侧伸肌腱附着处劳损,故又称为肱骨外上髁炎或肱骨外上髁综合征,是一种常见的肘部慢性损伤。

【病因病机】

本病主要由于慢性劳损引起,其主要病机为经络气血阻滞,不通则痛。

多因长期从事旋前、伸腕等剧烈动作,使筋脉损伤、瘀血内停,致经络瘀阻而发;或因劳累汗出,营卫不固,风寒湿侵袭肘部,使气血阻滞不畅,导致肘部经气不通,不通则痛。

【辨证论治】

辨证　以肘部外侧疼痛、关节活动障碍为主症。有起病缓慢,常反复发作,无明显外伤史;自觉肘关节外侧疼痛,握物无力,用力握拳及做前臂旋转动作如拧毛巾时疼痛加剧,严重时疼痛可向前臂或肩臂部放射;局部红肿不明显,在肘关节外侧、肱骨外上髁、肱桡关节或桡骨头前缘等处出现压痛,关节活动正常特征。

治则　舒筋活血、通络止痛。取局部、手阳明经穴为主。

处方　主穴:曲池　手三里　肘髎　合谷　阿是穴

配穴:下臂旋前受限加下廉;下臂旋后受限加尺泽;肘内侧疼痛加少海;肘尖疼痛加天井。

方义　网球肘好发于肘外侧,为手阳明经脉所过之处,阳明经多气多血,又"主润宗筋",对劳损引起的肘关节疼痛,取其曲池、手三里、肘髎、合谷旨在通经活络、调畅气血;配局部阿是穴以舒筋活络、祛邪止痛。

操作　毫针刺,用泻法,加灸,并配合刺络拔罐法。阿是穴可做多向透刺或多针齐刺。每日 1 次,留针 20~30 分钟。

【其他疗法】

1. 火针　取阿是穴 1~2 个;配穴取曲池、手三里。常规消毒后将火针置酒精灯上烧红至白亮时,迅速点刺。如仍有疼痛,则 3~5 日后再治疗 1 次。

2. 刺络拔罐　先用皮肤针在局部叩刺至皮肤渗出大小不等的血珠,再用小火罐拔 5 分钟左右,使之出血少许。

3. 耳针　取相应部位敏感点、神门、皮质下、肾上腺等。针刺并留针 20~30 分钟;或埋针 24 小时;疼痛剧烈者,也可用粗毫针或三棱针点刺耳尖和相应部位敏感点出血。

4. 穴位注射　早期用当归注射液 2ml 注入压痛点,每周 2 次。后期用威灵仙注射液 1ml 注入压痛点,每两日 1 次。

5. 发泡灸　取阿是穴,将鲜毛茛茎叶洗净捣烂,做成铜钱大小的扁圆形药泥饼(厚 0.5cm),敷贴于患处疼痛最明显的部位,以敷料固定。局部皮肤辣痛、充血发红时立即取下药饼,待局部起水泡并极度充盈时,用针将泡中液体抽出,以消毒敷料包扎。

案例分析

陈某,男,43 岁,工人。1999 年 10 月 22 日。主诉:右肘尖疼痛 8 月余。患者 8 个月前,由于搬物不慎,用力太猛,而致右肘尖处疼痛,且日渐加重,经用中西药及推拿治疗,效果不显,时痛时止,近 1 周来,疼痛加重,不能绞毛巾,而来针灸门诊要求针灸治疗。检查:肘关节外侧压痛明显,网球肘试验(+)。诊断:网球肘。治法:取阿是穴、曲池、合谷、肘髎,用温针灸法,治疗15次,疼痛消失,局部无压痛,网球肘试验(−),随访半年,未见复发。[刘景春.温针灸治疗网球肘96例临床小结[J].针灸临床杂志,2004,20(1):20]

分析:本病多由剧烈运动和长期的旋转前臂、伸屈肘关节引起筋脉及关节损伤、经络阻滞、气血壅滞局部或感受风寒,敛缩脉道,气血运行不畅而成。治当以疏通经络、活血化瘀为原则。故取阿是穴,是以痛为腧,曲池、合谷、肘髎皆为多气多血的阳明经穴,以加强活血化瘀,通经疏络之功;采用温针灸,可温通经脉,行气活血,散寒止痛,使痹阻的经络畅通,"通则不痛",针灸合用,从而使肘痛得以祛除。

【按语】

1. 本病以口服或静滴药物不易迅速取效,而以针灸疗法,采用近部或循经取穴,效果迅速而确切,故临床经常采用。

2. 若配合推拿和敷贴等方法,可增强疗效。

3. 治疗期间避免肘部过度用力,应注意局部保暖,免受风寒的侵袭。

第十七节　漏　肩　风

漏肩风是指以肩关节周围酸重疼痛、活动功能障碍为主症的一种常见疾病。根据其发病原因、临床表现和发病年龄等特点而有"肩凝症""冻结肩""五十肩"之称。女性发病率高于男性。

西医学中的肩关节周围炎、肱二头肌腱腱鞘炎、冈上肌腱炎或肩峰下滑囊炎,可参考本节辨证治疗。

【病因病机】

本病的病变部位在肩部的经脉和经筋。多因正气不足,营卫虚弱,局部感受风寒,或劳累闪挫,或习惯偏侧而卧,筋脉受到长期压迫,遂致气血阻滞而发肩痛;日久局部气血运行不畅,气血瘀滞,以致患处肿胀粘连,最终关节僵直,肩臂不能举动。

【辨证论治】

辨证　以肩关节周围酸重疼痛、活动功能障碍为主症。早期以剧烈疼痛为主,功能活动尚可;后期则以肩部功能障碍为主,疼痛反而减轻。

初时单侧或双侧肩部痛,并可向颈部或整个上肢放射,日轻夜重,患肢上举、外展、后伸等动作均受限制,局部畏寒怕冷,劳累及遇寒冷后,症状加重;若兼见病情迁延日久,肩关节障碍愈重,患部肌肉可见萎缩,疼痛反而减轻。

知识链接

肩部肩关节外展试验:患者站立位,医者立于患者前侧方,两手分别按其双肩上,然后嘱患者从中立位开始主动外展运动直到上举过头,并及时说明外展过程中肩何时开始痛、何时停止疼痛,医者注意其外展角度。

提示：

1. 开始就疼痛者,多见肱骨、肩胛骨、锁骨骨折或肩关节脱位,肩关节周围炎。

2. 开始外展不痛,但至 90° 疼痛加重,可能是肩关节粘连。

3. 外展过程中有疼痛,但超过 90° 后至上举时疼痛减轻或消失,说明三角肌下滑囊炎或肩峰下滑囊炎。

4. 患者能主动外展,但无力上举,提示斜方肌瘫痪或上臂臂丛神经麻痹。

5. 从外展至上举中间一段 60°~120° 过程中出现疼痛弧,小于或大于此范围不痛,可能是冈上肌肌腱炎。

1. 太阴经证　疼痛以肩前中府穴区为主,后伸时加剧。

2. 阳明、少阳经证　疼痛以肩外侧肩髃、肩髎穴处为主,三角肌压痛,外展时疼痛加剧。

3. 太阳经证　疼痛以肩后侧肩贞、臑俞穴处为主,肩内收时疼痛加剧。

治则　舒筋通络、行气活血。取肩关节局部穴为主。

处方　主穴:阿是穴　肩髃　肩前　肩贞　阳陵泉　中平穴(足三里穴下 1 寸,外 1 寸)

配穴:太阴经证者加尺泽、列缺;阳明、少阳经证者加合谷、外关;太阳经证者加后溪、小海;痛在阳明、太阳经者加条口透承山。

方义　肩髃、肩前、肩贞为"肩三针",配局部阿是穴可祛风散寒、疏经通络;循经远取阳陵泉能舒筋活络、通经止痛;中平穴为治疗肩周炎的经验效穴。诸穴相配使寒邪散,经脉通,气血调和,疼痛自止。

所加配穴均为循经取穴,可疏通经络、活血止痛。

课堂互动

肩三针的定位?

操作　毫针刺,用泻法,或平补平泻法,寒证可加灸。每日 1 次,留针 20~30 分钟。

【其他疗法】

1. 耳针　取肩、肩关节、锁骨、肾上腺、神门、对应点。每次选 3~4 穴,毫针强刺激,频频捻针,嘱患者同时活动患肩,隔日 1 次,留针 30 分钟;也可用王不留行籽贴压。

2. 穴位注射　在肩部穴位注射当归、川芎、元胡、红花等注射液或 10% 葡萄糖注射液、维生素 B_1 注射液,每穴注入 0.5ml。如压痛点广泛,可选择 2~3 个压痛最明显处注射。

3. 刺络拔罐　对肩部肿胀疼痛明显而瘀阻浅表者可用皮肤针中强度叩刺患部,使局部皮肤微微渗血,再加拔火罐;如瘀阻较深者可用三棱针点刺 2~3 针致少量出血,再加拔火罐,使瘀血外出,邪去络通。每周 2 次。

4. 芒针　取肩髃透极泉、肩贞透极泉、条口透承山等。肩不能抬举者可局部多向透刺,使肩能抬举。条口透承山时边行针边令患者活动患肢,动作由慢到快,用力不要过猛,以免引起疼痛。

5. 电针 取肩髃、肩前、肩髎、曲池、天宗、外关。每次取 3~5 穴,针刺得气后分别接电针仪,早期用连续波、后期用断续波强刺激 10~15 分钟。

6. 激光照射 取局部压痛点、肩井、肩髃、巨骨、臂臑、天宗。每次取 3~5 穴,用氦-氖激光每穴照射 3~10 分钟。每日 1 次,10 次为 1 疗程。

 案例分析

　　张某,女,49 岁。初诊:2010 年 8 月 1 日。主诉:右肩疼痛 4 个月。4 个月前逐渐出现右肩痛,畏寒怕风,进一步关节活动不利,右上肢上举不能过肩,发展到肩部和上肢稍活动就感疼痛,活动受限。经骨伤科医院诊为肩周炎,并给予手法按摩和局部封闭治疗,效果不太明显。现右肩关节活动范围很小,局部痛甚,右上肢上举不能过肩,右手不能摸及对侧肩部,后伸不能摸及脊柱。轻触局部有些疼痛,面容消瘦。舌质淡红,苔薄白。脉弦细。予条口透承山、肩髃、肩贞、肩髎、天柱,补法,留针 30 分钟。隔日 1 次。患者以上穴针治 6 次后,自觉疼痛减轻,右上肢活动范围增大,已能上举过肩,能用右手梳头,后伸亦可。但用右手摸对侧肩部时,仍感右肩臂前内廉疼痛,故在原穴基础上加后溪穴,继针 3 次,疼痛明显减轻。(钮雪松.毫发金针胡荫培[M].北京:中国中医药出版社,2012)

　　分析:该患者因正气不足,营卫虚弱,局部感受风寒而发漏肩风(肩周炎)。故取肩髃、肩贞、肩髎,可通经止痛、祛风散寒、疏经通络;取条口透承山,循经取后溪为可疏通经络、活血止痛。诸穴相配使寒邪散,经脉通,气血调和,疼痛自止。

【按语】

1. 针灸治疗本病有较好的疗效。但必须明确诊断,排除肩关节结核、肿瘤、骨折、脱臼等其他疾病,并与颈椎病、内脏病等引起的牵涉痛相区别。

2. 把握针灸治疗时机,病程越短效果越好。对肩关节粘连、肌肉萎缩者,应配合推拿治疗,以提高疗效。

3. 肩关节疼痛减缓,肿胀消失后,应在医生指导下坚持进行患侧肢体的功能锻炼。

4. 应注意肩部保暖,避免风寒侵袭。

第十八节 扭 伤

　　扭伤是指肢体关节或躯体的软组织损伤病证,如肌肉、肌腱、韧带、血管等扭伤,而无骨折脱臼、皮肉未破损的证候。属于中医学"伤筋"范畴。大多发生于关节部位。临床主要表现为患部肿胀疼痛、关节活动受限。任何年龄都可发生,多见于运动员和青壮年男性。

【病因病机】

　　本病多由剧烈运动或持重过度、跌仆、牵拉以及过度扭转,使受外力的关节超过正常活动范围,引起筋脉及关节损伤,经气运行受阻,气血瘀滞局部而成。

【辨证论治】

　　辨证 以扭伤部位肿胀疼痛、活动受限为主症。在伤处皮肤见有红、青、紫等色,如红色多系皮肉受伤;青色多系筋伤;紫色多系瘀血留滞;新伤局部微肿、肌肉压痛,表示伤势较轻;如红肿疼痛、关节屈伸不利,表示伤势较重。陈伤一般肿胀不明显,常因风寒湿邪侵袭而反复发作。扭伤部位常发生于颈、肩、肘、腕、腰、髋、膝、踝等处。

知识链接

骨折临床症状与诊断

1. 局部肿胀疼痛　骨折后瘀血及软组织外伤性水肿引起。骨折移位可引起畸形。

2. 功能性障碍　骨折后,内部支架作用损害,因而正常功能出现障碍。

3. 压痛与纵击痛　局部有明显压痛,如下肢骨折,叩击足底,即觉骨折处疼痛,为纵击痛。

4. 异常活动和骨摩擦音　完全性骨折,常发生假关节活动,同时还有两侧骨折端相互摩擦的声音。

5. X线检查　可以证实诊断。

治则　通经活络、消肿止痛。以局部和邻近取穴为主。

处方　主穴:颈部:大椎　天柱　风池　后溪

肩部:肩髃　肩髎　臑俞　肩贞

肘部:曲池　小海　少海　天井

腕部:阳池　阳溪　阳谷　外关

腰部:肾俞　腰阳关　腰眼　委中

髋部:环跳　秩边　居髎　承扶

膝部:犊鼻　梁丘　阳陵泉　膝阳关

踝部:解溪　昆仑　申脉　丘墟

配穴:各部扭伤均可加阿是穴;颈部和腰脊扭伤可加相应的夹脊穴。

方义　扭伤多为关节伤筋,属经筋病,根据《针灸聚英·肘后歌》"打仆伤损破伤风,先于痛处下针攻"及《内经》"在筋守筋"的理论,故治疗当以扭伤局部取穴为主,可有效地发挥疏通经络、行气活血、消肿止痛的作用,使通则不痛,患处扭伤部位组织功能恢复正常。

操作　毫针刺,用泻法,陈伤加灸,或用温针。每日 1 次,新伤不留针,陈伤留针20~30 分钟。

【其他疗法】

1. 耳针　取肾上腺、神门、皮质下、扭伤相应点。毫针中强刺激,捻针时嘱患者活动患处关节,每日或隔日1次,留针30分钟;也可用王不留行籽贴压。适用于各种急性扭伤。

2. 穴位注射　在扭伤关节穴位处注射当归、川芎、红花等注射液或 5%~10% 葡萄糖注射液、氢化可的松中加入 0.5%~1% 普鲁卡因适量,每穴注入 0.5ml。隔日 1 次。

3. 刺络拔罐　取扭伤部位相关腧穴或阿是穴。先用皮肤针重叩渗血或用三棱针点刺出血,然后再加拔火罐。适用于新伤血肿明显、陈伤瘀血久留、寒邪袭络等证。

【按语】

1. 针灸治疗扭伤有较好的疗效。

2. 早期应配合局部冷敷止血,然后再以热敷,以助消散。

3. 扭伤后应适当限制局部的活动,以免加重病情。

4. 病程长者要注意局部护理,运动宜适度,避免再度扭伤。在治疗陈旧性扭伤时可配合热敷和温热理疗。

5. 应注意局部保暖,避免风寒湿邪的侵袭。

第十九节　落枕(附:颈椎病)

落枕是指急性单纯性颈项强痛、活动受限的一种病证。又称"失枕""失颈""颈部伤筋"。轻者 4~5 日自愈,重者可延至数周不愈,多见于成年人,中、老年患者落枕往往是颈椎病变的反应,且易反复发作。

西医学的颈肌劳损、颈肌风湿病、颈椎退行性病变、颈椎小关节滑膜嵌顿、半脱位或肌肉筋膜的炎症等疾病所引起的颈项强痛、活动障碍,均可参考本节辨证论治。

【病因病机】

多因睡眠姿势不当,或枕头高低不适,或因负重颈部过度扭转,使颈部脉络受损,气血瘀滞于局部而发;风寒侵袭颈背部,寒性收引,使筋脉拘急,颈部筋脉失和,气血运行不畅,不通则痛而致。

由于颈项侧部主要由手三阳经和足少阳经所主,因此,手三阳和足少阳筋络受损,气血阻滞,为本病的主要病机。

【辨证论治】

辨证　本证以突感颈项强痛,活动受限,头向患侧倾斜,项背牵拉痛,甚则向同侧肩部和上肢放射,颈项压痛明显为主症。

1. 风寒袭络　颈部强痛、活动不利,伴恶风畏寒,舌淡苔薄白,脉弦紧。

2. 气血瘀滞　有损伤史或见于晨起后颈项疼痛,活动不利,活动时患侧疼痛加剧,头部歪向病侧,局部有明显压痛点,舌紫暗,脉弦涩。

治则　舒筋通络、活血止痛。取局部阿是穴及手太阳、足少阳经穴为主。

处方　主穴:落枕穴　大椎　阿是穴　后溪　悬钟

配穴:风寒袭络者加风池、合谷;气血瘀滞者加内关、膈俞;肩痛者加肩髃、外关;背痛者加肩外俞、天宗。

课堂互动

落枕穴的异名和定位?

方义　落枕穴是治疗落枕的经验效穴,有活血通络、解痉镇痛的作用;大椎穴属于督脉,位于项背部,与阿是穴合用疏通局部经气,使脉络通畅,通则不痛;手太阳、足少阳经脉循行于颈项侧部,后溪属于手太阳经,又为八脉交会穴,通于督脉,针之可疏通项背部经气;悬钟是足少阳经穴,能疏通经络、宣通气血。诸穴同用,远近相配,可疏调颈项部经络气血,舒筋通络止痛。

加风池、合谷能祛风散寒;加内关、膈俞可行气活血。

操作　毫针刺,用泻法。先刺远端穴落枕、后溪、悬钟,持续捻针,嘱患者活动颈项部,一般疼痛可立即缓解;再针局部诸穴可配合温针或加艾灸或拔火罐。每日 1 次,留针 30 分钟。

【其他疗法】

1. 耳针　取颈、颈椎、神门。毫针中强刺激,捻针时嘱患者徐徐活动颈项,每日 1 次,留针 30~60 分钟。

2. 指针　取患侧承山穴。医者用拇指重掐至局部酸胀,边指压边嘱患者活动颈项。适用于病症初起。

3. 拔罐　取大椎、肩井、天宗、阿是穴。疼痛较轻者直接拔罐;疼痛较重者可先在局部用三棱针散刺数针,或用梅花针叩刺出血,然后再加拔火罐,可行走罐法。

4. 皮肤针　用梅花针叩刺颈项强痛部位及肩背部压痛点,使局部皮肤潮红为宜。

5. 电针　主穴取后溪、养老;配穴取风池、肩外俞。用皮肤电极法,连续波,采用中度电量刺激,以见到颈项肌肉颤动为度,并嘱患者活动颈部,每次通电 20~30 分钟,每日 1~2 次。

【按语】

1. 针灸治疗本病疗效显著,常立即取效。治疗的关键在于局部取穴,强调"以痛为腧",远端穴位要用强刺激,并令患者活动颈项部,针后可配合推拿和热敷。

2. 睡眠时应注意保持正确的姿势,枕头高低要适度,枕于颈项部,避免风寒等外邪的侵袭。

3. 中老年人反复出现落枕时,应考虑颈椎病。

附:颈椎病

颈椎病是指颈椎间盘退行性变及颈椎骨质增生,刺激或压迫了邻近的脊髓、神经根、血管及颈部交感神经等而产生颈、肩、上肢一系列综合症候群,称其为颈椎骨性关节病,又称"颈椎病综合征"。其部分症状分别见于中医学的"项强""颈筋急""颈肩痛""头痛""眩晕"等病症中。好发于 40~60 岁的中老年人。

西医学认为,本病是由于颈椎间盘慢性退变(髓核脱水、弹性降低、纤维环破裂等)、椎间隙变窄、椎间孔相应缩小、椎体后缘唇样骨质增生等压迫和刺激颈脊髓、神经根及椎动脉而致。

【病因病机】

多因年老体衰、肝肾不足、筋骨失养;或久坐耗气、劳损筋肉;或感受外邪、客于经脉,或扭挫损伤、气血瘀滞,经脉痹阻不通所致。

本病与督脉和手、足太阳经密切相关。

【辨证论治】

辨证　以发病缓慢,头枕、颈项、肩背、上肢等部疼痛,以及进行性肢体感觉和运动功能障碍为主症。

轻者头晕、头痛,恶心,颈肩疼痛,上肢疼痛、麻木无力;重者可导致瘫痪,甚至危及生命。其病变好发于颈 $_{5-6}$ 之间的椎间盘,其次是颈 $_{6-7}$、颈 $_{4-5}$ 之间的椎间盘。颈椎病按其受压部位的不同,一般可分为神经根型、脊髓型、交感神经型、椎动脉型、混合型等。开始常以神经根受压迫的刺激症状为主要表现,以后逐渐出现椎动脉、交感神经及脊髓功能或结构上的损害,并引起相应的临床症状。

X线颈椎摄片可见经椎体有唇状骨刺突出,小关节及椎间孔周围骨质密度增加,颈椎前突,生理曲度消失。

1. 风寒痹阻　夜寐露肩或久卧湿地而致颈强脊痛,肩臂酸楚,颈部活动受限,甚则手臂麻木发冷,遇寒加重。或伴有形寒怕冷、全身酸楚,舌苔薄白或白腻,脉弦紧。

2. 劳伤血瘀　有外伤史或久坐低头职业者,颈项、肩臂疼痛,甚则放射至前臂,手指麻木,劳累后加重,项部僵直或肿胀,活动不利,肩胛冈上下窝及肩峰有压痛,舌质紫暗有瘀点,脉涩。

3. 肝肾亏虚　颈项、肩臂疼痛,四肢麻木乏力,伴头晕眼花、耳鸣、腰膝酸软、遗精、月经不调,舌红少苔,脉细弱。

治则　活血通络。取颈夹脊及手足太阳、足少阳经穴为主。

处方　主穴:颈夹脊　大椎　风池　天柱　后溪

配穴:风寒痹阻者加风门、风府;劳伤血瘀者加膈俞、合谷、太冲;肝肾亏虚者加肝俞、肾俞、足三里;上肢及手臂麻痛甚者加曲池、合谷、外关;头晕、头痛、目眩者加百会、风池、太阳;恶心、呕吐者加天突、内关。

方义　颈部夹脊穴具有疏理局部气血而止痛的作用;大椎穴属督脉,为诸阳之会,刺之能激发诸阳经经气,通经活络;风池为足少阳经穴,局部取穴,后溪属手太阳经穴,又为八脉交会穴之一,与督脉相通,天柱属于足太阳经穴,为局部取穴,三穴相配可疏调太阳、督脉、少阳经气,通络止痛。诸穴远近相配,共奏祛风散寒、舒筋活络、理气止痛之功。

加风门、风府祛风通络;加膈俞、合谷、太冲活血化瘀;加肝俞、肾俞、足三里补益肝肾、养血柔筋;加曲池、合谷、外关通经活络,调畅气血;加百会、风池、太阳祛风明目止痛;加天突、内关调理肠胃、降逆止呕。

操作　毫针刺,用泻法或平补平泻法,并可加灸;大椎穴直刺 1~1.5 寸,使针感向肩臂部传导;夹脊穴直刺或向颈椎斜刺,施平补平泻法,使针感向项、肩臂部传导;其他穴位按常规针刺。每日 1 次,留针 20~30 分钟。

【其他疗法】

1. 电针　取颈部夹脊穴、大椎、风池、肩中俞、大杼、天宗。每次选 2~4 穴,针刺得气后通电,刺激 20 分钟。每日 1 次。

2. 穴位注射　取肩外俞、肩中俞、大杼、天宗。用维生素 B_1、维生素 B_{12} 各 2ml,或用 1% 普鲁卡因注射液 2ml,每穴注入 0.5ml。

3. 皮肤针　用梅花针叩刺大椎、大杼、肩中俞、肩外俞,使皮肤发红并有少量出血,然后再加拔火罐。

4. 耳针　取颈椎、肩、颈、神门、交感、肾上腺、皮质下、肝、肾。每次选 3~4 穴,毫针强刺激,留针 20~30 分钟;也可用王不留行籽贴压。

【按语】

1. 针灸治疗颈椎病有一定疗效,尤其是缓解颈项部、肩背部、上肢部的疼痛及头痛头晕等,疗效显著。可单用针灸,但配合推拿、牵引、外敷则疗效更佳。

2. 要注意颈部保健,尤其是长期伏案或低头工作者,工作 1~2 小时后要活动颈部,或自我按摩局部,以放松颈部肌肉。

3. 平时睡眠时应注意保持正确的姿势,枕头高低要适度,枕于颈项部,以免落枕而加重颈椎病病情。

4. 注意颈部保暖，避免风寒之邪侵袭。

第二十节 外伤性截瘫

外伤性截瘫是指由于外伤而致的脊髓损伤部位以下的肢体发生瘫痪的病症。属中医学"痿证"的范畴。临床多见于胸椎、腰椎压缩性骨折、粉碎性骨折或合并脱位后脊髓受损。

知识链接

脊椎骨与脊髓节断的位置关系：上部颈髓（C_{1-4}）与脊柱相对位置基本一致；下部颈髓（C_{5-8}）和上部胸髓（T_{1-4}）相应地高出 1 个脊椎骨数；中部胸髓（T_{5-8}）高出同序数椎骨约两个椎骨数；下部胸髓（T_{9-12}）高出同序数椎骨约 3 个椎骨数；全部腰髓平对第十、十一胸椎；骶、尾平对第十二胸椎和第一腰椎。

【病因病机】

肾经贯脊属肾，督脉贯脊入络脑，二脉与脊髓和脑的关系极为密切。

本病多因闪挫扭伤或外物撞击，脊髓受损，阻遏肾、督二脉，气血运行不畅，筋骨失养，而致肢体瘫痪失用。

【辨证论治】

辨证 根据脊髓损伤部位的不同，出现损伤水平面以下的瘫痪。胸段损伤可引起双下肢痉挛性瘫痪；腰段以下损伤可出现下肢弛缓性瘫痪。同时伴有损伤水平面以下各种感觉缺失以及尿潴留或尿失禁，大便秘结或失禁，患肢皮肤干燥、脱屑，汗腺分泌功能异常等。颈脊髓前方受压严重者，可引起前侧脊髓综合征，有时可出现四肢瘫痪，但下肢和会阴部仍有位置觉和深感觉。脊髓半横切损伤，损伤平面以下同侧肢体运动及深感觉消失，对侧肢体痛觉和温度觉消失。

1. 经脉瘀阻 损伤肢体肌肉松弛，痿废不用，麻木不仁，二便不通，舌苔黄腻，脉弦细涩。

2. 肝肾亏虚 损伤肢体肌肉萎缩，拘挛僵硬，麻木不仁，腰膝酸软，二便失禁，舌红少苔，脉弦细。

治则 舒筋通络、调和气血。以督脉及下肢三阳经穴为主。

处方 主穴：损伤脊柱上、下 1~2 个棘突的督脉穴及其夹脊穴 环跳 委中 阳陵泉 足三里 悬钟 三阴交

配穴：经脉瘀阻加合谷、太冲、膈俞；肝肾亏虚加肝俞、肾俞、太溪、关元；上肢瘫痪加肩髎、曲池、手三里、合谷、外关；下肢瘫痪加秩边、风市、丰隆、太冲；大便失禁加长强、大肠俞；小便失禁加中极、关元、肾俞、膀胱俞；小便不通加气海、关元、阴陵泉。

方义 外伤性截瘫多系督脉受损，督脉布于脊里，入于脑，这种走向与脑脊髓所在部位相一致。督脉之为病和脊髓损伤后的病变也有相同之处。取损伤脊柱上、下

2对棘突的督脉穴及其夹脊穴可激发受损部位的经气,调和气血,促进神经功能的恢复;环跳、委中、阳陵泉、足三里为足三阳经穴,能调理经气、舒筋活络,对肢体运动功能的恢复有较好的作用;悬钟为髓之会,是治疗下肢痿躄的常用穴;三阴交为足三阴经之交会穴,针之可补肝肾、养气血、通经脉、强筋骨。

加合谷、太冲、膈俞加强化瘀通络之力;加肝俞、肾俞、太溪、关元补益肝肾;加肩髃、曲池、手三里、合谷、外关疏通上肢经络之气;加秩边、风市、丰隆、太冲疏通下肢经络之气;加长强、大肠俞调理肠胃、涩肠止泻;加中极、关元、肾俞、膀胱俞固肾止遗;加气海、关元、阴陵泉利尿通便。

操作 毫针刺,用平补平泻法。每日 1 次,留针 30 分钟。

【其他疗法】

1. 芒针 取大椎穴,沿背正中线皮下向下透刺至受伤平面椎体;自受伤平面脊椎两侧的夹脊穴透至骶髂关节。如遇阻力不能一次达要求部位时,可酌情分段透刺 2~3 针。

2. 头针 取顶颞前斜线、顶颞后斜线、顶旁 1 线。针刺得气后快速捻转 1~2 分钟,再通以弱电流刺激 15~20 分钟。

3. 穴位注射 取损伤椎体上下两旁的夹脊穴、肾俞、次髎、髀关、血海、足三里、三阴交、腰俞。每次选 2~3 对穴位,用维生素 B_1、维生素 B_{12}、回苏灵或当归、川芎、丹参、人参、黄芪、麝香、红花注射液等,每穴注入 0.5~1ml。大便失禁者还可用回苏灵在会阴穴注射,每次 1ml。

4. 皮肤针 取督脉背腰段、足太阳经和瘫痪肢体的手足三阳经、太阴经。每次选 2~3 经,按经脉循行部位以中等力量逐经叩刺,至皮肤潮红或隐隐出血为宜。由于瘫痪肢体神经调节障碍,故叩刺前必须严格消毒,以防感染。

5. 电针 在病变脊髓节段上下夹脊穴或瘫痪肢体选取 2~3 对穴位。针刺得气后接通电针仪,以续断波,采用中度电量刺激,以见到肌肉轻轻收缩为度,留针 20~30 分钟。适用于弛缓性瘫痪。

 案例分析

张某,男,27 岁。患者从三楼上坠落摔伤,当即神志昏迷,急送医院抢救而苏醒。后因第2~4腰椎压缩性骨折合并脊髓损伤,双下肢截瘫,二便失禁,转入针灸病房治疗。查:双下肢无自主运动,肌力为 0 级,肌张力低下,感觉消失;膝腱反射、腹壁、肛门及提睾反射均消失。轮流选取患侧环跳、伏兔、足三里、阳陵泉、绝骨、三阴交,双侧肾俞、秩边、次髎、相应夹脊穴以及命门、腰阳关、中极、关元等穴。针刺加电针,用续断波、低频率中强度刺激30分钟,2 日 1 次;穴位注射以当归、川芎、维生素 B_1、维生素 B_{12} 注射液各4ml,选注上述腧穴,2 日 1 次;两种方法交替使用。4 个月后,双下肢功能活动逐渐恢复,肌力Ⅲ级以上,能独自依仗而行,腹壁、提睾反射出现,但二便失禁依旧。嘱加强下肢功能锻炼,并加用会阴、长强二穴,每日电针 1 次,然后每穴注入上述混合药液4ml。1 个月后,患者可以弃杖慢步,大小便已基本控制。又续治 1 个月,双下肢肌力接近正常,大小便已完全正常,疗效巩固而出院。(王启才,周庆生.针医心悟[M].北京:中医古籍出版社,2001:526)

分析:本病因外伤致脊髓受损,阻遏督脉,气血运行不畅,筋骨失养,肢体瘫痪而发。治当以舒筋通络、振奋阳气、调和气血为原则。故取夹脊穴、命门、腰阳关、中极、关元等穴以激发受损经络的气血,益气壮阳,调和气血;取患侧环跳、伏兔、足三里、阳陵泉、绝骨、三阴交,双侧肾俞、秩边、次髎等穴疏通经络,行气活血;取会阴、长强以恢复其二便控制功能。诸穴共用使督脉通,气血行,筋骨得养而痊愈。

【按语】

1. 目前临床治疗外伤性截瘫尚无满意的方法,针灸对其中部分病例有一定的疗效。瘫痪恢复的程度视损伤的程度、年龄、体质、病程、治疗方法等多方面的因素而定。对下肢穴位针刺时患者无任何反应、且经数个疗程无改善者效果不佳。

2. 针灸治疗本病疗程长,故需鼓励患者树立战胜疾病的信心,积极配合进行自主锻炼和被动锻炼,要结合现代康复技术治疗,以促进肢体早日康复。

3. 定时给病人做全瘫肢体的被动运动,按摩患肢,促进患肢血液循环,防止关节强直、肌肉萎缩。

4. 要经常更换体位,避免受凉,每日坚持定时坐位做深呼吸运动,用力咳嗽,以防止肺炎的发生。

5. 由于截瘫患者膀胱内总有残存余尿,或经常反复导尿,还应注意避免发生泌尿系感染。

6. 加强护理,要求 2 小时翻身 1 次,用棉垫放置于身体突出部位,并经常用红花酒按摩被压红的部位,以防止褥疮。

第二十一节　足　跟　痛

足跟痛是指在行走或站立时足跟部感觉疼痛,多由急性或慢性损伤,或由跟骨骨刺、跟骨结节、跟骨滑囊炎等所致。症状简单,但多缠绵难愈,是一种较为常见的中老年慢性疾病。

西医学认为,中老年人的骨骼组织逐渐地发生退行性变,长久站立和行走易产生慢性劳损,或跟骨骨折等,或产生骨质增生,或因跟骨结节滑囊及跟部脂肪垫受骨刺的挤压和刺激,致滑囊炎及脂肪垫变性而发生足跟痛。

【病因病机】

多与年老肾亏,劳损外伤和感受寒湿有关。主要病机为气血瘀滞,经脉痹阻。

多因年老体衰,肝肾不足,气血不和,筋脉失养,复因风寒湿热之邪侵袭,致气血停滞于局部,经脉不通,不通则痛;或闪挫扭伤、劳损等,伤及筋脉,使气血瘀滞,经脉痹阻不通所致。

【辨证论治】

辨证　以站立或行走时足跟疼痛,严重者足跟不能着地为主症。

1. 肝肾亏虚　头晕眼花、耳鸣、腰膝酸软,舌红少苔,脉细弱。

2. 气血瘀滞　常有损伤或劳损史,痛如针刺,入夜尤甚,舌有瘀斑或瘀点,脉弦。

治则　滋阴补肾,疏经活络。取足跟局部及足少阴、足太阳、足少阳经穴为主。

处方 主穴:照海 太溪 昆仑 申脉 悬钟 阿是穴

配穴:肝肾亏虚加肝俞、肾俞、足三里;痛及小腿加承山、阳陵泉;气虚加脾俞、足三里;血瘀加膈俞、太冲。

方义 足少阴经"别入跟中",故取其原穴太溪,配照海能强健筋骨、宣痹镇痛;昆仑、申脉属于足太阳经,与肾经相表里,且位于足跟部,能疏筋脉、行气血、通络止痛;悬钟属足少阳经穴,为八会穴之髓会,既可补髓壮骨,又能通经活络;阿是穴作用直达病所,以疏通局部经气,化瘀止痛。

加肝俞、肾俞、足三里补益肝肾;加承山、阳陵泉柔筋止痛;加脾俞、足三里益气健脾;加膈俞、太冲活血祛瘀。

操作 毫针刺,用泻法或平补平泻法,可加灸。太溪、昆仑采取互相透刺法;申脉、照海刺向跟底部。每日1次,留针30分钟。

【其他疗法】

1. 电针 取太溪、仆参。针刺得气后,接通电针仪,用连续波刺激20分钟。每日1次。

2. 穴位注射 取阿是穴。用醋酸强的松龙15mg,加1%普鲁卡因注射液5ml注入。每周1次。

3. 头针 取顶颞后斜线上1/5、顶旁1线。进针后快速捻转或接通电针仪,连续波刺激30分钟。每日1次。

4. 耳针 取足跟、神门、交感、皮质下、肝、肾。每次选3~4穴,毫针强刺激,快速捻转,留针30~60分钟;轻者可用王不留行籽贴压。

5. 隔姜灸 取阿是穴,将鲜生姜切成0.3~0.5cm厚的薄片,中间以针刺数孔,并将艾绒捏成塔形艾炷放在姜上,灸患侧足跟部,待艾炷将烧尽,足跟感到灼痛时,取下艾炷,医者用姜片摩擦局部,每日1~2次。适用于寒湿侵袭之足跟麻木不仁,冷或走路痛甚,或不可着地等症。

案例分析

曾某,男,59岁。双足跟疼痛3年,压痛明显。取阿是穴,针刺得气后用鲜姜片1块,穿过毫针,贴于皮肤上,将艾绒捏成大艾炷置于姜块上施灸;并加针刺太溪、申脉、仆参穴,留针20分钟。1次即感疼痛明显减轻。治疗5次,疼痛完全消失,行走自如。[段湘波.隔姜温针灸阿是穴治疗足跟痛20例[J].针灸临床杂志,2000,16(9):47]

分析:该患者因年老体衰,肝肾阴虚,筋脉失养,复感外邪致气血瘀滞,不通则痛而发足跟疼痛。治当以疏通经络,活血止痛为原则,故取阿是穴隔姜灸以温通经脉,化瘀止痛而治愈。

【按语】

1. 针灸治疗本病有一定疗效,但有些病例须坚持治疗或配合其他疗法综合施治。

2. 急性期应注意休息,症状缓解后应减少长期站立和行走。

3. 平时应注意尽量减少刺激,穿软底或带软垫的鞋。

4. 注意劳逸结合,避免风寒湿热之邪侵袭。

第二十二节　颞下颌关节功能紊乱综合征

颞下颌关节功能紊乱综合征是指颞颌关节区疼痛、弹响、肌肉酸痛、乏力、张口受限、颞颌关节功能障碍等一系列症状的综合征。又称"颞颌关节功能障碍综合征"。属于中医学"颌痛""颊痛""口噤不开""牙关脱臼"等范畴。单侧患病多见，亦可见于双侧同病。常见于 20~40 岁的青壮年。

西医学认为，本病的发生与情绪、外伤、劳损、寒冷刺激等有关。情绪激动、精神紧张及愤怒时的咬牙切齿等使颞颌关节周围肌群痉挛；或先天发育不良、外伤或经常反复过度张口引起劳损而造成双侧颞颌关节运动不平衡；或因感受寒冷刺激使颞颌关节周围肌群痉挛等，均可致颞颌关节功能紊乱而致本病。

【病因病机】

多因外感风寒，侵袭面颊，寒主收引，致局部经筋拘急疼痛而致；或面颊外伤、张口过度，致局部气血阻滞，经脉不通而发；或先天不足、肾气不充、牙关发育不良等因素使牙关不利，弹响而酸痛所致。

【辨证论治】

辨证　以张口或闭口时颞颌关节区酸痛、强直、弹响，咀嚼无力，张口受限，下颌运动异常为主症。少数患者可并发头昏、耳鸣，听力障碍等。

1. 寒湿痹阻　遇寒湿风冷时症状加重，舌淡苔薄白，脉弦紧。

2. 肝肾不足　头晕耳鸣、腰膝酸软，舌质红，脉细弱。

治则　祛风散寒，舒筋活络。取颞颌关节局部及手阳明经穴为主。

处方　主穴：下关　颊车　听宫　合谷

配穴：寒湿痹阻加命门、阴陵泉；肝肾不足加肝俞、肾俞；头晕加风池、太阳；耳鸣加耳门、翳风。

方义　下关、颊车为足阳明经穴，听宫为手太阳经穴，与手少阳经交会，三穴均为局部近取，可疏通面部经气，是治疗颞颌关节病变的主穴；合谷为手阳明经之原穴，善治头面之疾（面口合谷收）。诸穴远近相配，共奏通经活络、祛散寒邪、开噤止痛之功。

加命门、阴陵泉散寒除湿；加肝俞、肾俞补益肝肾；加风池、太阳祛风醒脑；加耳门、翳风聪耳止鸣。

课堂互动

四总穴有哪些？

操作　毫针刺，实证用泻法，虚证用补法或平补平泻法，寒者加灸。每日 1 次，留针 20~30 分钟。

【其他疗法】

1. 指针　取双侧下关、颊车、听宫、颧髎。用指端持续点压，患侧穴位稍加用力，每穴 1~2 分钟；间歇 3~5 分钟后再依次点压，每穴点压 3~5 遍。每周 2~3 次。

2. 电针　取下关、颊车。针刺得气后，行捻转泻法，接通电针仪，正极接颊车穴，负极接下关穴,用连续波强刺激 20 分钟。每周 2~3 次。

3. 穴位注射　取下关穴。用 0.5%~1% 普鲁卡因注射液 1ml 注入。此法适用于病情顽固者,每周 2 次。

4. 耳针　取颌、面颊、肾上腺;耳鸣加内耳、颞;头面疼痛加颞、额。毫针浅刺,快速捻转,动留针 20 分钟;也可用王不留行籽贴压。

5. 温针灸　取听宫、听会、下关。进针得气后把 2cm 长的艾段放置于针柄上灸之。初发病者每日 1 次,病程长者隔日 1 次。

案例分析

王某,女,43 岁,2015 年 5 月 17 日初诊。右侧颞颌关节处疼痛,张口受限 1 年,加重 7 天。在家中自行揉按、热敷后有所缓解。患者一年前无明显诱因出现右颞颌关节疼痛,张口受限,咀嚼、说话时疼痛明显,伴有轻度弹响,曾多次治疗,服用消炎镇痛的药物及外搽药酒,但疗效不明显。检查:右侧颞颌关节处疼痛,在髁状突、咀嚼肌附着处有压痛,开口度一横指,有关节弹响,X 线片未见异常,神疲乏力,舌淡、苔薄白,脉细。诊断为右颞颌关节功能紊乱病。蔡老给予温针灸结合隔姜灸"面六针":患侧下关、听宫、颧髎、翳风、颊车、阿是穴,配合谷(双)治疗,并嘱患者食用易咀嚼的食物,避免过度张口。治疗 3 次后,患者自述疼痛有所减轻。针刺治疗 1 个疗程后,疼痛及张口受限明显减轻,咀嚼功能有所改善。针刺治疗 2 个疗程结束,诸症消失,随访半年未复发。[王明明,代飞,吴静.蔡圣朝针灸治疗颞下颌关节功能紊乱病经验[J].山西中医,2017,33(5):4-5]

分析:该患者诊断为右颞颌关节功能紊乱症。治宜疏通经络,行气活血。故取患侧下关、听宫、颧髎、翳风、颊车、阿是穴,均为局部近取,可疏通面部经气,配手阳明经之原穴合谷,为循经远取,"面口合谷收"善治头面之疾。同时用温针灸结合隔姜灸,诸穴远近相配,共奏祛风散寒,舒筋活络,开噤止痛之功。

【按语】

1. 针灸治疗本病疗效较好。若兼见韧带松弛而发生关节半脱位时,应适当限制下颌骨的过度运动。全脱位者应首先复位,否则针灸难以取效。

2. 先天性颞颌关节发育不良者,应避免下颌关节的过度活动。

3. 平时应注意饮食,不吃干硬的食物,尽量避免下颌关节的进一步损伤。

4. 平时应注意按摩颞颌关节部,增强抵御外邪的能力,避免风寒之邪侵袭。

(王　荣)

　复习思考题

1. 蛇丹如何辨证治疗?

2. 试述风疹的辨证分型、治疗原则与处方取穴。

3. 试述丹毒的辨证分型、治疗原则和针灸处方。

4. 斑秃如何辨证治疗?

5. 试述漏肩风的病因病机、治则、处方与操作。

6. 试述颈椎病的辨证论治。

扫一扫
测一测

第七章

五官科病证

 学习要点

本章主要介绍麦粒肿、眼睑下垂、目眴、迎风流泪、目赤肿痛、青盲、暴盲、近视、斜视、耳鸣耳聋、脓耳、鼻渊、咽喉肿痛、牙痛、口疮病证的定义、病因病机、辨证治疗(主症、分型、针灸基本治疗的治则、处方、主穴与配穴,以及方义、操作要点)。

第一节 麦 粒 肿

麦粒肿,又称睑腺炎,是指以眼睑边缘生小硬结,红肿痒痛,形似麦粒,易于化脓溃烂为特征的眼病。又称"针眼""偷针眼""土疳""眼丹"。多生于单眼,且有惯发性,以青少年为多发人群。

西医学的眼睑腺体组织的急性化脓性炎症可参考本节辨证论治。

知识链接

眼睑腺组织急性化脓性炎症可分为内、外睑腺炎(内、外麦粒肿)。凡睫毛毛囊或附属皮脂腺的化脓性炎症称外睑腺炎,而睑板腺的化脓性炎症称为内睑腺炎。

【病因病机】

因外感风热之邪,客于胞睑,火烁津液,变生疖肿;或因过食辛辣炙烤之物,而致脾胃湿热上攻于目,或心肝之火循经上炎,均使营卫失调,气血凝滞,热毒塞阻于胞睑皮肤经络之间,发为本病。反复发作者多因余邪未消,热毒蕴伏,或脾气虚弱、健运无权,湿浊化热,气血不和而致。

【辨证论治】

辨证 以初起眼睑局限性红肿硬结、疼痛和触痛,继则红肿渐形扩大;数日(3~4日)后硬结顶端出现黄色脓点,破溃后脓自流出为主症。

1. 外感风热 针眼初起,痒痛微作,局部硬结微红肿,触痛明显。伴有头痛发热,周身不适,苔薄黄,脉浮数。

2. **热毒炽盛** 胞睑红肿,硬结较大,灼热疼痛,有黄白色脓点,白睛壅肿。口渴喜饮,心烦口臭,便秘溲黄或腻,舌红苔黄,脉数。

3. **脾虚湿热** 针眼反复发作,但症状不重,多见于儿童。面色少华,好偏食,腹胀便结,舌红苔薄黄,脉细数。

如何鉴别外感风热型和热毒炽盛型麦粒肿?

治则 清热解毒,消肿散结。取手足阳明经、足太阳经穴为主。

处方 主穴:睛明 攒竹 合谷 承泣 太阳

配穴:外感风热加风池、外关;热毒炽盛加大椎、曲池、行间;脾虚湿热加三阴交、阴陵泉。

方义 取手阳明大肠经原穴合谷疏风清热、调和营卫;经外奇穴太阳点刺清热解毒,取局部足太阳经睛明、攒竹穴,足阳明经承泣穴,以疏调眼部气血、清泻局部郁热而消肿散结。

加风池、外关以疏风清热;加大椎、曲池、行间清热解毒;加三阴交、阴陵泉健脾利湿。

操作 毫针刺,用泻法或补泻兼施法。睛明、承泣,注意针刺方法,用左手拇指将眼球向外(睛明)、向上(承泣)轻推固定,右手持针紧靠眶缘缓慢刺入 0.5~1.0 寸,不提插,少捻转,出针后按压针孔 2~3 分钟(各节针刺,此穴用相同针法),太阳穴可用三棱针点刺出血。每日 1 次,留针 20~30 分钟。

【其他疗法】

1. **耳针** 取眼、肝、脾、耳尖、神门。强刺激,每日 1 次,留针 30 分钟,亦可在耳尖、耳背小静脉点刺出血,屡发者可用王不留行籽贴压。

2. **三棱针** 在胸 1~7 棘突两侧探寻淡红色疹点或敏感点。每次选 3~5 点,常规消毒后,用三棱针点刺,挤出少许黏液或血液即可。亦可用三棱针挑断疹点处皮下白色纤维组织,并出少量血液。

3. **刺血拔罐** 取大椎。常规消毒后,用三棱针点刺出血后拔罐。

张某,男,25 岁。右眼下睑异物感 2 天。查见右眼下睑缘有一火柴头大之红肿结节伴触痛,无分泌物。既往每隔数月眼睑上缘既出现同样的红肿结节,诊为麦粒肿。用耳针治疗,取眼、肝、脾穴,每天 1 次,连针 3 次,3 天后结节消散。后随访,2 年未再发麦粒肿。

分析:右眼下睑缘有一火柴头大之红肿结节伴触痛,无分泌物。故诊断为麦粒肿。既往每隔数月眼睑上缘既出现同样的红肿结节,定为脾虚湿热型。取耳穴治眼病要穴眼,调节眼部经气,为局部对症取穴;因肝开窍于目,取耳穴肝,清解眼部热毒之邪;用耳穴脾,健脾利湿。诸穴合用健脾利湿,清热解毒,消肿散结。使该患者眼睑肿消结散,针眼得除。

【按语】

1. 麦粒肿初期针灸效果好,能消肿散结,已成脓者,亦有止痛和促进早期排脓的效果。

2. 脓成之后,患处切忌挤压,以免脓毒扩散,变生它证。

3. 本病有惯发性,多发生于一目,也有两目同时发病;或一目愈后,他目又起。因此平素应饮食清淡,调理情志、注意眼部卫生,增强体质,防止发病。

第二节　眼睑下垂

眼睑下垂是以上睑提举无力或不能自行抬起,以致睑裂变窄,甚至遮盖部分或全部瞳仁,影响视力为特征的一种眼病。又称"上胞下垂",重者称"睑废",古称"雕目"、"侵风"。有先天和后天之分、单眼与双眼之别。

西医学的重症肌无力眼肌型、眼外伤、动眼神经麻痹等疾病,可参考本节辨证论治。

知识链接

重症肌无力:是一种由神经肌肉接头处传递功能障碍所引起的自身免疫性疾病,临床主要表现为部分或全身骨骼肌无力和易疲劳,活动后症状加重,经休息后症状减轻。

【病因病机】

本病可因先天不足,或因风邪外袭,或因脾虚气弱,经筋受损所致。

由于先天禀赋不足,肝肾两虚,以致胞睑松弛;或因风邪外袭,阻滞经络,气血不和,筋脉失养,肌肉弛缓所致;或因脾虚气弱,中气不足,筋肉失养,经筋弛缓,胞睑松弛无力而下垂。或由外伤损及筋脉,气血阻滞,筋肉失养亦可引起本病。

本病病位在胞睑筋肉,与脾、足太阳经筋关系密切,可涉及肝、肾。气虚不能上提,血虚不能养筋为其主要病机。

课堂互动

请比较脾虚气弱型眼睑下垂和脾胃虚弱型痿证的病机。

【辨证论治】

辨证　以上眼睑下垂,遮掩瞳孔,胞睑无力挣开,双侧下垂者影响瞻视,重者眼球转动不灵,视一为二为主症。

1. 肝肾不足　自幼双侧或单侧眼睑下垂,终日不能抬举,眉毛高耸,额部皱纹加深,小儿伴有五迟、五软,舌淡苔白,脉弱。

2. 风邪袭络　起病突然,多单侧眼睑下垂,重者目珠转动失灵,或外斜,或视一为二,兼有其他肌肉麻痹症状,舌红苔薄,脉弦者。

3. 脾虚气弱　起病缓慢,上睑抬举无力,朝轻暮重,休息后减轻,劳累后加重,精神疲倦,面色少华,眩晕,肢体无力,食欲不振,眼睑肌肉麻木不仁,舌淡苔薄,脉虚弱无力。

治则 益气提睑。肝肾不足兼培元补肾;风邪袭络兼疏风解表;脾虚气弱兼补脾益胃。取局部穴为主。

处方 主穴:攒竹 丝竹空 阳白 三阴交 足三里

配穴:肝肾不足加太溪、命门、肾俞、肝俞;风邪袭络加合谷、风池、膈俞;脾虚气弱加阴陵泉、脾俞、胃俞。

方义 取足太阳经攒竹、手少阳经丝竹空、足少阳经阳白穴,为眼的局部取穴,可通经活络、调和眼部气血而升提眼睑;足太阴经穴三阴交,为足三阴经交会穴,与足阳明合穴足三里相组,可补益后天之本,助气血生化,以荣经筋,益气提睑。

加太溪、命门、肾俞以培元补肾益肝;加合谷、风池疏风解表,膈俞行血,取其治风先行血,血行风自灭之意;加阴陵泉、脾俞、胃俞补脾益胃。

操作 毫针刺,实证用泻法,虚证用补法可加灸。攒竹、丝竹空、阳白三穴均相互透刺,还可透向鱼腰。每日 1 次,留针 20~30 分钟。

【其他治疗】

1. 皮肤针 取患侧睛明、攒竹、眉冲、阳白、头临泣、目窗、目内眦 - 上眼睑 - 瞳子髎连线。头部穴位中等刺激,眼区局部穴位轻度刺激,每日 1 次,每次 15 分钟。

2. 耳穴 取眼、肾、脾、胃、耳背脾。埋压王不留行籽,每日按压 3~5 次,每隔 5 日更换压丸 1 次。

 案例分析

患者,男,62 岁,2015 年 7 月 9 日初诊。5 天前无明显诱因出现左眼闭合无力,次日左眼睑下垂,未行任何治疗,近 2 天症状明显加重,来我科就诊。现症见左上眼睑下垂,不能抬起,以致左眼视物困难,复视,觉眼中有异物感,伴有流泪。神疲纳呆便溏,舌质淡苔薄白,脉细弱。专科检查右眼正常,左眼活动度正常,唯上眼睑下垂,遮盖下睑缘。头部核磁、脑血管造影检查无异常。全身检查排除糖尿病、重症肌无力等。西医诊断为左眼麻痹性上睑下垂。中医诊断为睑废(脾胃气虚,升阳无力)。治以健脾升阳,益气提睑。予以针刺配合穴位注射治疗。取穴患侧攒竹透睛明、鱼腰透阳白、四白透承泣、太阳、百会;双侧外关、三阴交、申脉、照海。针刺结束后,交替取双侧足三里、手三里穴,予甲钴胺每穴注射 1ml,隔日 1 次,每周 3 次。1 周为一疗程。治疗 1 个疗程后,左上眼睑可大幅度抬起,复视减轻。治疗 2 个疗程后,左上眼睑功能明显好转,眼睑抬举基本正常。治疗 3 个疗程后,左上眼睑抬举完全正常,左右睑裂等宽,左眼开合自如,左上睑提肌功能完全恢复,复视消失。3 个月后随访未复发。[孟迪,张永臣.针刺配合穴位注射治疗眼睑下垂验案[J].实用中医药杂志,2016,32(05):507]

分析:该患者眼睑下垂,遮盖瞳孔,诊为眼睑下垂。伴神疲纳呆便溏,舌质淡苔薄白,脉细弱。证属脾胃气虚,升阳无力。攒竹透睛明、鱼腰透阳白、四白透承泣、太阳、百会为眼的局部取穴,可通经活络、调和眼部气血而升提眼睑;双侧外关、三阴交、申脉、照海及足三里、手三里穴位注射可补益后天之本,助气血生化,以荣经筋,益气提睑。

【按语】

1. 本病针灸治疗有一定疗效。

2. 先天性重症患者可考虑手术治疗。

第三节　目　瞤

目瞤是以胞睑不自主牵拽跳动为特征的疾病,又称"胞轮振跳",俗称"眼跳""眼皮跳"。上下胞睑均可发生,以上睑最为常见,多为一侧患病,偶然发生者无需治疗。胞睑振跳频繁,重者可牵动口角乃至面颊部肌肉跳动,在情绪紧张、疲劳、久视、睡眠不足等情况下加剧,入睡后消失。少数患者日久不愈,可引起口眼歪偏之变。多见于成年人。

西医学的眼轮匝肌痉挛、面肌痉挛,可参考本节辨证论治。

【病因病机】

气血衰弱、筋脉失养、血虚生风是本病的主要病因病机。

因久病、过劳、情志不遂等损伤心脾,心脾两虚,筋肉失养而致筋惕肉瞤;或由肝脾血虚,日久生风,虚风内动,牵拽胞睑而振跳。

本病与心、脾、肝关系密切。

课堂互动

《灵枢·经脉》篇中如何论述心与目的关系?

【辨证论治】

辨证　以眼睑不自主频繁振跳为主症。

1. 心脾两虚　胞睑跳动,时疏时频,劳累或紧张时加重,伴有心烦失眠,怔忡健忘,或食少纳呆,倦怠乏力,舌淡,脉细弱。

2. 血虚生风　病程较长,胞睑振跳频繁,牵拽面颊口角,眉紧肉跳,伴有头晕目眩,面色少华或萎黄,唇色淡白,舌淡红、苔薄,脉弦细。

治则　调养心脾,养血息风。取手少阴经、足太阴经、足厥阴经及背俞穴为主。

处方　主穴:神门　三阴交　心俞　脾俞　太冲　合谷　膈俞　申脉

配穴:心脾两虚加足三里;血虚生风加血海、肝俞;上胞振跳加丝竹空、阳白、鱼腰、攒竹;下胞振跳加承泣、四白、下关。

方义　取手少阴经原穴神门、背俞穴心俞、脾俞与足太阴经交会穴三阴交,调养心脾,补益气血;取足厥阴经原穴太冲、手阳明经原穴合谷,名曰四关,可平肝息风;取血之会穴膈俞意在活血,血行风自灭;申脉通阳跷脉,跷脉司眼睑开合,阳跷脉主动,故取申脉可止眼睑瞤动。

加足三里强化健脾补虚作用;加血海、肝俞以增息风止痉之力;上胞振跳者加丝竹空、阳白、鱼腰、攒竹,下胞振跳者加承泣、四白、下关,为眼区局部取穴,可疏调眼周部位气血,以活血息风止痉。

操作　毫针刺,用补法,心脾两虚者可加灸。每日 1 次,留针 20~30 分钟。

【其他疗法】

1. **耳针** 取眼、神门、肝、心、脾，每次选 2~3 穴，强刺激，每日 1 次，留针 20~30 分钟；或埋揿针，或用药丸贴压，每日按压数次。

2. **头针** 取枕上正中线、枕上旁线。沿皮刺 1.5 寸，每日 1 次。

3. **穴位注射** 取翳风、阳白、下关、足三里，用丹参注射液或维生素 B 族注射液，每穴注入 0.5~1ml，每日或隔日 1 次，10 次为 1 疗程。

4. **离子透入** 用钙离子透入，或直流电中药离子导入，对部分患者可减轻症状。常用的正极性中药，如草乌、丹参、钩藤等；负极性中药，如五味子、酸枣仁、陈醋等。但对心区及孕妇腹部慎用。

案例分析

患者，女，39 岁，电脑前工作较多，未明原因"右下眼皮跳"2 周来诊，自己按民间方法右下眼睑贴小纸片及减少电脑前工作仍无效，昨日由阵发转为持续跳动，令其十分难受，故而要求针灸治疗。现无其他症状，体检可见右下眼睑外侧肌肉抽动，致右眼裂小于左侧，面部及肢体无感觉和运动障碍，血压 105/75mmHg，既往无慢性病、传染病史，无面瘫及其他神经疾患，初步诊断为右下眼睑睭动，予毫针浮刺法治疗，主穴选承泣，进针至皮下，沿眼轮匝肌走行透向瞳子髎，配穴翳风、合谷、太冲、足三里、三阴交，平补平泻，留针 60 分钟，留针期间右下睑睭动由持续转为阵发，治疗每日 1 次，6 次治疗后症状完全消失，1 周后复诊无复发。[李兆宏.毫针浮刺法治疗眼睑睭动 33 例[J].中国卫生标准管理，2015,6(01):56-57]

分析：该患者右下眼皮跳，诊为目睭。取穴承泣、瞳子髎、翳风，为眼的局部取穴，可疏调眼周部位气血，以活血息风止痉；取足厥阴经原穴太冲、手阳明经原穴合谷，名曰四关，可平肝息风；足三里与足三阴经交会穴三阴交予调养心脾，补益气血。

【按语】

1. 针灸对本病的轻症有一定的疗效。但对病程较长者，疗效较差。

2. 对局限性运动性癫痫引起的局限性面肌抽搐应加以鉴别。伴有脑神经受损症状者，为继发性面肌痉挛，应进一步检明病因。

3. 生活起居应有规律，建立良好的心理素质，克服紧张状态，加强体育锻炼，并要注意劳逸结合。

第四节 迎风流泪

迎风流泪是以眼泪经常外溢，风吹后更甚为特征的病证，又称"流泪症"。冷泪目无红肿，泪流清冷，一般冬季较甚，若年远日久，则不分冬夏；热泪为外障眼病的证候之一，若因情志刺激而流泪者，不属病态。

西医学的泪道不通或不畅以及泪囊功能不全引起的溢泪症等，可参考本节辨证治疗。

知识链接

泪道阻塞:是一种常发生在泪点,泪小管,泪囊与鼻泪管交界处,以及鼻泪管下口,以溢泪为主要症状的疾病。

【病因病机】

冷泪多为肝肾不足,精血亏耗,泪窍狭窄,风寒外袭,泪液外溢,悲泣过频者每易患之。热泪多为肝火亢盛,风热外袭所致,壅塞泪窍,而致泪液外出。

【辨证论治】

辨证　以眼泪经常外溢,迎风更甚为主症。

1. 冷泪症　眼睛不肿不痛,泪下无时,迎风更甚,泪水清稀无热感,如久流失治,令目昏暗,可伴面色少华,头晕目眩,苔薄,脉细。

2. 热泪症　眼睛红肿焮痛,羞明,泪下黏浊,迎风加剧,泪流时有热感,舌红苔微黄,脉弦或数。

治则　散风止泪。冷泪则益气养血、补益肝肾;热泪则疏散风热、清肝明目。以眼区局部和足厥阴经穴为主。

处方　主穴:睛明　攒竹　合谷　太冲　风池　肾俞

配穴:冷泪加足三里、太溪、肝俞;热泪加阳白、行间。

方义　取足太阳经睛明、攒竹以调节眼区局部经气;合谷为手阳明经原穴,配足少阳与阳维之会风池,疏风活络,兼调气血;取足厥阴经原穴太冲,用泻法清泻肝火,用补法配肾俞补益肝肾。

加足三里、太溪、肝俞以补益肝肾,固摄敛泪;加阳白、行间以清泻肝火,明目止泪。

操作　毫针刺,冷泪用补法,背俞穴加灸;热泪用泻法。每日或隔日1次,留针20~30分钟。

【其他疗法】

1. 耳针　取眼、肾、目$_1$、目$_2$、肝。强刺激,每日1次,留针30分钟,或药丸贴压。

2. 火针　患侧睛明穴。选28号火针烧热,待温后再针,紧靠眶缘缓慢直刺0.5~0.8寸。得气后出针,或留针15分钟。

【按语】

1. 针灸对迎风流泪,尤其是冷泪而泪窍未受阻者疗效好。

2. 中老年人因眼睑皮肤松弛,失去正常的张力,导致泪道功能不全,出现溢泪者用针灸治疗效果较好。

3. 患者泪道极度阻塞,可考虑眼科会诊治疗。

第五节　目赤肿痛

目赤肿痛是指以目赤而痛、羞明多泪为特征的一种眼科常见的急性病证。俗称"红眼病""火眼",根据其临床症状,又有"天行赤眼""风热眼""暴风客热"之称。多发于春夏两季,往往双眼同时发病。具有传染性和流行性。

西医学的流行性(出血性)结膜炎和假性结膜炎及流行性角膜炎等,可参考本节辨证论治。

知识链接

　　结膜炎:是我国常见的眼病,临床上有急性、亚急性和慢性之分,也有按致病原因分为细菌性、衣原体性、病毒性、真菌性和变态反应性等。急性结膜炎由细菌或病毒感染而成,好发于春夏季节,具有传染性和流行性,本病以显著的结膜充血、有黏液性或脓性分泌物为主要特征,在集体活动环境中容易暴发流行。反复或严重的结膜炎,可破坏结膜分泌细胞,后遗结膜干燥症。若炎症侵犯角膜,可引起不同程度的视力障碍。

【病因病机】

　　本病主要由于外感时邪疫毒所引起。

　　多因外感风热之邪或猝感时邪疫毒,以致经脉闭塞,血壅气滞交攻于目而致;或因肝胆火盛,循经上扰,复感疫毒,内外合邪,交攻于目而成。

课堂互动

　　红眼病在流行期间应该注意什么?

【辨证论治】

　　辨证　以目睛红赤,畏光流泪,目涩难开,眵多为主症。

　　1. 外感风热　起病较急,患眼灼热,兼有头额胀痛、恶寒发热,舌红苔薄白或微黄,脉浮数。

　　2. 肝胆火盛　起病较缓,病初眼有异物感,涩痛,口苦咽干,烦热口渴,便秘溲赤,耳鸣,舌红苔黄,脉弦数。

　　治则　清泻风热,消肿定痛。取眼区局部、足厥阴经穴为主。

　　处方　主穴:合谷　睛明　太阳　太冲

　　配穴:外感风热加风池、少商;肝胆火盛加行间、侠溪。

　　方义　取足太阳经穴睛明、奇穴太阳穴可调眼部气血、宣泄郁热、通络明目,太阳穴点刺出血可泻热消肿止痛;取手阳明经原穴合谷调阳明经气以疏泄风热;足厥阴经原穴太冲通导厥阴经气,清泻肝火;四穴相配名曰开四关,以疏散时热邪毒。

　　加风池、少商清泻风热;加行间、侠溪清泻肝胆,以解火热之毒。

　　操作　毫针刺,用泻法,太阳穴点刺出血。每日 1 次,病情重者每日 2 次,留针20~30 分钟。

【其他疗法】

　　1. 刺血拔罐　取太阳穴。三棱针点刺出血后拔罐,使之出血稍多。每日 1 次。

　　2. 耳针　取耳尖、眼、目 $_1$、目 $_2$、肝。毫针强刺激,每日 1 次,留针 30 分钟。耳尖(或耳背静脉)用三棱针点刺放血。

　　3. 挑治　在两肩胛间寻找丘疹样敏感点、反应点,或在大椎穴及旁开 0.5 寸处,以及太阳、印堂、上眼睑等处选点。每次选 2~3 穴,常规消毒后,用三棱针挑刺,每日或隔日 1 次。

4. 穴位注射　取太阳、肝俞、光明、风池穴。每次 2~3 穴,用维生素 B₁ 注射液,每穴注入 0.5~1ml,每日 1 次。

5. 灸法　患侧耳背上三角窝处,耳背静脉上部之分叉处各取 1 点为穴。取灯心草 1 根,蘸上植物油点燃,将穴位常规消毒,点燃灯心草迅速灼在所取穴位上,每次点一下,每日 1~2 次。

案例分析

王某,女,33 岁。昨日起眼部烧灼痒痛。今晨头痛,眼痛发胀,流泪畏光。检查:眼睑水肿,结膜充血,兼少许脓性分泌物。诊断:急性结膜炎。取穴:太阳、睛明、合谷。重刺激,留针 20 分钟,起针后,头痛、眼痛减轻。6 小时后重针以上穴位,留针 20 分钟,其痛几乎完全消失。次日结膜充血和眼睑浮肿明显减退,复针睛明、合谷,留针 20 分钟,第 4 日痊愈。

分析:该患者为中医的目赤肿痛,以清泻风热,消肿定痛为治法。取穴为太阳、睛明、合谷。取足太阳经穴睛明、奇穴太阳穴可调眼部气血、宣泄郁热、通络明目,太阳穴点刺出血可泻热消肿止痛,取手阳明经原穴合谷调阳明经气以疏泄风热而收效。

【按语】

1. 针灸治疗本病效果良好。缓解病情快,多数患者针治 1~2 次后症状明显好转,还有预防发病的效果。

2. 本病流行期间应隔离患者,毛巾、脸盆等需煮沸、日晒或消毒,防止传染给他人。羞明重者应避免强光刺激,忌食辛辣食物。

第六节　青盲(附:视神经萎缩)

青盲是以患眼外观无异常而视力逐渐下降,以致失明为特征的内眼疾病。为致盲率较高的一种眼病。

西医学中由各种原因引起的视神经萎缩,原发性视神经萎缩、视神经乳头炎、视网膜动脉栓塞、视网膜色素变性、青光眼等眼底病的后期,以及颅内炎症后或肿物压迫所致的视神经萎缩等,可参考本节辨证论治。

知识链接

青光眼:我国正常人的眼压是 1.33/2.793kPa(10/21mmHg)。青光眼是以眼压升高为主要特征的眼病。持续病理性眼压对视网膜、视神经和血管的压迫常引起视乳头凹陷、视野缺损,最后导致失明。本病可分原发性、继发性与先天性三类。

【病因病机】

本病多因肝气郁滞,或肝肾阴虚,或气血两虚等因素,以致神光耗尽,视力缓降。

凡事不遂意,抑郁好怒,怒则气上,肝气不舒,肝气郁滞导致神光不得发越;或由久病过劳,禀赋不足,肝肾阴虚,精血虚少,不能荣目,以致目窍萎闭,神光遂没;或久病、产后,气血亏虚,目窍失养,神光耗尽而致。

本病病位在目,基本病机为目窍失养,神光滞涩。

【辨证论治】

辨证 以眼外观如常,无翳障气色,唯患者自觉视力逐渐减退,甚至完全失明为主症。可见有初期视物昏渺,朦胧不清,或眼前阴影一片,甚至呈现青、绿、蓝、碧或赤、黄之色;日久失治,而致不辨人物、不分明暗之特征。

1. 肝郁气滞 情志不舒,急躁易怒,胸胁满闷,口苦,舌红苔薄,脉弦。

2. 肝肾阴虚 双眼干涩、头晕耳鸣、咽干颧红、遗精腰酸,舌红苔薄,脉数。

3. 气血两亏 面色无华、神疲乏力、少气懒言、心悸怔忡,舌淡苔薄,脉细。

治则 理气活血,益精明目。取眼部穴位及足厥阴经穴、足少阴经穴,背俞穴为主。

处方 主穴:承泣 睛明 行间 球后

配穴:肝郁气滞者加风池、太冲、期门;肝肾阴虚者加肝俞、肾俞、太溪、照海;气血两虚者加心俞、膈俞、胃俞、足三里。

方义 取局部足太阳经穴承泣、睛明和奇穴球后,以通调眼部气血;取足厥阴荥穴行间以调肝益精明目。

加风池、太冲、期门穴以疏肝理气;加肝俞、肾俞、太溪、照海以补益肝肾;加心俞、膈俞、胃俞、脾俞、足三里以补益气血。

操作 毫针刺,实证用泻法,虚证用补法;注意眼区局部穴承泣、睛明、球后的针刺方法,针刺后不提插,微捻转。每日1次,留针球后30~50分钟。

【其他疗法】

1. 皮肤针 取眼眶周围、胸椎5~12两侧、风池、膈俞、肝俞、胆俞。常规消毒后,眼区轻度叩刺潮红,其余部位及经穴中强度叩刺,每日1次。

2. 耳针 取眼、目₁、目₂、肝、肾、皮质下、枕。常规消毒后,每次选3~4穴埋耳针,每日按压2~3次,每次3~5分钟,每隔3~5日更换一次。

3. 头针 取额旁2线、枕上正中线、枕上旁线。按头针刺法操作,隔日1次,10次为1疗程。

【按语】

1. 针灸治疗青盲,近期疗效肯定,可控制病情发展和促进恢复。

2. 慎起居、戒恼怒、劳逸结合,有利于延缓疾病进展。

附:视神经萎缩

视神经萎缩是指视网膜神经节细胞轴索广泛损害,出现萎缩变性。以视功能损害和视神经乳头苍白为主要特征。是一种严重影响视力的慢性眼底病,也是致盲率较高的一种眼病。成为诸多内障眼病的最终结局。

视神经萎缩分为原发性和继发性两大类。如视网膜、视神经的炎症、退变、缺血、外伤、遗传等因素,眶内或颅内占位性病变的压迫,其他原因所致视乳头水肿、青光眼均可能引起视神经萎缩。

本病属于中医"青盲""神瞻昏渺"的范畴。

【病因病机】

多因先天禀赋不足,肝肾亏损,精血虚乏,目窍萎闭,神光不得发越于外所致;或目系受损,脉络瘀阻,精血不能上荣于目而发为本病。

本病病位在眼,因肝经连目系,心经系目系,肾为先天之本,脾为生化之源,故本病与心、肝、脾、肾关系密切。

【辨证论治】

辨证　患眼外观无异常而视力显著减退,甚至完全失明。视野改变与视力减退同步发展,视野呈向心性缩小,以红绿色视野缩小最为显著。瞳孔反应因视神经萎缩轻重不同而迟缓或消失。

眼底检查:原发性者视乳头苍白,边界清楚,筛板可见,视网膜血管正常。晚期可变细;继发性者视乳头色灰白或污白或蜡黄,边界模糊,视乳头常被发炎或水肿后所产生的大量神经交织纤维所掩盖,因而筛板不可见,视网膜动脉变细,静脉正常或稍细,视乳头附近之血管常有白色包膜。

1. 肝气郁结　情志不舒,急躁易怒,郁闷胁痛,口苦,舌红苔黄,脉弦。

2. 气血瘀滞　有头或眼部外伤史,头痛眩晕,健忘,舌色暗有瘀斑,脉涩。

3. 肝肾亏虚　双眼干涩,头晕耳鸣,咽干颧红,遗精腰酸,舌红苔薄,脉细数。

治则　实证疏肝理气,活血化瘀;虚证补益肝肾,养精明目。以眼区局部和足少阳经穴为主。

处方　主穴:球后　睛明　承泣　风池　太冲　光明

配穴:肝气郁结加行间、侠溪;气血瘀滞加合谷、膈俞;肝肾亏虚加肝俞、肾俞、太溪。

方义　球后、睛明、承泣属眼区局部取穴,通调眼部气血;风池为足少阳经穴,内通眼络,通络明目;太冲为足厥阴肝经的原穴,光明为足少阳胆经之络穴,原络互用以疏肝理气,养肝明目。

加行间、侠溪疏肝解郁;加合谷、膈俞行气活血化瘀;加肝俞、肾俞、太溪补益肝肾,养精明目。

操作　毫针刺,实证用泻法,虚证用补法;注意眼区穴位承泣、睛明、球后的针刺方法,针刺后不提插,微捻转,风池穴把握好针刺的方向、角度和深度,能使针感向眼部传导为最佳。每日 1 次,留针 20~30 分钟。

案例分析

崔某,女,36 岁。2000 年 4 月 27 日初诊。患者 3 天前出现视物不清,曾到某医院检查,诊断为视神经萎缩早期。经口服大量维生素,肌注 ATP 治疗未见好转。专科检查:双视神经乳头颞侧苍白,鼻侧稍浅。取穴:睛明,球后,承泣,太阳,百会,风池,风府,太溪,三阴交,肾俞,肝俞。除眼周穴位外,留针 20~30 分钟,每日 1 次,连续 6 次,中间休息 1 天,4 周为 1 疗程。治疗 2 个疗程后,双眼视力恢复至 1.0。1 年后随访,双眼视力为 1.0。[刘维红,杜元灏."调神通络明目"针法治疗视神经萎缩 30 例[J].江苏中医药,2010,42(02):53-54]

分析:该患者视物不清,诊断为视神经萎缩早期。取穴睛明、球后、承泣为眼的局部取穴,通调眼部气血;风池为足少阳经穴,内通眼络,通络明目;太阳、百会、风池、风府,可疏调脑部气血,以活血化瘀通络;太溪、三阴交、肾俞、肝俞可补益肝肾,养肝明目。

【其他疗法】

1. 皮肤针　取眼区周围、胸椎 5~12 两侧、风池、膈俞、肝俞、胆俞。眼区轻度叩刺至潮红,其余部位及经穴施以中度叩刺,每日 1 次。

2. 耳针　取肝、肾、皮质下、枕。埋针或药丸按压,每日自行按压 3~5 次。

3. 头针　取额旁 2 线、枕上正中线、枕上旁线。按头针刺法操作,隔日 1 次,10 次为 1 个疗程。

【按语】

1. 视神经萎缩至今尚无满意的疗法。针灸有一定的近期疗效,可控制病情发展,促进康复,提高视力,延缓致盲。

2. 注意生活起居,调节情志,戒恼怒,不过劳,防止头部剧烈震动。

第七节　暴　盲

暴盲是以平素无眼病,而猝然一眼或双眼视力急剧下降,甚至失明为特征的内障眼病,是眼科常见急症之一。可单眼发病,亦可双眼患病,临床以单眼起病多见。

本病见于西医学的急性视力障碍眼底病,如视网膜中央动脉阻塞、眼底出血和急性视神经炎等及由癔病、脑炎、鼻窦炎、糖尿病、各种中毒及其他传染病,或维生素缺乏等原因引起的暴盲,可参照本节辨证论治。

【病因病机】

多由暴怒惊恐,气滞血瘀,或热邪上壅,肝风内动,或气血两虚而致。

由情志抑郁,怒气伤肝,气滞血瘀,或忧思太过,惊恐失神,气机逆乱,致目系脉络阻塞而致;或平素肝肾阴亏及气滞血瘀日久致精血不足、气虚血亏,血不养睛,目窍失荣;肝阳偏亢,每因酗酒、发怒、过劳而易动肝风,或小儿为纯阳之体,感受外邪,邪从风化,上乘于目,终至神光离散而发为本病。

【辨证论治】

辨证　以发病急骤,病人单眼或双眼视力突然下降,甚至失明为主症。可见有双眼先后或同时发病,视力模糊,眼前阴影,中央有大片遮挡,日渐加重,盲无所见等特征。

知识链接

西医学检查患眼外观多无异常,但眼底变化却很复杂,可见动脉阻塞性改变、视神经乳头色淡或水肿、视网膜变细等。

1. 气滞血瘀　暴怒、惊恐后突然发病。情志不舒,急躁易怒,胁痛口苦,头晕头痛,舌紫暗、苔薄,脉弦细。

2. 肝肾阴亏　双眼昏蒙,眼前有黑影遮挡,视觉障碍,渐致失明。双眼干涩,头晕耳鸣,咽干颧红,腰酸遗精,舌红苔薄,脉细数。

3. 气血两虚　视力渐降,日久失明,视力难复。面色苍白,头晕目眩,神疲乏力,懒言少语,心悸气短,舌淡苔薄,脉细弱无力。

治则　行气活血,滋阴降火,补益气血,调肝明目。以取局部穴及足厥阴经穴为主。

处方　主穴:睛明　瞳子髎　太冲　光明　肝俞

配穴:气滞血瘀加内关、膈俞、行间;肝肾阴虚加太溪、行间、风池;气血两虚加脾俞、胃俞、足三里、三阴交。

方义　取足太阳经穴睛明、足少阳胆经瞳子髎穴为眼区局部穴,二穴能行气活血,通络明目,为治眼病的要穴;取足厥阴经原穴太冲,可清肝活血明目;取足太阳胆经络穴光明,为治疗眼疾特异性穴,同时与太冲相配,为原络配穴法;取肝俞调肝明目。

加内关、膈俞、行间活血化瘀;加太溪、行间、风池以滋阴降火,补益肝肾明目;加脾俞、胃俞、足三里、三阴交,健脾和胃、补益气血明目。

操作　毫针刺,实证用泻法,虚证用补法。睛明穴注意进针、针刺角度、方向和深度等;每日1次,留针20~30分钟。

【其他疗法】

1. 耳针　取肝、胆、内分泌、神门;眼、肝、耳尖、肾;眼、肝、脾、胃。根据辨证分别选穴,用短毫针直刺或埋针,耳尖可点刺出血,每日1次,留针20~30分钟。

2. 穴位注射　取瞳子髎、太冲;睛明、外关;光明、风池;球后、合谷。用维生素 B_1 或维生素 B_{12} 注射液2ml加0.5%盐酸普鲁卡因0.2ml,每日1组,每穴0.5ml,四组交替使用,12日为1疗程。

案例分析

患者,男,58岁。初诊日期,1998年10月26日。主诉:双眼失明1月余。患者素有高血压病史20余年。9月10日突发双目失明,入住某医院诊为"视神经炎",治疗1个月无效,出院后由其家属搀扶前来寻求针灸治疗。查:体胖,左上下肢活动受限,眼球活动灵活,双眼无光感,瞳孔对光反射消失,瞳孔等大,晶体正常,血压185/115mmHg,舌质淡、苔薄微黄而润,脉细弦滑。诊断:暴盲,证属肝气上逆、气血郁闭。治则:清肝泻胆,调和气血,滋阴补肾,通络明目。取睛明、瞳子髎、丝竹空、肝俞、光明、太冲、曲池、合谷、太溪。留针40分钟,每10分钟行针1次,每日1次。经针刺2次后,患者自觉两眼微微透光,夜视灯光似萤火若有若无。针6次后能看见自己双手,针10次能看清对方面孔。共针20余次,两眼视力基本恢复正常,随访半年未复发。[王健,李玉乐.针刺治疗暴盲案[J].中国针灸,2003,(05):63-64]

分析:该患因肝气上逆,气血郁闭,导致失明。取睛明疏风清热,通络明目;瞳子髎散风活络清头目;丝竹空平肝息风明目;肝俞清肝养血,调气化滞;光明清肝泻胆,息风镇痛;太冲息风疏肝,理气和血;曲池、合谷行气活血,疏风清热;太溪滋阴补肾,清利湿热。诸穴合用起到清肝泻胆,调和气血,滋阴补肾,通络明目之作用,故而收到满意疗效。

【按语】

1. 针刺对本病有一定疗效,及早积极治疗,疗效较好。对于视网膜中央动脉阻塞,未完全性的较完全性阻塞的效果要好;急性球后视神经炎、外伤及癔病引起的失明疗效好;对其他眼器质性病变引起的失明应查明病因后再行治疗。

2. 本病急重,应及时抢救视力,采用综合治疗措施。

3. 增强身心健康,禁忌恼怒,防止惊恐,以减少本病的发生及延缓致盲。

第八节　近　　视

近视是指以视近清楚、远视模糊为特征的眼病,古称"能近怯远症"。清代黄庭镜所著《目经大成》始称为近视,与今同名。多发于青少年。

本病见于西医学的近视眼。

知识链接

近视与远视、散光同属于屈光不正的眼病。西医学将近视分为低、中、高度,眼科检查:凡屈光度在 $-3.00D$ 以下者为低度近视;$-6.00D$ 以下者为中度近视,中度以上近视可见到玻璃体混浊、液化,其轴性近视还可见到豹样眼底、黄斑出血、视网膜剥离等;$-6.00D$ 以上者为高度近视。病理性近视(用镜片矫正视力很难接近正常者)除高度近视外,伴有飞蚊症、夜盲、弓形盲点。若合并高度散光者,可出现单或双眼复视。外观表现有假性眼球突出,角膜色素沉着和摆动性眼球震颤等。

【病因病机】

近视眼的形成多因先天禀赋不足而遗传;或后天发育不良、劳心伤神、心阳耗损,使心、肝、肾气血阴阳亏虚,加之不良用眼习惯,如阅读、书写距离过近、照明不足、光线过强、姿势不正、持续时间过长,或在走路、乘车过程中看书等使眼过度疲劳,久视伤血,目络瘀阻,目失所养而致。

与心、肝、肾关系密切。

课堂互动

结合身边实例,讨论近视的形成有哪些原因,早期诊断治疗近视有何意义?

【辨证论治】

辨证　以视近物正常,远视物模糊不清,视力减退为主症。常有视物过久则双眼疲劳,进展期双眼球疼痛等特点。

1. 肝肾阴虚　视物昏花,失眠健忘,夜寐多梦,头晕耳鸣,腰膝酸软,两目干涩,舌红,脉细。

2. 气血不足　面色少华,头晕乏力,心慌气短,懒言少语,纳呆便溏,舌淡苔薄,脉细弱。

治则　滋补肝肾,益气养血,通络明目。取背俞穴和局部穴为主。

处方　主穴:肝俞　肾俞　睛明　攒竹　承泣　光明

配穴:肝肾阴虚加太溪、太冲、阳白;气血两虚加三阴交、足三里、四白、心俞、脾俞、胃俞。

方义　取背俞穴肝俞、肾俞补肝益肾,为治本之法;取眼区局部的足太阳经睛明、攒竹和足阳明经承泣穴,疏通眼部气血,益气明目;取足少阳经络穴光明,为治眼病效穴。

加太溪、太冲、阳白滋补肝肾;加三阴交、足三里、四白、心俞、脾俞、胃俞养心健脾,补益气血。

操作　毫针刺,用补法,气血不足可加灸。以上穴位分2组交替使用,每日1次,或每周3次,留针20~30分钟。

【其他疗法】

1. 皮肤针　取眼周围穴位及风池、合谷、光明穴。常规消毒后,轻度或中度叩刺,每日1次,10次为1疗程。或用电梅花针治疗。

2. 耳针　取眼、目₁或目₂、肝、心、肾、神门、枕。每次选2~3穴,毫针中等强度刺激,留针30分钟,间歇行针,10次为1疗程。或行埋针、贴压王不留行籽,嘱患者每日自行按压数次,每3~5日更换一次。

3. 头针　取枕上旁线、枕上正中线。按头针常规操作,两区交替使用,每日1次,15次为1疗程。

4. 激光照射　取睛明、承泣、球后穴。每次选2穴,用小功率氦-氖激光仪照射治疗,每穴照射3~5分钟,每日或隔日1次,10次为1疗程。

【按语】

1. 针灸对低度(-3.00D以下)、中度(-3.00D~-6.00D)近视疗效肯定,尤其对假性近视疗效显著。

2. 近视应早期、较轻、年少及时治疗,治愈率高;多数患者一经戴镜矫正,针灸效果往往不如未戴镜者效果好。

3. 在治疗同时,要重视对眼的保护,坚持做眼保健操、眼气功、经络穴位按摩。注意用眼卫生,在用眼时间较长后,应闭目养神或向远处眺望,对保护眼睛和预防近视具有重要意义。

第九节　斜　视

斜视是以双眼注视目标时,黑睛向内或向外偏斜为特征的眼病,又称"风牵偏视""双目通睛"。

西医学的动眼神经、滑车神经和展神经麻痹性斜视等可参考本节辨证论治。

知识链接

斜视可分为共同性斜视和麻痹性斜视两大类。前者以眼位偏向颞侧,眼球无运动障碍,无复视为主要临床特征;麻痹性斜视则有眼球运动受限、复视,并伴眩晕、恶心、步态不稳等全身症状。

【病因病机】

多因体虚,脾胃之气不足,风邪乘虚侵袭,目系拘急而成;或因肾肝阴亏,五志过极,肝阳偏亢,肝风内动而发;或由外伤,气血瘀阻,经筋受损,目系维系失调而致。

【辨证论治】

辨证 以一眼或双眼黑睛偏向内或外眦,转动受限,视一为二为主症。

1. **外感风邪** 起病突然,上睑下垂,发热头痛,恶心呕吐,舌红苔薄,脉浮。

2. **肝风内动** 头晕目眩,耳鸣,面赤心烦,肢麻震颤,舌红苔少,脉弦。

3. **外伤瘀滞** 有外伤病史,伤后目偏斜,或有胞睑、白睛瘀血,头痛眼胀,眼球活动受限,视一为二,恶心呕吐,舌紫暗苔薄,脉弦。

治则 疏风通络,平肝息风,活血化瘀。取手阳明、足厥阴、足太阴经穴为主。

处方 主穴:合谷 风池 太冲 太溪 膈俞

配穴:外感风邪加风门、外关;肝肾亏损加肝俞、肾俞;外伤血瘀加睛明、承泣、瞳子髎、球后;内直肌麻痹加睛明、印堂;上直肌麻痹加上明(眉弓中点、眶上缘下)、攒竹;下直肌麻痹加承泣、四白;外直肌麻痹加太阳、瞳子髎;下斜肌麻痹加丝竹空、上明;上斜肌麻痹加球后、四白。

方义 取手阳明经原穴合谷、足少阳经穴风池,解表祛风通络;取足厥阴经原穴太冲、足少阴经原穴太溪以平肝潜阳息风;取血之会穴膈俞,活血化瘀。

加风门、外关以解表散风;加肝俞、肾俞滋阴补虚,平肝息风;加睛明、承泣、瞳子髎、球后,及其他局部配穴,以行气通络,活血化瘀。

操作 毫针刺,用平补平泻法。每日 1 次,留针 20~30 分钟。

【其他疗法】

1. **皮肤针** 取眼周围穴位及太阳、风池等。中度或强度叩刺,每日 1 次,10 次为1 疗程。或用电梅花针治疗。

2. **电针** 以眼区穴位睛明、瞳子髎、球后、承泣为主,也可配合四肢远端穴位如太冲、太溪、足三里、合谷、光明等。进针得气后,选用疏密波或断续波,电流强度以病人能耐受为度,每日或隔日 1 次,每次 20~30 分钟。

【按语】

1. 针灸治疗本病效果肯定,对病程短者疗效较为满意。眼肌麻痹针刺治愈后,远期疗效稳定。

2. 多数报道认为眼周邻近取穴疗效较好。

第十节 耳鸣、耳聋

耳鸣、耳聋是指以听觉异常为特征的疾病。耳鸣是指耳内鸣响,如蝉如潮,妨碍听觉;耳聋是指听力不同程度减退或失听,其轻者又称为"重听",重者则称为"耳聋"。两者虽有不同,但往往同时存在,后者多由前者发展而来,且病因病机及针灸治疗方面大致相同,故而合并论述。

本病见于西医学的多种疾病之中,包括耳科(先天性耳聋、中耳炎、听神经病变等)疾病、脑血管疾病、高血压病、动脉硬化、糖尿病、贫血、感染性疾病和某些药物中毒及外伤性疾病等引起的耳鸣、耳聋可参考本节辨证治疗。

【病因病机】

耳为胆经所辖,因情志不舒,气郁化火,或暴怒伤肝,逆气上冲,循经上扰清窍;或饮食不节,水湿内停,聚而为痰,痰郁化火;或因风热侵袭等火热循经上扰,以致壅遏经络、蒙蔽清窍而发为本病。也有因突然暴响震伤耳窍而引起者,多为实证。

素体不足,病后精气不充,房劳过度或年老体衰等使肾气耗伤,肾精亏损,髓海空虚,导致耳窍失聪;或因饮食劳倦,损伤脾胃,使气血生化之源不足,经脉空虚不能上充于耳,耳窍失养发为本病,多为虚证。

本病病位在耳,基本病机是邪扰耳窍或耳窍失养。

课堂互动

十二经脉中,与耳有密切关系的经脉有哪些?

【辨证论治】

辨证 以听觉异常即自觉耳内鸣响,或听力减退、甚或丧失为主症。其特征为:耳鸣则见耳内鸣响,声调多种,或如雷鸣、蝉鸣、汽笛声、潮声、风声、哨声等,绝大多数耳鸣患者伴有耳聋。耳聋部分患者伴有耳鸣、耳道阻塞感。本病当辨虚实。

实证:突发耳鸣、耳聋,耳中闷胀或鸣声不断,如蝉鸣或雷鸣,或如海潮声,按之不减。

1. 肝胆火盛 恼怒后加重,头胀、面赤、口苦、咽干、烦躁不宁,夜眠不安,大便秘结,舌红苔黄,脉弦数。

2. 痰火郁结 脘腹满闷,呕吐痰涎,头昏头痛,口苦口淡,舌红苔黄腻,脉弦滑。

3. 风热外袭 初起有感冒症状,出现头痛、恶风发热、舌红苔薄黄,脉浮数。

虚证:耳鸣耳聋已久,或时作时止,休息则减,劳累后加剧。

1. 肾精不足 夜间鸣甚,声细调低,头晕目眩,腰膝酸软,虚烦不眠,遗精带下,舌红苔少,脉细弦或细弱。

2. 脾胃虚弱 面色萎黄,神疲纳少,腹胀便溏,舌淡苔白,脉细弱。

治则 通络开窍,健耳复聪。实证则疏散风热、清肝泻火,豁痰通窍;虚证则滋阴补肾,健脾益气。取耳区局部和手、足少阳经穴为主。

处方 主穴:翳风 耳门 听会 听宫 液门 侠溪

配穴:肝胆火盛加太冲、丘墟、中渚;痰火郁结加丰隆、劳宫、内庭;风热外袭加风池、合谷、外关;肾精不足加肾俞、太溪、气海;脾胃虚弱加脾俞、胃俞、三阴交、足三里。

方义 取足少阳经穴翳风、听会,手少阳经穴耳门,手太阳与手足少阳经之交会穴听宫,均为局部选穴,通导少阳经气,开窍健耳;循经远取手少阳荥穴液门、足少阳荥穴侠溪,泻三焦、肝胆之火而清窍。诸穴相配可通上达下,通经活络开窍,以健耳复聪。

加太冲、丘墟、中渚以清泻肝胆;加丰隆、劳宫、内庭以豁痰泻火;加风池、合谷、外关疏散风热;加肾俞、太溪、气海补肾益精,上荣耳窍;加脾俞、胃俞、三阴交、足三里以健脾和胃、补益气血。

操作 毫针刺,实证用泻法,虚证用补法,脾胃虚弱者可加灸。每日1次,留针20~30分钟。

【其他疗法】

1. 耳针　取皮质下、胆、三焦、肝、肾、内耳。选用同侧或双侧耳穴,强刺激,或用电针通电刺激。每日 1 次,留针 30~60 分钟。亦可埋针或用王不留行籽贴压。

2. 头针　取两侧颞后线。毫针刺,间歇行针 2~3 次,每日或隔日 1 次,留针 20~30 分钟,10 次为 1 疗程。

3. 穴位注射　取侠溪、翳风、完骨、肾俞。每次两侧各选 1 穴,用 654-2 注射液,每穴注射 5mg;或用维生素 B$_{12}$ 注射液,或丹参注射液每穴注入 0.25~0.5ml。每日 1 次。

【按语】

1. 针灸治疗本病有一定疗效,一般对实证、病程较短者效果较好。对神经性耳鸣、耳聋效果好,但对鼓膜完全损伤所致听力完全丧失者疗效差。

2. 本病发病原因较多,应明确诊断,对其病因进行治疗。

3. 本病还可结合自我按摩疗法。患者以两手掌心按外耳道口,同时以四指反复敲击枕部或乳突部,继而手掌起伏,使手掌心与外耳道口有规律地开阖,每日早晚各做十分钟,适用于耳鸣。

4. 平素应做到劳逸结合,调节情志,忌房劳过度,注意摄生调养。

第十一节　脓　耳

脓耳是指以耳部疼痛、鼓膜穿孔、耳内流脓、听力下降等为主要临床表现的疾病,又称"聤耳""耳漏""耳疳"等。脓色黄者为"聤耳",脓带青色者名"囊耳",脓出白色者称"缠耳",脓水秽臭者谓之"耳疳"。急性多见于婴幼儿及学龄前儿童,治疗不及时或用药不当,易反复发作而演变为慢性。一年四季均可发病,是儿童常见的致聋原因之一。

西医学的急、慢性中耳炎,可参考本节辨证论治。

知识链接

急慢性化脓性中耳炎是中耳黏膜急性化脓性疾病,临床以耳部疼痛、流脓、听力下降为主要表现,本病多发于儿童。西医学认为急性化脓性中耳炎是由于咽鼓管结构的弱点,乙型溶血性链球菌、肺炎球菌和葡萄球菌等经由咽鼓管侵入鼓室,中耳其他各部分也常累及,引起中耳黏膜化脓,病变可侵及黏膜下层及骨膜。慢性化脓性中耳炎是由于急性期治疗不当,迁延而成,或邻近器官慢性炎症经咽鼓管感染而成。常见为变形杆菌、绿脓杆菌、金黄色葡萄球菌及大肠杆菌等,临床常两种以上细菌感染,炎症可侵及骨膜,甚至骨质。

【病因病机】

本证有虚实之分。实证多由肝胆火盛,复感邪热外袭,内外邪热,搏结少阳,熏灼耳窍鼓膜,化腐生脓而成;虚证多由素体虚或病后未复及失治、误治等导致脾虚失健,湿浊不化,停聚耳窍成脓,或因水浴,耳内入水,湿浊久留,腐蚀耳膜所致。

【辨证论治】

辨证　以耳内流脓为主要症状。

1. 实证(肝胆火盛) 起病较急,耳底疼痛,耳内流出黄色黏脓,听力减退,伴发热头痛或口苦咽干,烦躁易怒,小便黄赤,大便秘结,舌红、苔黄,脉弦数。

2. 虚证(脾虚湿困) 耳中流脓,终年不愈,脓水清稀不断,伴头晕耳鸣,食少纳呆,倦怠乏力,面色萎黄,便溏,舌质淡、苔白,脉细弱。

治法 解毒开窍。实证疏散风热、清肝利胆;虚证健脾利湿。取手足少阳经和局部穴为主

处方 主穴:听会 翳风 耳门 外关 侠溪

配穴:肝胆火盛加行间、足窍阴;外感风热加合谷、风池;脾虚湿困加阴陵泉、三阴交、脾俞。

方义 取足少阳经穴翳风、听会,手少阳经穴耳门,为耳区局部穴,疏利少阳,通经开窍;取手少阳络穴外关、足少阳荥穴侠溪和解少阳、清热解毒、通利耳窍。诸穴共奏通经活络,解毒开窍之功。

加合谷、风池以疏散风热;加行间、足窍阴以清泻肝胆;加阴陵泉、三阴交、脾俞以健脾利湿,疏通经络。

操作 毫针刺,实证用泻法,虚证用补法,脾虚可加灸。每日 1 次,每次留针 20~30 分钟。

【其他疗法】

1. 耳针 取肾、肝、胆、内耳、外耳、神门、内分泌、颞、耳尖。每次取 2~4 穴,毫针中等强度刺激,耳尖点刺放血。每日针 1 次,留针 20~30 分钟。

2. 穴位注射 取耳部穴:耳门、听宫、听会、翳风、中耳根。每次选 1~2 穴,用复方当归注射液,每穴注射 1ml,每周 1~2 次。

3. 激光照射 取耳门、听宫、听会、翳风及患侧外耳道孔。每次选 2~3 穴,用小功率氦-氖激光仪照射,每穴照射 3~5 分钟,每日 1 次。

【按语】

1. 针灸治疗急性中耳炎具有止痛、消炎的功效,短时即可见效。慢性中耳炎疗程较长,治疗时要持之以恒,才能取得满意的效果。

2. 若兼见已化脓,针刺前应清洗患耳,使外耳道干燥清洁。尽可能清除耳内脓汁或积液,保持耳道引流通畅。

3. 脓耳患者应避免不适当的擤鼻,避免水、泪进入耳中。积极治疗急慢性上呼吸道疾病,维持咽鼓管正常的通气和排痰功能。有鼓膜穿孔的病人,不宜游泳或入水前做好防护工作。日久不愈者常需手术根治。

4. 慢性脓耳患者应注意病情变化,防止产生变证而危及生命。

第十二节 鼻 渊

鼻渊是指以鼻流浊涕、鼻塞、嗅觉减退甚至丧失为特征的疾病,重者称为"脑漏""脑渗"。

西医学的急慢性鼻炎、急慢性鼻窦炎和副鼻窦炎等,可参考本节辨证论治。

【病因病机】

肺开窍于鼻,鼻渊的发生与肺经受邪有关。

多因外感风热邪毒,或因风寒侵袭,蕴而化热,热郁于肺,循经上蒸于鼻;或肝胆火盛,胆火循经上犯于脑,即"胆移热于脑"而成;或因脾胃湿热使运化失常,湿热循阳明经上犯于鼻而发为此病。

本病与肺、胆、脾脏腑关系密切。

课堂互动

十二经脉中"起于鼻"的是哪条经脉?

【辨证论治】

辨证 以鼻流浊涕、鼻塞、嗅觉减退甚至丧失为主症。

1. 肺经风热 鼻流黄涕,黏而量多,间歇或持续性鼻塞,嗅觉不灵,头痛,伴有恶寒发热、咳嗽,舌红苔微黄,脉浮数。

2. 肝胆郁热 鼻涕黄浊黏稠如脓样,有腥臭味,嗅觉减退,鼻塞,眉心部疼痛,伴有口苦咽干,耳鸣目眩,烦躁易怒,舌红苔黄,脉弦数。

3. 脾经湿热 鼻涕黄浊而量多,鼻塞重而持续,不辨香臭,头晕头重,头痛以前额较重,伴有神疲倦怠,脘闷纳呆,舌红苔黄腻,脉滑数。

治则 清热泻火,宣肺通窍。取手太阴、手阳明经穴为主。

处方 主穴:列缺 合谷 迎香 印堂

配穴:肺经风热加外关、少商、风池;肝胆郁热加行间、阳陵泉、侠溪;脾经湿热加阴陵泉、商丘、内庭。

方义 取手太阴经络穴列缺以宣通肺气、祛风散邪;取手阳明经原穴合谷和鼻旁的治鼻塞要穴迎香,义在疏散阳明经气、清泻肺热;取位于鼻根部的督脉穴印堂,以散局部之郁热,通利鼻窍。诸穴合用可清热泻火,宣肺通窍。

加外关、少商、风池以疏风清热,宣肺利窍;加行间、阳陵泉、侠溪以清肝利胆;加阴陵泉、商丘、内庭以健脾益胃、清热利湿。

操作 毫针刺,脾经湿热用平补平泻法,肺经风热、肝胆郁热用泻法。每日1次,留针20~30分钟。

【其他疗法】

1. 耳针 取内鼻、肺、肾上腺、额。每次选2~3穴,重刺激,每日1次,留针20~30分钟,间歇行针。或埋针,或用王不留行籽贴压上穴,嘱患者每日自行按压数次,3~5日更换1次。

2. 灸法 日久不愈者,酌情用小艾炷灸印堂、迎香,或隔布灸通天穴。

3. 三棱针 取上星、迎香、鼻通、少商穴。用三棱针点刺,挤压出血数滴,隔日1次。

4. 头针 取额中线或额旁1线。沿皮刺1寸,隔日1次。

5. 穴位注射 取上星、迎香、巨髎、口禾髎、合谷。每次选2~3穴,注入复方丹参注射液,或鱼腥草注射液,或复合维生素B注射液,每穴每次注入0.3~0.5ml,隔日1次。

华某,女,38岁,1999年4月28日初诊。于3个月前开始出现头痛,头晕,以前额部疼痛明显,右侧目内眦处胀痛,用手指揉按后有所减轻。头晕逐渐加重,近3天头晕厉害,不能转侧,不能看书及电视等。鼻塞,不闻香臭,食欲减退,精神不振,记忆力差。18岁时患急性鼻窦炎,经治疗痊愈,后又反复发作过几次,经治疗而愈。耳鼻喉科检查,诊断为慢性鼻窦炎。取穴:丰隆(双侧)、印堂、睛明(右侧)、迎香(双侧)。每日1次,每次留针30分钟。治疗1次后,次日头痛、头晕明显减轻,已能看书、看电视,治疗3次后,头痛、头晕痊愈,精神状态佳,未再继续治疗。因是自家亲戚,所以能长时间随访,到现在,7年时间从未复发。[黄琼.针刺治疗慢性鼻窦炎50例疗效观察[J].针灸临床杂志,2006,(11):8-9]

分析:该患者以鼻塞、不闻香臭,食欲减退,精神不振为其主要症状,诊断为鼻渊,属脾经湿热型,治宜健脾益胃、清热利湿。取睛明以及手阳明经鼻旁的治鼻塞要穴迎香,义在疏散阳明经气、清泻肺热;取位于鼻根部的督脉穴印堂,以散局部之郁热,通利鼻窍。丰隆为足阳明胃经络穴,有健脾和胃化痰之功。印堂位于前额鼻根部,可治头痛、头晕,可散局部之邪以通鼻窍。诸穴共奏健脾益胃、清热利湿之功,故而收效。

【按语】

1. 针灸治疗鼻渊(急慢性鼻炎、急慢性鼻窦炎)有一定疗效,要坚持治疗,才能获得显著疗效,但对副鼻窦炎疗效较差。

2. 嗅觉异常或嗅觉过敏者,多属神经或精神因素所致,原发病治愈后,嗅觉多可恢复。

3. 对上额窦炎继发鼻渊者应注意原发病的治疗。对慢性反复发作者,应进行专科检查,排除肿瘤。

4. 经常参加体育锻炼,提高体质,增加抗病能力。

第十三节　咽喉肿痛

咽喉肿痛是以咽喉红肿疼痛,吞咽不适为特征的疾病,属于"喉痹""乳蛾""喉蛾""急喉风""慢喉风"范畴。因小儿形气未充,故患病者居多。

西医学的急慢性扁桃体炎、急慢性咽炎、单纯性喉炎、扁桃体周围脓肿、咽后脓肿、咽旁脓肿等,可参考本节辨证论治。

本病急性期可由病毒或细菌感染引起,如腺病毒、乙型溶血性链球菌、葡萄球菌及肺炎双球菌等。患者因受凉、潮湿、疲劳、粉尘及有害气体刺激等均可发病。慢性期多由急性期反复发作演变而来,或长期受物理、化学、机械因素的影响,以及邻近器官的病变如鼻炎、鼻窦炎等也可伴发。

【病因病机】

咽喉为肺胃所属,咽接食管,通于胃;喉管接气管,通于肺。外感风热,邪毒从口鼻而入,直犯于肺,热结咽喉而致;或外邪入里化热,或过食辛热炙烤,过饮热酒,或肺胃热盛,热邪灼煎津液成痰,搏结于咽喉而成;或热邪伤津,肺肾精气耗损于内,虚火上攻咽喉而发。

病位在咽喉,热盛阴亏为主要病机,与肺、胃、肾等脏腑关系密切。

【辨证论治】

辨证　本病以咽喉部红肿疼痛,吞咽不适为主症。

1. **风热外袭**　咽喉红肿疼痛,干燥灼热,吞咽不利,当吞咽或咳时加剧,伴有恶寒发热,头痛,舌红,苔薄白或微黄,脉浮数。

2. **肺胃实热**　咽喉红肿,灼热疼痛,痛连耳根和颌下,颌下有核,压痛明显,伴有高热头痛,咽干口臭,咯痰黄稠,便结溲黄,舌红苔黄,脉洪数。

3. **肺肾阴虚**　咽喉微肿,色暗红,疼痛较轻,喉间有异物感,伴有咽干喉燥,颧颊红赤,手足心热,午夜尤甚,舌红少苔,脉细数。

治则　清热利咽,消肿止痛。风热外袭者疏风清肺;肺胃实热者清胃泻热;肺肾阴虚者滋阴降火。取手太阴经、手足阳明、足太阴经穴为主。

处方　主穴:少商　鱼际　合谷　内庭　照海　天突

配穴:风热外袭加外关、大椎、风池;肺胃实热加曲池、尺泽、丰隆;肺肾阴虚加太溪、肺俞。

方义　取手太阴井穴少商、荥穴鱼际,利咽清肺热;取手阳明原穴合谷可解表疏风散热,配足阳明荥穴内庭以清阳明郁热;取足太阴经穴照海属八脉交会穴之一,滋肾阴润肺燥、利咽喉;取任脉穴天突,以通调咽喉局部气血,消肿止痛。诸穴合用,清热利咽,消肿止痛。

加外关、大椎、风池以疏风清热;加曲池、尺泽、丰隆以清热化痰利咽;加太溪、肺俞以滋肾补肺。

刺法　毫针刺,实证用泻法,虚证用补法或平补平泻法。少商点刺出血。每日1~2次,留针20~30分钟。

【其他疗法】

1. **三棱针**　取少商、商阳、耳背静脉点刺出血。每日1次。

2. **耳针**　取咽喉、气管、肾上腺、神门、扁桃体、耳尖。中强刺激,耳尖点刺出血,每日1次,留针20~30分钟。慢性咽炎、慢性扁桃体炎可用王不留行籽贴压,每日自行按压数次。

3. **穴位注射**　取合谷、鱼际、照海、列缺。用鱼腥草注射液、维生素 B_1 或维生素 B_{12} 注射液,每次取一组,每穴注入0.5ml。每日1次。儿童不宜注射合谷穴。

4. **激光照射**　取天突。用小功率氦-氖激光仪照射,每日1次,照射5分钟。适用于慢性咽喉炎。

【按语】

1. 针灸治疗急性咽喉肿痛效果较好,治疗慢性咽喉肿痛也有效,但疗程较长,且难治愈。

2. 少食辛辣、煎炸刺激性食物,禁止吸烟、喝酒。注意口腔卫生,预防感冒。

第十四节　牙　痛

牙痛是指牙齿因各种原因引起的疼痛而言,为口腔疾患中最常见的症状之一。属中医学"牙槽风""牙宣"范畴。牙齿及周围组织的疾病、牙邻近组织的牵涉痛及全身疾病均可引起牙痛。每因遇冷、热、酸、甜等刺激时可引起或加剧本症。任何年龄和季节均可发生。

西医学的龋齿、牙髓炎、冠周炎、牙周炎、牙本质过敏等引起的牙痛,可参考本节辨证论治。

【病因病机】

手、足阳明经分别循行于上、下齿。因风热邪毒外袭经络,郁于阳明而化火,火邪循经上炎而引起牙痛;或大肠、胃腑积热,火热循经上炎发为牙痛;肾主骨,齿为骨之余,肾阴不足,虚火上炎亦可引起牙痛;亦有多食甘酸、口腔不洁、垢秽腐蚀牙齿而作痛的。

本症病变部位在齿龈,热盛阴亏为主要病机,与大肠、胃、肾脏腑关系密切。

【辨证论治】

辨证　以牙齿疼痛为主症。以每因冷、热、酸、甜等刺激而发作或加重,或伴有牙龈红肿、牙龈出血、龈肉萎缩、牙齿松动等为特征。

1. 风火牙痛　牙痛阵发性加重,龈肿,遇风发作,形寒身热,伴发热,舌红苔薄白,脉浮数。

2. 胃火牙痛　牙痛剧烈,齿龈红肿或出脓血,遇热加剧,伴口臭,便秘,舌红苔黄,脉弦数。

3. 肾虚牙痛　牙痛隐隐,时作时止,龈肉萎缩,牙齿松动,伴腰膝酸软,手足心热,头晕眼花,舌红少苔,脉细数。

课堂互动

如何鉴别风火牙痛和胃火牙痛?

治则　疏风泻热,通络止痛。取手、足阳明经穴为主。

处方　主穴:颊车　下关　合谷　内庭

配穴:风火牙痛加外关、风池;胃火牙痛加厉兑、二间;虚火牙痛加太溪、行间。

方义　手阳明经入下齿、足阳明经入上齿。颊车、下关为足阳明经的局部经穴,疏通气血;远取手阳明原穴合谷疏散风热,为治疗牙痛之特效要穴,取足阳明荥穴内庭与合谷相配,清泻阳明火热。诸穴合用,可清热泻火、通络止痛。

加外关、风池以疏风清热;加厉兑、二间泻火止痛;加太溪、行间滋阴降火。

刺法　毫针刺,实证用泻法;虚证太溪、行间穴用补法;余穴用平补平泻法。每日1次,留针20~30分钟。

【其他疗法】

1. 耳针　取神门、上颌、下颌、胃、大肠、肾、牙、三焦、耳尖。每次取4~5穴,毫针强刺激,耳尖放血。每日 1 次,留针 30 分钟,或埋针,或用王不留行籽压丸法,嘱患者每日自行按压数次。

2. 穴位注射　取合谷、下关、颊车。用柴胡注射液或鱼腥草注射液,常规穴位注射。

3. 电针　取颊车、下关,合谷、曲池两组穴。毫针刺,得气后两组穴分别接电极,用脉冲电流,选密波,通电 20~30 分钟,每日 1~2 次,直至缓解为止。

4. 激光照射　取颊车、下关、颧髎、合谷。用小功率氦 - 氖激光仪照射,每穴 5 分钟,每日 1~2 次。

5. 穴位贴敷　将大蒜捣烂,于睡前贴敷双侧阳溪穴,至发泡后取下。用于龋齿牙痛。

案例分析

毛某,男,42 岁。患者因肝病住院,一日突然牙齿剧烈疼痛,难以忍受。口服去痛片不能止痛,当晚彻夜未眠。次日上午前来针灸科求治。查:右侧面部微肿,右上齿龈红肿,无龋齿,苔薄黄,脉浮数。证属风火牙痛。经针刺颊车、下关、内庭等穴(均左侧),接电针,用连续波、快频率强刺激 20 分钟,当即止痛,感右上齿龈清凉舒适。仅此一次治愈,后随访一直未发。(王启才,周庆生.针医心悟[M].北京:中医古籍出版社,2001:487)

分析:该患者突然牙齿剧烈疼痛,难以忍受,因风热邪毒外袭经络,郁于阳明而化火,火邪循经上炎而引起,症见右侧面部微肿,右上齿龈红肿,无龋齿,苔薄黄,脉浮数等,证属风火牙痛。足阳明入上齿,取颊车、下关,为足阳明经的局部经穴,疏通气血;远取足阳明荥穴内庭清泻阳明火热。取对侧穴位为右病左取,诸穴合用清热泻火、通络止痛。接电针,连续快频率强刺激以泻实热之邪,收到了当即止痛,一次治愈之效果。

【按语】

1. 针刺对牙痛效果良好。一般急性发作,牙痛剧烈者,针刺可立即奏效。但对龋齿感染、坏死性牙髓炎、智齿难生等效果较差,应同时进行病因治疗。

2. 本病注意与三叉神经痛相鉴别。

3. 平素应注意口腔卫生,避免酸、甜、冷、热等刺激。

第十五节　口　疮

口疮是指口腔黏膜发生单个或多个浅表小溃疡,以灼热疼痛为特征的疾病,亦称"口疳"。易发于青少年,具有周期性反复发作的特点。

西医学的复发性口疮和溃疡性口炎,可参考本节辨证治疗。

知识链接

复发性口疮:是一种常见的口腔黏膜溃疡性损害,容易自愈但反复发作。多见于青壮年,女多于男。西医学认为本病的真正病因尚不清楚,临床常见的诱因有病毒感染、胃肠功能紊乱、心理障碍、内分泌紊乱、免疫功能低下等,其预后一般良好,但不易根治。

【病因病机】

本病多由心脾积热或阴虚火旺,邪热上攻,熏灼口腔黏膜所致。

常因过食辛辣厚味,情志不遂,小儿喂养不当而致心脾积热,或由感受风、火、燥邪诱发,邪热上攻于口;或因口腔不洁,邪毒袭入所致;亦可因素体阴亏,或病后余毒未尽,或劳伤过度,阴液不足,阴虚火旺、虚火上炎于口而致。

【辨证论治】

辨证　本证以唇、颊、上腭、舌面处见黄豆大小的黄白色溃疡,周围鲜红微肿,灼热疼痛为主症。影响进食,具有周期性反复发作的特征。

1. 心脾积热　口腔溃疡,色鲜红,疼痛明显,尤以进食时为甚,舌红苔黄腻,脉滑数。

2. 阴虚火旺　口内疼痛,口疮灰白,周围色淡红,口内黏膜溃疡较小而少,溃点不融合成片,每因劳累诱发,此愈彼起,反复发作,舌红,苔少,脉细数。

治则　清热止痛。心脾积热者清热泻火,阴虚火旺者滋阴降火。取手少阴经、足阳明经、足少阴经穴为主。

处方　主穴:地仓　合谷　阴郄　太溪　劳宫

配穴:心脾积热加内庭、少冲;阴虚火旺加照海、三阴交;疼痛甚者点刺金津、玉液出血;便秘加天枢、大肠俞、支沟;心烦失眠加神门、四神聪。

方义　取足阳明穴地仓,为手足阳明与阳跷脉之会,可清泻阳明之热,通调局部气血;手阳明原穴合谷以泻阳明之热;取手少阴经郄穴阴郄、手厥阴经荥穴劳宫以清心火;足太阴经原穴太溪滋阴清热降火。诸穴合用,可清热降火、解毒止痛。

加内庭、少冲清心泻火;加照海、三阴交养阴清热;点刺金津、玉液出血以泻局部郁热,消肿止痛;加天枢、大肠俞、支沟泻热通便;加神门、四神聪养心安神。

刺法　毫针刺,实证用泻法,虚证用补法或平补平泻法,每日1次,留针20~30分钟。

【其他疗法】

1. 耳针　取心、脾、风溪、肾上腺、内分泌、口、神门、耳尖。每次取3~5穴,中强刺激,耳尖点刺出血。每日1次,留针20~30分钟。或埋针,或采用王不留行籽贴压,每次选3~5穴,每日自行按压数次,3~5日更换1次。

2. 三棱针　取四缝、金津、玉液、少冲。用三棱针点刺后出血,或挤出血水、黏液少许,隔日1次。

3. 挑治　取心俞、膈俞。皮肤常规消毒后,用三棱针于上述部位皮下挑刺,拨断皮下纤维组织2~3根,刺后挤压针孔,令出血少许,用消毒棉球擦后,贴敷创可贴,以防感染。每隔3~5日1次。

4. 穴位注射　取合谷、曲池、足三里、承浆、地仓、廉泉。上穴交替使用,每次选近部、远部各1穴,每穴注射胎盘组织液0.5ml,或维生素B_1、维生素B_6各50mg,每日1次。

5. 激光照射　取阿是穴(口疮的相应部位)。用小功率氦-氖激光仪,照射3~5分钟,每日1次。

【按语】

1. 针灸治疗口疮疗效肯定,可防止复发,改善症状,减轻病情。

2. 复发性口疮常伴有神经系统症状,应注意整体治疗。

3. 要注意口腔卫生,避免进食刺激性食物,戒烟酒,睡眠要充足,调整心态,保持大便通畅,加强身体锻炼,提高身心健康,对预防口疮有重要意义。

（曹耀兴）

 复习思考题

1. 目赤肿痛应怎样辨证治疗?

2. 试述近视的针灸处方主穴、配穴,如何进行针灸治疗?

3. 试述耳鸣耳聋的针灸辨证论治。

4. 试述咽喉肿痛的针灸处方、治疗。

5. 牙痛的病因病机是什么? 如何进行针灸治疗?

扫一扫
测一测

第八章

其 他 病 证

学习要点

本章主要介绍肥胖、衰老、戒断综合征、慢性疲劳综合征、竞技紧张综合征、黄褐斑及除皱等病证的定义、病因病机、辨证治疗(主症、分型、针灸基本治疗的治则、处方主穴与配穴、方义、操作要点)。

第一节 肥 胖

肥胖是一种社会慢性疾病,是指机体摄入大于消耗,人体脂肪积聚过多,导致体重超过标准体重 20% 以上,并且脂肪百分率超过 30% 者称为肥胖。轻度肥胖常无明显症状,重度肥胖多有疲乏无力,动则气促,行动迟缓;或脘痞痰多,倦怠恶热;或少气懒言,动则汗出,怕冷,甚至面浮肢肿等。目前评估肥胖的简便而最常用的指标是指标指数(BMI),BMI= 体重(kg) / 身高(m)^2。国际生命科学学会"中国肥胖问题工作组"于 2001 年提出了"中国成人体质指数分类的建议",认为中国人 BMI 在 18.5~23.9 为适宜范围,24.0~27.9 为超重,28.0 以上为肥胖。肥胖容易并发糖尿病、高血压、动脉粥样硬化、冠心病和各种感染性疾病等。肥胖可见于任何年龄,40~50 岁多见,女多于男。女性分布以腹、臀部及四肢为主,男性以颈及躯干为主。肥胖症分为单纯性肥胖症和继发性肥胖症。单纯性肥胖症占肥胖病人总数的 90%,它主要与生活方式相关,以过度进食、体力活动过少、行为偏差为特点,表现为全身脂肪组织过度增生,能够并发多种疾患的慢性疾病。继发性肥胖症常继发于神经、内分泌和代谢类疾病,或与遗传、药物有关。针灸减肥以单纯性肥胖效果为佳。

知识链接

肥胖类型的测定:腰围 / 臀围比值(WHR)能衡量脂肪组织的量和分布。

测定方法:腰围除以臀围,男性 WHR>1,女性 >0.9 则为中心型肥胖男性 WHR<0.8,女性 <0.7 则为周围型肥胖。

【病因病机】

单纯性肥胖可因脾胃亢盛、胃热滞脾,或脾肾气虚、痰湿内盛,或情志不畅,肝郁气滞所致。

由于脾胃亢盛,多饮多食,致气血有余,化生膏脂以致肥胖;或因脾肾气虚,真元不足,运化无力,膏脂内生,水湿停蓄引起本病;或情志不畅,肝郁气滞,气滞则水湿停滞而导致肥胖。

单纯性肥胖与脾、胃、肝、肾关系密切。

【辨证治疗】

辨证 轻度肥胖者常无明显症状。中、重度肥胖者以形体肥胖,疲乏无力,动则心悸气促,行动迟缓为主症。兼有脘痞痰多,倦怠恶热;或少气懒言,动则汗出,怕冷,甚至面浮肢肿,便秘,性功能减退,女性可伴有月经不调等。

1. 胃热滞脾 兼见面色红润,多食易饥,腹胀便秘,口干欲饮,舌红苔黄腻,脉弦滑。

2. 脾肾气虚 兼见气短乏力,神疲嗜卧,自汗气喘,腹胀便溏,夜尿多,舌淡胖苔薄白,脉沉细。

3. 肝郁气滞 兼见急躁易怒,胸胁不适,口或时干,大便或结,妇女月经不调,经少或闭,经前常乳房胀痛。舌质暗红或有瘀点,苔薄白或黄,脉沉细。

治则 胃热滞脾者清胃泻火、行气通络;脾肾气虚者温补脾肾、利水化饮;肝郁气滞者疏肝解郁、行气利水。取手足阳明经、足太阴经穴为主。

处方 主穴:曲池 天枢 阴陵泉 丰隆 太冲

配穴:胃热滞脾加内庭、里内庭、公孙;脾肾气虚加肺俞、肾俞、足三里、气海;肝郁气滞加肝俞、膻中、太冲、行间;痰多加支沟、足三里、上巨虚;多食易饥加内庭、足三里;腹胀便秘加大横、支沟。

方义 取曲池、天枢以疏导阳明经气,通调肠胃;阴陵泉、丰隆清热利湿,化痰消脂;太冲调节肝肾之气。

加内庭、里内庭、公孙以清热健脾;加肺俞、肾俞、足三里、气海以补益肺肾之气;加肝俞、膻中、太冲、行间疏肝行气;加足三里、上巨虚健脾化湿、祛痰降脂;内庭为胃经荥穴,可清泻胃热,配足三里可抑制食欲;大横、支沟为通便的效穴,可清利肠腑。

操作 毫针刺,实证用泻法,虚证用补法或平补平泻法。每日 1 次,留针 30 分钟,10 次为 1 疗程。

【其他疗法】

1. 耳针 取胃、内分泌、三焦、缘中。毫针刺,强刺激,留针 30 分钟,每日 1 次,两耳交替运用。或用王不留行籽贴压,每次于餐前 30 分钟按压耳穴 3~5 分钟,有灼热感为宜,10 次为 1 疗程。

2. 穴位埋线 取上巨虚、丰隆、曲池、三阴交、天枢、脾俞、胃俞、大肠俞、阿是穴

(赘肉处)。每次 5~7 穴,7~15 日埋线一次,10 次为一疗程。

知识链接

微创埋线减肥

采用一次性专用埋线针和高分子的生物医学材料聚乳酸羟基乙酸 PGLA,15 天埋线 1 次。常用穴位:基础方:阿是穴(赘肉处)、中脘、天枢、大横、水道、滑肉门、归来。辨证:痰湿者加水道、水分、丰隆。此法主要抑制了患者亢进的食欲和亢进的胃肠消化吸收,从而减少能量的摄入;同时还能够促进代谢,刺激患者交感神经,使其功能活跃,增加能量消耗,促进体内脂肪分解。

案例分析

杨某,女,32 岁,来诊时测体重 65kg,身高 1.58m,腰围 93cm。自诉便秘 10 余年,腹胀纳差,经期缠绵,淋漓不尽(15~20 日),睡眠差(每日累计 3~4 小时)。观其面色萎黄,双颊满布痤疮,神疲,舌质淡边有齿痕,伴少许瘀点。予针刺减肥,取中脘、水分、三阴交、关元、外陵、天枢、滑肉门,配以足三里、脾俞、肾俞、支沟透内关。3 个疗程后,体重降至 56kg,腰围 81cm,每日自行排便 1~2 次,面色红润,痤疮消退,神情奕奕,睡眠改善(每日可眠 5~7 小时),月经经期正常(5~7 日)。[李一新.浅析针灸减肥的优势[J].针灸临床杂志,2005,21(1):18]

分析:患者诊为肥胖症,属脾虚湿盛、气虚血瘀。故以足三里、三阴交、中脘、脾俞、肾俞、水分、外陵等健脾益气利湿;支沟通利三焦、通便;天枢、滑肉门与诸穴合用祛痰消脂、补益气血、调经安神。因而不仅减肥有效,其余如睡眠欠佳、便秘、月经不调等诸症均一并而愈。

【按语】

1. 针灸减肥以单纯性肥胖效果为佳。

2. 患者应科学合理安排饮食,避免摄入过多热量,控制动物脂肪类食物摄入量,勿进甜食、零食。

3. 坚持适当体力劳动和运动锻炼,促进能量的消耗。

4. 排除其他疾病,慎用药物治疗。

第二节 衰 老

人体衰老是一系列生理、病理过程综合作用的结果。随着年龄的增长,机体的免疫功能逐渐低下,衰老随之出现,这是一种自然规律。但是,当人们采取良好的生活习惯和保健措施,就可以有效地延缓衰老,提高生活质量。衰老主要表现为思维迟缓,反应迟钝,表情淡漠,记忆力下降,肌肉活动的控制与协调困难,动作缓慢,神疲乏力,畏寒肢冷,腰膝酸软,眩晕耳鸣,失眠健忘,发脱齿摇等一系列老化症状。

知识链接

　　西医学认为人体内的自由基可以通过脂质过氧化等作用,造成组织损伤和器官的退行性变化,从而加速衰老的过程。另外,神经内分泌功能衰退、脂质代谢紊乱、血液循环障碍等因素也与衰老密切相关。

课堂互动

　　什么是正常情况下出现的生理性衰老?什么是疾病引起的病理性衰老?

【病因病机】

　　肾为先天之本,肾气与人体的生长、发育、生殖、衰老密切相关。本病多因肾气亏虚,肾精不固所致。

　　由于年高体弱,肾气衰退,五脏六腑、经络气血的功能也日渐衰退,阴阳失去平衡而引起衰老。

【辨证治疗】

　　辨证　衰老主要表现为思维活动减慢,表情淡漠,反应迟钝,记忆力下降,肌肉活动的控制与协调困难,动作缓慢,神疲乏力,畏寒肢冷,腰膝酸软,眩晕耳鸣,失眠健忘,发脱齿摇,甚则面浮肢肿等一系列老化症状。

　　治则　补肾、健脾、益气是中医抗衰老的基本法则,活血化瘀是延缓衰老的主要方法。取足太阴、足阳明、足太阳及任、督脉经穴为主。

　　处方　主穴:足三里　三阴交　肾俞　关元　百会　神阙　内关

　　配穴:心肺气虚加心俞、肺俞;脾气虚弱加脾俞、胃俞;肝肾不足加肝俞、命门、气海、太溪。

　　方义　足三里为足阳明胃经合穴,具有益脾养胃、调补气血、提高机体免疫功能的作用,是防病保健、益寿延年的要穴;三阴交为足三阴经交会穴,有健运脾胃、补益肝肾、养血填精作用;关元为任脉与足三阴经的交会穴,配肾俞可益养脏腑、补肾填精,以壮先天之本;百会为督脉要穴,位于头部,可健脑益智、抗老防衰。灸任脉神阙穴可补益元气;内关可活血养心。

　　加心俞、肺俞以补养心肺;加脾俞、胃俞补中益气;加肝俞、命门、气海、太溪补益肝肾。

　　操作　毫针刺,用补法,针灸并用。神阙穴用灸法,足三里、三阴交、气海、关元、肾俞、命门等穴,可用"烧山火",或施以灸法。每日1次,留针30分钟。

【其他疗法】

　　1. 耳针　取皮质下、内分泌、肾、脾、心、脑、肺、额。每次选2~4穴,用王不留行籽贴压。双耳交替进行,每周1次。

　　2. 隔药饼灸　取脾俞、肾俞、关元、气海、足三里、大椎、膏肓俞、神阙等穴。每次2~4穴,隔附子饼灸。隔日1次。

　　3. 皮肤针　在头部及督脉、背部膀胱经轻叩,以局部潮红为度。隔日1次。

4. 穴位注射 取气海、关元、足三里、三阴交、膏肓俞、大椎、脾俞、肾俞等穴。每次选2穴,选用胎盘组织液或鹿茸精注射液,或黄芪注射液,每穴注入1~2ml。每周2次。

案例分析

刘某,男,55岁。素来体虚,每遇天气变化、寒冷刺激即易感冒,纳差,舌淡,苔薄黄,脉浮而无力。取足三里、三阴交,两穴交替施灸。1年后随访,仍坚持施灸,身体比以前健康,饮食和睡眠均佳,1年来只患过一次感冒。[杨健民.灸足三里、三阴交防病抗衰老体会[J].安徽中医临床杂志,1995,7(3):56]

分析:中医认为衰老的基本病理变化多由年高体弱,肾气亏虚,肾精不固,五脏六腑、经络气血的功能日渐衰退,阴阳失去平衡而致。取足阳明胃经合穴足三里益脾养胃、调补气血,提高机体免疫功能的作用,是防病保健、益寿延年的要穴;三阴交为足三阴经交会穴,有健运脾胃、补益肝肾、养血填精作用。针灸并用更有补后天益气血、养先天壮肝肾、抗衰老之功。

【按语】

1. 针灸抗老防衰有较好的效果,尤以灸法应用最为广泛,但应持之以恒。

2. 除针灸疗法之外,还应结合方药、按摩、气功、运动、娱乐、饮食等多种方式进行养生保健。

3. 应尊重自然规律,并在医生的指导下合理用药。

第三节 戒断综合征

戒断综合征是指人在长期吸烟、饮酒、使用镇静安眠药或吸毒之后,成瘾和产生依赖性,突然中断而出现的烦躁不安、呵欠连作、流泪流涎、全身疲乏、昏昏欲睡、感觉迟钝等一系列戒断瘾癖症候群现象。由于长期吸烟、饮酒、吸毒,造成外源性成瘾物质大量进入体内,与中枢内阿片类受体相结合,致使体内内源性阿片类物质的分泌受到抑制。一旦外源性成瘾物质停止供应,内源性阿片类物质的分泌不能满足人体需要,则诱发出一系列难以忍受的戒断症状。

中医认为烟、酒、毒品中含的有害物质,长期吸入会导致机体阴阳失去平衡,脏腑经络气血失调而出现一系列的症状。针刺可调整脏腑经络气血,协调阴阳,从而消除烟、酒、毒品所引起的瘾癖。

一、戒烟综合征

戒烟综合征是因吸烟者长期吸入含尼古丁的烟叶制品,当中断吸烟后所出现的全身软弱无力、烦躁不安、呵欠连作、口舌无味,甚至心情不畅、胸闷、焦虑、感觉迟钝等一系列瘾癖症候群。

【辨证治疗】

有较长时间吸烟史,每天吸烟20支以上,一旦中断吸烟会出现强烈的吸烟欲望,如不能满足,则会出现精神萎靡,疲倦乏力,焦虑不安,呵欠连作,流泪流涎,口淡无味,咽喉不适,胸闷,恶心呕吐,甚至出现肌肉抖动,感觉迟钝等症状。

治则 宣肺化痰、安神除烦、调和阴阳。取督脉、手太阴、手少阴、手阳明经穴为主。

处方 主穴:百会 尺泽 丰隆 合谷 神门 戒烟穴(列缺与阳溪连线的中点)

配穴:胸闷、气促、痰多者加膻中、内关、列缺;咽部不适加天突、列缺、照海、颊车、三阴交;心神不宁、烦躁不安者加水沟、通里、内关;精神萎靡加脾俞、足三里;肌肉抖动加水沟、太冲、阳陵泉;病久体虚加脾俞、肾俞;重症者加涌泉。

方义 取手太阴经合穴尺泽、足阳明经络穴丰隆、手阳明经原穴合谷宣肺化痰,疏通经脉,调和气血;取督脉百会、手少阴经原穴神门宁心安神除烦;戒烟穴为戒烟的经验穴,能改变吸烟时的欣快口感,使其产生口苦、咽干、恶心欲呕等不适感,进而对香烟产生厌恶感而停止吸烟。

加膻中、内关、列缺以宽胸理气、行气化痰;加天突、列缺、照海、颊车、三阴交化痰利咽;加水沟、通里、内关宁心安神;加脾俞、足三里振作精神;加水沟、太冲、阳陵泉止痉解挛宁神;加脾俞、肾俞补肾健脾;加涌泉益肾宁心。

操作 以针刺为主,用泻法或平补平泻。戒烟穴直刺 0.3 寸,捻转泻法。每日 1~2 次,留针 30 分钟。

【其他疗法】

1. 耳针 取肺、口、内鼻、皮质下、交感、神门。毫针强刺激,留针 15~20 分钟,每日 1 次,两耳交替使用;也可埋针或用王不留行籽贴压,每日按压 3~5 次,在有吸烟要求时应及时按压,能抑制吸烟的欲望。3 日更换 1 次,两耳同时使用。

2. 电针 按针灸处方针刺得气后接通电针仪,以疏密波强刺激 20~30 分钟。每日 1 次,10 次为 1 疗程。

案例分析

张某,男,34 岁,电器行商贩,1999 年 5 月 19 日初诊。自 20 岁起吸烟,迄今已有 10 年,每日吸烟 40 支,伴咳嗽,晨间咯吐浓痰。予以针刺治疗,取穴:①体针:主穴取甜美、神门、合谷、内关、曲池、足三里;②耳穴:神门、肺、口、内分泌。经针刺 1 次后,烟味变苦,每日只吸 3~4 支。一周后已不吸烟,咳嗽、浓痰消失,而且自觉精力充沛,体力比戒烟前大增,很是高兴。三个月后回访仍未吸烟。[王锂艳.针刺甜美穴戒烟 105 例临床疗效分析[J].四川中医,2001,19(5):74]

分析:吸烟伤肺,痰聚于内。治以合谷、曲池、足三里健脾、宣肺、化痰;甜美穴(列缺与阳溪连线的中点)为经验取穴;神门、内关安神除烟瘾。配耳穴及时按压以加强刺激,抑制吸烟的欲望。诸穴合用宣肺化痰、安神除烦、戒除烟瘾。

【按语】

1. 针刺加耳针戒烟效果较好,对自愿接受戒烟治疗者,大多可以达到预期的效果。对于烟龄较长、平时每日吸烟量较大或职业及环境造成吸烟习惯者,效果较差。

2. 运用耳压或耳穴埋针戒烟时,要求戒烟者在饭后或用脑工作等烟瘾最大时,自己按压已贴好的耳穴以加强刺激,使烟瘾消失。

3. 应用针灸戒烟时,一定要根据患者戒断后产生的各种不适症候群,分别选穴处理,只有这些症状消失,才能巩固戒烟的效果。

课堂互动

列举正确的戒烟方法。

二、戒酒综合征

乙醇依赖症(慢性乙醇中毒)是长期过量饮酒引起的中枢神经系统严重中毒,表现为对酒的渴求和经常需要饮酒的强迫性体验,停止饮酒后常感心中难受、坐立不安,或出现肢体震颤、恶心、呕吐、出汗等戒断症状,恢复饮酒则这类症状迅速消失。由于长期饮酒,多数合并有躯体损害,以心、肝、神经系统为明显,最常见的是肝硬化、周围神经病变和癫痫性发作,有的则形成乙醇中毒性精神障碍及乙醇中毒性脑病。

乙醇为亲神经物质,长期饮用可产生慢性中毒,造成神经系统难以逆转的损害,大脑皮质接通功能减弱,灵活性减低,是慢性乙醇中毒主要发病机制。其病理改变是神经细胞的炎性改变及变性改变,严重者出现脑萎缩,脑的体积减少,除中枢神经外,周围神经同样受累,并可导致其他脏器的病理改变,而产生临床症状。

知识链接

1. 注意与其他中毒性脑病的鉴别。
2. 注意与某些原发性癫痫或外伤性癫痫等因饮酒而诱发者作鉴别。
3. 脑电图检查有助于鉴别。

【辨证治疗】

有长期大量饮酒史,中断饮酒后出现全身疲乏、软弱无力、呵欠、流泪、流涕、厌食、恶心呕吐、烦躁不安、记忆力下降、自私孤僻、精神抑郁;常有肝硬化、心脏扩大、乙醇中毒性心肌炎等;神经系统可有震颤、神经炎、肌萎缩等一系列的瘾癖症状。

治则 调和气血、宁心安神。取督脉、手少阴、足太阴经穴及相应背俞穴为主。

处方 主穴:百会 神门 脾俞 胃俞 足三里 三阴交

配穴:烦躁不安、精神抑郁者加水沟、心俞、内关;头昏、腰膝酸软者加肝俞、肾俞、命门、太溪;恶心呕吐者加内关、中脘;腹痛、腹泻者加天枢、上巨虚、大肠俞。

方义 百会位于头部,属督脉要穴,内通于脑,有镇静宁神之功;神门乃心经原穴,可宁心安神;脾俞、胃俞分别为脾和胃的背俞穴,配脾经三阴交、胃经足三里健脾和胃、调和气血。

加水沟、心俞、内关可宁心安神;加肝俞、肾俞、命门、太溪补益肝肾;加内关、中脘和胃降逆;加天枢、上巨虚、大肠俞调理肠道、涩肠止泻。

操作 针刺为主,平补平泻。每日 1~2 次,动留针 30~60 分钟,要求保持较强针感。

【其他疗法】

1. 耳针 取胃、口、内分泌、皮质下、神门、咽喉、肝。每次选 3~5 穴,毫针浅刺,留针 30 分钟,每日 1 次。或用王不留行籽贴压,每日自行按压 3~5 次;酒瘾发作时,可随时按压耳穴,两耳同时使用。

2. 电针　按针灸主方针刺得气后接通电针仪,用连续波强刺激 40~60 分钟。每日 1 次,10 次为 1 疗程。

案例分析

　　患者,男,36 岁。主诉:右咽部感觉丧失、吞咽困难 1 个半月。病史:患者戒酒 3 周后出现心慌、心悸,并伴有焦虑、汗出、恶心呕吐等症状,且偶尔出现幻觉。既往患者有 20 年饮酒史,平均日饮白酒 200ml 有余,酒精浓度均在 38° 以上。神志清楚,双侧瞳孔等大同圆,对光反射灵敏,眼球各向活动灵活,双侧额纹对称,伸舌居中,舌质红、苔黄腻,脉弦滑。诊断:酒精戒断综合征。耳针:耳穴:神门、皮质下、内分泌和喉、胃。操作:把王不留行籽贴于穴位上,嘱病人每隔半小时自行按压穴位一次。当要有饮酒想法时或出现心悸、心慌加重时,手法宜重一些,直到症状改善为止。每次选一侧耳穴,3 天后换另一侧,按压同上法。如法治疗 12 次而痊愈,随访 2 年余,未见复发。[于国强,董哲,卫哲 . 耳针疗法治疗酒精戒断综合征 1 例 [J]. 世界最新医学信息文摘,2013,(24)]

　　分析:戒酒的治疗,重在调胃与治神,故以神门、皮质下调和气血、宁心安神以除酒瘾,以内分泌、喉、胃可调和胃气、降逆止呕,故能取得良好效果。

课堂互动

戒酒综合征如何预防?

【按语】

　　1. 针刺戒酒效果明显,对自愿接受戒酒治疗者,大多可以达到预期效果。对于酒龄较长、饮酒量较大或因职业及环境造成饮酒习惯者,效果较差。

　　2. 应用耳压或耳穴埋针戒酒时,要求患者在酒瘾发作时自行按压已贴好的耳穴以加强刺激,使酒瘾消失。并根据戒断后产生的各种不适症状,分别选穴处理,以巩固戒酒的疗效。

　　3. 可配合药物疗法、行为心理疗法等治疗方法。

三、戒毒综合征

　　戒毒综合征是因长期吸毒成瘾,戒断时出现的渴求使用阿片、恶心或呕吐、肌肉疼痛、流泪流涕、瞳孔扩大、毛发竖立或出汗、腹泻、呵欠、发热、失眠等瘾癖症候群。

【辨证治疗】

　　辨证　患者在 2~3 次以上吸食或注射鸦片类毒品后,停药 4~16 小时后通常出现戒断症状,36~72 小时内达到高峰。最初表现为呵欠,流泪,流涕,出汗等类似感冒的卡他症状,随后各种戒断症状陆续出现,包括打喷嚏,寒战,起鸡皮疙瘩,厌食,恶心呕吐,腹痛腹泻,全身骨骼和肌肉抽动,软弱无力,失眠或夜寐易醒,心率加快,血压升高,情绪恶劣易激惹,烦躁不安或精神抑郁,甚至出现攻击性行为。以上症状同时伴有强烈的心理渴求,大部分症状在 7~10 日内消失。

1. 肝风扰动 性情暴躁,烦扰不安,抽搐谵妄,毁衣损物,碰伤头身,彻夜不眠,眼红口苦,涕泪齐下,腹痛腹泻,舌红苔黄,脉弦滑数。

2. 脾肾两虚 精神疲乏,肢体困倦,萎靡不振,口流涎沫,不思饮食,头晕不寐,心慌气促,腹痛腹泻,汗出流泪,肌肉震颤甚或发抖,虚脱,卧床不起,遗尿遗尿,舌淡苔白,脉沉细弱。

3. 心肾不交 精神恍惚,烦忧不安,眠而易醒,头晕心悸,口淡乏味,不思饮食,四肢无力,舌红苔白,脉弦细。

治则 安神定志,疏调气血。肝风扰动者清肝泻火、息风除痰;脾肾两虚者健脾补肾;心肾不交者交通心肾。取督脉、手厥阴、手少阴、足少阳经穴为主。

处方 主穴:水沟 风池 内关 神门 劳宫 合谷 丰隆

配穴:肝风扰动者加太冲、行间、侠溪;脾肾两虚者加脾俞、肾俞、三阴交;心肾不交者加心俞、肾俞、太溪;腹痛腹泻者加天枢、足三里或上巨虚;烦躁惊厥者加中冲、涌泉;失眠者加照海、申脉。

方义 水沟为督脉要穴,督脉内通于脑,风池位于枕后,内络于脑,二穴醒脑开窍;内关乃心包之络穴,神门为心经原穴,劳宫乃心包经之荥穴,合用可宁心安神、清心除烦;合谷通行气血、镇痛宁神;丰隆为化痰要穴,可健脾化痰、息风通络。

加太冲、行间、侠溪可泻肝胆之火、镇肝息风;加脾俞、肾俞、三阴交健脾益肾、调和气血;加心俞、肾俞、太溪交通心肾、调和阴阳;加天枢、上巨虚调和胃肠气机;加中冲、涌泉以增镇惊宁神、醒脑开窍之力;加照海、申脉益肾安神。

操作 毫针刺,实证用泻法,只针不灸;虚证用补法或平补平泻,针灸并用。水沟刺向鼻中隔,风池应注意针刺的方向、角度和深浅,以防刺伤延髓。每日 1~2 次,动留针 60 分钟,要求保持较强针感。

【其他疗法】

1. 耳针 取肺、口、内分泌、肾上腺、皮质下、神门。肝胆火盛者加耳尖、肝阳、肝;脾肾两虚者加脾、肾、艇中、腰骶椎;心肾不交者加心、肾、交感;肢体抽搐者加膝、风溪;腹痛、腹泻者加交感、腹、胃、大肠。每次选用 3~5 穴,治疗期用毫针强刺激,留针 30~60 分钟,每日 1~2 次。平时可用王不留行籽贴压,2~3 日更换 1 次。

2. 电针 按针灸处方针刺得气后接通电针治疗仪,用疏密波强刺激 40~60 分钟。每日 1 次,10 次为 1 疗程。

3. 刺血拔罐 用皮肤针重叩督脉、夹脊穴及膀胱经背俞穴,然后加拔火罐并行推罐法。

案例分析

张某,女,19 岁。吸毒 2 年余,戒毒后精神疲乏,烦躁不安,夜间常常通宵不寐,曾一次口服 6 片安定仍不能安眠。忍受不住毒品带来的痛苦,多次越窗逃跑,外出不归。消瘦纳少,大便干结,尿量短少,咽喉有分泌物及异痒感,脉弦细数。取水沟、内关、神门、人迎、天突等穴,得气后先泻后补,动留针 30~40 分钟。针后感觉全身轻松,咽喉不适感消失,当晚睡近 12 小时,次日无吸毒欲望。在家人严密配合下连续治疗 5 次,烦躁情绪好转,胃纳佳,睡眠香,精神振作。又治疗 5

次而完全戒断。[钱志云.针刺戒毒点滴体会[J].中国针灸,1997,17(12):735]

分析:毒品所害,伤神为主,虚实相兼,故日久而致精神疲乏,烦躁不安,夜卧不寐,治以水沟、内关、神门等重刺激以醒脑调神定志,清心除烦,以人迎、天突祛除咽部不适感。先泻后补,乃先泻其邪实,后补其不足,而能长效。

【按语】

1. 针灸戒毒有较好的疗效。只要患者有决心戒断,一般均可获得成功。

2. 在进行戒毒治疗前要详细了解患者吸毒的原因和方式,因人而异,有的放矢地进行宣传教育和心理治疗。对于因病(如肿瘤、呼吸系统、消化系统及各类神经痛)而吸毒者,要治疗相应的原发病,或在医生的指导下用吸毒量渐减法进行处理,以免出现意外伤亡事故。

3. 家庭及社会的配合是巩固疗效、断绝吸毒必不可少的因素,应高度重视,以巩固疗效,断绝复吸。

4. 对出现惊厥、虚脱等病情较重者,应及时采取静脉输液、支持疗法等综合治疗措施。

5. 疗效巩固、身体康复及心理治疗很重要,是避免吸毒者经不起社会上其他"毒友"的诱惑,复发毒瘾,重新吸毒的重要措施。

6. 必要时配合西医学对症处理,静脉输液等支持疗法,中药辨证治疗,常用方药如下:戒毒初期肝胆火盛,风痰壅阻者加用龙胆泻肝汤合温胆汤加减;疗效巩固期,可用天王补心丹合陈夏六君丸加减;身体康复及心理治疗期可用天王补心丹、六味地黄丸及陈夏六君丸,交替服用。

课堂互动

常见的戒毒方法有哪些?

第四节 慢性疲劳综合征

慢性疲劳综合征(CFS)是一组病因不明、各项现代手段检查无任何器质性病变,以持续半年以上的慢性、反复发作性极度疲劳,伴有低热、头痛、肌肉痛、抑郁、注意力不集中等精神症状,有时淋巴结肿大,影响正常生活为特征的一种临床综合征。其症状表现散见于中医学"头痛""失眠""心悸""郁证""眩晕""虚劳"等病症之中。

慢性疲劳综合征的病因目前尚不十分明确。专家们初步研究认为与EB病毒的感染有关,其研究仍在深入之中。1988年美国疾病控制中心正式命名了此病,并拟定了相应的诊断标准。本病以原因不明的持续或反复发作的严重的疲劳不能缓解,活动水平较健康时下降50%以上为主要表现。常伴有:①记忆力下降或注意力难以集中;②咽喉炎;③颈部或腋窝淋巴结触痛;④肌肉痛;⑤多发性非关节炎性关节痛;⑥新出现的头痛;⑦睡眠障碍;⑧劳累后持续不适。以上症状同时具备4条或4条以上,持续存在6个月。在排除了器质性疾病所致的疲劳,符合上述情况,即可诊断为慢性疲劳综合征。

知识链接

慢性疲劳综合征(CFS)可以使人体活力大幅降低,严重影响人们正常的工作和学习,久而久之,人体组织器官会积累大量阻碍机体生理活性的有害物质,致使免疫力下降,内分泌失调,最终可引发高血压、脑出血等心脑血管疾病,导致猝死(过劳死)。

【病因病机】

本病与肝、脾、肾关系密切。可因肝失条达,或因脾气虚弱,或肾精不足,机体失养所致。

由于情志内伤,肝失条达,肝不藏血,以致筋无所主;或因忧思过度,饮食失节,致脾失健运,精微不布,筋肉失养;或因劳累过度、房事无节,耗气伤精,致肝肾亏虚则骨软无力,精神萎靡等而发为本病。

【辨证论治】

辨证 以持续半年以上的慢性、反复发作性极度疲劳、卧床休息不能缓解为主症,常见头晕目眩,轻度发热,肌肉疲乏无力或疼痛,咽痛不适,颈前后部或咽峡部淋巴结疼痛,失眠健忘,精神抑郁,焦虑,情绪不稳定,注意力不集中等特征。

1. 肝血不足 头晕目眩,失眠健忘,胁痛,肢体麻木,筋脉拘急,面色无华,舌淡苔白,脉弦细或细涩。

2. 脾气虚弱 头晕,食少胃胀,倦怠乏力,面色萎黄,肌肉酸痛,大便溏薄,舌淡苔薄,脉弱。

3. 肾精不足 眩晕,健忘,耳鸣,精神萎靡,腰酸腿软,发落齿摇,咽痛不适,舌红少苔,脉细数。

治则 疏肝理脾、补益心肾、健脑养神、消除疲劳。取督脉、足三阴经穴为主。

处方 主穴:百会 印堂 神门 太溪 太冲 三阴交 足三里

配穴:肝血不足加肝俞、肾俞、曲泉;脾气不足加脾俞、胃俞;肾精不足加肾俞、关元、复溜;失眠、多梦易醒者加安眠、内关;心悸、焦虑者加内关、心俞;头晕、注意力不集中者加四神聪、悬钟。

方义 百会、印堂均属督脉,能清利头目、健脑益神;神门、太溪分别为心经、肾经之原穴,两者相配,交通心肾;太冲、三阴交、足三里疏肝理气、补益脾胃、恢复体力。

加肝俞、肾俞、曲泉补养肝血;加脾俞、胃俞健脾益气;加肾俞、关元、复溜补益肾精;加安眠、内关养心安神;加内关、心俞宁心定志;加四神聪、悬钟健脑益智。

操作 毫针刺,用补法,针灸并用。每次20~30分钟,每周治疗2~3次。

课堂互动

1. 慢性疲劳综合征易被误诊为哪些病?

2. 哪些人群易患慢性疲劳综合征?

【其他疗法】

1. **耳针** 取心、肾、肝、脾、脑、皮质下、神门、交感。每次选 3~5 穴,用王不留行籽贴压。两耳交替,2~3 日更换 1 次。

2. **电针** 在针刺的基础上接通电针治疗仪,用疏密波弱刺激 20~30 分钟。每日 1 次,10 次为 1 疗程。

3. **皮肤针** 轻叩督脉、夹脊和背俞穴。每次 15~20 分钟。每日 1 次。

4. **拔罐** 选足太阳经背部第 1、2 侧线。用走罐法或闪罐法,以背部潮红为度。

案例分析

罗某,女,45 岁,自诉:疲劳乏力、潮热多汗、眠差、五心烦热、口干咽燥、便秘尿黄 1 年多,曾到医院全面检查,未发现器质性病变。查:患者形体消瘦,颧红唇赤,舌红少苔,脉细数。诊断:慢性疲劳综合征。辨证:阴虚火旺。治法:滋阴降火。针灸治疗取五脏背俞穴,配太溪、三阴交、神门、大陵、内关、照海针刺,平补平泻。在留针过程中,了解病人平常喜欢辛辣食品,性情急躁。心理治疗上劝说病人改变饮食习惯,平和心态。2 次后症状减轻,8 次痊愈。随访 2 年未复发。[郭君华 . 针灸配合心理治疗慢性疲劳综合征 310 例[J]. 四川中医,2005,23(3):93]

分析:慢性疲劳综合征的产生与脏腑功能失调有关,尤其与五脏中肝、脾、肾关系最为密切。故治疗以五脏背俞穴为主,疏肝理脾、补益心肾,以太溪、三阴交、照海滋阴降火,以神门、大陵清心安神。使脏腑调和,阴阳平衡。同时配合心理治疗,使患者做好养生调护,疗效益彰,疲劳得除。

【按语】

1. 针灸治疗本病能调节病人的情绪和睡眠,较好地缓解身体疲劳的自觉症状,并在一定程度上改善病人体质虚弱的状况。

2. 除针灸治疗外,还应配合饮食疗法,补充维生素和矿物质;服用中、西药抗抑郁剂、免疫增强剂等。

3. 可配合心理治疗,保持情绪乐观,避免精神刺激;日常生活要有规律,勿过于劳累;参加适当的体育锻炼和各种娱乐活动,有助于本病的康复。

4. 本病带有精神心理状态者应严格与精神病区分开,慢性疲劳综合征是有意识发作(就危害在有意识发作上)。一旦按精神病治疗,即有可能真演化成精神病,后果不堪设想。

第五节 竞技紧张综合征

竞技紧张综合征包括比赛紧张综合征和考场紧张综合征,是在竞技前或竞技过程中由于精神紧张出现的神经、消化、心血管等系统的一系列症状,常见于运动员和学生。其机制主要是在个人心理压力和社会环境影响等多种因素的刺激下,使心理失衡,情绪变化,并通过自主神经、内分泌系统的作用而引起人体一系列的生理异常变化。近些年来,因社会竞争压力逐渐增大,而致本病发病率日呈递增趋势。

本病属于中医学"心悸""不寐""晕厥"等范畴。

知识链接

考试紧张综合征

考试紧张综合征是指因考试压力过大而引发的一系列生理心理异常反应,包括考前紧张,临场紧张(晕考)及考后紧张。适度的心理紧张,可以使人有种激励作用,产生良好的效果。但过度的考试紧张则影响考场表现,长期的考试紧张将波及神经、内分泌、免疫、消化、呼吸、心血管和泌尿等多种系统,诱发偏头痛、功能性高血压、消化性溃疡和甲状腺功能亢进等心身疾病。在严重焦虑的考生中,心律不齐,消化系统疾病,肥胖,头疼,月经不调,口臭等发病率特别高。

【病因病机】

情志偏胜,喜怒忧思太过,从而引起脏腑功能失调。

精神过度紧张,可导致人体内阴阳平衡失调。人体是阴阳对立统一的有机整体,阴阳在人体内表现为多方面、多层次、多环节的对立和统一,阴阳通过相互依存和相互制约维持自身的相对平衡。持续精神紧张和精力消耗,可导致人体阴阳平衡的破坏,进而出现一系列综合性症状。

【辨证论治】

辨证 在竞技前或竞技过程中由于精神紧张出现的头痛,头晕,心悸,失眠,嗜睡,纳差,腹痛,泄泻,出冷汗,气急,烦躁,手抖,肌肉震颤,倦怠乏力,注意力不能集中,女性还可出现月经紊乱、痛经等,甚则运动员在比赛中出现血压升高、晕厥等;学生在考前或考试中出现记忆力下降、书写困难、视力模糊,尿频尿急,晕厥等。

治则 补益心脾、疏肝理气、镇静宁神、醒脑增智。取督脉、手厥阴、手少阴、足太阴经穴为主。

处方 主穴:百会　四神聪　神门　内关　三阴交

配穴:头痛、头晕加印堂、太阳;烦躁、手抖加水沟、合谷;肌肉震颤加太冲、阳陵泉;书写困难、视力模糊加风池,或灸百会;血压升高加大椎、人迎;晕厥加素髎、水沟。

方义 百会属督脉,外连四神聪穴,均与大脑相通,合用可醒神健脑、安神定志;神门、内关分属心经、心包经,合用可补养心血、镇静宁神;三阴交为足三阴经交会穴,有健脾、益肾、疏肝之功效。

操作 毫针刺,平补平泻,可加灸。百会朝四神聪方向以苍龟探穴术沿皮刺,或四神聪由前、后、左、右向百会沿皮刺;内关进针后略加捻转即可,针感切勿太强;水沟强刺激不留针;人迎避开颈动脉直刺,稍提插,不留针;风池朝鼻尖方向刺入 1 寸左右;百会、足三里针刺后加灸。每日 1 次,留针 20~30 分钟。

【其他疗法】

1. 皮肤针　叩刺百会、四神聪、风池穴,每穴 2~3 分钟。每日 1 次。

2. 耳针　取神门、心、皮质下、交感、枕、脑、脾、肝等穴。每次选 2~3 穴,以毫针中度刺激或加用电针;也可用王不留行籽贴压。

3. 头针　选用额中线、额旁 2 线、颞后线。常规针刺,留针 30 分钟,每隔 5 分钟快速捻转一次;或接电针治疗仪,通电 30 分钟。

4. 电针 在针刺的基础上接通电针治疗仪,用疏密波中度刺激15~20分钟。每日1~2次。

5. 埋线 取心俞、厥阴俞、肝俞。每次选1~2穴,常规消毒后用埋线针埋入"0"号外科可吸收缝合线约1cm,敷以无菌纱布。每月2~3次。

案例分析

某患者,男,19岁。上一年由于高考前2个月出现高度精神紧张,失眠健忘,头痛,头昏,焦虑,颈部酸重,记忆力减退尤为明显,无法学习,高考落榜。次年高考前2个月前诸症再次发作,经服一些中西药物治疗一直不显效。于是来我科就诊,取穴太阳、风池、百会。采用利多卡因80mg加维生素B₁100mg,混合后用生理盐水稀释至9ml,每穴注射1~2ml,首次治疗感到头痛、头昏、失眠症状减轻,2次治疗后,头痛、头昏、失眠、健忘、精神紧张症状减轻明显,第3次治疗诸症基本消失,5次治疗后全部治愈,并以全县文科第1名成绩考取北京大学。随访半年以上症状未见发作。[李利斌.穴位注射治疗学生竞技综合征82例[J].上海针灸杂志,2004,23(4):20]

分析:该患者为竞技紧张综合征中的考场紧张综合征,由于精神过度紧张,导致人体内阴阳平衡失调而出现一系列神志症状。故取头部穴位百会、风池、太阳采用穴位注射疗法,既有针刺的持续刺激作用,又有利多卡因镇痛、维生素B₁的神经营养效用,起到了调整脏腑,平衡阴阳,镇静宁神,醒脑增智的作用,故而病愈。

【按语】

1. 针灸治疗竞技紧张综合征疗效确切,无副作用,不影响运动员药检效果。

2. 竞技前施行耳穴药丸按压治疗,考试或比赛过程中出现紧张症状时可自己按压耳穴以加强刺激,增强镇静效果。

3. 竞技紧张综合征由精神紧张引起,因此除了上述治疗外,还可配合心理疏导。

第六节 黄 褐 斑

黄褐斑是以面部皮肤局限性、对称性淡褐色或褐色色素斑为主要特征。俗称妊娠斑、蝴蝶斑,相当于中医学的肝斑、黧黑斑。本病多发于中青年女性,青春期后、妊娠期妇女发病更多。由于发生于面部,且较难褪去,所以影响容貌与人们的审美心理。

知识链接

一般认为黄褐斑与雌激素代谢失调及自主神经功能紊乱有关,另外还与日晒、长期使用化妆品和长期服用某些药物(如避孕药)以及患某些慢性消耗性疾病时,如肝脏疾病、结核、贫血、慢性盆腔炎、月经不调、甲亢等也可能产生黄褐斑。

【病因病机】

本病病位在面部皮肤,与阳明经及肝、脾、肾三脏关系密切,气滞血瘀,气血不能上荣于面,面失所养为本病主要病机。

大凡情志不遂、暴怒伤肝、思虑伤脾、惊恐伤肾皆可使气机逆乱,气血悖逆不能上荣于面而生黄褐斑;或饮食不节,损伤脾胃,气血生化不足,不能上荣于面;或因房事过度,耗伤阴精,阴不制阳,虚火上炎,燥结于面而成斑。

【辨证治疗】

辨证 黄褐斑是以面部皮肤局限性、对称性淡褐色或褐色色素斑为主要特征。常对称地发于面部,以颧部、前额、两颊最为突出,呈黄褐色、淡褐色或咖啡色,大小不等,形态各异,但深浅不定,以鼻为中心,对称分布在面颊两侧,呈蝶翼状。边缘清楚或呈弥漫性,无渗水及脱屑,无痛痒感,病程较久,日晒后加重。常在春夏季加重,秋冬季减轻。

1. 肝气郁结 面色晦暗,斑色较深,口唇暗红,常伴有情志抑郁或易怒,胸胁胀痛,口苦,便秘,月经不调,经前乳房胀痛等症状,舌质暗红、有瘀点或瘀斑,苔薄白,脉沉细。

2. 肾水不足 斑块呈咖啡色,伴倦怠乏力,手足心热,失眠多梦,腰膝酸软,舌质嫩红少苔,脉细数。

3. 脾虚湿困 面色㿠白,斑色暗淡,呈黄褐色,伴有疲倦乏力,纳呆,脘腹胀闷,舌胖而淡,边有齿印,脉濡细。

治则 疏肝解郁、滋阴补肾、健脾益气、化瘀消斑。取局部穴位及手足阳明、足太阴经穴为主。

处方 主穴:颧髎 合谷 血海 三阴交 足三里 阿是穴

配穴:肝气郁结者配太冲、膈俞;肾水不足者配肝俞、肾俞、太溪;脾虚湿困者配脾俞、阴陵泉;根据面部黄褐斑不同部位取阿是穴。

方义 颧髎、阿是穴为局部取穴,以疏通局部经络之气,化瘀消斑;合谷为手阳明经的原穴,沟通阳明经气,可和血消斑;血海、三阴交、足三里合用,补益脾胃,调和气血,使脏腑之精气津血能上荣于面,化瘀消斑。

肝气郁结加太冲、膈俞疏肝理气、活血化瘀;肾水不足加肝俞、肾俞、太溪养阴清热、滋阴补肾;脾虚湿困加脾俞、阴陵泉补脾益气、化湿利水。

操作 毫针刺,虚证用补法或平补平泻法,实证用泻法。每日1次,留针30分钟。

【其他疗法】

1. 耳针 取肺、肝、肾、心、内分泌、皮质下、内生殖器、面颊。每次选2~4穴,毫针中度刺激或加电针,或用王不留行籽贴压,自行按压,每日3次,每次每穴1分钟,两耳交替,2~3日更换1次,10次为1疗程。

2. 电针 在针刺得气的基础上接通电针治疗仪,用疏密波中度刺激20~30分钟,隔日1次。

3. 穴位注射 取肺俞、胃俞、足三里、血海等穴。每次选2穴,交替使用,用当归注射液或复方丹参注射液,每穴注射1~2ml,隔日1次。

4. 刺络拔罐 取大椎、身柱、至阳、命门。每次选2穴,交替使用。局部皮肤常规消毒,用皮肤针中等强度叩刺,至微微出血,然后拔罐10分钟,隔日1次。

案例分析

患者,女,28岁,文员。主诉面部黄褐斑,月经延后伴失眠3年。曾在美容院祛斑,自用面膜,口服多种中成药和保健品,疗效不佳。耳穴:肺、肝、脾、肾、口、面颊。失眠加神门;月经不调加内分泌。操作:每次于单侧贴王不留行籽,两耳交替。面部艾灸:于黄褐斑处采用悬灸法,每次10分钟,以周围有红晕为宜。推罐:用万花油均匀涂于面部,然后选取小号火罐吸拔于面部,由下颌向面颊,由下向上,由内向外,由中间向两边轻推,力度要合适。如此反复30余次,至患者感觉火罐发烫时再换另外一侧。隔日1次,10次为1疗程,经治疗3个疗程后,色斑缩小淡化,皮肤光泽感强,颜色增白,皮肤弹性增强。随访半年余未复发。[张帆,王国书.耳穴贴压配合面部艾灸推罐治疗黄褐斑68例[J].上海针灸杂志,2008,27(5):32-32]

分析:黄褐斑是由肝、脾、肾三脏功能失调引起的,选择相应的耳穴,以期达到疏肝理气,健脾利湿,温阳补肾,活血化瘀的功效。艾灸加推罐,有温热助阳,激发经气的作用,可疏通经络,使气血运行,加速流通,使周围瘀积的气血得以消散,增加了周围的营养供应,促进了组织再生。

【按语】

1. 针灸治疗黄褐斑有一定的疗效,但疗程较长。

2. 黄褐斑的发生可受多种因素影响,如由原发病引起的应积极治疗原发病。因服用某些药物或使用化妆品引起的,要停用药物及化妆品。

3. 治疗期间,应尽量避免日光照射。

第七节 除 皱

除皱是指预防或消除面部及颈部的皱纹。皱纹是人类皮肤上一凹一凸的条纹,是皮肤老化的最初征兆,它的存在表示着衰老。皱纹进一步发展,则会形成皱襞,即皮肤上较深的褶子,皱襞形成后便不易消除。25岁以后,皮肤的老化过程即开始,皱纹渐渐出现。皱纹是皮肤老化的结果,不可抗拒,但可通过美容保健推迟它的发生,并减轻程度。针灸除皱绿色健康,无毒副作用,标本兼治,受到越来越多的关注。

知识链接

面部皱纹有挤压性皱纹和衰老性皱纹之分。前者是由于面部经常做同一种往复运动而形成的;后者是由于年龄增长,机体的新陈代谢障碍、皮肤变得干燥无弹性以及肌肉失去收缩力而形成的。针灸除皱主要是针对后者。额部皱纹最早出现,接着是颊部的笑纹和眼角的鱼尾纹,随着年龄的增长,皮肤皱纹越多,有些人因多种原因面部提前出现了衰老性皱纹。

【病因病机】

中医认为,皱纹多由脾胃虚弱,运化失健,气血化生不足;或因饮食偏嗜,营养摄入不足,气血生化乏源;或因恣情纵欲,耗损真阴,致肾精不足,精不化血,气血不足,不能上达于面,则面部皮肤失去濡养而逐渐衰老,产生皱纹。另外,情志不畅,气机郁滞,脉络瘀阻,血不能上行滋润于肌肤,也可导致面部出现皱纹。

西医认为皱纹的发生是一个漫长而复杂的过程,与多种因素有关,如皮肤缺水、弹性蛋白含量及皮下组织减少、自然老化、重力作用、表情肌长期反复收缩、紫外线照射等。

【辨证治疗】

辨证 随着岁月的流逝、年龄的增长,脸部会出现轻重不同的皱纹,而显现衰老的迹象。皱纹出现的早晚均因人而异,而且和皮肤的保养、生活条件、气候等因素有关。

1. 气血不足 兼见全身疲倦乏力,头晕心悸,面色萎黄,口唇淡白,舌淡,脉细弱。

2. 肝郁气滞 兼见胸闷胁胀,善太息,女性伴月经不调,经前乳房胀痛,嗳气,口苦,舌淡红苔白,脉弦。

3. 肝肾不足 兼见成年人早衰,脱发齿松,耳鸣耳聋,腰膝酸软,失眠健忘,舌淡,脉细无力。

治则 健脾益胃、补益气血、疏肝解郁、滋阴补肾、防皱除皱。以足太阴、足厥阴、足少阴经穴为主。

处方 主穴:脾俞 中脘 曲池 血海 足三里 三阴交 阿是穴(皱纹多且明显处)

配穴:气血不足加建里;肝郁气滞加太冲;肝肾不足加肝俞、肾俞;额纹加头维、阳白、印堂;鱼尾纹加太阳、丝竹空、瞳子髎;笑纹加下关、迎香、颊车。

方义 局部取穴包括阿是穴可疏通局部经络,促进气血运行;曲池可振奋经气;血海、三阴交可活血化瘀,二穴相配可改善面部血液循环;脾俞、中脘、足三里可健脾益胃,使气血生化有源。

加建里补益气血;加太冲疏肝解郁;加肝俞、肾俞滋补肝肾;加太阳、丝竹空、瞳子髎、下关、迎香、颊车可疏通局部经络,促进气血运行。

操作 毫针刺,皱纹局部用细毫针顺皱纹方向平刺或透刺,轻刺激。虚证用补法或平补平泻法,实证泻法。留针30分钟,每日1次。

【其他疗法】

1. 电针 取头维、阳白、四白、印堂、迎香、太阳、丝竹空、皱纹局部。每次选2~4个同侧穴,针刺用弱刺激,然后接电针仪,用疏密波刺激20~30分钟,每日1次,10次为1疗程。

2. 耳针 取肺、心、内分泌、面颊、神门、内生殖器。每次选3~5穴,毫针轻刺激,留针30分钟,每日1次,两耳交替运用,10次为1疗程。或用王不留行籽贴压,每日按压3~5次,每次3~5分钟,有灼热感为宜。

3. 艾灸 取神阙、颧髎、颊车、下关、阳白、印堂、曲池。神阙用隔姜灸,余穴用艾条悬灸至皮肤潮红为度,隔日1次,10次为1疗程。

4. 按摩面部 皱纹周围的穴位重点按摩。同时配合下肢部推拿,由上而下拿足阳明胃经3~5次,叩击3~5次;由下至上擦足三阴经3~5次,叩击3~5次,点按足三里、三阴交各30秒。

知识拓展

据申成功报道,针刺消除鱼尾纹 42 例。

治疗方法:取阿是穴、印堂、太阳。

操作方法:皱纹局部选用美容针,沿皱纹走向平刺或斜刺 4mm,顺序每隔 3mm 排刺 1 针。体穴选用无菌毫针,向下平刺印堂穴 10~12mm,太阳穴直刺 8~12mm。每日 1 次,5 次为 1 个疗程,疗程间休息 2 天,4 个疗程后统计疗效。

治疗结果:治疗后显效 19 例,占 45.2%;有效 12 例,占 28.6%;无效 11 例,占 26.2%。[申成功 . 针刺消除鱼尾纹 42 例 . 中国针灸,2003,23(5):307]

分析:针灸美容祛皱主要是通过针灸来刺激经络腧穴,从而调和脏腑阴阳、营卫气血,疏通经络,达到延缓衰老、祛除皱纹的目的。通过穴位刺激,促进皮肤的新陈代谢,改善皮肤的营养供给,调节皮脂腺的分泌,进而达到消除面部皱纹、避免皮肤松弛的目的。

【按语】

1. 适量补充维生素,合理饮食。
2. 勿清洗过度,可使用湿气机提高湿度,避免皮肤干燥。
3. 避免脸部直接暴晒在阳光下。
4. 收敛面部表情,不可过度挤眉弄眼。
5. 培养良好的运动习惯,延缓肌肤松弛及衰老。
6. 要保证充足睡眠,养成良好的生活习惯。

(刘春梅)

复习思考题

1. 试述肥胖症的辨证分型与治疗。
2. 黄褐斑的治疗原则是什么?针灸处方取穴及治疗时如何操作?
3. 各种戒断综合征的治疗原则是什么?怎样处方配穴?治疗时如何操作?
4. 慢性疲劳综合征如何辨证分型?怎样处方治疗?
5. 竞技紧张综合征的治疗及方义如何?

扫一扫 测一测

附录一 古代针灸治疗歌赋辑要

一、《标幽赋》

拯救之法,妙用者针。察岁时于天道,定形气于予心。春夏瘦而刺浅,秋冬肥而刺深。不穷经络阴阳,多逢刺禁;既论脏腑虚实,须向经寻。原夫起自中焦,水初下漏,太阴为始,至厥阴而方终;穴出云门,抵期门而最后。正经十二,别络走三百余支;正侧仰伏,气血有六百余候。手足三阳,手走头而头走足;手足三阴,足走腹而胸走手。要识迎随,须明逆顺;况夫阴阳气血,多少为最。厥阴太阳,少气多血;太阴少阴,少血多气;而又气多血少者,少阳之分;气盛血多者,阳明之位。先详多少之宜,次察应至之气。轻滑慢而未来,沉涩紧而已至。既至也,量寒热而留疾;未至也,据虚实而候气。气之至也,如鱼吞钩饵之浮沉;气未至也,如闲处幽堂之深邃。气速至而效速,气迟至而不治。观夫九针之法,毫针最微,七星上应,众穴主持。本形金也,有蠲邪扶正之道;短长水也,有决疑开滞之机。定刺象木,或斜或正;口藏比火,进阳补嬴。循机扪而可塞以象土,实应五行而可知。然是三寸六分,包含妙理;虽细桢于毫发,同贯多岐。可平五脏之寒热,能调六腑之虚实。拘挛闭塞,遣八邪而去矣;寒热痛痹,开四关而已之。凡刺者,使本神朝而后入;既刺也,使本神定而气随。神不朝而勿刺,神已定而可施。定脚处,取气血为主意;下手处,认水木是根基。天地人三才也,涌泉同璇玑、百会;上中下三部也,大包与天枢、地机。阳跷阳维并督带,主肩背腰腿在表之病;阴跷阴维任冲脉,去心腹胁肋在里之疑。二陵、二跷、二交,似续而交五大;两间、两商、两井,相依而别两支。大抵取穴之法,必有分寸;先审自意,次观肉分;或伸屈而得之,或平直而安定。在阳部筋骨之侧,陷下为真;在阴分郄腘之间,动脉相应。取五穴用一穴而必端,取三经用一经而可正。头部与肩部详分,督脉与任脉易定。明标与本,论刺深刺浅之经;住痛移疼,取相交相贯之迳。岂不闻脏腑病,而求门、海、俞、募之微;经络滞,而求原、别、交、会之道。更穷四根三结,依标本而刺无不痊;但用八法、五门,分主客而刺无不效。八脉始终连八会,本是纪纲;十二经络十二原,是为枢要。一日取六十六穴之法,方见幽微;一时取一十二经之原,始知要妙。原夫补泻之法,非呼吸而在手指;速效之功,要交正而识本经。交经缪刺,左有病而在右畔取,泻络远针,头有病而脚上针。巨刺与缪刺各异;微针与妙刺相通。观部分而知经络之虚实,视沉浮而辨脏腑之寒温。且夫先令针耀,而虑针损;次藏口内,而欲针温。目无外观,手如握虎;心无内慕,如待贵人。左手重而多按,欲令气散;右手轻而徐入,不痛之因。空心恐怯,直立侧而多晕;背目沉掐,坐卧平而没昏。推于十干、十变,知孔穴之开阖;论其五行、五脏,察日时之旺衰。伏如横弩,应若发机。阴交阳别而定血晕,阴跷、阴维而下胎衣。痹厥偏枯,迎随俾经络接续;漏崩带下,温补使气血依归。静以久留,停针待之。必准者,取照海治喉中之闭塞;端的处,用大钟治心内之呆痴。大抵疼痛实泻,痒麻虚补。体重节痛而俞居,心下痞满而井主。心胀咽痛,针太冲而必除;脾冷胃疼,泻公孙而立愈。胸满腹痛刺内关,胁疼肋痛针飞虎。筋挛骨痛而补魂门;体热劳嗽而泻魄户。头风头痛,刺申脉与金门;眼痒眼痛,泻光明与地五。泻阴郄止盗汗,治小儿骨蒸,刺偏历利小便,医大人水蛊;中风环跳而宜刺,虚损天枢而可取。由是午前卯后,太阴生而疾温;离左酉南,月朔死而速冷。循扪弹怒,留吸母而坚长;爪下伸提,疾呼子而嘘短。动退空歇,迎夺右而泻凉;推内进搓,随济左而补暖。慎之!大患危疾,色脉不顺而莫针;寒热风阴,饥饱醉劳而切忌。望不补而晦不泻,弦不夺而朔不济;精其心而穷其法,无灸艾而坏其皮;正其理而求其原,免投针而失其位。避灸处而加四肢,四十有九;禁刺处而除六腧,二十有二。抑又闻高皇抱疾未瘥,李氏刺巨阙而后苏;太子暴死为厥,越人针维会而复醒。肩井、曲池,甄权刺臂痛而复射;悬钟、环跳,华佗刺躄足而立行。秋夫针腰俞而鬼免沉疴;王纂针交俞而妖精立出。取肝俞与命门,使瞽士视秋毫之末;刺少阳与交别,俾聋夫听夏蚋之声。嗟夫!去圣逾远,此道渐坠。或不得意而散其学,或恣其能而犯禁忌。愚庸智浅,难契于玄言。至道渊深,得之者有几?偶述斯言,不敢示诸明达焉,庶几乎童蒙之心启。

二、《肘后歌》

头面之疾针至阴,腿脚有疾风府寻,心胸有病少府泻,脐腹有病曲泉针。肩背诸疾中渚下,腰膝强痛交信凭,胁肋腿痛后溪妙,股膝肿起泻太冲。阴核发来如升大,百会妙穴真可骇。顶心头痛眼不开,涌泉下针定安泰。鹤膝肿劳难移步,尺泽能舒筋骨疼,更有一穴曲池妙,根寻源流可调停,其患若要便安愈,加以风府可用针。更有手臂拘挛急,尺泽刺深去不仁,腰背若患挛急风,曲池一寸五分攻。五痔原因热血作,承山须下病无踪,哮喘发来寝不得,丰隆刺入三分深。狂言盗汗如见鬼,惺惺间使便下针。骨寒髓冷火来烧,灵道妙穴分明记。疟疾寒热真可畏,须知虚实可用意,间使宜透支沟中,大椎七壮合圣治,连日频频发不休,金门刺深七分是。疟疾三日得一发,先寒后热无他语,寒多热少取复溜,热多寒少用间使。或患伤寒热未收,牙关风壅药难投,项强反张目直视,金针用意列缺求。伤寒四肢厥逆冷,脉气无时仔细寻,神奇妙穴真有二,复溜半寸顺骨行。四肢回还脉气浮,须晓阴阳倒换求,寒则须补绝骨是,热则绝骨泻无忧,脉若浮洪当泻解,沉细之时补便瘳。百合伤寒最难医,妙法神针用意推,口噤眼合药不下,合谷一针效甚奇。狐惑伤寒满口疮,须下黄连犀角汤。虫在脏腑食肌肉,须要神针刺地仓。伤寒腹痛虫寻食,吐蛔乌梅可难攻,十日九日必定死,中脘回还胃气通。伤寒痞气结胸中,两目昏黄汗不通,涌泉妙穴三分许,速使周身汗自通。伤寒痞结胁积痛,宜用期门见深功,当汗不汗合谷泻,自汗发黄复溜凭。飞虎一穴通痞气,祛风引气使安宁。刚柔二痉最乖张,口噤眼合面红妆,热血流入心肺腑,须要金针刺少商。中满如何去得根,阴包如刺效如神,不论老幼依法用,须教患者便抬身。打扑伤损破伤风,先于痛处下针攻,后向承山立作效,甄权留下意无穷。腰腿疼痛十年春,应针不了便惺惺,大都引气探根本,服药寻方枉费金。脚膝经年痛不休,内外踝边用意求,穴号昆仑并吕细,应时消散即时瘳。风痹痿厥如何治?大杼曲泉真是妙,两足两胁满难伸,飞虎神针七分到,腰软如何去得根,神妙委中立见效。

三、《玉龙歌》

中风不语最难医,发际顶门穴要知,更向百会明补泻,实时苏醒免灾危。鼻流清涕名鼻渊,先泻后补疾可痊。若是头风并眼痛,上星穴内刺无偏。头风呕吐眼昏花,穴取神庭始不差,孩子慢惊何可治,印堂刺入艾还加。头项强痛难回顾,牙疼并作一般看,先向承浆明补泻,后针风府即时安。偏正头风痛难医,丝竹金针亦可施,沿皮向后透率谷,一针两穴世间稀。偏正头风有两般,有无痰饮细推观,若然痰饮风池刺,倘无痰饮合谷安。口眼㖞斜最可嗟,地仓妙穴连颊车,㖞左泻右依师正,㖞右泻左莫令斜。不闻香臭从何治,迎香二穴可堪攻,先补后泻分明效,一针未出气先通。耳聋气闭痛难言,须知翳风穴始痊,亦治项上生瘰疬,下针泻动即安然。耳聋之症不闻声,痛痒蝉鸣不快情,红肿生疮须用泻,宜从听会用针行。偶尔失音言语难,哑门一穴两筋间,若知浅针莫深刺,言语音和照旧安。眉间疼痛苦难当,攒竹沿皮刺不妨,若是眼昏皆可治,更针头维即安康。两睛红肿痛难熬,怕日羞明心自焦,只刺睛明鱼尾穴,太阳出血自然消。眼痛忽然血贯睛,羞明更涩最难睁,须得太阳针血出,不用金刀疾自平。心血炎上两眼红,迎香穴内刺为通,若将毒血搐出后,目内清凉始见功。强痛脊背泻人中,挫闪腰酸亦可攻,更有委中之一穴,腰间诸疾任君攻。肾弱腰痛不可当,施为行止甚非常,若知肾二俞穴处,艾火频加体自康。环跳能治腿股风,居髎二穴认其攻,委中毒血更出尽,愈见医科神圣功。膝腿无力身立难,原因风湿致伤残,倘知二市穴能灸,步履悠然渐自安。髋骨能医两腿痛,膝头红肿不能行,必针膝眼膝关穴,功效须臾病不生。寒湿脚气不可熬,先针三里与阴交,再将绝骨穴兼刺,肿痛登时立见消。肿红腿足草鞋风,须把昆仑二穴攻,申脉太溪如再刺,神医妙诀起疲癃。脚背痛起丘墟穴,斜针出血即时轻,解溪再与商丘识,补泻行针要辨明。行步艰难疾转加,太冲二穴效堪夸,更针三里中封穴,去病如同用手抓。膝盖红肿鹤膝风,阳陵二穴亦堪攻,阴陵针透尤收效,红肿全消见异功。腕中无力痛艰难,握物难移体不安,腕骨一针虽见效,莫将补泻等闲看。急疼两臂气攻胸,肩井分明穴可攻,此穴元来真气聚,补多泻少应其中。肩背风气连臂痛,背缝二穴用针明,五枢亦治腰间痛,得穴方知疾顿轻。两肘拘牵筋骨连,艰难动作欠安然,只将曲池针泻动,尺泽兼行见圣传。肩端红肿痛难当,寒湿相争气血旺,若向肩髃明补泻,管君多灸自安康。筋急不开手难伸,尺泽从来要认真,头面纵有诸样症,一针合谷效通神。腹中气块痛难当,穴法宜向内关防,八法有名阴维穴,腹中之疾永安康。腹中疼痛亦难当,大陵外关可消详,若是胁痛并闭结,支沟奇妙效非常。脾家之症最可怜,有寒有热两相煎,间使二穴针泻动,热泻寒补病俱痊。九种心痛及脾疼,上脘穴内用神针,若还脾败中脘补,两针神效免灾侵。痔漏之疾亦可憎,表里急重最难禁,或痛或痒或下血,二白穴在掌中寻。三焦热气壅上焦,口苦舌干岂易调,针刺关冲出毒血,口生津液病俱消。手臂红肿连腕痛,液门穴内用针明,更将一穴名中渚,多泻中间疾自轻。中风之证症非轻,中冲二穴可安宁,先补后泻如无应,再刺人中立便轻。胆寒心虚病如何,少冲二穴最功多,刺入三分不着艾,金针用后自平和。时行疟疾最难禁,穴法由来未审明,若把后溪穴寻得,多加艾火即时轻。牙疼阵阵苦相煎,穴在二间要得传,若患翻胃并吐食,中魁奇穴莫教偏。乳蛾之症少人医,必用金针疾始除,如若少商出血后,即时安稳免灾危。如今瘰疬疾多般,好手医人治亦难,天井二穴多着艾,纵生瘰疬灸皆安。寒痰咳嗽更兼风,列缺二穴最可攻,先把太渊一穴泻,多加艾火即收功。痴呆之症不堪亲,不识尊卑枉骂人,神门独治痴呆病,转手骨开得穴真。连日虚烦面赤妆,心中惊悸亦难当,若须通里穴寻得,一用金针体便康。风眩目烂最堪怜,泪出汪汪不可言,大小骨空皆妙穴,多加艾火疾应痊。妇人吹乳痛难消,吐血风痰稠似胶,少泽穴内明补泻,应时神效气能调。满身发热痛为虚,盗汗淋淋渐损躯,须得百劳椎骨穴,金针一刺疾俱除。忽然咳嗽腰背疼,身柱由来灸便轻,至阳亦治黄疸病,先补后泻效分明。肾败腰虚小便频,夜间起止苦劳神,命门若得金针助,肾俞艾灸起遭迍。九般痔疾最伤人,必刺承山效若神,更有长强一穴是,呻吟大痛穴为真。伤风不解嗽频频,久不医时劳便成,咳嗽须针肺俞穴,痰多宜向丰隆寻。膏肓二穴治病强,此穴原来难度量,斯穴禁针多灸艾,二十一壮亦无妨。腠理不密咳嗽频,鼻流清涕气昏沉,须知喷嚏风门穴,咳嗽宜加艾火深。胆寒由是怕惊心,遗精白浊实难禁,夜梦鬼交心俞治,白环俞治一般针。肝家血少目昏花,宜补肝俞力便加,更把三里频泻动,还光益血自无差。脾家之症有多般,致成翻胃吐食难,黄疸亦须寻腕骨,金针定必夺中脘。无汗伤寒泻复溜,汗多宜将合谷收,若然六脉皆微细,金针一补脉还浮。大便闭结不能通,照海分明在足中,更把支沟来泻动,方知妙穴有神功。小腹胀满气攻心,内庭二穴要先针,两足有水临泣泻,无水方能病不侵。七般疝气取大敦,穴法由来指侧间,诸经俱载三毛处,不遇师传隔万山。传尸劳病最难医,涌泉出血免灾危,痰多须向丰隆泻,气喘丹田亦可施。浑身疼痛疾非常,不定穴中细审详,有筋有骨须浅刺,灼艾临时要度量。劳宫穴在掌中寻,满手生疮痛不禁,心中之病大陵泻,气攻胸腹一般针。哮喘之症最难当,夜间不睡气遑遑,天突妙穴宜寻得,膻中着艾便安康。鸠尾独治五般痫,此穴须当仔细观,若然着艾宜七壮,多则伤人针亦难。气喘急急不可眠,何当日夜苦忧煎,若得璇玑针泻动,更取气海自然安。肾强疝气发甚频,气上攻心似死人,关元兼刺大敦穴,此法亲传始得真。水病之疾最难熬,腹满虚胀不肯消,先灸水分并水道,后针三里及阴交,肾气冲心得几时,须用金针疾自除,若得关元并带脉,四海谁不仰明医。赤白妇人带下难,只因虚败不能安,中极补多宜泻少,灼艾还须着意看。吼喘之症咳痰多,若用金针疾自和,俞府乳根一样刺,气喘风痰渐渐磨。伤寒过经犹未解,须向期门穴上针,忽然气喘攻胸膈,三里泻多须用心。脾泄之症别无他,天枢二穴刺休差,此是五脏脾虚疾,艾火多添病不加。口臭之疾最可憎,劳心只为苦多情,大陵穴内人中泻,心得清凉气自平。穴法深浅在指中,治病须臾显妙功,劝君要治诸般疾,何不当初记玉龙。

四、《百症赋》

百症俞穴,再三用心。囟会连于玉枕,头风疗以金针。悬颅、颔厌之中,偏头痛止;强间、丰隆之际,头痛难禁。原夫面肿虚浮,须仗水沟、前顶;耳聋气闭,全凭听会、翳风。面上虫行有验,迎香可取;耳中蝉噪有声,听会堪攻。目眩兮,支正、飞扬;目黄兮,阳纲、胆俞。攀睛攻少泽、肝俞之所,泪出刺临泣、头维之处。目中漠漠,即寻攒竹、三间;目觉𥉮𥉮,急取养老、天柱。观其雀目肝气,睛明、行间而细推;审他项强伤寒,温溜、期门而主之。廉泉、中冲,舌下肿疼堪取;天府、合谷,鼻中衄血宜追。耳门、丝竹空,住牙疼于顷刻;颊车、地仓穴,正口㖞于片时。喉痛兮,液门、鱼际去疗,转筋兮,金门、丘墟来医。阳谷、侠溪,颔肿口噤并治;少商、曲泽,血虚口渴同施。通天去鼻内无闻之苦,复溜祛舌干口燥之悲。哑门、关冲,舌缓不语而要紧;天鼎、间使,失音嗫嚅而休迟。太冲泻唇㖞以速愈,承浆泻牙疼而即移。项强多恶风,束骨相连于天柱;热病汗不出,大都更接于经渠。且如两臂顽麻,少海就傍于三里;半身不遂,阳陵远达于曲池。建里、内关,扫尽胸中之苦闷;听宫、脾俞,祛残心下之悲凄。久知胁肋疼痛,气户、华盖有灵;腹内肠鸣,下脘、陷谷能平。胸胁支满何疗,章门、不容细寻;膈疼饮蓄难禁,膻中、巨阙便针;胸满更加噎塞,中府、意舍所行;胸膈停留瘀血,肾俞、巨髎宜征。胸满项强,神藏、璇玑已试;背连腰痛,白环、委中曾经。脊强兮,水道、筋缩;目𥇀兮,颧髎、大迎。痉病非颅息而不愈,脐风须然谷而易醒。委阳、天池,腋肿针而速散;后溪、环跳,腿疼刺而即轻。梦魇不宁,厉兑相谐于隐白;发狂奔走,上脘同起于神门。惊悸怔忡,取阳交、解溪勿误;反张悲哭,仗天冲、大横须精。癫疾必身柱、本神之令,发热仗少冲、曲池之津。岁热时行,陶道复求肺俞理;风痫常发,神道须还心俞宁。湿寒湿热下髎定,厥寒厥热涌泉清。寒栗恶寒,二间疏通阴郄暗;烦心呕吐,幽门开彻玉堂明。行间、涌泉,主消渴之肾竭;阴陵、水分,去水肿之脐盈。痨瘵传尸,趋魄户、膏肓之路;中邪霍乱,寻阴谷、三里之程。治疸消黄,谐后溪、劳宫而看;倦言嗜卧,往通里、大钟而明。咳嗽连声,肺俞须迎天突穴;小便赤涩,兑端独泻太阳经。刺长强与承山,善主肠风新下血;针三阴与气海,专司白浊久遗精。且如肓俞、横骨,泻五淋之久积;阴郄、后溪,治盗汗之多出。脾虚谷以不消,脾俞、膀胱俞觅;胃冷食而难化,魂门、胃俞堪责。鼻痔必取龈交,瘿气须求浮白。大敦、照海,患寒疝而善蠲;五里、臂臑,生疬疮而能治;至阴、屋翳,疗痒疾之疼多;肩髃、阳溪,消瘾风之热极。抑又论妇人经事改常,自有地机、血海;女子少气漏血,不无交信、合阳;带下产崩,冲门、气冲宜审;月潮违限,天枢、水泉细详。肩井乳痈而极效,商丘痔瘤而最良。脱肛趋百会、尾翳之所,无子搜阴交、石关之乡。中脘主乎积痢,外丘收乎大肠。寒疟兮商阳、太溪验,痃癖兮冲门、血海强。夫医乃人之司命,非志士而莫为;针乃理之渊微,须至人之指教。先究其病源,后攻其穴道,随手见功,应针取效。方知玄理之玄,始达妙中之妙。此篇不尽,略举其要。

五、《通玄指要赋》

必欲治病,莫如用针。巧运神机之妙,工开圣理之深。外取砭针,能蠲邪而扶正;中含水火,善回阳而倒阴。原夫络别支殊,经交错综,或沟池溪谷以岐异,或山海丘陵而隙共。斯流派以难揆,在条纲而有统。理繁而昧,纵补泻以何功?法捷而明,自迎随而得用。且如行步难移,太冲最奇。人中除脊膂之强痛,神门去心性之呆痴。风伤项急,始求于风府;头晕目眩,要觅于风池。耳闭须听会而治也,眼痛则合谷以推之。胸结身黄,取涌泉而即可;脑昏目赤,泻攒竹以便宜。但见两肘之拘挛,仗曲池而平扫;四肢之懒惰,凭照海以消除。牙齿痛,吕细堪治,头项强,承浆可保。太白宣导于气冲,阴陵开通于水道。腹膨而胀,夺内庭以休迟;筋转而疼,泻承山而在早。大抵脚腕痛,昆仑解愈;股膝疼,阴市能医。痫发癫狂兮,凭后溪而疗理;疟生寒热兮,仗间使以扶持。期门罢胸满血膨而可已,劳宫退胃翻心痛亦何疑。稽夫大敦去七疝之偏坠,王公谓此;三里却五劳之羸瘦,华佗言斯。固知腕骨祛黄,然骨泻肾,行间治膝肿目疾,尺泽去肘疼筋紧。目昏不见,二间宜取;鼻室无闻,迎香可引。肩井除两臂难任,丝竹疗头疼不忍。咳嗽寒痰,列缺堪治;眵矇冷泪,临泣尤准。髋骨将腿痛以祛残,肾俞把腰疼而泻尽。以见越人治尸厥于维会,随手而苏;文伯泻死胎于阴交,应针而陨。圣人于是察麻与痛,分实与虚。实则自外而入也,虚则自内而出欤。故济母而裨其不足,夺子而平其有余。观二十七之经络,一一明辨;据四百四之疾证,件件皆除。故得夭枉都无,跻斯民于寿域;几微已判,彰往古之玄书。抑又闻心胸病,求掌后之大陵;肩背患,责肘前之三里。冷痹肾败,取足阳明之土;连脐腹痛,泻足少阴之水。脊间心后者,针中渚而立痊;胁下肋边者,刺阳陵而即止。头项痛,拟后溪以安然;腰脚疼,在委中而已矣。夫用针之士,于此理苟能明焉,收祛邪之功,而在乎捻指。

六、《治病十一证歌》

攒竹丝竹主头疼,偏正皆宜向此针,更去大都徐泻动,风池宜刺三分深;曲池合谷先针泻,永与除疴病不侵,依此下针无不应,管教随手便安宁。头风头痛与牙疼,合谷三间两穴寻,更向大都针眼痛,太渊穴内用行针;牙痛三分针吕细,齿疼依前指上明,更推大都左之右,交互相迎仔细寻。听会兼之与听宫,七分针泻耳中聋,耳门又泻三分许,更加七壮灸听宫;大肠经内将针泻,曲池合谷七分中,医者若能明此理,针下之时便见功。肩背并和肩膊疼,曲池合谷七分深,未愈尺泽加一寸,更于三间次第行;各入七分子穴内,少风二府刺心经,穴内浅深依法用,当时蠲疾两之经。咽喉以下至于脐,胃脘之中百病危,心气痛时胸结硬,伤寒呕哕闷涎随;列缺下针三分许,三分针泻到风池,二指三间并三里,中冲还刺五分依。汗出难来刺腕骨,五分针泻要君知,鱼际经渠并通里,一分针泻汗淋漓。二指三间及三里,大指各刺五分宜,汗至如若通遍体,有人明此是良医。四肢无力中邪风,眼涩难开百病攻,精神昏倦多不语,风池合谷用针通;两手三间随后泻,三里兼之与太冲,各入五分于穴内,迎随得法有神功。风池手足指诸间,右瘫偏风左曰瘫,各刺五分随后泻,更灸七壮便身安;三里阴交行气泻,一寸三分量病看,每穴又加三七壮,自然瘫痪即时安。疟疾将针刺曲池,经渠合谷共相宜,五分针刺于二穴,疟病临身便得离;未愈更加三间刺,五分深刺莫忧疑,又兼气痛憎寒热,间使行针莫用迟。腿膝腰疼痞气攻,髋骨穴内七分穷,更针风市兼三里,一寸三分补泻同;又去阴交泻一寸,行间仍刺五分中,刚柔进退随呼吸,去疾除痾捻指功。肘膝疼时刺曲池,进针一寸是相宜,左病针右右针左,依此三分泻气奇;膝痛三分针犊鼻,三里阴交要七次;但能仔细寻其理,劫病之功在片时。

七、《四(六)总穴歌》

肚腹三里留,腰背委中求,头项寻列却,面口合谷收。胸中觅内关,腋肋支沟取。

(刘宝林)

附录二 子午流注针法

　　"子午流注针法"是以十二经脉肘膝以下的五输穴为基础,根据出井、流荥、注输、行经、入合的气血流注、盛衰开阖的道理,配合阴阳、五行、天干、地支等来逐日按时开穴的一种针刺取穴法。它是以时间为主要条件的一种特殊配穴治疗方法,具有"因时制宜""择时选穴"的特点,与辨证选穴处方有着明显的不同。

　　子午流注针法的理论依据是中医学基础理论之一的"天人相应"学说、气血流注和按时刺灸思想。人体与外界环境之间有着密切的关系,人在自然环境中,外界的气候、天时、地理以至于人、事、环境等变化对人体的气血流注有着不同的影响,因而人体对其影响则相应地产生了"节律反应"的生理现象,疾病的发生,也常常形成了"旦慧、昼安、夕加、夜甚"的不同表现,针刺治疗,也就必须观察日月星辰、四时八节之时序,并根据气候的不同,依据十二经脉气血流注的盛衰时间为主体,选择十二经脉疗效最佳的五输穴,来施行针刺治疗。事实上,人体内部生理现象的"近似昼夜节奏"的时间生物学过程相当普遍,如人的体温、血糖、基础代谢、经络等都发生昼夜性变化,同时生物体对同样强度的刺激也随着昼夜节奏的周期也有不同的反应。这说明子午流注以时间为针刺治疗的主要条件,是有科学依据和物质基础的。

一、子午流注的含义

　　子午是地支中的第一数和第七数,它具有时间、阴阳和方位等含义。地支是古代人们用来记述年月日时的符号。子和午是阴阳对立的两个名词,子为阳之始,阴之极,午为阴之始,阳之极。在一天十二个时辰中,子为夜半,午为日中。在一年十二个月中,子是农历的十一月,午是农历五月,冬至在十一月,夏至在五月。以气候言之,子时寒,午时热。子午还表示方位,《灵枢·卫气行》曰:"岁有十二,日有十二辰,子午为经,卯酉为纬。"经就是指东西。在子午流注针法中,子午还代表气血随着时辰变化的盛衰消长过程。

　　流注二字,流是指水流,注指注输。在这里是将人体气血循环比作水流,水之初发为井,渐成细流为荥,所注为输,所行为经,然后汇合入于泽海,用来表示气血流注的过程。

　　子午流注是从时间角度来认识、研究人体生命现象,即研究人体脏腑、经络气血盛衰变化的一种理论。由于人体的气血按照一日十二时辰的阴阳消长而有序地流注于经脉之中,而且人体的各种生理功能也依时辰的变化而发生周期性的变化,因而针刺治疗也应按气血盛衰的周期变化规律进行择时取穴,以期提高疗效。

　　古代医学家非常重视时间和气候变化对人体的影响,《灵枢·四时气》指出:"四时之气,各有所在,刺灸之道,得气穴为定。"说明针灸施术应择时而行。这种按时开穴的治疗原则,是《内经》人与天地相应思想的发展。

二、子午流注针法的源流

子午流注针法，其历史悠久，源远流长，其理论体系溯源于《内经》，创用于宋金。有关子午流注的论述，首推《内经》。如《素问·六微旨大论篇》中说，"天气始于甲，地气始于子，子甲相合，命曰'岁立'，谨候其时，气可与期。"提出了以干支顺序推算，形成六十环周的岁次，并强调要候其气至再予下针，这样方能如期而愈。《内经》中类似论述还有不少。《灵枢·卫气行》也说："岁有十二月，日有十二辰，子午为经，卯酉为纬。"这是用子午十二地支来划分四季寒暑，昼夜朝夕光热强弱的不同，以说明外界环境对人体的影响，说明生物活动与自然气候密切相关。因而，《素问·八正神明论篇》指出："凡刺之法，必候日月星辰，四时八正之气，气定乃刺之"，"先知日之寒温，月之虚盛，以候气之浮沉而调之于身"，说明按时针灸是以日、月运行节律与人体气血流注盛衰来立说的。由此可以看出，《内经》虽然没有指出子午流注运用的法则，但为子午流注针法提供了理论基础。

继《内经》之后，《难经》的六十四难、六十五难明确指出五输穴的五行属性，《难经·六十九难》根据脏腑、经络所属五行的母子关系，提出了"虚则补其母，实则泻其子"的治疗原则。《针灸甲乙经》又补充了手少阴心经五输穴，这为子午流注针法的创立，提供了理论依据。

宋金时期，是子午流注针法的鼎盛时期。这一时期，由于提倡运气学说，对医学有着一定的影响，为子午流注针法的成熟提供了有利条件，子午流注针法由理论逐渐走向临床实践。研究子午流注医学，可谓盛极一时，各家纷起著书立说。金代，何若愚撰著的《流注指微赋》《子午流注针经》，可谓子午流注成熟期的代表作，是一部按时取穴法之专著。窦汉卿提倡八法流注，著有《针经指南》《标幽赋》等，使八法神针也达到成熟阶段。

明代针灸著述更多，各家在原有子午流注的基础上，对针法的运用和机制进行了赋予创意的论述。如高武在《针灸聚英》中指出"使人知某病宜针灸某经某穴，当用某日某时开方针。"所论五输穴的补虚泻实，为纳支法的取穴开创了先河。徐凤的《针灸大全》、杨继洲的《针灸大成》以及李梴的《医学入门》等，都对子午流注针法有所发挥。其中《针灸大全》所载《子午流注逐日按时定穴歌》10首，对子午流注的推广应用作出了较大的贡献。

由于子午流注针法的取穴，较之一般取穴法繁杂，加之封建统治者散布"针刺、艾灸，究非奉君之所宜"的谬论，因而到了清末按时取穴针法几乎陷入泯灭的境地。

中华人民共和国成立以后，由于党的中医政策的实施，促进了中医、针灸事业的复兴和繁荣，子午流注针法也备受众多学者关注，研究内容丰富多彩，发表的论著超过了历史上任何时代，使这一古老针术流派，得到进一步发展，丰富了针灸医学的内容，为人民的健康作出了贡献。

三、子午流注针法的基本组成

子午流注针法，包括有天干、地支、阴阳、五行、脏腑、经络及五输穴等内容，熟悉这些内容及其相互关系，是推算子午流注针法的必要条件。

（一）子午流注针法的选穴

子午流注针法所用的腧穴，是选取肘膝关节以下的五输穴，即井、荥、输、经、合五个穴位。《灵枢经》中的"九针十二原""本输""根结"等篇，对五输穴的命名含义，腧穴的名称和具体位置等,分别作了论述,《难经·六十四难》对五输穴的五行属性作了进一步的说明,指出"阴井木,阳井金;阴荥火,阳荥水;阴输土,阳输木;阴经金,阳经火;阴合水,阳合土。"成为补母泻子的依据。

子午流注针法的开穴,除按"阳进阴退"的原则外,并根据时干配合脏腑阴阳,依照井、荥、输、经、合五行相生的顺序来开穴,因此熟悉五输穴与五行的关系十分重要(附表1)。

附表1 五输穴与脏腑、经脉、阴阳、五行的配属表

经脉	阳经五输穴					经脉	阴经五输穴				
	井(金)	荥(水)	输(木)	经(火)	合(土)		井(木)	荥(火)	输(土)	经(金)	合(水)
胆(木)	足窍阴	侠溪	足临泣	阳辅	阳陵泉	肝(木)	大敦	行间	太冲	中封	曲泉
小肠(火)	少泽	前谷	后溪	阳谷	小海	心(火)	少冲	少府	神门	灵道	少海
三焦(相火)	关冲	液门	中渚	支沟	天井	心包(君火)	中冲	劳宫	大陵	间使	曲泽
胃(土)	厉兑	内庭	陷谷	解溪	足三里	脾(土)	隐白	大都	太白	商丘	阴陵泉
大肠(金)	商阳	二间	三间	阳溪	曲池	肺(金)	少商	鱼际	太渊	经渠	尺泽
膀胱(水)	至阴	通谷	束骨	昆仑	委中	肾(水)	涌泉	然谷	太溪	复溜	阴谷

[附] 五输穴歌

少商鱼际与太渊,经渠尺泽肺相连。
商阳二三间合谷,阳溪曲池大肠牵。
厉兑内庭陷谷胃,冲阳解溪三里连。
隐白大都足太阴,太白商丘并阴陵。
少冲少府属于心,神门灵道少海寻。
少泽前谷后溪腕,阳谷小海小肠经。
至阴通谷束京骨,昆仑委中膀胱焉。
涌泉然谷与太溪,复溜阴谷肾经传。
中冲劳宫心包络,大陵间使曲泽联。
关冲液门中渚焦,阳池支沟天井言。
窍阴侠溪临泣胆,丘墟阳辅阳陵泉。
大敦行间太冲看,中封曲泉属于肝。

(二)天干地支

干是指天干,支指地支,干支是古代用来记述年、月、日、时的符号。古人最早用"干"来记日,以日出日没一次为一天,所以"干"又称天干;"支"古人最早用它来记月,以月亮盈亏一次为一月。从阴阳属性看,日为阳,月为阴;天为阳,地为阴,所以干支又称天干地支。天干有十,依次为甲乙丙丁戊己庚辛壬癸;地支十二,子丑寅卯辰巳午未申酉戌亥。干支的次第先后不是随便排列的,而是包含着万物的生、长、壮、老、已而更始的涵义在内。

1. 干支配属阴阳 干支的阴阳属性,总的来说天干属阳,地支属阴。但在干支中,又各有阴阳。它的分法是根据自然次序之数来决定的,即数的1、3、5、7、9、11奇数为阳;2、4、6、8、10、12偶数为阴。干支的阴阳配属就是根据干支的奇数、偶数分阴阳。天干中的甲丙戊庚壬属阳,称阳干,乙丁己辛癸属阴,称阴干;地支中的子寅辰午申戌属阳,称阳支;丑卯巳未酉

亥属阴,称阴支。子午流注针法中的干支配合,是阳干配阳支,阴干配阴支,天干地支的序数及其阴阳属性在子午流注针法的运用中十分重要,必须熟练掌握(附表2)。

附表2 干支序数表

代数	1	2	3	4	5	6	7	8	9	10	11	12
天干	甲	乙	丙	丁	戊	己	庚	辛	壬	癸	甲	乙
地支	子	丑	寅	卯	辰	巳	午	未	申	酉	戌	亥
阴阳	阳	阴	阳	阴	阳	阴	阳	阴	阳	阴	阳	阴

2. 干支配属五行 干支的五行属性应与四时季节相联系。五行是指木、火、土、金、水,四季是指春、夏(长夏)、秋、冬。它们的关系是:甲、乙、寅、卯为木属春;丙、丁、巳、午属火为夏;戊、己、辰、戌、丑、未属土为长夏;庚、辛、申、酉属金为秋;壬、癸、亥、子属水为冬。前人为便于掌握,将其编成歌诀:"东方甲乙寅卯木,南方丙丁巳午火,西方庚辛申酉金,北方壬癸亥子水;辰戌丑未旺四季,戊己中央皆属土。"(附图1)

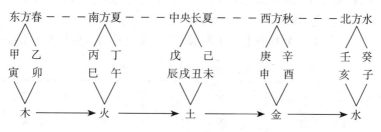

附图1 干支配属五行图

3. 天干配属脏腑、经脉 天干配属脏腑经脉,是根据天干、脏腑及其经脉的阴阳属性来配合的,即阴干配脏和六阴经脉,阳干配腑和六阳经脉:甲配胆与胆经,乙配肝与肝经,丙配小肠、三焦与小肠经、三焦经,丁配心、心包与心经、心包经,戊配胃与胃经,庚配大肠与大肠经,己配脾与脾经,庚配大肠与大肠经,辛配肺与肺经,壬配膀胱与膀胱经,癸配肾与肾经。由于脏腑、经脉均为12数,天干为10数,两数不等,故将同属相火的心包归属于心,三焦归属于小肠(附表3)

附表3 天干配属脏腑、经脉表

十天干	甲	乙	丙		丁		戊	己	庚	辛	壬	癸
十二经脉	胆	肝	小肠	三焦	心	心包	胃	脾	大肠	肺	膀胱	肾

天干配脏腑、经脉是纳干法的基础之一,必须熟练掌握,亦可记颂下面歌诀:

甲胆乙肝丙小肠,丁心戊胃己脾乡,

庚属大肠辛属肺,壬属膀胱癸肾脏,

三焦阳火须寄丙,包络从阴丁火旁,

阳干宜配阳之腑,阴干当合阴之脏。

由于三焦为阳气之父,心包乃阴血之母,对于二者与天干的配属有不同的说法,如《针灸大成》说:"三焦亦向壬中寄,包络同归入癸方。"即将三焦和心包络分别配属于壬和癸。

4. 地支配属脏腑、经脉 地支配属脏腑、经脉是按十二经脉气血流注和十二地支时辰的推移顺序进行的。气血流注始于肺经,经过大肠……终于肝经、再返回肺经,如环无端;十二时辰始于寅时,经过卯、辰……止于丑时,再周而复始。两者均为 12 数,排列次序不变,十二地支与十二脏腑经脉相配也是固定不变的。子配胆与胆经,丑配肝与肝经,寅配肺与肺经……亥配三焦与三焦经。具体见附表 4。

附表 4　地支配属脏腑经脉表

十二地支	子	丑	寅	卯	辰	巳	午	未	申	酉	戌	亥
十二经脉	胆	肝	肺	大肠	胃	脾	心	小肠	膀胱	肾	心包	三焦

地支配属脏腑、经脉,是纳支法的基础之一,必须熟悉,亦可记忆下述歌诀:

肺寅大卯胃辰宫,脾巳心午小未中,

申膀酉肾心包戌,亥焦子胆丑肝通。

5. 干支与时间的关系　天干与地支相配,可代表年月日时,天干与地支配合时,都是天干在上(或在前),地支在下(或在后),并且按干支顺序依次排列,如甲子年、乙丑年……甲子日、乙丑日……甲子时、乙丑时……

地支还可以单独与十二个月或十二个时辰相配,其配属关系见附表 5、附表 6。

附表 5　地支配属十二个月表

地支	子	丑	寅	卯	辰	巳	午	未	申	酉	戌	亥
月份	11	12	1	2	3	4	5	6	7	8	9	10

附表 6　地支配属十二时辰表

地支	子	丑	寅	卯	辰	巳	午	未	申	酉	戌	亥
时间时辰	23~1 子时	1~3 丑时	3~5 寅时	5~7 卯时	7~9 辰时	9~11 巳时	11~13 午时	13~15 未时	15~17 申时	17~19 酉时	19~21 戌时	21~23 亥时

上述时间,是以当地时间为准。因为各个地区相距有差异,1884 年国际会议划分时区的办法,规定每隔经度 15°算一个时区,全球分为 24 个时区,把通过英国伦敦格林尼治天文台原址那条经线定为 0 度经线,作为 0 度中央经线,从西经 7.5 度至东经 7.5 度为中时区,向东划分十二个时区,向西划分十二个时区。

地理经度和时间关系,因地球每 24 小时自转一周(360 度),则每小时自转 360÷24=15 度,每经度一度时刻差为 60÷15=4 分钟。作为地区时差计算基础。

我国北京时间是全国统一的标准时,但作为时空影响人体的自然变化,又应以北京时间为基础,按照时区加以运算。例如,北京约位于东经 116 度,哈尔滨是东经 126 度,则两地时差为(126-116)×4=40 分钟。成都位于东经 104 度,(116-104)×4=48 分钟,即为两地时差。

6. 天干合化五行　天干合化五行,是根据刚柔相济的精神,按五行相生排列,就是阳干与阴干刚柔相配,也就是按着五行的生成数,逢五相合,如甲是天干的第一数,一加五为六,己是天干第六数,于是就产生了甲己相合、乙庚相合、丙辛相合、丁壬相合、戊癸相合。这是纳干法合日互用的依据(附图 2)。

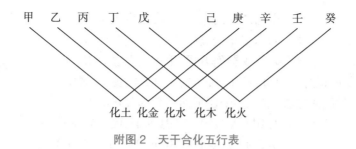

附图 2　天干合化五行表

四、月日干支推算法

子午流注针法的开穴,是根据患者就诊时的年、月、日、时的干支等进行逐日按时开穴,这就需要掌握年干支、月干支、日干支、时干支、特别是"日、时干支"更为重要。

（一）年干支推算法

推算年干支,只要掌握六十环周法,按其次序顺推即得。天干始于甲而终于癸,计有 10 数;地支始于子而终于亥,计有 12 数。即年干支始于甲子,干支配合,天干轮 6 次（10×6=60）,地支轮 5 次（12×5=60）,成为六十环周的年序（附表 7）。例如 2004 年为甲申年,甲申下一个干支为乙酉,则 2005 年为乙酉年,依此类推,2006 年为丙戌年……

附表 7　干支配合六十环周表

(1)	(2)	(3)	(4)	(5)	(6)	(7)	(8)	(9)	(10)
甲子	乙丑	丙寅	丁卯	戊辰	己巳	庚午	辛未	壬申	癸酉
甲戌	乙亥	丙子	丁丑	戊寅	己卯	庚辰	辛巳	壬午	癸未
甲申	乙酉	丙戌	丁亥	戊子	己丑	庚寅	辛卯	壬辰	癸巳
甲午	乙未	丙申	丁酉	戊戌	己亥	庚子	辛丑	壬寅	癸卯
甲辰	乙巳	丙午	丁未	戊申	己酉	庚戌	辛亥	壬子	癸丑
甲寅	乙卯	丙辰	丁巳	戊午	己未	庚申	辛酉	壬戌	癸亥

亦可记忆干支配合六十环周歌诀:

一子二戌三为申,四午五辰六为寅,

起于甲子止癸亥,六十花甲再环周。

若不知道当年的年干支,也不知道过去任何一年的年干支,亦可用简便推算法:以当年的公元数减 3,得出余数值除以干支周转数 60,所得之数,就是该年的干支数。如求 2004 年的干支:（2004-3）÷60=……21,21 即为 2004 年的干支代表数。这个计算法适用于公元 4 年以后的任何一年。

（二）月干支推算法

月干支推算法,按照农历推算。一年为 12 个月,地支也是 12 数,12 个月正好配上十二地支。每年的一月都是"寅"月,2 月都是"卯",3 月都是"辰",4 月都是"巳",5 月都是"午",6 月都是"未",7 月都是"申",8 月都是"酉",9 月都是"戌",10 月都是"亥",11 月都是"子",12 月都是"丑",十二地支配 12 个月是固定不变的。地支与天干相配应从寅月开始,要知这些地支与天干的具体配数,记住下面的歌诀即可:

> 甲己之年丙作首,乙庚之岁戊当头,
> 丙辛之年庚寅始,丁壬壬寅顺行流,
> 若言戊癸何方候,甲寅之上去寻求。

即甲年、己年的正月是丙寅,乙年、庚年的正月是戊寅,余皆类推。

另外还有一种简便方法,这只要记住下面的简单数式即可:

1(甲)　2(乙)　3(丙)　4(丁)　5(戊)

6(己)　7(庚)　8(辛)　9(壬)　10(癸)

3(丙)　5(戊)　7(庚)　9(壬)　1(甲)

数字记法从左向右分三行记,即 1 2 3 4 5,6 7 8 9 10,3 5 7 9 1。然后再竖看,即 163,275,387……

这个简单的数式意思是说:

1(甲)与 6(己)年的一月天干为 3(丙),其正月干支是丙寅;

2(乙)与 7(庚)年的一月天干为 5(戊),其正月干支是戊寅;

3(丙)与 8(辛)年的一月天干为 7(庚),其正月干支是庚寅;

4(丁)与 9(壬)年的一月天干为 9(壬),其正月干支是壬寅;

5(戊)与 10(癸)年的一月天干为 1(甲),其正月干支是甲寅。

例如 1996 年是丙子年,1 月的干支是庚寅,知道了 1 月干支,其他各月干支按天干地支顺序向下推算。

(三)日干支推算法

推算日干支是比较繁杂的。因农历的大小月和闰月不固定,而公历除了每四年有一次闰二月外,每年的大小月都是固定不变的,因此推算日干支不用农历,而是用公历进行推算。

日干支的推算先需明确下述四个条件:①当年元旦干支代数;②每月干支应加减数;③当天的日数;④闰年自三月起都加一。它是以元旦干支的代数为基础,再加上所求当天的日数,然后再按各月干支的加减数,再除以干支的周转数,所余之数即为所求的日干支代数,这是平年日干支的推算法。若为闰年,因 2 月份比平年多 1 天,则应从三月份起在所求出的代数上加上 1,再除以干支的周转数,其余数即为闰年所求日干支的代数。

求日干:[(元旦天干数)+(当天日数)+(各月天干加减数,闰年 3 月以后再加 1)]÷10=商……余数。

求日支:[(元旦地支数)+(当天日数)+(各月地支加减数,闰年 3 月以后再加 1)]÷12=商……余数。

1. 元旦干支　元旦干支亦可推算,但甚为繁杂,而列表较为简便。现将 2004—2043 年元旦干支列表于下(附表 8)。

如果知道某一年的元旦干支,欲求以后各年的元旦干支,只要掌握平年到下一年元旦,干支数只差 5 天,而闰年则差 6 天,就是从本年元旦下一个干支顺数 5 个干支,即是平年下年的元旦干支,顺数 6 个干支,即为闰年下年元旦的干支。例如 2017 年的元旦干支为戊子,2017 年是平年,则顺数 5 个干支,即为"癸巳",就知 2018 年元旦干支为"癸巳"日;又如 2020 年元旦干支为"癸卯",因 2020 年为闰年,则顺数 6 个干支,即为"己酉",就是 2021 年元旦干支为"己酉"。

附表 8　2004—2043 年元旦干支表

闰年		平年					
年份	元旦干支	年份	元旦干支	年份	元旦干支	年份	元旦干支
2004	己卯	2005	乙酉	2006	庚寅	2007	乙未
2008	庚子	2009	丙午	2010	辛亥	2011	丙辰
2012	辛酉	2013	丁卯	2014	壬申	2015	丁丑
2016	壬午	2017	戊子	2018	癸巳	2019	戊戌
2020	癸卯	2021	己酉	2022	甲寅	2023	己未
2024	甲子	2025	庚午	2026	乙亥	2027	庚辰
2028	乙酉	2029	辛卯	2030	丙申	2031	辛丑
2032	丙午	2033	壬子	2034	丁巳	2035	壬戌
2036	丁卯	2037	癸酉	2038	戊寅	2039	癸未
2040	戊子	2041	甲午	2042	己亥	2043	甲辰

至于求何年为闰年,即是用四去除公元数,凡除尽者为闰年,除不尽者为平年,但需注意,每百年停闰,每四百年又不停闰,这可诵读下列歌诀:

四除年数尽为闰,除不尽者为不闰,

百年整数停一闰,四百除尽仍为闰,

若逢年支申子辰,便是闰年二(月)多一。

2. 各月干支加减数　各月加减数是根据日数和六十环周的关系推算出的,至于各月的或加或减,宜熟记下列歌诀,并列表解(附表 9)。

附表 9　各月干支加减数表

月份	1月		2月		3月		4月		5月		6月		7月		8月		9月		10月		11月		12月	
干支	干	支	干	支	干	支	干	支	干	支	干	支	干	支	干	支	干	支	干	支	干	支	干	支
平年	减1	减1	加0	加6	减2	加10	减1	加5	减1	减1	加0	加6	加0	加0	加1	加7	加2	加2	加2	加8	加3	加3	加3	加9
闰年	0	0	0	0									余数加1											

各月干支加减数歌:

一、五双减一、二、六加零、六、三减二、加十,

四减一、加五,七零、九加二,八加一、七走,

十上加二、八,冬三、腊三、九,闰年三月起,余数均加一。

例如,2010 年元旦是“辛亥”,辛的代数为 8,亥的代数是 12,欲求 2010 年各月一日的日干支,即可按上法推求,其结果列于下表(附表 10)。

按:表中第一格之月日,乃所求之月日,推算公式等号前面部分第 1 数为该年元旦干支代数,第 2 数为所求之日数,第 3 数为逐月加减数,第 4 数为从 3 月份起闰年加 1 数,等号后的数为所求日干支代数。

附表 10 2010 年各月 1 日干支推算法表（平年,元旦为辛亥）

月日	推算方式	日干支	月日	推算方式	日干支
1 月 1 日	干 8+1−1=8 支 12+1−1=12	辛 亥	7 月 1 日	干 8+1+0=9 支 12+1+0=13	壬 子
2 月 1 日	干 8+1+0=9 支 12+1+6=19	壬 午	8 月 1 日	干 8+1+1=10 支 12+1+7=20	癸 未
3 月 1 日	干 8+1−2=7 支 12+1+10=23	庚 戌	9 月 1 日	干 8+1+2=11 支 12+1+2=15	甲 寅
4 月 1 日	干 8+1−1=8 支 12+1+5=18	辛 巳	10 月 1 日	干 8+1+2=11 支 12+1+8=21	甲 申
5 月 1 日	干 8+1−1=8 支 12+1−1=12	辛 亥	11 月 1 日	干 8+1+3=12 支 12+1+3=16	乙 卯
6 月 1 日	干 8+1+0=9 支 12+1+6=19	壬 午	12 月 1 日	干 8+1+3=12 支 12+1+9=22	乙 酉

（四）时干支推算法

时干支的推算是建立在日干的基础上,即日上起时,十二地支配十二个时辰是固定不变的,每天都是从夜半子时开始,所以干支也从子时开始推算,然后顺排下去即知一天的时辰干支。每日子时应配什么天干,下面歌诀作了详细交代:

甲己还加甲,乙庚丙作初,

丙辛生戊子,丁壬庚子头,

戊癸起壬子,周而复始求。

所谓"甲己还加甲",是指甲日、己日的十二时辰,都是从夜半的"甲子"开始,然后顺排下去就是乙丑、丙寅、丁卯……乙日、庚日是从夜半的丙子开始,丙日、癸日是从夜半"戊子"开始,丁日、壬日是从夜半"庚子"开始,戊日、癸日是从夜半"壬子"开始(附表 11)。

附表 11 时干支推算法

	时辰 (时)	子 23-1	丑 1-3	寅 3-5	卯 5-7	辰 7-9	巳 9-11	午 11-13	未 13-15	申 15-17	酉 17-19	戌 19-21	亥 21-23
日 干	甲日、己日	甲子	乙丑	丙寅	丁卯	戊辰	己巳	庚午	辛未	壬申	癸酉	甲戌	乙亥
	乙日、庚日	丙子	丁丑	戊寅	己卯	庚辰	辛巳	壬午	癸未	甲申	乙酉	丙戌	丁亥
	丙日、辛日	戊子	己丑	庚寅	辛卯	壬辰	癸巳	甲午	乙未	丙申	丁酉	戊戌	己亥
	丁日、壬日	庚子	辛丑	壬寅	癸卯	甲辰	乙巳	丙午	丁未	戊申	己酉	庚戌	辛亥
	戊日、癸日	壬子	癸丑	甲寅	乙卯	丙辰	丁巳	戊午	己未	庚申	辛酉	壬戌	癸亥

另外,也可以通过下列简单数式推算:

1(甲) 2(乙) 3(丙) 4(丁) 5(戊)

6(己) 7(庚) 8(辛) 9(壬) 10(癸)

1(甲) 3(丙) 5(戊) 7(庚) 9(壬)

数字记法是从左到右分三行记,即 1 2 3 4 5,6 7 8 9 10,1 3 5 7 9。再上下竖看。简单数式的意思是：

1(甲)与6(己)日子时的天干为1(甲)，其日子时的干支为甲子；

2(乙)与7(庚)日子时的天干为3(丙)，其日子时的干支为丙子；

3(丙)与8(辛)日子时的天干为5(戊)，其日子时的干支为戊子；

4(丁)与9(壬)日子时的天干为7(庚)，其日子时的干支为庚子；

5(戊)与10(癸)日子时的天干为9(壬)，其日子时的干支为壬子。

五、子午流注针法的临床运用

子午流注针法的运用，有两种方法，一为按天干开穴，称之为纳干法(纳甲法)，一为按地支开穴，称为纳支法(纳子法)。现分述于下。

(一) 纳甲法的运用

本法运用时，首先要将患者就诊的日、时干支推算出来，然后结合人体十二经脉的流注和井荥输原经合的五行相生规律来顺次开穴。

1. 按时开穴规律　按时开穴法包括两方面的内容，一是开井穴的方法，一是一天中开井穴以后的其他时辰的开穴方法。

(1) 按时开井穴规律：开取井穴是按照"阳进阴退"的原则。根据干支的阴阳属性，天干属阳主进，地支属阴主退。即天干由甲进乙，由乙进丙……此为阳进；地支由戌退至酉，再由酉退至申……此为阴退。根据日时干支推算取穴，规律就是"阳进阴退"。这是推算十二井穴按时开穴的方法。如甲日甲戌时开取胆经井穴窍阴，要推算乙日开井穴的时间，按"阳进阴退"原则，天干由甲进一数为乙，地支由戌退一数为酉，则乙日开井穴的时间是乙酉。余可类推(附表12)。

附表 12　子午流注纳甲法开井穴表

日干	甲	乙	丙	丁	戊	己	庚	辛	壬	癸
时辰	甲→ 戌←	乙→ 酉←	丙→ 申←	丁→ 未←	戊→ 午←	己→ 巳←	庚→ 辰←	辛→ 卯←	壬→ 寅←	癸→ 亥←
经脉	胆	肝	小肠	心	胃	脾	大肠	肺	膀胱	肾
井穴	足窍阴	大敦	少泽	少冲	厉兑	隐白	商阳	少商	至阴	涌泉

注：→阳进　←阴退

至于癸日肾经开井穴涌泉，则不按"阴退"的原则在癸丑时开穴，而在癸亥时开井穴涌泉，这是因为流注从甲日起开穴，前后经过九天，每日值一经，每经值十一个时辰，共值日一百一十个时辰，而十日应有一百二十个时辰，相差十个时辰。因此癸日肾经井穴的开穴时间不能起癸丑，应该提前十个时辰，即在癸亥时开井穴涌泉，否则就不能与甲日戌时相交，影响流注一周与再周的循环。

(2) 经生经、穴生穴：在开出井穴之后，要掌握当日以后时辰应开腧穴，就应本着阳日阳时开阳经之穴，阴日阴时开阴经之穴和十二经脉与五输五行相生的规律，经生经、穴生穴的规律顺序开穴。如丙日小肠经主气(值日)，丙申时开小肠经井穴少泽，丙为阳火，按阳日阳时开阳经穴，丙申下一个阳时为戊戌，戊属胃，为阳土，上一个时辰所开之井穴少泽，属金，金生水，故戊戌时当开胃经荥(水)穴内庭；依此类推，戊戌下一个阳时为庚子，当开大肠经输穴三间;庚子下一个阳时是壬寅,当开足太阳膀胱经之经穴昆仑;壬寅下一个阳时为甲辰,当开足少阳胆经合穴阳陵泉;甲辰下一个阳时为丙午,与第一个时辰丙申同起于丙,为日干重见,此时五输穴已依次开完,那么重见如何开穴? 这就要根据阳经气纳三焦及阳经纳穴他生我的规律,凡是阳干重见必是纳入三焦而开三焦经腧穴,则丙午时开取三焦经的木穴中渚(附表13)。

附表13　丙小肠主气日

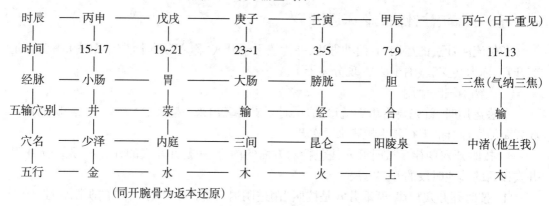

时辰	丙申	戊戌	庚子	壬寅	甲辰	丙午(日干重见)
时间	15~17	19~21	23~1	3~5	7~9	11~13
经脉	小肠	胃	大肠	膀胱	胆	三焦(气纳三焦)
五输穴别	井	荥	输	经	合	输
穴名	少泽	内庭	三间	昆仑	阳陵泉	中渚(他生我)
五行	金	水	木	火	土	木

(同开腕骨为返本还原)

又如丁日心经主气(值日),丁未时开取心经井穴少冲;丁为阴火,按阴日阴时开阴经之穴,丁未下一个阴时为己酉,己为阴土属脾,而上一个时辰所开井穴少冲五行属木,木生火,故己酉时当开脾经荥(火)穴大都;依此类推,己酉下一个阴时为辛亥,当开肺经输穴太渊;辛亥下一个阴时为癸丑,当开肾经之经穴复溜;癸丑下一个阴时为乙卯,当开肝经合穴曲泉;乙卯下一个阴时为丁巳,与当日第一个时辰丁未同起于丁,为日干重见。心经为阴经,重见即应根据阴经血归包络,阴经纳穴我生他的规律,凡是阴干重见必是归于包络而开心包经穴,丁巳时应开心包经土穴大陵(附表14)。

附表14　丁心主气日

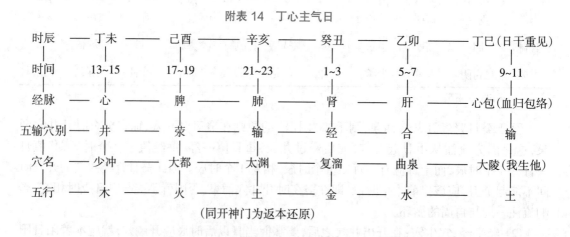

时辰	丁未	己酉	辛亥	癸丑	乙卯	丁巳(日干重见)
时间	13~15	17~19	21~23	1~3	5~7	9~11
经脉	心	脾	肺	肾	肝	心包(血归包络)
五输穴别	井	荥	输	经	合	输
穴名	少冲	大都	太渊	复溜	曲泉	大陵(我生他)
五行	木	火	土	金	水	土

(同开神门为返本还原)

(3)几个规律性的问题:在子午流注纳甲法运用中,必须注意下述几个规律性的问题。

1)阳干必须配阳支,阴干必须配阴支:在子午流注针法运用时,干支相配必须阳配阳,阴配阴,不能混淆颠倒。《针灸大成》说:"阳日阳时阳穴,阴日阴时阴穴,阳以阴为阖,阴以阳为阖,阖者闭也"。就是说阳日逢阳时,阴日逢阴时,才有穴可开;若阳日逢阴时,或阴日逢阳时,子午流注针法称其为闭时,闭时也是闭穴。

2) 经生经、穴生穴:即是按照五行相生的原则,推算开取井穴以后时辰应开之穴的规律。如甲日甲戌时开井穴后,下一个阳时为乙日的丙子,甲为阳木,丙为阳火属小肠,木能生火,这就体现了经生经的原则;甲戌时所开井穴足窍阴属金,由于金能生水,故在丙子时当开小肠经荥水穴前谷,这又体现了穴生穴的规律,余皆依此类推,就能推算出一天应开的腧穴。

3) 返本还原(遇输过原):"本"指本日的值日经,"原"指值日经的原穴,其意为阳经在开输穴的同时,必须同开原穴。一般开其原穴的时辰,是在开井穴以后的四个时辰,例如甲胆主气日,甲戌时开井穴窍阴,到第二天乙日戊寅时开取原穴丘墟,从戌到寅,间隔四个时辰。所以阳经原穴皆在开井穴后四个时辰开穴,阴经无原,以输代之。

4) 阳日阳时开阳穴,阴日阴时开阴穴:阳日阳时指天干属阳干者,即甲、丙、戊、庚、壬日;阴日阴时指天干属阴者,即乙、丁、己、辛、癸日。然而并非阳日只开阳时穴,阴日只开阴时穴,而是"时上有穴,穴上有时",以时为主。所以并不存在甲日需到乙日取穴,乙日需到丙日取穴的说法。例如甲日戌时,实际"甲日"是由胆经开穴过原、纳三焦府的符号,并非在环周图上只开甲日穴的符号。甲日之戌时是甲戌时,以时为主。所以甲日从子时到亥时皆存干支配数,则皆有穴可开,即"时上有穴"。五输穴开任何一穴皆有干支配数,则为"穴上有时"。进而阳日阳时阳穴偏盛,阴日阴时阴穴偏盛,这是合理的。

5) 日干重见,阳经气纳三焦他生我,阴经血归包络我生他:"我"指本日经五行属性而言,"他"指三焦经、包络经之五输穴五行属性而言。天干有十,地支十二,十干配合在十二个时辰中,起于甲,必重见于甲,起于乙,必重见乙,其他丙、丁、戊、己、庚、辛、壬、癸,无不如此。例如,甲日起于甲戌时,而终止于乙日甲申时,甲申时即是重见。每当井荥输原经合诸穴依次开完后,在天干重见时,凡是阳经最后那个阳时都要开取一个三焦经的五输穴,这称为气纳三焦,凡是阴经最后一个阴时都要开取一个心包络的五输穴,便为血归包络。而阳经在开取三焦经穴时,是按"他生我"的规律。如丙日小肠经值日,五输穴依次开完后,就要开三焦经中渚穴,因为小肠经属火,三焦经中渚穴属木,取木能生火之意,就是阳经纳穴"他生我"。又如丁日心经值日,按五输穴依次开完以后,就要开心包经大陵穴,因心经属火,大陵穴属土,火能生土,就是阴经纳穴"我生他"。阳日用三焦经穴,阴日用心包经穴,它们分配的原则是:甲乙日用荥穴,丙丁日用输穴,戊己日用经穴,庚辛日用合穴,壬癸日用井穴。

6) 阳进阴退:"阳进阴退"是指天干为阳主进,地支为阴主退,它是推算次日的干支开取井穴时辰的方法。阳干主进从甲至乙,从乙进丙……阴干主退从戌退酉至申……为什么阴退从戌开始?因为干支相配必须阳干配阳支,阴干配阴支,而戌是地支阳支中的最后一个,故阴退从戌开始。例日丙日丙申时开取小肠经井穴少泽,要推算丁日开井穴的时辰,根据阳进阴退的规律,天干从丙进一数为丁,地支由申退一数未,则知次日(丁日)开井穴少冲时辰为丁未,余皆依此类推。

子午流注的配穴规律以十日为一周期,循环开穴。

(4) 纳干闭时开穴法:从上述看出,阳日阳时开阳经穴,阴日阴时开阴经穴,一日十二个时辰有六个时辰无穴可开,十日一百二十个时辰就有六十个时辰无穴可开,这给子午流注纳甲法的临床应用带来许多困难。而这些无穴可开的时辰,即称为闭时,又称为闭穴,实际并非气血衰减之时,而应是正盛之时,故当开出腧穴。下面两种方法,即可解决这一问题。

1) 合日互用开穴法:即是根据甲与己合,乙与庚合,丙与辛合,丁与壬合,戊与癸合的化生规律,就可在甲日(阳日)阴时开取己日的经穴,反之,己日(阴日)的阳时亦可开取甲日的经穴。例如甲日的乙亥时为阴时，无穴可开，即可借取己日乙亥时的中封穴，反之，己日的甲戌时为阳时，无穴可开，即可借取甲日甲戌时的窍阴穴。这样甲日所开之穴，己日只要去对照在这个时辰内所开的穴位而针刺，即所谓甲与己日"合日互用"，亦即夫妻互用，余者依此类推。依据合日互用原理，阴日阴时可以用阳日阳时的穴位，而阳日阳时也可用阴日阴时的穴位。这样就扩大了按时取穴的范围。但是各阳经的原穴，仅适用当日，而不能互用。

2）"一、四、二、五、三、零"反克取穴法：根据合日互用开穴法原则，解决了部分闭时的开穴，但仍有些时辰是闭时闭穴，后世医家通过反复推算和实践，提出了"子午流注"六甲……六癸的"干支"配合"五输"和"纳穴"推算常规表，简称为："一、四、二、五、三、零"规律。它根据六甲周期，阳进阴退开井穴和阳日阳时开阳经，阴日阴时开阴经及地支顺时推进等基础，进行推算，解决了癸日十时不开的不足，此法为运用反克规律推算而得（附表15）。

附表15　一、四、二、五、三、零反克取穴表

常规		1	4	2	5	3	0
五输纳穴		井	经	荥	合	输	纳、归
六甲	干支	甲日甲戌	己日甲子	戊日甲寅	丁日甲辰	丙日甲午	乙日甲申
	穴名	窍阴	阳辅	侠溪	阳陵泉	临泣	液门
六乙	干支	乙日乙酉	己日乙亥	己日乙丑	戊日乙卯	丁日乙巳	丙日乙未
	穴名	大敦	中封	行间	曲泉	太冲	劳宫
六丙	干支	丙日丙申	庚日丙戌	庚日丙子	己日丙寅	戊日丙辰	丁日丙午
	穴名	少泽	阳谷	前谷	小海	后溪	中渚
六丁	干支	丁日丁未	辛日丁酉	庚日丁亥	庚日丁丑	己日丁卯	戊日丁巳
	穴名	少冲	灵道	少府	少海	神门	大陵
六戊	干支	戊日戊午	壬日戊申	辛日戊戌	辛日戊子	庚日戊寅	己日戊辰
	穴名	厉兑	解溪	内庭	足三里	陷谷	支沟
六己	干支	己日己巳	癸日己未	壬日己酉	辛日己亥	辛日己丑	庚日己卯
	穴名	隐白	商丘	大都	阴陵泉	太白	间使
六庚	干支	庚日庚辰	甲日庚午	癸日庚申	壬日庚戌	壬日庚子	辛日庚寅
	穴名	商阳	阳溪	二间	曲池	三间	天井
六辛	干支	辛日辛卯	乙日辛巳	甲日辛未	癸日辛酉	壬日辛亥	壬日辛丑
	穴名	少商	经渠	鱼际	尺泽	太渊	曲泽
六壬	干支	壬日壬寅	丙日壬辰	乙日壬午	甲日壬申	癸日壬戌	癸日壬子
	穴名	至阴	昆仑	通谷	委中	束骨	关冲
六癸	干支	癸日癸亥	戊日癸丑	丁日癸卯	丙日癸巳	乙日癸未	甲日癸酉
	穴名	涌泉	复溜	然谷	阴谷	太溪	中冲

闭时开穴歌：

甲寅闭时开侠溪，甲午时上用临泣，

乙巳太冲穴正旺，己未商丘穴不虚，

丙辰时上后溪穴,庚午时开是阳溪,

辛巳时至经渠盛,辛酉时到尺泽居,

壬辰闭时有昆仑,壬申时开委中齐,

癸卯然谷穴已至,癸未时上是太溪。

2. 徐氏《子午流注逐日按时定穴歌》 子午流注逐时按时开穴的规律,历来为前贤所重视,为了便于临床运用,明代针灸学家徐凤以歌诀形式将纳甲法按时开穴全部列出。其依据"阳日阳时开阳穴,阴日阴时开阴穴"的原则进行配穴,其开穴具体步骤顺序为:

(1) 阳进阴退:按阳进阴退的原则,推求井穴的开穴时辰。

(2) 经生经、穴生穴:按五行相生的原则,推算开井穴以后的开穴时辰的具体腧穴。

(3) 阳干注腑,阴干注脏:即"日干重见"的时辰应配三焦经(阳日)或心包经(阴日)的五输穴。阳日按"他生我"的规律开三焦经中值日经的母穴;阴日按"我生他"的规律开心包经中值日经的子穴。

(4) 返本还原:按"返本还原"的原则,在每日输穴开穴的时辰,同时开值日经的原穴。子午流注的配穴规律以十日为一周期,循环开穴。

《子午流注逐日按时定穴歌》

甲日戌时胆窍阴,丙子时中前谷荥;

戊寅陷谷阳明俞,返本丘墟木在寅;

庚辰经注阳溪穴,壬午膀胱委中寻;

甲申时纳三焦水,荥合天干取液门。

乙日酉时肝大敦,丁亥时荥少府心;

己丑太白太冲穴,辛卯经渠是肺经;

癸巳肾宫阴谷合,乙未劳宫火穴荥。

丙日申时少泽当,戊戌内庭治胀康;

庚子时在三间俞,本原腕骨可祛黄;

壬寅经火昆仑上,甲辰阳陵泉合长;

丙午时受三焦火,中渚之中仔细详。

丁日未时心少冲,己酉大都脾土逢;

辛亥太渊神门穴,癸丑复溜肾水通;

乙卯肝经曲泉合,丁巳包络大陵中。

戊日午时厉兑先,庚申荥穴二间选;

壬戌膀胱寻束骨,冲阳土穴必还原;

甲子胆经阳辅是,丙寅小海穴安然;

戊辰气纳三焦脉,经穴支沟刺必痊。

己日巳时隐白始,辛未时中鱼际取;

癸酉太溪太白原,乙亥中封内踝比;

丁丑时合少海心,己卯间使包络止。

庚日辰时商阳居,壬午膀胱通谷之;
甲申临泣为俞木,合谷金原返本归;
丙戌小肠阳谷火,戊子时居三里宜;
庚寅气纳三焦合,天井之中不用疑。

辛日卯时少商本,癸巳然谷何须忖;
乙未太冲原太渊,丁酉心经灵道引;
己亥脾合阴陵泉,辛丑曲泽包络准。

壬日寅时起至阴,甲辰胆脉侠溪荥;
丙午小肠后溪俞,返本京骨本原寻;
三焦寄有阳池穴,返本还原似的亲;
戊申时注解溪胃,大肠庚戌曲池真;
壬子气纳三焦寄,井穴关冲一片金;
关冲属金壬属水,子母相生恩义深。

癸日亥时井涌泉,乙丑行间穴必然;
丁卯俞穴神门是,本寻肾水太溪原;
包络大陵原并过,己巳商丘内踝边;
辛未肺经合尺泽,癸酉中冲包络连;
子午截时安定穴,留传后学莫忘言。

3. 子午流注计算盘推算法　子午流注计算盘是由 3 个大小不同的圆盘组成的(附图 3)。

第一盘 1—0 是代表阳历日数(1 包括 1、11、21、31 四日;2 包括 2、12、22 三日……余可类推),见附图 3(1)。

第二盘 1—12 是代表阳历月数。其旁甲、乙、丙、丁……是代表日干,边缘附地支对时表,见附图 3(2)。

第三盘,第一、二圈是子午流注穴位,第三圈是时辰,第四圈是日干,见附图 3(3)。

子午流注计算盘的使用方法如下:

(1) 先将第一盘"1"对准第二盘本年元旦的日干,例如 2004 年元旦日是"己",那么"1"就对着"己"这一格。

(2) 推算时,先找日,后找月,从月旁找日干,从日干找某时应开某穴。例如推求 1998 年 1 月 7 日未时应开何穴,应先在第一盘找到 7 日这一格,在同格第二盘上找到 1 月,1 月旁日干是甲,然后将第二盘主穴缺口转到甲日,按十二地支子、丑、寅、卯、辰、巳、午、未、申、酉、戌、亥的顺序,找到甲日辛未时尺泽穴(主),同时在对面己日缺口中出现辛未时鱼际穴(客)。若主日穴不开,可用"客日"开穴。若主、客两日均无开穴,是为闭穴,可采用闭变开穴。主客两穴可以互相调用,但原穴不可互相通用。

(3) 以上的推算指平年,若逢闰年推算时,1、2 两月同上,3—12 月须将第一盘移前一格。例如 2020 年是闰年,元旦日干是癸,推算 3—12 月的日干,应从"癸"移至下一格"甲",然

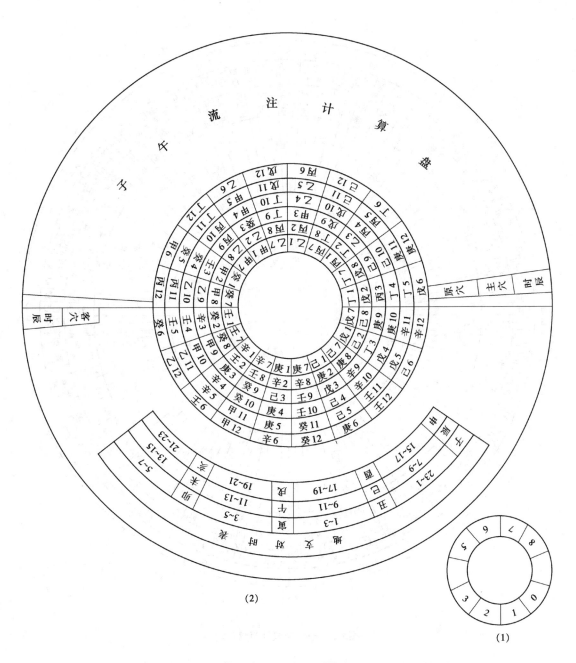

附图3　子午流注计算盘

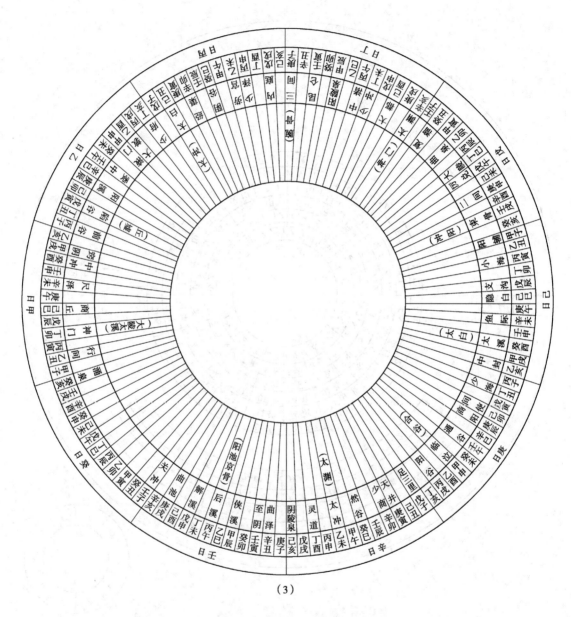

（3）

附图3　子午流注计算盘（续）

后按上法推算。

(4) 推算下一年元旦干支,只要推算出本年 12 月 31 日的日干,就可以知道下一年元旦的日干,例如 2003 年 12 月 31 日是"戊","戊"下为"己",即是 2004 年元旦日干,依此类推。

(5) 使用子午流注推算盘,应按顺时针方向推转,不可逆转,以免出错。

4. 指掌推算法　指掌推算法,是根据上面所讲的规律,并把这些规律标在指掌上进行推算取穴。该法方便,可减少查表的麻烦,但也必须牢记推算日、时干支口诀以及《子午流注逐日按时定穴歌》,才能运用自如。它的具体推算:

(1) 地支指掌标位:就是将十二地支标记在指掌上,以利推算,一般将子时标定在环指第一节,丑定位于中指第一节,寅定位在食指第一节……(附图 4)。

(2) 元旦干支指掌标位:根据前面推算元旦干支法,找出所求的元旦干支,将支定位在指上,再将干加在支的前面,则成"元旦干支指位。

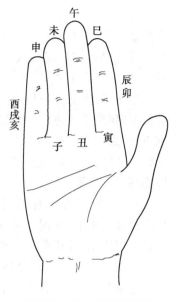

附图 4　地支指掌标位图

如求 2005 年元旦干支是"乙酉",即先将支(酉)定位,再将"乙"加在(酉)支的前面,就成为"乙酉"。

(3) 日干支指掌标位:根据前面各月地支加减口诀,加上所求日数,其合数除掉地支周转数,再从元旦地支标起,即可得出应求的日地支数,再将上述口诀所得日干加在日地支上面即得。

如已知 2021 年元旦日干支是"己酉",求该年 3 月 10 日的干支,即可从指掌上找出"酉"位,配以天干"乙",成为"乙酉",根据 3 月份地支应加 10 数,即所求日数 10+10=20,再除去地支 12 周转数等于 8,8 数就是指掌应进数,即从元旦支位向前数 8 位,则落在"巳"位上,"巳"就是所求 10 日的日支,再将 6+10-2=14,除掉 10 进位得 4 为丁,将丁加在巳位上即成丁巳,丁巳就是所求 3 月 10 日的日干支。

(4) 时干支指掌标位:由于一天起时,古代都是从夜半子时算起,推算时首先牢记前面的"甲己还加甲,乙庚丙作初,丙辛生戊子,丁壬庚子头,戊癸起壬子,周而复始求"的歌诀。就是逢甲日、己日,它的夜半子时都起于甲子,顺次为乙丑、丙寅……逢乙日、庚日,它的夜半子时都是起于丙子,顺次为丁丑、戊寅……余皆依此类推。它是根据一昼夜有十二个时辰,五日为一花甲环周,第六日出现重时,即甲与己、乙与庚、丙与辛、丁与壬、戊与癸重时。

指掌推算即先标定"子"位,再根据口诀规律,把它加在子的前面,然后按天干顺推即得。

如逢甲日,求当日 12 点(午时),即从甲子标起,向前数到午为庚,则为庚午时。

如求乙日夜半亥时,根据口诀乙日子时起丙子,从丙向前面顺推到亥为丁,则成丁亥时。

(5) 指掌纳干开穴法:先在指掌上,将十干的甲配在十二地支的戌位上,然后按十干退位的方法,就是由戌退酉,由酉退申……将乙配在酉上,丙配在申上……就成了甲日甲戌时开胆经井穴,乙酉时开肝经井穴……仅在壬寅时开膀胱井穴之后,相隔 10 时的癸亥时开肾经井穴(附图 5)

当得出井穴后,即可按《子午流注逐日按时定穴歌》开出所需的经穴。

临床运用子午流注针法时,为了更好地发挥其效能,在遵循上述规律时,还应注意:

1）按时开穴,配穴治疗:就是在按子午流注针法规律开穴的基础上,酌情选配与病情相适应的腧穴进行治疗,以增加治疗效果。如牙痛病人,适逢戊日庚申时来诊,即先开二间,再配颊车治疗之。

2）根据病情,定时治疗:病有虚实缓急,按时开取的腧穴,如与病情不相适应,此时为提高疗效,在不影响病情的原则下,可采用"定时治疗"的方法,选择流注经穴与病情相适的时间进行治疗。如慢性胃病,即可约定在辛日戊子时针治,以提高治疗效果。

3）"表里互用""原络配合":脏腑有表里之分,生理上表里两经脉气相通,病理上又可互相影响,因此在针灸配穴时,可以表里通用,互相配合。如脾与胃为表里,当脾运失健,则胃失和降,在治疗上即可取脾经的太白,亦可配胃经的足三里。原络配合,是指在应开各经原穴的同时,再配以互为表里经的络穴进行治疗。如丁日庚子时取小肠经原穴腕骨,即可配合心经络穴通里,以提高疗效。

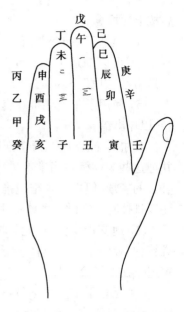

附图 5　指掌纳干开穴法图

4）根据病情,适当刺激:流注针法,虽然根据气血盛衰的周期性去逐日按时开穴针治,但若能给予适当的手法,可以提高治疗效果。因此时的开穴正处于接受刺激的极佳状态,在这种状态时再施以针刺补泻,能极大地激发经气,其通经络、调脏腑、补虚泻实的效力可明显高于平时,更易产生显著疗效,因此就应充分利用这一良机,采用适当的补泻手法。由于流注针法注重气血盛衰开阖,所以在手法上,除采用捻转、提插外,主要采用迎随补泻最为适宜。因为这种补泻手法,是建立在十二经脉气血流注的基础上的,故运用得当,能加强调整气血盛衰的效果。

（二）纳子法的运用

纳子法又称纳支法,此法是以一天的十二时辰为主,不论每个时辰配合什么天干,也不论时辰所属的阴阳,而是按十二地支时间的推移配合十二经脉气血流注顺序开穴施治,或者按五输穴配合五行相生的母子关系取穴针刺,它比纳甲法简便。临床常用的有两种方法。

1. 补母泻子法　它是以十二经脉配合时辰,依十二经及五输穴的五行属性为基础,推算其母子关系,并结合各经证候的虚实,按着"虚则补其母,实则泻其子"的原则,来取穴治疗的。

如以手太阴肺经为例,证见肺实喘咳、胸闷胸痛,肺胀满,脉洪大者,即可按十二经纳支歌:"肺寅大卯胃辰宫,脾巳心午小未中,申膀酉肾心包戌,亥焦子胆丑肝通",肺经病变在寅时取肺经合穴尺泽泻之,这是因为气血寅时旺于肺经,肺属金,金能生水,本经合穴尺泽属水,为本经子穴,所以当肺经实证在寅时泻其合水尺泽穴,此属迎而夺之,实则泻其子的法则,其他各经实证,依此类推。

若证见肺虚喘咳,畏寒怕冷,面色苍白,汗出气弱,脉细无力者,按虚则补其母的方法治疗,即可在卯时,取肺经的输土穴太渊补之。因气血卯时始流过肺经,此时肺气方衰,肺属金,土能生金,本经腧穴太渊属土,为本经的母穴,所以当肺虚在卯时补其输土穴太渊,此属随而济之,虚则补其母的法则。其他各经虚证,依此类推。

若遇补泻时间已过,或不虚不实的证候,亦可以开取与本经同一性质的腧穴——本穴、原穴。如肺经疾患,可取经渠或太渊,肾经疾患可取阴谷或太溪,等等（附表 16）

附表 16　补母泻子取穴法表

经脉	五行	流注时间	证候举例	补法		泻法		本穴	原穴
				母穴	时间	子穴	时间		
肺	辛金	寅	咳喘、心烦、胸满	太渊	卯	尺泽	寅	经渠	太渊
大肠	庚金	卯	齿痛、咽喉及面口鼻疾患	曲池	辰	二间	卯	商阳	合谷
胃	戊土	辰	腹胀、烦满、脚气	解溪	巳	厉兑	辰	足三里	冲阳
脾	己土	巳	腹胀满、体重、黄疸、舌本强	大都	午	商丘	巳	太白	太白
心	丁火	午	咽干、舌痛、掌热	少冲	未	神门	午	少府	神门
小肠	丙火	未	项强、颔肿、肩痛	后溪	申	小海	未	阳谷	腕骨
膀胱	壬水	申	头项腰背腿痛、癫疾	至阴	酉	束骨	申	足通谷	京骨
肾	癸水	酉	心悸、腰痛	复溜	戌	涌泉	酉	阴谷	太溪
心包	丁火	戌	心烦、胁痛、妄笑	中冲	亥	大陵	戌	劳宫	大陵
三焦	丙火	亥	耳聋、目痛、癃闭	中渚	子	天井	亥	支沟	阳池
胆	甲木	子	头痛、胁痛、疟疾	侠溪	丑	阳辅	子	足临泣	丘墟
肝	乙木	丑	胁痛、疝气、呕逆	曲泉	寅	行间	丑	大敦	太冲

补母泻子法的取穴，《针灸大成》载有歌诀：

　　　　　　肺泻尺泽补太渊，大肠二间曲池间，
　　　　　　胃泻厉兑解溪母，脾在商丘大都边，
　　　　　　心先神门后少冲，小肠小海后溪连，
　　　　　　膀胱束骨补至阴，肾泻涌泉复溜焉，
　　　　　　包络大陵中冲补，三焦天井中渚痊，
　　　　　　胆泻阳陵补侠溪，肝泻行间补曲泉。

2. 按时循经取穴法　按时循经取穴法是以一天分为十二时辰，按十二经纳支歌所述，一个时辰分配一条经，即肺属寅时，大肠属卯时，胃属辰时，脾属巳时……这种配属关系固定不变。当某经发生病变时，即于某时采用某经中适应的腧穴治疗。如肺经有病在寅时取肺经的腧穴治疗，胃经有病在辰时取胃经的腧穴治疗，膀胱经有病在申时取用膀胱经腧穴治疗……余皆类推。这种方法仅是规定了一个时辰配合一经，并不限定在某个时辰内应开何穴，在这个时辰内，该经自起点到终点的任何一个穴都可用，并不固定于五腧穴及原穴，所以运用起来更加灵活。

此外，子午流注纳子法在运用时还有两种方法：即主客开穴法及一日六十六穴法。主客配穴法是根据十二经脉有阴阳表里关系，在选其日定其时取穴针治时，并将原络主客配穴法运用于此。如以肺经为例，其日庚辛，那么在庚辛日选定寅时取原穴太渊为主，配大肠经络穴偏历为客，或于卯时补太渊时配以偏历，均是主客配穴法。余经类推。

一日六十六穴法是按十二经纳支之时辰，阳时取阳经五输穴及原穴为六穴，阴时取阴经五输穴为五穴，十二时辰中则十二经六十六穴全取。在应用时，要根据辨证之需要，按时辰之进展先后顺序，灵活选取阴阳经脉的井荥输原经合进行施术。更可按照《难经》五输穴主治证，即"井主心下满，荥主身热，俞主体重节痛，经主喘咳寒热，合主逆气而泄"来灵活选用五输穴。

　　　　　　　　　　　　　　　　　　　　　　　　　　　　　　　（刘宝林）

附录三　灵龟八法(附:飞腾八法)

灵龟八法又称"奇经纳甲法""奇经纳干支法",它是奇经八脉纳于九宫八卦而按时取穴的方法。就是运用古代哲学的九宫八卦学说,结合人体奇经八脉气血的会合,将奇经八脉与十二经脉相通的八个经穴,按照日时干支的推演数字变化,采用相加、相除的方法,作出按时取穴的一种针刺方法。

一、灵龟八法的源流

宋、元之际,"干支""运气"学说兴起,中医学遗产的针灸学说亦受其影响。何若愚著《流注指微赋》成为子午流注倡导者。其后窦汉卿著《针经指南》及其门人撰《重注标幽赋》倡导八脉八穴,并注意其配穴和主治证候。在上述基础上,结合古代哲学九宫八卦之说,逐渐演变为灵龟八法和飞腾八法。而灵龟八法之名,在明代徐凤所著《针灸大全》中才正式提出。

二、八脉交会穴

八脉是指督脉、任脉、冲脉、带脉、阴维脉、阳维脉、阴跷脉、阳跷脉八条经脉。这八条经脉通过列缺、后溪、外关、足临泣、公孙、内关、照海、申脉八个穴位与十二经脉相通,具有统率和调节十二经脉气血盈亏的作用。这八个穴位分布在四肢腕踝关节上下,其与八脉相通具体是:公孙通冲脉,内关通阴维,足临泣通带脉,外关通阳维,后溪通督脉,申脉通阳跷,列缺通任脉,照海通阴跷。八脉交会穴互相之间也有着密切的联系和沟通,如公孙与内关相通,合于心、胃、胸;后溪与申脉相通,合于目内眦、耳、肩胛、小肠、膀胱;临泣与外关相通,合于目锐眦、耳后、颈项、肩;列缺与照海相通,合于肺系、咽喉、胸膈等(附表17)。《医经小学》卷三将其编成歌诀,现录于下:

八脉交会穴歌

公孙冲脉胃心胸,内关阴维下总同;

临泣胆经连带脉,阳维目锐外关逢;

后溪督脉内眦颈,申脉阳跷络亦通;

列缺任脉行肺系,阴跷照海膈喉咙。

附表 17　八脉交会穴表

八穴名称	互相关系	通于八脉	合于部位
公孙	父	冲脉	心、胸、胃
内关	母	阴维	
后溪	夫	督脉	目内眦、耳、头项、肩背、下肢后面
申脉	妻	阳跷	
足临泣	男	带脉	目锐眦、耳后、颊、颈项、胸胁、下肢外侧
外关	女	阳维	
列缺	主	任脉	肺系、咽喉、胸膈
照海	客	阴跷	

三、八脉八穴与八卦九宫

八卦源于《易经》,是古人对自然界阴阳之象的观察,并以八卦来表达阴阳之象,结合天、地、水、火、风、雷、山、泽八种自然景物而构成的。即乾为天作☰形,坤为地作☷形,坎为水作☵形,离为火作☲形,巽为风作☴形,震为雷作☳形,艮为山作☶形,兑为泽作☱形,《针灸大成》载有《八脉配八卦歌》:

乾属公孙艮内关,巽临震位外关还,

离居列缺坤照海,后溪兑坎申脉连,

补泻浮沉分逆顺,随时呼吸不为难,

仙传秘诀神针法,万病如拈方便安。

九宫指的是方位,即四面八方和中央九个方位,并以八卦的名称和图像结合方位即成为九宫。根据戴九履一(即是上九下一),左三右七,二四为肩,八六为足,五居于中,寄于坤局。九宫配上八脉八穴,就成为奇经纳卦歌(《窦文真公八法流注》):

坎一联申脉,照海坤二五,

震三属外关,巽四临泣数,

乾六是公孙,兑七后溪府,

艮八系内关,离九列缺主。

四、灵龟八法的运用

灵龟八法在运用时,除上述八脉、八穴及八卦的配合外,尚有逐日干支代数和临时干支代数,是演算灵龟八法的基本数字。

(一) 八法逐日干支代数

八法逐日干支代数的由来是根据五行生成数和干支顺序的阴阳决定的。为便于应用,可记忆下列歌诀,并附表(附表 18)。

附表 18　八法逐日干支代数表

代数	10	9	8	7
天干	甲己	乙庚	丁壬	丙戊辛癸
地支	丑辰未戌	申酉	寅卯	子巳午亥

八法逐日干支代数歌:

> 甲己辰戌丑未十,乙庚申酉九为期,
> 丁壬寅卯八成数,戊癸巳午七相宜,
> 丙辛亥子亦七数,逐日干支即得知。

(二) 八法临时干支代数

每日时辰的干支,亦各有一个代数,它也是演算灵龟八法的基本数字。它是根据时辰干支序数奇偶分阴阳,而定出每日时辰干支之代数。为便于记忆亦可诵读歌诀,并附表(附表19)。

八法临时干支代数歌:

> 甲己子午九宜用,乙庚丑未八无疑,
> 丙辛寅申七作数,丁壬卯酉六须知,
> 戊癸辰戌各有五,巳亥单加四共齐,
> 阳日除九阴除六,不及零余穴下推。

阳日将日干代数与时干支代数相加之总和除以九阳数,所余则是纳卦数,阴日将日干支与时干支代数相加之和除以六阴数,所余之数即是纳卦数,这便是"阳日除九阴除六"。若干支总和数被九或六除尽无余,则以九或六为纳卦数求之,这便是"不及零余穴下推"。

附表 19　八法临时干支代数表

代数	9	8	7	6	5	4
天干	甲己	乙庚	丙辛	丁壬	戊癸	
地支	子午	丑未	寅申	卯酉	辰戌	巳亥

(三) 日、时干支推算法

运用灵龟八法,是将日、时的干支数字,共同相加,得出四个数字的总数,然后按阳日用九除,阴日用六除的公式,去除干支的共同数,所得商之余数,就是八卦所分配的某穴的数字,也就是当时应开的穴位。它的公式是:(日干 + 日支 + 时干 + 时支)÷9(阳)或 6(阴) = 商……余数。

如欲求甲子日的子时所开穴位,首先要从甲日子时上起出时干,甲日子时按五虎建元歌推算,则仍起于"甲子",再按六十花甲子的顺序排列,第二个时辰就是"乙丑"。

八法逐日干支代数,甲为10,子为7;八法临时干支代数,甲为9,子亦为9。四数相加的总和是35,由于天干的甲属阳,故用9除,所得之余数为8,8为内关所应,因此知道甲子日的甲子时当开内关穴。

甲子日乙丑时的代数是16,逐日甲子的代数是17,两数相加总数为33,由于天干甲属阳,故仍用9除,所剩余数是6,6为公孙的代数,因此甲子日乙丑时当开公孙穴。

以上是根据公式计算按时所开的经穴的方法,临时运用时还有父母、夫妻、男女、主客等配用关系,就是取公孙可配内关,取内关可配公孙,取临泣可配外关,取外关可配临泣,余皆类推。为了便于掌握和运用灵龟八法开穴,现将灵龟八法逐日按时开穴环周盘及逐日取穴表录于下(附图6及附表20):

灵龟八法逐日按时开穴环周盘,由1、2两盘组成,第1盘较第2盘小1圈。第1盘图中数字是代表八穴的穴名,即1.申脉,2.照海,3.外关,4.临泣,5.照海,6.公孙,7.后溪,8.内关,9.列缺。上边是十二时辰配合二十四小时。第2盘是八穴与八卦、九宫的关系,每穴各有代表性的数字。使用时第1盘覆盖于第2盘上,露出第1圈的干支名称。如需查对开穴时间,将第2盘的当天干支名称对准第1盘的空缺,再按时辰去对数字,即可知道所开的腧穴。

除上述方法外,还可采用定时取穴和按时配病取穴法。

定时取穴法是根据病情选取与病情适应的八法流注穴位,定时开出时穴进行治疗的方法。例如胃、心、胸部的病证,可选内关、公孙的开穴时间治疗。头面诸疾选用后溪、申脉,或临泣、外关的开穴时间进行治疗。本法适应于慢性疾病。

按时取穴、配合病穴,就是根据患者来诊时间开取适用的八法流注穴位,再配合与疾病病情相适应的穴位进行治疗。如厥心痛,患者甲子日甲子时就诊,即开取内关穴,配合公孙,再根据病情选取厥阴俞、巨阙等穴治疗。如头项疼痛,患者癸未日己未时来就诊,则开临泣穴,配以外关穴,再配以风府穴进行治疗。

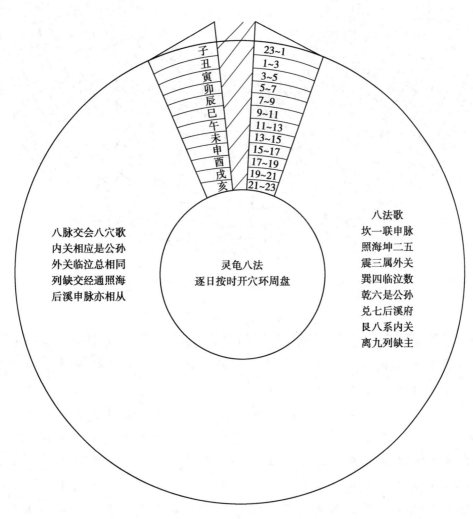

附图6　灵龟八法逐日按时开穴环周盘(1)

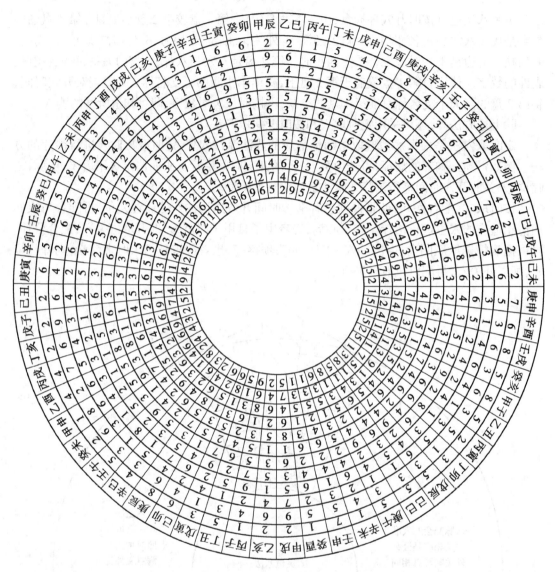

附图6 灵龟八法逐日按时开穴环周盘(2)

附表20 灵龟八法逐日取穴表

时＼日	甲子	乙丑	丙寅	丁卯	戊辰	己巳	庚午	辛未	壬申	癸酉	甲戌	乙亥	丙子	丁丑	戊寅	己卯	庚辰	辛巳	壬午	癸未	甲申	乙酉	丙戌	丁亥	戊子	己丑	庚寅	辛卯	壬辰	癸巳
寅3~5	4	1	3	5	6	1	1	2	3	2	7	4	2	1	4	2	4	5	1	3	6	6	5	4	3	4	2	6	4	6
卯5~7	2	4	1	3	4	5	4	6	1	6	5	1	9	5	2	6	7	3	8	1	4	3	3	2	1	2	5	4	2	4
辰7~9	9	2	8	6	2	4	1	1	4	5	3	4	5	7	2	4	5	1	3	5	1	1	5	8	6	3	2	5	2	2
巳9~11	3	6	6	4	5	6	9	2	6	7	3	5	6	7	1	3	4	2	6	6	1	2	4	4	3	1	6	3	6	6
午11~13	7	4	6	2	4	4	4	5	6	6	1	1	4	2	5	7	2	4	1	9	3	8	1	1	1	5	3	7	3	4
未13~15	5	2	4	6	7	2	2	2	4	3	8	5	3	2	5	3	6	2	4	7	1	6	5	4	5	3	1	5	1	1
申15~17	3	5	2	4	5	6	5	3	4	2	1	1	6	2	1	6	1	3	4	4	2	4	4	3	2	3	6	6	5	3

续表

日\时	甲子	乙丑	丙寅	丁卯	戊辰	己巳	庚午	辛未	壬申	癸酉	甲戌	乙亥	丙子	丁丑	戊寅	己卯	庚辰	辛巳	壬午	癸未	甲申	乙酉	丙戌	丁亥	戊子	己丑	庚寅	辛卯	壬辰	癸巳
酉17~19	1	3	9	1	3	4	3	5	5	5	4	6	8	3	1	5	6	2	3	6	3	2	2	6	9	1	4	3	6	3
戌19~21	4	1	7	5	1	1	1	3	3	7	4	6	1	8	2	4	6	1	4	6	6	9	7	4	2	1	4	1		
亥21~23	2	5	1	3	8	5	8	6	1	1	5	2	9	5	6	6	2	3	8	2	4	4	3	2	5	2	9	4	2	5
子23~1	8	5	2	3	5	2	1	7	1	9	2	6	1	2	5	2	1	4	4	2	2	2	6	5	8	5				
丑1~3	6	6	5	1	3	6	4	5	5	9	6	4	3	1	4	9	1	3	6	8	2	7	6	9	6	4	2	6	3	
寅3~5	4	1	4	1	6	1	2	2	1	2	2	2	3	4	5	3	3	7	4	4	2	9	3	4	4	7	4	4	6	
卯5~7	2	4	2	4	5	4	5	6	2	5	1	9	5	3	9	1	7	3	8	1	3	2	2	3	1	2	6	5	2	4
辰7~9	9	2	9	1	1	2	3	2	3	3	5	5	1	1	4	6	1	2	5	1	3	1	5	8	6	6	3	5	2	
巳9~11	3	6	7	5	9	6	9	2	1	1	5	6	1	2	1	6	1	8	4	1	2	1	9	5	3	2	1	3	6	
午11~13	7	4	1	7	4	4	4	5	5	5	1	5	4	5	9	6	7	2	4	1	1	6	4	7	4					
未13~15	5	2	5	1	7	2	2	3	3	2	4	4	6	6	6	5	4	4	9	2	4	4	6	5	4	2	5	1		
申15~17	5	5	4	5	6	5	1	1	6	2	5	5	6	2	1	2	9	4	8	5	4	3	7	2	3	6	7	6	3	5
酉17~19	1	3	2	3	4	5	5	4	2	6	1	6	4	4	3	2	5	3	5	7	4	5	6	3						
戌19~21	4	1	8	6	1	1	1	2	2	7	4	6	3	6	1	4	4	5	5	9	4	7	4	3	2	1				
亥21~23	2	5	5	6	9	5	2	9	5	6	6	2	2	1	1	4	4	1	5	5	2	1	5	2	5					
子23~1	8	5	5	6	5	6	2	2	1	5	6	1	2	4	9	3	4	2	2	6	7	6	8	5						
丑1~3	6	3	6	3	2	3	3	4	9	6	5	1	3	2	1	3	6	7	1	7	8	9	4	5	3	6	3			

附:飞腾八法

飞腾八法也可称作奇经纳干法,也是以八脉八穴为基础,按时开穴的一种方法。其运用与灵龟八脉略有不同。它不论日干支和时干支,均以天干为主,不用零余方法。在运用时,只要熟记五虎建元歌(或五子建辰歌)及飞腾八法歌即可,并列表说明之(附表21)。

飞腾八法歌
壬甲公孙即是乾,丙居艮上内关然,
戊为临泣生坎水,庚属外关震相连,
辛上后溪装巽卦,乙癸申脉到坤传,
己土列缺南离上,丁居照海兑金全。

附表21　飞腾八法表

壬甲	丙	戊	庚	辛	乙癸	己	丁
公孙	内关	临泣	外关	后溪	申脉	列缺	照海
乾	艮	坎	震	巽	坤	离	兑

例如本日天干是甲或者是己,根据五虎建元歌"甲己之日起丙寅",那么丙寅应取内关穴,因为该法仅以天干为主,天干丙配艮卦内关(其他丙申、丙戌、丙辰、丙午皆同)。若在昼间上午9时半来诊者,则当巳时起己,那么"己土列缺南离上",则开取列缺配照海就可,其他如戊辰时取临泣、外关,等等。

(刘宝林)

附录四 针灸治疗作用原理研究和现代临床研究进展概况

一、针灸治疗作用原理研究概况

针灸对机体的作用,综合针灸的适应证,大致可归纳为镇痛、对机体各系统功能的调整和增强机体防御免疫等三方面。

(一) 针灸的镇痛作用

从针灸文献和近代大量的临床资料看,针灸具有良好的镇痛作用。例如常见的头痛、胁痛、胃痛、腰痛、腹痛、三叉神经痛、痛经、坐骨神经痛、手术后疼痛等,都有良好的镇痛作用。针刺麻醉就是在针灸良好的镇痛作用基础上发展起来的。如针刺内关、足三里、三阴交、大横、天枢等穴,可使腹部对感应电刺激引起的痛阈升高。

很多研究者通过对人和多种实验动物应用不同的致痛和伤害性因子,采用多种痛阈判定指标,都肯定了针刺可以提高皮肤的痛阈。由于针刺具有提高痛阈的作用,因此增加了对疼痛的耐受力,降低了痛觉的敏感性。

中医学认为,"脑为元神之府","气出于脑","制其神,令乃气行","不通则痛",说明针刺可能转移或抑制与疼痛有关的"神"的活动。"经气"通畅则可收到镇痛的效果。

外周神经是针刺信号的传入神经,研究认为Ⅱ、Ⅲ、Ⅳ类纤维都有参加的可能。大量的电生理学研究已初步揭示了中枢神经系统各级水平,如脊髓、脑干、丘脑、尾核和皮质等参与镇痛过程的概貌。研究证明疼痛信号进入中枢神经系统后,须经过一个漫长的道路到达大脑,其中,脊髓的背角和丘脑的束旁核是传递和感受疼痛的两个关键部位。另一方面,中枢神经系统中的尾核、中脑导水管周围灰质、中缝核和它们下行抑制通路兴奋的时候,可以抑制疼痛信号的传递和感受。针刺信号通过脊髓入脑,经过复杂的整合活动,可兴奋这个内在的镇痛系统,一方面上行抑制束旁核,一方面下行抑制背角,从而发挥镇痛效应。

研究认为:中枢神经递质在针刺镇痛中有重要作用。神经系统和神经递质的作用并不是孤立的,而是相互配合的。有学者报告,针刺能使外周血液中的致痛物质如钾离子、组胺、缓激肽的浓度降低。同时,心理因素对针刺镇痛也是有作用的,但不是针刺麻醉的决定因素。

综上所述,针刺镇痛是在针刺刺激作用下,在机体内发生的一个从外周到中枢各级水平,涉及神经、体液等许多因素,包括致痛与抗痛,这对立统一的两个方面的复杂的动态过程。但是,针刺镇痛的作用机制中还有不少问题有待于深入地研究探索和进一步阐明。

(二) 针灸对各系统功能的调整作用

大量的临床实践和实验研究证明针灸对机体的各个系统,各个器官的功能具有多方面、多环节、多水平及多种途径的调整作用。针灸之所以对各器官、各系统疾病有治疗作用(如镇痛、止痉、抗感染、抗休克),正是由于针灸的调整 - 正常化作用所致。其生理基础是针灸调整了细胞组织的生理生化过程,使之朝着有利于机体生存的方向转化,使机体得以维持正常的完整性、反应性与恒定性。所以,针灸的调整作用通常又被称为针灸的良性调整作用。

1. 呼吸系统　采用实验性休克动物模型证明,当休克动物呼吸中断时,电针"水沟",可使呼吸恢复和改善,而不施行电针的对照组实验性休克动物绝大部分死亡。有人报道,由于一侧呼吸功能障碍,造成两侧呼吸不平衡时,针刺膈俞可使患侧受限的呼吸功能增强,使健侧因代偿而增强的呼吸功能降低,使两侧不平衡的呼吸运动达到平衡。针刺郄门、鱼际、太溪,可改善因开胸而引起的纵隔摆动,其效果远比肺门周围神经封闭的古老方法优越。针灸对呼吸运动有影响,而且针灸效应与呼吸中枢的功能状态有关。如将麻醉动物插入 Y 形气管套,用一杠杆系统记录剑突膈肌小片呼吸运动,可以看出,针刺"水沟"等穴可使动物的呼吸性运动即时性增强。由于各种原因造成呼吸暂停时,针刺可使呼吸运动恢复。在呼吸周期的不同时刻针刺,效应不同。在吸气末期急刺(进针后即出针),引起吸气动作的加强;在呼气末期急刺,则引起呼气动作的加强。针刺对肺通气量也有影响,如针刺人迎、大杼、肺俞等穴,可使肺通气量增加。电针也可使肺功能增加。针麻术患者开胸后一侧肺的通气量代偿性增加。此外,针刺对血氧饱和度也有调整作用。如针刺人工气胸家兔的"郄门""曲池",可使动物血氧饱和度比对照组提高 6.31%。以上说明,针灸不仅对呼吸运动的频率和幅度,而且对支气管平滑肌运动功能、通气量、肺活量、气逆阻力、呼吸肌电以及横膈运动等均有一定的调整作用。因而,针灸不仅可治疗急慢性支气管炎、支气管哮喘发作,而且有人用电针刺激素髎、内关、太冲及耳穴"肾"等穴,治疗中枢性及外周性(以天突易太冲)呼吸衰竭,针刺后呼吸频率、节律及各种异常呼吸均得到改善。

2. 循环系统　针灸不仅对心率、心律、血压及外周血管功能具有明显的调整作用,而且还对左心功能状态、冠状动脉功能、脑血管、内脏血管功能等具有明显的调整作用。而且还认为针刺对正常人的心脏没有明显的影响,对有病的心脏有良性调整作用。

对心率较快者,针刺后大多心率减慢,而且针前心率越快,减慢越明显。效应的出现十分迅速,常常伴随着针感的出现,心率即开始减慢,针后 30 分钟的效应最强,2 小时后,心率又开始回升。但继续针刺,又可引起心率的减慢。随着心率的下降,临床症状也明显改善。针后心率增快者则多见于原有心率较慢的患者,但增快的幅度一般较小,87.8% 的例次心率增快在 10 次 / 分以内。研究发现,针刺内关,针前心率在 51 次 / 分以下者,针刺可引起心率的加快;而针前心率在 75 次 / 分以上者,针后大多无明显改变,少数例次稍有增快或变慢。

针刺治疗心律失常有一定的疗效。特别是针刺治疗阵发性心动过速或心动过缓,见效极快。如针刺内关,同时捻针,窦性心动过缓者,常于针后 3~5 分钟,心率即可由 40~60 次 / 分增至 70~80 次 / 分。针刺治疗心律失常 100 例的疗效分析表明,临床疗效有效率为 90%,显效 31%,无效 10%;心电图显示,有效率为 46.8%,显效 27.9%,无效 53.2%。对于不同原因引起的心律失常,针刺疗效不同。如针刺对室性早搏的消减作用方面,在器质性心脏病合并室性早搏二联律等 112 例中,针后早搏消减的有效率为 72.6%,在无器质性心脏病 16 例中,有效率为 12.5%;针刺对房性早搏,二联律等的消减作用也很明显。针刺对心率和心律的影响具有穴位特异性。针刺正常人足三里大多能引起心率的改变,而针刺复溜则无明显变化。将去甲肾上腺素注入狗的"内关""中冲""郄门"后主要引起心率减慢;如注入"曲泽""大陵""阳池",则大多引起心率加快。此外,不同的手法和刺激方法,对针刺疗效也有影响,补法多引起心率减慢,而泻法多引起心率加快。针刺可改善急性心肌梗死病人的微循环,使微动脉和微静脉扩张,血流速度和泥沙状流改善。

针灸对正常血压的影响较少,多在正常范围内,但血压偏高或偏低时,针灸却有明显的调整作用。针灸对原发性高血压有一定疗效。针刺降压的作用快,而且收缩压、舒张压均有递减趋势,尤以收缩压下降更为明显。继发性高血压病人血压下降不明显,而且降压速度迟缓,但症状有改善。针刺的降压效应有一定的穴位特异性。有人认为,高血压的病因不同,选穴应有所不同。如原发性高血压宜用然谷、昆仑,采用泻法;甲状腺功能亢进引起的高血压,宜选人迎、水突、华盖;与垂体有关的高血压,需选风府、脑户、百会等。高血压的发展阶段不同,选穴也应有所不同。针灸有升压和抗休克作用,如给狗放血 200~300ml 造成失血性休克,当血压降至 20~30mmHg 并稳定后开始针刺"内关""合谷""鸠尾""百会""水沟",持续 30 分钟,血压即上升,大部分动物的血压上升超过 35mmHg。而未施行针灸的 6 只动物血压虽也有回升,但全部未超过 35mmHg。

近年来有关单位从分子水平探讨针刺对心血管系统的影响。证明针刺对心脏不缺氧的风湿性心瓣膜病患者,主要通过增加 cAMP(环磷酸腺苷)的含量来加强心缩功能;对心肌严重缺血、缺氧的急性心肌梗死患者,又借助降低 cAMP 水平来减轻心肌耗氧量。这就说明了针刺对这两种不同的疾病患者,都能收到一定疗效的原因,即说明了针灸具有双向性及双向性作用产生的原理。

由于以上作用,近年来针灸治疗冠心病、心绞痛、高血压、失血性休克等均有不少报道。

3. 消化系统　针灸不仅对消化道的运动功能,其中包括食管、胃及肠道的运动功能具有调整作用,而且对消化腺的排泌功能,其中包括唾液腺、胃液、胰腺的外分泌,胆汁流量以及胆囊、胆道的舒缩功能等均有调整作用。而且均呈现双向性的调整作用,即呈现良好的正常化作用。

针刺某些穴位如足三里、手三里、内关等能引起食管运动的增强。有人对 35 例食管癌患者进行针刺治疗,用钡餐透视摄片,比较针刺前后食管运动情况,发现针刺后食管增宽,肿瘤部位上下段的食管蠕动增强。钡剂通过肿瘤狭窄部位时速度加快。对 13 例健康人 19 次的观察还看到分别针刺膻中、合谷、天突、巨阙或同时针刺以上穴位时,都可使钡剂下移加快,而针刺心俞、膈俞、足三里等,短时间内未见食管运动的明显改变,这说明不同穴位对食管运动功能的影响有所不同,具有一定的特异性。针刺对唾液分泌量、唾液淀粉酶含量也有影响,而且手法不同,效果不同。如针刺足三里时,当拇指向前捻转时,唾液淀粉酶含量骤然增加,拇指向后捻转时则降低,左右捻转则不明显。

针刺可以提高动物消化道平滑肌张力,引起胃蠕动的变化。动物实验显示,针刺"足三里"可引起胃窦部蠕动幅度增高,胃电慢波频率有下降趋势,部分动物还出现明显的峰电位。针灸对胃液分泌有良性调节作用。如慢性胃炎患者胃液酸度下降时,针刺可使胃液分泌增加,酸度增高;胃酸过高者针刺可使之降低。溃疡病患者,无论是单纯针刺足三里穴或辨证配穴均可使胃液及胃酸的分泌有回到正常点的趋势。

针灸对肝脏功能有调节作用,针刺有预防或治疗四氯化碳对肝损害的作用。灸动物"期门"穴对药物性早期肝硬化有疗效。有人用同位素血管内注射法发现,针灸对肝血流量有影响:刺激肺俞、中府可使肝血流量明显增加;而刺激期门、肝俞时,则使血流量明显减少。

针刺有利胆作用,可促进胆汁的分泌与排泄。观察针刺对胆囊、胆道造瘘患者胆汁流量的影响,发现大多于针后 15 分钟胆汁流量即明显增加,作用高峰在针后 30 分钟左右。应用

X线观察或超声波探测可看到,针刺一定穴位后,大部分受试者的胆囊影像或胆囊平段有不同程度的缩小,说明针刺可促进胆囊运动和排空。当给机体注射吗啡使胆总管压力升高后,针刺太冲等穴可使压力迅速下降。如果在注射吗啡前针刺,则可阻止吗啡的效应。可见,针刺对胆总管运动的影响是一种调整作用。

动物实验表明,针刺家兔的"四缝"穴,可使胰液分泌量明显增加。针刺蛔虫病患儿的四缝穴,发现肠中胰蛋白酶、胰淀粉酶和胰脂肪酶含量增加。临床上用四缝穴治疗小儿消化不良,可能与四缝穴在调整胰液分泌方面具有一定特异关系。电针对血清淀粉酶无明显影响。

针灸对高张力、运动亢进的肠管具有抑制效应,可使肠管病理性痉挛获得解除;而对低张力肠管则有兴奋效应,可促进肠管的运动。有人用肠鸣音作为肠管运动的指标,可以看出电针急性细菌性痢疾患者的天枢、上巨虚穴后,于针刺1~3分钟内,肠鸣音就明显变化;有的减弱,有的增强,但于针后15~30分钟后,肠鸣音明显降低,停针后又恢复到针前水平。针刺治疗阑尾炎可促进阑尾运动和阑尾腔内潴留物的排空。当阑尾有粘连,粪石阻塞等情况时,阑尾的运动和排空受限,所以针刺治疗效果差。X线片的动态变化显示:针刺后,阑尾蠕动明显增强,不少阑尾张力增高,管腔变小,阑尾弧度变化增大,分节气泡移动加快。手术时的直接观察也看到阑尾呈蚯蚓样蠕动或同时有摆动,有的阑尾血管收缩,原充血者变为缺血状态。

由于针刺对消化系统的上述作用,近年来针灸治疗急慢性胃炎、胃溃疡、十二指肠球部溃疡、急性黄疸型传染性肝炎、胆囊炎、胆石症等取得了较好的疗效。此外,在针刺治疗溃疡病急性穿孔、胃扭转、肠套叠等病方面也取得了相应的疗效。

4. 血液系统　针刺不仅对外周血液中红细胞计数及血红蛋白含量具有调节作用,而且对红细胞表面电荷密度、外周血液中 O_2 与 CO_2 含量具有一定的调整作用。同时,针刺不仅对外周血液中白细胞总数,而且对白细胞分类如中性粒细胞和淋巴细胞具有调整作用。还对与免疫作用关系密切的T细胞和B细胞计数及活性有使之正常化的作用。针刺对血小板以及其他凝血因子也具有调整作用。

由于针刺对血液系统具有上述调整作用,因而近年不断有人报道用针刺治疗再生障碍性贫血、原发性血小板减少性紫癜、血吸虫病脾切除后血小板过高症、嗜酸性粒细胞增多症及因放疗、化疗引起的白细胞减少症等病有一定疗效。

5. 泌尿系统　针刺对肾脏泌尿功能、输尿管运动功能及膀胱的运动功能和尿道括约肌舒缩功能等均有一定的调整作用。

针刺肾炎患者的肾俞、气海或照海、列缺、太溪、飞扬等穴,可使患者肾泌尿功能明显增强,酚红排出量也较针前增多,尿蛋白减少,高血压下降。这种效应一般可维持2~3小时,个别可达数日,患者浮肿也减轻,甚至消失。不同经脉、穴位和手法所产生的效应不完全相同。如健康人在水负荷下,针刺照海表现为利尿作用,针刺肾俞、复溜则表现为抗利尿作用,针刺足三里、解溪则无作用。狗在水负荷情况下,针刺"肾俞"表现出抗利尿作用,针刺"三焦俞"则无明显作用。给深麻醉的狗静脉注射速尿,造成持续而强有力的利尿情况下,针刺一侧"涌泉"穴可抑制对侧肾脏的利尿,而针刺"肾俞"穴则可对抗针刺"涌泉"穴所引起的这种抑制作用。

针刺对膀胱排尿、储尿功能均有影响,特别对调节功能障碍造成的尿潴留、尿失禁或尿频,针灸均有一定疗效。其机制主要是针刺对膀胱张力的调节作用。如针刺膀胱神经支配正常的曲骨、中极、关元、膀胱俞、期门、足三里等穴，捻针时，可引起膀胱收缩，内压升高，捻针停止时，膀胱变为松弛，内压下降。动物实验发现，针灸效应与取穴、手法有关。麻醉开颅后半清醒麻痹状态下的家兔，针刺"膀胱俞"，可使平静状态的膀胱收缩，内压升高，针刺对照组对膀胱的影响不明显（升压有效率仅 1.5%）。这说明穴位不同，效果亦不同。同时，如在膀胱紧张性较高或出现较大的节律性收缩时，加强捻针，结合提插，常可产生明显的抑制效应。

值得注意的是：针刺对泌尿系统的作用，穴位的特异作用较别的系统更为明显。例如：针刺照海、阴谷等穴对水负荷后肾脏泌尿功能具有一定的促进作用；而针刺肾俞、京门等穴则能起抑制作用。

由于针刺的上述作用，近年不断有人用针刺治疗慢性肾炎、乳糜尿、尿失禁、尿道狭窄以及泌尿系结石。

6. 生殖系统　在对子宫收缩功能的影响方面，不少单位用合谷、三阴交、交信、气海等不同穴组用于妊娠引产、催产或死胎引产。有研究认为针刺公孙穴可以抑制子宫收缩，从而起到保胎作用。

近年来灸法转胎的报道较多。实验观察，对胎位不正的孕妇艾灸至阴穴，可使母体血中游离酸水平升高、子宫活动加强，又可使胎儿心率加快。此外，也有报道针刺可以治疗不排卵症与输卵管不通。

在男性生殖系统方面，有报道认为针灸可以治疗阳痿、遗精、精虫减少症、前列腺炎、睾丸炎等。

7. 内分泌系统　在垂体肾上腺皮质系统方面，证明针刺对肾上腺皮质激素的合成及其血浆皮质激素水平、肾上腺皮质激素的相关指标（如尿 17 羟、17 酮）、垂体肾上腺皮质系统组织结构等具有调整作用。针刺足三里、合谷等穴，发现可使正常人血中嗜酸性粒细胞减少，说明促肾上腺皮质激素增多，测定血中 17- 羟皮质类固醇含量也明显提高，有的可高出原水平 2~3 倍，并有较高的后继作用。动物实验也显示针灸对本系统功能有促进作用。如经针刺镇痛的大鼠肾上腺皮质细胞功能活性增强，激素的合成与排出增多。家兔或大白鼠在针刺"足三里""肾俞"等穴后，尿中 17- 酮类固醇含量明显增高，肾上腺皮质变厚，细胞体积增大，腺体重量增加。

在交感肾上腺髓质系统方面，针刺合谷、足三里、内关或艾灸曲池、足三里等穴，可使多数空腹正常人血糖升高，说明肾上腺髓质分泌功能增强，针灸空腹正常家兔或小白鼠"足三里"等穴也有类似结果，并看到血中乳酸、丙酮酸含量相应增加；肝糖原，肌肉内、脑内的供能物质 - 磷酸肌酸的含量显著降低。用荧光分光光度法显示，针刺清醒狗的"足三里"，可使血液儿茶酚胺水平升高极显著。针刺"人中"可阻止失血家兔肾上腺髓质儿茶酚胺的减少，延缓休克的发展，使死亡率降低。组织化学方法亦显示针刺可使肾上腺髓质内的"肾上腺素细胞"和"去甲肾上腺素细胞"明显增多，胞体增大，胞浆反应加深。实验证明针刺后，外周血液中肾上腺素含量增加，而有关脑区多巴胺与去甲肾上腺素含量呈现不同程度的降低。现在公认针刺对交感肾上腺髓质系统有双向调节作用，这也是针刺升压和镇痛作用的基础之一。

在垂体性腺系统方面，有用针刺催乳的报道，说明针刺能促进垂体前叶泌乳素分泌增加。

针刺对垂体甲状腺系统、甲状旁腺、胰岛及其他内分泌腺体系统均有调整作用，表现为一种良性的调节作用。如针刺天突、廉泉、合谷等穴可使甲状腺功能亢进者的甲状腺腺体缩小，症状消失，基础代谢明显降低。动物实验证明，如连续针刺家兔 5 次后，甲状腺滤泡泡腔内类胶状物排出,泡腔膨大,滤泡上皮变高,排列成立方状,同时垂体前叶嗜碱性细胞增加,说明针灸使垂体-甲状腺系统功能增强。但电针"水突""大椎"8 次后,注射碘 24 小时后镜检发现甲状腺内胶体染色比对照组稍深,并且大多充塞于滤泡腔,滤泡上皮扁平,排列不整齐,细胞间界限模糊,说明电针后甲状腺功能处于低落状态。针刺休克病人的素髎,针后20 分钟,可使血糖升高 42%,针刺糖尿病患者的足三里等穴,可使血糖明显下降。正常人服用大量糖后针刺足三里、合谷、肝俞等,或给家兔灌服葡萄糖后针刺"足三里"、电针正中神经及坐骨神经,获得的耐糖曲线有以下三种情况:原水平高者显著下降;原水平低者略有升高;少数例次变化不定,这可能与个体差异有关。说明针刺对血糖的影响与功能状态有关。

8. 神经系统　针刺对神经系统的作用是多方面的。报道较多的是大脑皮质、脊髓与自主神经系统三个方面。

(1) 针刺对大脑皮质功能的调整作用:针灸对大脑皮质功能不仅直接具有多方面的调整作用,而且通过大脑皮质的作用,又参与全身其他系统功能的调整作用。主要通过对条件反射活动的影响、对运动从属时值与视时值等指标的影响、对大脑皮质神经元生物电活动的影响等几个方面进行研究的。在正常情况下,针灸能提高大脑皮质功能活动;而在病理情况下,针灸则能促进大脑皮质功能恢复正常。

由于针灸对大脑皮质具有上述的调整作用,因而用于治疗精神分裂症、流行性乙型脑炎后遗症、智能发育不全、癫痫、发作性睡病、皮质盲、震颤麻痹、遗传性共济失调等。

(2) 针刺对脊髓功能的调整作用:针刺对脊髓的作用主要是指对脊髓损伤后的再生与功能恢复的作用。近年来针灸治疗截瘫、脊髓前角灰质炎后遗症等疾病取得一定疗效。研究认为:针刺治疗的关键是辨证与循经和局部选穴相结合,并且宜久病加灸、坚持治疗。

(3) 针刺对周围神经功能的作用:近年来通过针灸对周围性面神经麻痹、面肌痉挛、三叉神经痛、肋间神经痛、坐骨神经痛、周围神经损伤等的治疗,以及通过肌电图、神经传导速度等客观指标的观察,证明针灸对周围神经系统有明显的调整作用。

(4) 针刺对自主神经系统功能的调整作用:针灸对内脏系统的功能调整作用是针灸对自主神经系统功能调节作用的客观反映。近年通过针灸对内脏反射的调整作用研究、针灸对皮肤和深部组织温度的调整作用研究、针灸对皮肤电反射的调整作用研究,以及针刺对容积脉搏波幅的调整作用研究等进一步证明针灸对自主神经系统具有明显的调整作用,从而使紊乱的自主神经功能趋于正常。

(三) 针灸的免疫防御作用

中医认为:"邪之所凑,其气必虚","用针之类,在于调气"(《内经》)。在机体遭受外邪侵袭时,针灸的调气作用,主要指增强机体的抗病能力,"扶正祛邪"。研究证明,针灸有抗炎、退热、影响免疫反应、促进机体防卫免疫的作用。

1. 针灸的抗炎退热作用

(1) 针灸的抗炎作用:动物实验发现,针灸对炎症过程的渗出、变质和增生的病理变化均呈现一种调整作用,可控制机体的炎症反应、缩短炎症过程、调节炎症灶肉芽组织的增生,减少粘连。

(2) 针灸的退热作用:针灸对细菌性发热和非细菌性发热均有一定的退热作用。在家兔背侧皮下注射伤寒三联疫苗可引起动物体温升高,针刺或电针可使体温下降,或抑制体温上升。给家兔腹腔注射金黄色葡萄球菌后,当动物体温下降时,针刺"委中"穴,可使体温升高或恢复正常的时间提前。针刺或电针家兔的"大椎"穴,对静脉注射二硝基酚引起的发热有迅速退热效应。此外,刺激的部位、手法不同,效果也有差别。如"烧山火"可使病人体温升高,"透天凉"可使其体温下降。

2. 针灸对免疫反应的影响

(1) 针灸对细胞免疫的影响:正常人针灸后,白细胞吞噬功能增强。如针刺足三里、合谷等穴,可使正常人白细胞对金黄色葡萄球菌、鼠疫杆菌的吞噬指数明显增高。实验表明:当白细胞吞噬功能处于降低状态时,针刺可促进其吞噬作用;当白细胞吞噬功能处于活跃状态时,针刺可使其吞噬指数下降。可见,针灸对白细胞吞噬功能的影响也表现为一种调整作用。感染性疾病患者,其白细胞吞噬功能在针后的变化,虽然大都增强,但也有部分病例反见减弱,可能基于针刺的这种调整作用。

关于针刺对巨噬细胞功能的影响,实验证明:电针、针刺或艾灸一定穴位,对机体内巨噬细胞系统的吞噬功能均有不同程度的增强作用。针刺效应与穴位、刺激量等有关。如针刺家兔"足三里""大椎"穴,血内刚果红清除率上升,说明巨噬细胞吞噬功能增强,但改针刺"环跳"穴,却使血内刚果红清除率下降,说明巨噬细胞吞噬功能被抑制。

针灸对 T 淋巴细胞免疫功能的影响,也有报道。针刺家兔"天突""内关"见到淋巴母细胞转化率明显提高。但是,有些淋巴母细胞转化率较高的病人,针后反见下降。此外,用低频电脉冲电流模拟电针直接作用于外周血液淋巴细胞培养液,可使淋巴细胞转化率下降。

此外,针灸还可提高白细胞的数量,增强其吞噬能力;提高 NK、LAK 细胞的活性及数量。研究还发现针刺(如曲池、关元)可增加红细胞免疫黏附功能,针刺家兔五脏夹脊穴可提高 C_3 受体花环率,从而提高红细胞免疫功能,以及能明显提高老年人红细胞免疫功能。

(2) 针灸对免疫分子的影响:针灸对免疫分子的调节主要表现在对免疫球蛋白、补体、细胞因子等的调节作用上。

针灸对免疫球蛋白有明显的调节作用,不但对正常机体,对不同疾病患者的血清免疫球蛋白也有不同程度的调节作用。据报道,每天针刺正常人足三里、大椎、天枢、曲池等穴,3 天内其免疫球蛋白增多,可维持 12 天以上。如研究表明电针可升高风湿痹证者血清补体 C_3 含量,降低免疫球蛋白 IgM、IgG 水平,抑制其亢进的体液免疫,从而起到治疗作用。

补体是一种非特异性体液免疫因素,同时具有扩大特异性免疫效应的重要作用。诸如杀菌、溶菌、溶血、细胞溶解、吞噬和趋化之类的免疫反应,几乎均有补体参与实验证明,针灸对血清补体含量具有调整作用。早在 1952 年,王雪苔教授就曾带领一个工作组进行针灸对人体"补体结合反应"影响的研究,不但证实了针灸对补体的增加有影响,而且还观察到这种影响是双向调节的。近年来众多研究对这一结论进行了有效的补充与深入。

对细胞因子的调节作用:针刺能升高肺癌手术患者血清中 γ-干扰素含量,对免疫功能有调节作用。另有研究发现,细胞因子在抑郁症的发病过程中起一定作用,电针对细胞因子的抑制作用是电针治疗抑郁症的机制之一。

(3) 针灸对体液免疫的影响:针灸可提高血浆杀菌活力。如针治菌痢病人,其血浆杀菌活力增强者达 83.8%。针刺人体或家兔"足三里"穴,可使血中备解素生成增加。针刺家兔"足三里""大椎",血中调理素明显增加。针灸可增高血清补体含量,如针刺健康人的上巨虚、菌痢病人的上巨虚、天枢,针后血清补体含量均有不同程度的增高。针灸对血中各类球蛋白也有影响,针刺内关、合谷,可使正常人血清中球蛋白含量上升。用艾灸或灸疗仪照射家兔"百会""肾俞",不仅白细胞和血清总补体含量,而且血清免疫球蛋白含量均较灸前明显升高。针灸可使血中凝集素、间接血细胞凝集素、沉淀素及溶血素含量增高。如感染菌痢的病人,针灸可使凝集素效价显著提高,间接血细胞凝集素、沉淀素及杀菌素等增高亦明显。此外,针灸可使抗体产生提早,在血中维持的时间延长。如针灸治疗实验性菌痢,可使猴血清中的抗体产生时间比对照组提早4天。用绵羊红细胞致敏的家兔,针灸"足三里",可延长血中抗体维持时间。

二、现代临床研究进展概况

近年来,针灸临床研究有了快速的发展,特别是针灸与其他学科的交叉,使针灸学的研究出现了质的飞跃。主要表现为治疗病种的扩大、治疗手段的多样化、治疗效果的提高以及研究层次的深入,部分研究已经深入到亚细胞及分子水平。

(一)痛证

痛证包括神经痛、肌肉关节痛、内脏痛等,是针灸临床上重要的适应证。近年来,针灸治疗痛证有大量的报道,并且都具有较好的疗效。

疼痛的发生病机为虚实两方面,即不通则痛,失荣则痛。在治疗上,以局部阿是穴为主,结合远端循经配穴,多配合郄穴及子午流注择时取穴、全息疗法等。在治疗方法上有针刺、耳针、电针、火针、穴位注射、灸法、刺络拔罐等。病种涉及头痛、三叉神经痛、落枕、肩周炎、臂丛神经痛、肱骨外上髁炎、坐骨神经痛、风湿性和类风湿及退行性关节炎、肋间神经痛、急性扭伤、腰痛、胃痛、腹痛、肾绞痛、胆绞痛、痛经,等等。比如,有人以公孙穴为主,临证配穴治疗胃脘痛、腹痛,其中包括西医学中的胃痉挛、急性胃炎及十二指肠溃疡、胆囊炎、胆石症而致的胆绞痛、急性阑尾炎、阑尾周围脓肿等急性痛证,疗效满意。

针刺止痛的机制是复杂的,研究表明与促进人体镇痛物质(如脑啡肽等)的分泌、提高痛阈、解除肌肉痉挛、促进局部微循环等有关。

在针灸治疗痛证的研究方面,不同电针参数的镇痛效果研究取得了突破性进展,发现低频、混合变化效果好,一次治疗的电刺激时间不宜过长,否则会出现"针刺耐受"现象。这提示我们:针刺手法和刺激量是针刺镇痛效果中不可忽视的重要因素。目前针刺镇痛的中枢机制研究较深入,外周机制研究相对不足,针刺镇痛的手法和刺激量的研究几乎是个空白。

(二)神经系统及精神心理疾患

针灸治疗神经系统病症达70种左右,如中风、周围性面瘫、震颤麻痹、癫痫、郁证、血管性痴呆、性功能低下等。

1. 中风 中风病是针灸临床的常见病种之一,在临床研究上有较大的突破。集中地表现在对病机的认识、治疗思路的更新以及针灸治疗机制的深入探讨等方面。

对发病机制的认识不断深化,如天津中医学院第一附属医院通过9005例的大样本的临床观察,提出了本病病机关键在于"窍闭神匿,神不导气"。"窍"指脑窍、清窍;"闭"指闭塞;"神"指脑神、心神;"匿"指藏而不现。"气"指脑神所表现于外的功能活动,如肢体活动功能、神志活动、吞咽功能等。"神不导气"指脑神对其所主导的功能活动失于调节。另外,中风病的血瘀病机也进一步得到阐发。

在治疗脑梗死的思路方面,许多问题达成共识。集中表现在治疗时机的确立,即及早应用针刺,越早疗效越好,结束了中风急性期是否应用针灸的争论。急性期应用针刺的报道渐增多,大部分学者认为,急性期运用针刺效果理想,而且用针刺可治疗和缓解部分危象,如呼吸衰竭等。实验研究证实,针刺也可改善微循环,及时有效地促进脑表面的侧支代偿功能,提高超氧化物歧化酶(SOD)活性,减轻脑细胞损伤,减轻钙离子细胞的内流等。

对脑出血的治疗,肯定了运用针刺的必要性和良好疗效,但在急性期必须重视生命体征的平稳。较有意义的研究提示,继续出血量小于40ml者,针刺疗效较好。当然讨论此问题还应结合出血部位。

治疗中风的部分针灸处方逐渐被相对固定和推广。如天津创立的"醒脑开窍"针刺法,施术手法规范,可操作性强,已在国内外数十个单位及地区推广。处方主穴为人中、内关、三阴交,可用于缺血性和出血性中风的各期。另有单位用风府、哑门治疗急性脑出血获良效。头针处方报道也不少,较大样本的报道如百会透曲鬓、颞三针等。对于中风后抑郁症的治疗,处方以醒脑开窍针法等中风的治疗方法结合单纯性郁症的治疗为主;也有以肝主疏泄,肝失条调达则郁结生,故立疏肝解郁法,取百会、四神聪、水沟、印堂、内关、三阴交、太冲穴而治疗;亦有以醒神解郁法针刺内关、人中、百会、印堂、三阴交等而治疗中风后抑郁症。对于中风并发的假性球麻痹及失音的治疗,处方以重视头部、颈项部、舌体局部穴为主,尤其是舌体局部和咽后壁的点刺法,强调舌下出血和强刺激;其疗法包括体针、舌针、头针、眼针、项针、耳针、电针、芒针等方面,肯定了针刺疗法对于卒中后吞咽障碍的临床研究现状,同时指出了仍有一些问题存在:①缺乏统一的操作规范、量化标准及疗效评定标准;②缺乏多中心、大样本、随机对照的临床研究;③缺乏明确客观的治疗作用机制,另外随访机制不够完善。而这恰是当前针灸临床研究的较为共性存在的问题。

综合治疗的观念已经形成。大家一致认为,针刺治疗中风的同时,必须结合肢体功能、语言功能等的康复锻炼及训练性治疗。20世纪90年代以来,在我国部分地区已建立了一定规模的康复中心,使综合疗法的思路得到实施。

2. 周围性面瘫　周围性面瘫多选用地仓、颊车、阳白、太阳、丝竹空、迎香、水沟、承浆、翳风、风池、合谷等穴进行针刺,据23个单位8895例的统计资料,总有效率为96%,治愈率为68%。有采用普通针刺法,即针刺阳明经与少阳经,局部与远端相结合取穴,主穴为地仓、颊车、合谷,配穴为头维、风池、丝竹空、阳白、迎香、翳风、颧髎、人中、承浆等。而更多的采用针刺与其他疗法相结合时,常能提高疗效,缩短疗程。最常见的为针刺与电针结合,较普通针刺而言,治疗的有效率有明显提高。另外,针刺还可与艾灸、推拿、拔罐、埋线、穴位敷贴、药物等疗法有机结合,达到提高疗效的目的。其中电针的使用,尤其是急性期即使用电针治疗(轻刺激),目前已获得临床较为统一的认识。

3. 神经系统其他疾病　对癫痫常选用合谷、太冲、大椎、水沟、鸠尾、内关、神门、后溪、陶道、风池、间使、哑门等穴。据9个单位1934例的针刺治疗结果显示,总有效率为85%,治愈和显效率为24%~66%。

对郁症的针灸治疗,主要以调神疏肝为大法,取督脉、肝经、心经穴为主,如百会、四神聪、印堂、太冲、神门、内关、膻中、三阴交、华佗夹脊穴等,可结合毫针刺法、梅花针、艾灸等多种方法。

对癔病的针灸治疗,主穴取人中、神门、内关、涌泉、四关(合谷、太冲)穴等。用强刺激手法针刺合谷等穴治疗150例,痊愈139例,显著进步7例,进步4例。采用针刺哑门穴为主治疗癔病性失音108例,痊愈率90.7%,有效率100%。也有人用孙思邈十三鬼穴治疗癔病性失语症。

失眠的治疗常用神门、三阴交、安眠及背俞穴等。有人取主穴风池、百会、内关、神门、三阴交治疗顽固性失眠84例,总有效率94.10%。用磁圆针治疗失眠44例,显效26例(59.1%),好转15例(34.1%),无效3例(6.8%)。对121例不同原因引起的失眠病人,采用耳压疗法,配合高频电兴奋法,取神门、皮质下、脑点、心、脾、枕,总有效率94.3%。其他如太渊、大陵、合谷穴浅针(推针),双侧神门、天宗穴位注射,合谷与太冲配用等均有较好的疗效。有人认为针灸可以通过增加脑内抑制因子——5-羟色胺和氨基丁酸含量,降低兴奋因子谷氨酸含量,从而改善中枢抑制功能,进而改善失眠状态。

针灸治疗精神分裂症以病程短、有明显诱因者的疗效较好。据11个单位1825例资料表明,总有效率为87%,治愈率为51.8%。按狂躁、抑郁、妄想等不同类型,分组选穴治疗500例,痊愈275例,显效84例,好转83例,总有效率为88.4%;电针组133例与药物组108例相比,疗效无显著性差异。

对震颤麻痹,多用体针加头针刺激。有人观察针刺组41例、西药对照组27例患者。针刺组显效9例,有效24例,无效8例,有效率为80.49%;对照组显效1例,有效14例,无效12例,有效率为55.56%。生化实验提示针刺能提高患者红细胞中超氧化物歧化酶(SOD)含量。动物实验表明针刺可使震颤麻痹大鼠中脑黑质和肾上腺髓质内酪氨酸羟化酶(TH)活性增加。大鼠震颤麻痹模型经电针双侧"阳陵泉""舞蹈震颤控制区"后,脱水吗啡诱导的旋转次数明显减少,其他症状也有所改善。

乙型脑炎后遗症,用头穴电针与体针交替治疗,有效率为83.4%,如再结合其他康复措施进行早期治疗,疗效更好。

对智能发育不全、皮质盲、遗传性共济失调、小儿脑瘫、小儿多动症等也有一定的疗效。

有人用面部扳机点埋(揿)针法治疗45例面肌痉挛,总有效率为95.6%。用利多卡因和硫酸镁于翳风、牵正等穴位注射治疗面肌痉挛44例,总有效率为97.3%。也有用耳压配合揿针、电针加梅花针叩刺及齐刺、浮刺、直刺三法结合等方法,均取得满意的疗效。

对三叉神经痛,大多数根据疼痛部位循经选取局部和远端的穴位,部分根据辨证分型进行远端配穴。面部取患侧穴位,远端以双侧取穴为多。按三叉神经分区,分三支取穴。第一支:取攒竹、阳白、鱼腰;第二支:取四白、巨髎、颧髎;第三支:取夹承浆、颊车、下关。远取合谷、三间、内庭。以毫针刺、电针、温针灸和穴位注射为主。有人针刺治疗三叉神经痛198例,总有效率为98%。少数根据辨证分型用曲池、行间、太冲。大多数以头面部穴位为主穴,远端为配穴。耳穴有枕、神门、上颌、下颌、面颊、胃、心、胆、大肠、三叉神经点等。治疗方法大多数为复合治疗,如电针、针刺加中药、针刺加穴位注射、针刺加耳穴贴压等,有些甚至是三四种手段的综合治疗。其中电刺激是非常重要的治疗方法。辨证分型主要有风火夹痰、胃火炽热、气滞血瘀、风痰阻络等。基本病机为风、火、痰、瘀为主,部分兼有气血亏虚。

坐骨神经痛的治疗,以夹脊穴配合循经选穴为主。根据疼痛部位分为足太阳型、足少阳型和混合型。主穴:足太阳型:秩边、委中;足少阳型:环跳、阳陵泉;混合型:秩边、委中、阳陵泉。大腿痛配风市、殷门;踝关节及足背痛配昆仑、丘墟。有人针刺大肠俞等穴治疗坐骨神经痛400例,痊愈352例(88%),显效41例(10.25%),进步3例(0.75%),总有效率为99%。

采用针刺百会、上星、足三里、内关、阳陵泉等治疗梅尼埃病,总有效率为96.7%。提示本疗法对梅尼埃病有改善耳血液循环,消除内耳水肿的作用。取耳穴神门、肾、内耳,配皮质下、交感、内分泌治疗,132例中治愈128例,好转3例,无效1例,总有效率99%。

外伤性截瘫多取头针、督脉经穴、华佗夹脊穴治疗。采用头、督脉、足的上、中、下三部取穴法,配合火罐、穴位注射、中药、心理康复、功能锻炼等综合治疗外伤性截瘫53例,总有效率为96.7%。运用以脊电针为主治疗脊髓损伤性截瘫67例,取得满意疗效。排针疗法为主治疗外伤性截瘫32例,痊愈4例,显效14例,进步10例,无效4例,总有效率为87.5%。

针灸治疗血管性痴呆也有不少报道,用"调神益智、平肝通络"针刺法治疗128例患者,改善率达73.5%,针灸在改善症状方面有确切的疗效。有研究表明,针刺具有抑制细胞凋亡、调节胆碱能神经系统、减轻脑缺血后的炎症反应、改善海马线粒体功能障碍、抗氧化、增强突触传递效能和降低脑内 Ca^{2+} 离子浓度的作用,这为针刺治疗血管性痴呆提供了实验依据。

4. 性功能低下 性功能低下包括阳痿、早泄、遗精及性冷淡等表现。针灸可能通过调整性激素分泌,以利于精子的成熟和储存,从而维持正常的生育条件。针灸对于非器质性因素所致的性功能低下有显著的作用,针刺主要选用肝经、肾经、督脉和腰骶部、下腹部穴位,针刺应有较强的针感。据9个单位报道,针灸治疗性功能障碍(包括阳痿、早泄、不射精和逆行射精等)847例,其治愈率为74.3%。针刺肾俞、次髎等穴治疗阳痿153例,痊愈及进步108例,有效率70.6%。治疗不射精患者45例,痊愈和进步34例,有效率为75.6%。据6个单位资料统计,针灸治疗男性不育症(包括精子缺乏、精子异常、精子活动能力低下等)377例,治愈率为63.4%。针刺中极、归来、肾俞等穴治疗本病105例,治愈率52.38%,显效率33.33%,总有效率为85.71%。

(三) 呼吸系统疾病

针灸治疗呼吸系统疾病达10余种,最主要的是支气管哮喘,其次为肺炎、气管炎等。

1. 支气管哮喘 近年来,针灸治疗支气管哮喘病有较大的进展,主要治疗方法有以下几种:

(1) 针刺治疗:在治疗本病时大多选用肺经腧穴及肺俞、定喘等,对于缓解哮喘有确切的疗效。

(2) 挑刺:用三棱针挑刺膻中、肺俞、定喘,可减轻和缓解症状。有人用本方法治疗哮喘,发现患者血清组胺含量下降,末梢血嗜酸性粒细胞减少,肺功能增加,并通过动物实验证实本方法可使豚鼠实验性哮喘症状减轻,哮喘潜伏期延长,有明显的抑制效应。

(3) 刺络拔罐:在肺俞、心俞、督俞部位进行针刺后,行刺络拔罐,共治疗1200例,临床治愈率及显效率达80%。

(4) 其他疗法:化脓灸、伏灸、穴位埋线、穴位埋藏兔脑垂体、穴位注射自血(或抗炎抗过敏的中西药物)、穴位激光照射等法对哮喘发作均有较好疗效,可迅速解除呼吸困难,增加通气量。一般以定喘、大椎、肺俞、膏肓、膈俞、天突、膻中、孔最、鱼际、足三里、丰隆等为主穴。据13个单位对3230例哮喘病患者的研究结果显示:显效以上疗效(包括治愈、临床治愈和显效)为40.2%,总有效率为89.7%。有人取大椎、肺俞、天突等穴,用化脓灸治疗985例,痊愈505例,显效253例,有效172例,总有效率为94.4%,追访300例,远期总有效率为84.3%。

实验研究揭示,针灸可使患者血清总IgE值降低,促进特异性抗尘螨IgE转阴,使sIgA值升高,皮质醇上升,嗜酸性粒细胞下降;血浆中 cAMP 含量上升,cGMP 含量下降,可抑制过敏性反应物质(白三烯 B_4)的释放,引起对白细胞黏附抑制实验的影响,使其阳转阴率增高。

从总的研究情况可初步得出几点结论:①预防性治疗比发作时治疗效果好;②刺络拔罐疗效理想;③穴位埋线、穴位埋藏法远期疗效较好;④对症治疗和整体增强免疫治疗相结合更有意义。

2. 气管炎、肺炎 气管炎、肺炎的治疗多选用肺经腧穴如中府、尺泽、孔最、少商及肺俞、大椎、膻中等。治疗多用毫针刺、三棱针点刺放血、拔罐、艾灸、穴位注射等。有人应用针刺加快罐疗法辨证治疗小儿支气管肺炎60例,经2次治疗痊愈5例,3次治愈14例,4次治愈20例,5次治愈13例,6次以上治愈8例,全部病例均治愈。

（四）心血管系统疾病

据报道，针灸治疗心血管系统病症达 30 余种。最主要的是冠心病、心律失常、心脏神经官能症、无脉症和高血压症、休克等。

1. 冠心病　冠心病的针灸治疗主要有 3 个方面的工作：①心绞痛发作的针灸治疗：针刺治疗对于减轻缓解心绞痛有确切的作用。选择穴位基本上为内关、间使、神门、郄门、心俞、厥阴俞，也有人用耳穴的心区。在针刺手法上多运用强刺激手法。②缓解期的针灸治疗：在冠心病的缓解期，运用针灸进行康复性治疗是极有意义的。在治疗时，多选用内关、心俞为主穴，然后根据中医辨证分型增加穴位。③针灸治疗机制的探讨：近年来探讨针灸治疗本病已从原来的心电图、血流变的简单指标发展到较先进的指标。如有人证实针刺对冠心病患者血栓素／前列环素有良好的调整作用，对心绞痛患者 cGMP 有增高的即时效应。有单位用多导生理仪对针刺治疗本病进行观察，发现针刺可使心绞痛患者心脏射血前期、等容收缩期明显缩短，射血间期逐渐延长，进一步确定了针刺的疗效。动物实验亦表明，针刺组可明显缩小心肌梗死面积。研究表明针刺内关对 PGI_2-TXA_2 系统有双向良性调节作用，这种作用是针刺治疗冠心病的重要机制。针刺内关等穴后可降低 cAMP 含量，使 cAMP/cGMP 值趋于正常。提示针刺对冠心病的治疗效应，可能与其对环核苷酸系统的调节作用有关。

2. 心律失常　一般以冲动起源异常或冠心病引起者疗效较为满意，传导阻滞和心肌疾病引起者较差。有人应用针刺内关等穴治疗心肌梗死后心律失常 60 例，其疗效与利多卡因无差异。针灸内关、神门等穴治疗各种原因引起的心律不齐 426 例，冲动起源失常者 198 例，有效率 86.4%；冲动传导异常者 22 例，有效率 18.2%；冠心病患者的心律失常 33 例，有效率 75.8%；心肌炎和心肌病者 40 例，有效率 80%；高血压者 23 例，有效率 82.6%；风心病者 16 例，有效率 62.5%；神经功能失调或原因不明者 94 例，有效率为 84.4%。其中年龄小、病程短的疗效较好。针刺内关对缺血性室性心律失常影响的实验观察结果显示，针刺双内关在交感神经系统完整的情况下，可提高心脏的起搏阈、反复的心室反应阈值和室颤阈值，可以延长心室相对不应期和有效不应期，并使强度间期曲线向右明显移位。

3. 心神经官能症　随着工作节律的加快，心神经官能症的出现率越来越高，针灸治疗本病有很好的疗效，解决了西医无药可用和避免了西药的毒副作用。有人应用针刺方法治疗病窦综合征，对患者症状和体征有明显的改善。

4. 高血压病　针灸治疗高血压病的研究表明，针灸疗法对 I 期、II 期的原发性高血压病疗效较好，对症状性高血压病也有一定的疗效。据 25 个单位针灸治疗 2492 例患者资料表明，有效率为 71%～98%。降压的穴位常用太冲、丰隆、足三里、曲池、丘墟、风池等。有人用针刺体穴太冲、合谷、风池、百会降压，艾条悬灸百会、太冲穴巩固，治疗高血压病 66 例，总有效率 92%，治愈率 71%。以耳压疗法，选主穴神门、皮质下、降压沟、高血压点、三焦、交感，结合辨证分型选穴法，治疗高血压病 30 例，总有效率 86.66%。观察治疗前的各组血压的变化及甲襞微循环的改变，结果表明：针刺组降压有效率为 75%，艾灸组为 60%。针刺治疗高血压病患者无论收缩压或舒张压都有所降低，针后平均动脉压较针前显著降低，血管外周阻力减少，心功能改善。疗程结束后，血清胆固醇及其与磷脂的比值也有显著下降。说明针刺治疗有全面调整高血压病患者的心血管功能和脂质代谢、改善血液黏滞性、改善血液动力学、调节神经递质等作用。而且，针灸对血压的影响具有双向性调整作用，即对高血压者有降压作用，对低血压者有升压作用。动物实验也表明，针灸对血压的调整作用呈双向性。

近年来，对针刺降压机制的研究多集中在神经、体液及免疫机制三大方面，大量的实验围绕着这三大核心从不同的切入点进行了细致深入的研究,取得了丰硕的成果,但是针刺降压机制的研究还有诸多需要改进和完善的方面。①针刺降压机制研究实验穴位选取大多以单穴为主,选取的单穴有人迎、太冲、曲池等,对于穴位配伍的降压效应及机制研究太少。②结合国内外研究高血压病机制的最新趋势,针刺治疗高血压作用机制的研究应在肾交感神经功能,RAAS系统及T淋巴细胞功能等基础上开展蛋白组学、基因等方面的研究,为针刺降压作用机制开拓新的研究方向。③近年来的研究多从调节血压的关键核团、神经递质入手,探讨神经调节某一环节,某一通路与针刺降压的联系,缺乏以中枢整合为核心,大样本、多中心的系统研究。

5. 休克　针灸治疗休克过程中对机体的影响也是多方面的。对失血性休克动物,针灸可提高心输出量,降低外周阻力;提高血氧含量,增强氧的利用;活跃肝糖原的分解,改善组织的能源供应,从而纠正休克并缓解休克引起的后果。在外科手术前针刺,可防止或减轻手术时的血压下降。针刺升压作用较强的穴位有百会、素髎、涌泉、水沟、十宣、合谷、内关、足三里。针刺升压以强刺激、久留针、持续或间歇运针为好。据临床观察,针刺对微循环痉挛期及微循环扩张期早期有较好的升压效果,对微循环衰竭期则疗效较差。

6. 无脉症　无脉症是周围血管疾患,见于西医的缩窄性大动脉炎。有人应用针灸方法先后治疗了100多例患者,获得了良好的临床疗效。在选穴上,以人迎、太渊为主穴,结合心经、肺经、脾经、胃经排刺。在病情稳定时,可取消激素治疗,单用针灸治疗。

（五）消化系统疾病

针灸可治疗消化系统40多种病症。最主要的有消化性溃疡、肠炎、痢疾、胃肠神经官能症、阑尾炎、胃下垂和习惯性便秘等。

从报道资料看,针灸治疗消化系统疾病大多以中脘、内关、足三里、天枢、上巨虚、脾俞、胃俞、曲池、支沟、内庭等为主穴,并结合辨证分型增加穴位,疗效肯定。

治疗方法多种多样,有毫针刺、耳针、穴位注射、艾灸、TDP照射及配合药物灌肠、穴位埋线、按摩等方法。尤其是溃疡性结肠炎,大多需配合药物治疗方可取得显著疗效。

1. 消化性溃疡　对消化性溃疡,针灸可以调整自主神经功能,降低胃黏膜兴奋性,减少促胃液素和胃酸分泌,有保护胃黏膜、促进溃疡愈合等作用。据9个单位对消化性溃疡549例的针灸治疗资料显示,治愈率为59%。针刺中脘、章门、脾俞、胃俞等穴治疗30例住院患者,主要症状缓解率为93%~100%,胃镜观察有效率为73%。在动物实验中描记胃黏膜电位同时记录胃运动,证明针刺对胃电和胃运动的影响是一致的。有实验表明,针刺对胃和十二指肠溃疡患者胃电振幅的抑制与针刺的穴位有一定的关系,即针刺胃俞 > 中脘 > 足三里 > 脾俞 > 梁门 > 头维 > 阳陵泉 > 对照点。一旦胃溃疡发生穿孔,针刺还可以使大网膜向胃壁创口移动,包裹创面,形成粘连;并能提高腹膜的吸收功能和机体防御功能,促进伤口愈合。十二指肠球部变形若为活动性溃疡引起者,针刺后可使其变形缓解,龛影暴露,借此可以提高十二指肠球部溃疡X线诊断的准确率。

2. 胃肠炎、痢疾、结肠炎　针灸治疗急性胃肠炎,即使只用中脘、内关、足三里,效果也比较显著。故有人将此三穴命名为"胃病方"。据报道,7个单位针灸治疗急性胃炎492例,结果治愈率达95%,多数患者经1~3次治疗即痊愈。有报道用针灸治疗暴发性肠胃炎301例,治愈296例,治愈率为98.3%。此时,要结合泻大椎、曲池或在曲泽、委中刺络出血。有人用至阳、肝俞、胆俞、胃俞、中脘透梁门、足三里、阳陵泉等穴位埋线治疗慢性胃肠炎疗效卓著。

针刺治疗细菌性痢疾除有提高机体免疫防御功能外,对肠道局部也有影响,可抑制亢进的肠蠕动及扩张肠血管,增加肠血流量,有助于肠道病变的愈合。尤其在解决腹痛、里急后重、减少排便次数等方面有较快的疗效。应用艾灸中脘、天枢、关元等穴治疗急、慢性溃疡性结肠炎和慢性非特异性溃疡性结肠炎也有较好的疗效。针刺外陵、少海、气冲、幽门可使痉挛性结肠炎患者结肠痉挛解除。

3. 功能性消化不良　常用穴位为足三里、太冲、内关、中脘等,其有效率在83.6%~95.5%之间,认为其作用机制可能与针灸能调节胃动力障碍患者的胃电节律,调整胃幽门括约肌功能有关。另外,针刺还能调节神经系统和胃肠激素分泌,抑制胃酸的分泌,调节胃泌素和胃动素的分泌。同时,针刺能增加胃黏膜血流量,从而加强胃黏膜的防御保护作用。

4. 胆囊炎、胆石症、胆道蛔虫　针灸治疗胆道疾病常用毫针、耳针、埋针、穴位注射等,多取背俞穴、募穴、下合穴等。

针灸治疗胆囊炎有一定的疗效。针刺日月、阳陵泉、期门穴治疗急性胆囊炎150例,治愈142例,治愈率达94.7%,随访1年均未复发。针刺治疗慢性胆囊炎,完全缓解者为72%,总有效率达96.5%。也有人用穴位埋线法治疗慢性胆囊炎,所选穴位有:至阳、肝俞、胆俞、胃俞、中脘透梁门、足三里、阳陵泉等。每次选用3~5穴,20~30天为1个疗程,连续3个疗程即可获得满意的效果。

对胆石症,针刺有使胆囊收缩、促进排石、影响胆色素代谢、预防结石形成等作用。有研究通过对大量胆石症患者的临床实验观察后指出,针刺巨阙、不容、阳陵泉、足三里等穴,对胆道口括约肌有明显的解痉作用,且能促进胆总管的收缩。针刺还能促进胆汁分泌,且有良好的镇静作用,均有利于胆石的排出。电针右期门、日月穴治疗胆结石排石率为78.4%。用耳穴压迫法的排石率为81.9%,耳针、耳压综合治疗法的排石率为98%。

有报道针刺至阳穴治疗胆道蛔虫症总有效率为97%。

5. 阑尾炎　针灸治疗阑尾炎常选中脘、天枢、足三里、上巨虚、大肠俞、阑尾等穴为主。有人选天井、大肠俞、长强穴治疗急性阑尾炎,也有人采用针刺加艾灸的方法治疗慢性阑尾炎,疗效满意。据研究,针刺治疗阑尾炎的作用在于对肠道和阑尾运动以及机体防御反应的影响。慢性阑尾炎患者在针刺阑尾穴后,阑尾排空时间延长,并伴有局限性压痛,按此诊断可使病理检验符合率由84.7%上升到100%,并使手术的可靠性由61.1%上升为100%。

6. 胃下垂　据11个单位报道,针刺治疗胃下垂2226例,治愈率为38.4%,总有效率为91.4%。有人采用针灸辨证分型取穴(中气下陷型取中脘、足三里、百会;命门火衰型取命门、百会)治疗胃下垂102例,痊愈率89.2%。X线检查证明,针刺可使胃蠕动增强,提高胃肌张力,使胃位置得以回升。

7. 便秘　用针灸、耳压、热敷、埋线、按摩、气功等法治疗便秘均有良效。研究证明,针刺足三里、三阴交、丰隆、合谷、内关等穴可使便秘患者直肠蠕动增加,出现便意。

8. 肝炎　对肝脏疾病采用针灸疗法,常选经穴有肩井、右天宗、肝俞、脾俞、肾俞、志室、中脘、上期门、期门、天枢、气海、太冲、肝炎点(肝经循行线足内踝上方一寸)、曲泉等;食欲不振加足三里、三阴交;呕吐时加内关。

针灸对肝功能有一定影响。对肝硬化患者运用中药敷贴期门、神阙等穴,能减轻乏力、纳呆、腹胀、腹水等症。针灸治疗急性黄疸性肝炎212例,主穴取太冲透涌泉、足三里,临床治愈177例,有效34例,无效1例,总有效率高达99.5%。有人采用针刺与药物强力宁结合治疗重度黄疸型肝炎35例,总有效率为80%。

研究表明,针灸对消化道的运动、消化腺的排泌、胆汁流量以及胆囊、胆道的舒缩功能等均有调节作用。针刺膻中、天突、合谷和巨阙穴可使正常食管壁蠕动增加、增强,管腔放宽。若管壁为肿瘤组织所代替或放疗后发生纤维化,针刺则无明显改变。另一报道 1 例贲门弛缓患者,在 X 线检查时观察到针刺中脘、内关、足三里,当患者酸胀感剧烈时,闭合的食管下端即开启,其张开直径可达 0.5~2.0mm。其作用以针刺足三里最强,内关和中脘次之。针刺足三里、胃俞等穴可以明显地改变胃和小肠的活动,其作用取决于当时胃肠道所处的功能状态。如胃的运动处于较抑制的状态,针刺能使胃的活动加强,胃体收缩幅度增大,频率加快,胃液的酸度和酶的活性升高;反之,则出现完全相反的情况。

（六）泌尿系统疾病

1. 泌尿系结石　针刺治疗泌尿系结石,对缓解肾绞痛和排出结石有较好效果。有人采用子午流注纳甲法治疗泌尿系结石 142 例,随机与体针组 48 例进行比较,治疗 1 个疗程后,纳甲针组有效率为 97%,体针组有效率为 86%,经统计学处理,$P<0.01$,提示纳甲法疗效优于体针。针刺在一定条件下能增强输尿管蠕动,促进排尿,特别在"体外震波碎石"疗法中有利于推挤结石下移和排出。在中西医结合治疗急腹症的动物试验研究中观察到针刺可增加输尿管蠕动和尿流量,强刺激效应比弱刺激好,但刺激过强反而引起抑制作用。针刺两侧三阴交、昆仑穴代替腹部加压进行静脉肾盂造影,100 例全部获得成功,比腹部加压法更能提高诊断率。以造影剂在尿路（肾盂、输尿管）中停留的时间来判断肾盂收缩和输尿管蠕动的情况,结果表明,弱刺激手法可减弱肾盂的收缩,减慢输尿管的蠕动;强刺激手法可使肾盂收缩增强,输尿管蠕动加快,排空加快,而且针刺的后效应可维持一段时间。

2. 前列腺炎　慢性前列腺炎发病率较高。但因对本病确切的病因病理迄今尚无定论,以及前列腺特有的脂膜屏障特性,因而缺乏良好的治疗手段。近年来,众多学者观察了针灸疗法对本病的效应,取得一定进展,主要表现为:①治疗方法多样,有针刺、电针、激光针、穴位注射、芒针、耳针、火针、艾灸、刺络、磁疗、脐疗等 10 余种,以针刺最为常用。②取穴注重腰、骶、下腹部,依穴位出现的频率,多见于关元、中极、曲骨、会阴、肾俞、膀胱俞、次髎、秩边、水道、天枢、会阳等。远端按辨证配穴。③手法重在得气,多数要求针感传至会阴、尿道口、睾丸、肛门等区域。有人以长针用秩边透刺水道的方法,使针感传至会阴、尿道口,总有效率达到 90% 以上,是值得临床推广的方法。尽管临床研究的报道中判定标准不尽严格、统一,但总的看来,针灸的疗效是肯定的,总有效率均在 80% 以上,显示出针灸疗法对本病的优势。可以肯定,针灸疗法将弥补目前西医学对该病治疗之不足。

3. 遗尿症　据 11 个单位 224 例治疗资料显示,针灸治疗遗尿症,治愈率 52.8%,总有效率为 93.7%。对神经源性膀胱疾病,针刺可降低膀胱排尿阈值,增加膀胱肌张力,升高膀胱内压而促使排尿;并能促进逼尿肌收缩,使残余尿量减少,甚至消失。其中以针刺会阳、中膂俞穴效果最为显著;水道穴次之;委阳、列缺、照海穴更次之。温灸关元、气海、命门、肾俞等穴也可引起逼尿肌肌电发放增加。

4. 尿潴留　针灸治疗各种原因所致的尿潴留均有较好的疗效。如针刺气海等穴治疗尿潴留患者 170 例,30 分钟内自动排尿者 86 例,0.5~2 小时自动排尿者 75 例。据 6 个单位治疗各种尿潴留 403 例资料显示,针灸治愈率为 75%,有效率为 95%,以流脑、产后、术后及精神因素引起者效果最好。

5. 肾炎、肾功能不全　针刺关元、水道、三阴交等穴治疗 32 例急性肾炎,3 次治疗后尿量增多,7 次治疗后水肿消失,治愈 17 例,好转 13 例。穴位注射肾俞、足三里穴治疗肾小球疾病引起的蛋白尿、慢性肾炎 30 例,尿蛋白转阴 12 例;肾病型者 24 例,尿蛋白转阴 10 例。

针灸组与泼尼松组 39 例比较,尿蛋白转阴率无显著差异,表明针灸有与激素一样的疗效,但针灸无副反应。

对慢性肾功能不全者,在透析疗法的基础上,加用隔药饼灸大椎、脾俞、膻中、中脘、神阙、关元、足三里穴可改善症状和促进代谢产物及毒性物的排泄,增强激素合成和分泌,减轻肾组织损伤。

（七）运动系统疾病

针灸治疗运动系统疾病的报道颇多,显示了针灸疗法对本系统疾病的优势。

1. 痛风　针灸在临床上被广泛地应用到痛风病的治疗中,方法较多,包括针刺、温针灸、火针、三棱针等均有较好的疗效。治疗主要以全身调节与局部治疗相结合。全身调节取穴一般采用足三里、阴陵泉、脾俞、三阴交、大椎、天枢、丰隆为主。局部治疗则根据肿痛部位取穴,第一趾跖关节取太白、太冲;跖跗关节取商丘、冲阳、内庭;踝部取丘墟、太溪、商丘;膝部取双膝眼、鹤顶。急性期以提插捻转泻法为主,恢复期则以平补平泻为主。有人用隐白、至阴、刺络拔罐疗法治疗痛风性关节炎 30 例,总有效率 100%,提示本法有通经活络、行瘀散血、消肿止痛的作用。针刺三阴交等穴配合药物痛风合剂局部外敷治疗急性痛风性关节炎 48 例,治愈率 43.7%,总有效率为 97.9%,证明针刺能提高治愈率,并且控制再复发。针刺小肠俞用于痛风的止痛,获得较满意的效果,10 例中有 6 例经一次针刺即获良好的止痛效果,4 例经 2 次针刺后疼痛明显减轻。

2. 腰椎间盘突出症　针刺及电针治疗腰椎间盘突出症的作用机制主要体现在改善运动功能、提高痛阈、改善电生理、影响镇痛因子和炎症介质等方面来实现。其取穴主要集中在局部以及膀胱经和胆经循经取穴,特殊针法里靳三针中的腰三针(即肾俞、大肠俞、委中,亦有取肾俞 / 大肠俞、次髎、委中)。针刺及电针治疗腰椎间盘突出症从传统中医理论和现代医学理论上均能进行合理解释,且针刺具有"简、便、廉、验"的特点,效果确切,是非手术治疗腰椎间盘突出症的有效方法。但目前针刺治疗腰椎间盘突出症的现代医学机制研究仍不足,需要进一步加强。

3. 肩周炎　根据 19 个单位针灸治疗肩周炎 2154 例的结果显示,痊愈 1312 例,治愈率为 60.9%,总有效率在 95% 左右。用缪刺、巨刺法治疗 343 例,痊愈 222 例(64.7%),总有效率为 98.1%。

4. 颈椎病　针灸治疗本病有良好效果,其疗效与分型及病程相关,其中神经根型及椎动脉型效果最好,病程越长疗效越差,取穴主要是夹脊穴为主,配合风池、肩井、外关等。较多专家认为,本病的治疗需采用综合疗法,如配合推拿、牵引、理疗等。

5. 各种扭挫伤　扭挫伤的治疗多采用局部选穴加循经选穴配阿是穴、阳陵泉等。有人针刺水沟、睛明穴治疗急性腰扭伤 1000 例,治愈率 77.2%,显效率 19.9%,无效率 2.9%,总有效率 97.1%。针刺支沟、阳陵泉穴治疗挫闪肋痛 120 例,有效率为 95%。根据上病下取、下病上取原则,针刺对应点治疗急性关节扭挫伤 1000 例,治愈 891 例,好转 103 例,无效 6 例,总有效率为 99.4%。

6. 骨关节病　针刺夹脊、肾俞、大肠俞等穴治疗增生性脊柱炎 194 例,治愈 74 例,好转 111 例,无效 9 例,总有效率为 95.3%。电针夹脊穴治疗腰椎关节突关节错位 2196 例,治疗 1~3 次即见效,痊愈 1776 例。

7. 风湿性关节炎　毫针刺法、温针灸、电针、穴位注射、皮肤针刺法有满意的疗效。如针灸曲池、肩贞、巨骨等穴治疗风湿性关节炎 468 例,有效率为 88%。

8. 类风湿关节炎　类风湿关节炎目前仍属世界性难题,但有人采用火针、温针、穴位注射等疗法治疗本病取得一定效果。上肢取肩贞、肩髃、曲池、合谷、手三里为主穴;下肢穴位取环跳、风市、足三里、阳陵泉、昆仑、丘墟为主穴,有人观察治疗前后外周血 T 淋巴细胞亚群、NK 细胞活性、白细胞介素 II (IL-2)等项免疫指标的变化。结果显示:治疗前后外周血 T 淋巴细胞亚群变化不明显($P>0.05$),NK 细胞活性及 IL-2 治疗前均低于正常人组,进一步证明了针灸对机体免疫功能的调节作用。实验亦表明针灸能缓解实验性类风湿关节炎大鼠关节皮下软组织及滑膜充血、水肿程度,减轻淋巴细胞、单核细胞等炎症细胞对关节滑膜的浸润,影响关节滑膜细胞的增生反应,并在一定程度上阻止病变的进展。

（八）内分泌系统疾病

1. 甲状腺病　甲状腺疾病常见的有单纯性甲状腺肿、甲亢、甲状腺肿瘤、甲状腺结节等。据报道,这些疾病治疗的有效率在 76%~96.6% 之间。有研究者对甲亢进行针药对照观察,针刺组 46 例,甲硫咪唑组 41 例,针药组 33 例。总有效率分别为 73.9%、85.4% 和 93.3%。血清 T_3 和 T_4 含量明显下降,针刺组与针药组甲状腺碘摄取率明显下降,症状改善。1 年后 3 组复发率分别为 36.4%、88.9% 和 29.6%。研究者还观察针刺气户、内关等穴对甲亢患者血清促甲状腺素(TSH)受体抗体活性的影响,结果提示,针刺是通过消除或降低血清 TBH 活性,祛除其对甲状腺细胞的病理性刺激,降低血清甲状腺激素含量,促进甲状腺功能恢复正常。以水突为主,配合谷、列缺治疗甲状腺疾病 228 例,其中单纯性甲状腺肿 95 例,有效率为 87%;甲亢 74 例,有效率为 95.9%;甲亢性突眼症 59 例,有效率为 92.9%。据报道,以针刺上天柱穴为主治疗内分泌性突眼症 88 例,有效率为 82%,恢复正常为 26%,64% 的患者症状消失,眼症基本控制。比较 40 例以上天柱穴为主和 15 例取眼周穴治疗的结果,发现上天柱穴组明显优于眼周穴组,其疗效与"气至病所"有密切关系。

有报道对 34 例桥本甲状腺炎患者用隔附子饼灸法治疗,交替取膻中、中脘、关元及大椎、肾俞、命门两组穴位;另以 32 例用甲状腺素治疗做对照。经过 50 次艾灸,临床症状、体征均有不同程度的改善,气虚、阳虚等症状改善尤为明显。患者经灸治后 T_4 由治疗前的 216.22 ± 187.91nmol/L 升至 1132.62 ± 424.81nmol/L,T_3 值由治疗前的 0.14 ± 0.08nmol/L 升至 0.23 ± 0.09nmol/L,TSH 由治疗前的 0.82 ± 0.086nmol/L 降至 0.21 ± 0.16nmol/L,均有明显变化。甲状腺抗体结合率的测定显示艾灸治疗后血清甲状腺球蛋白抗体(TGA)结合率由 $58.99\% \pm 19.90\%$ 降至 $39.94\% \pm 23.66\%$,甲状腺微粒体抗体(MCA)结合率由 $43.01\% \pm 14.13\%$ 降至 $31.23\% \pm 16.40\%$,均有明显降低,而西药对照组治疗后 TGA 和 MCA 结合率都没有明显变化。治疗后半年随访,患者血清 T_3、T_4 及 TSH 含量及 TGA、MCA 结合率均保持在灸疗结束时的水平。

2. 糖尿病　针灸治疗糖尿病有一定疗效,常用膈俞、胰俞、脾俞、尺泽等穴。有学者认为,针刺对非胰岛素依赖性糖尿病(NIDDM)患者的效果良好,对胰岛素依赖性糖尿病(IDDM)患者的效果不佳。对于高胰岛素分泌型患者,针刺可使血浆胰岛素水平降低,胰岛素分泌指数增加;对于胰岛素分泌不足型患者,针刺可使其胰岛素水平及胰岛素各项比值增加。针灸对糖尿病的影响是多方面的,针刺后糖尿病患者血比黏度明显好转,血细胞比容、血沉及其方程 K 值明显下降。34 例 NIDDM 患者经针刺治疗后,血糖下降的同时,T_3 及 T_4 下降,cAMP 明显下降,cGMP 明显升高,血液比黏度有所改善。

（九）妇产科疾病

1. 月经病　针灸治疗月经病有较好疗效。月经不调、痛经以子宫、大赫、三阴交、次髎、关元透中极为基本处方。气虚不能摄血加百会、阳池、中脘、足三里;血热妄行、冲任不固加血海、曲池;瘀血内阻,血不归经加合谷、太冲、血海;肝郁气滞加支沟、阳陵泉或外关、丘墟;月经量多加灸隐白,痛经加灸地机、至阴,有较好效果。据 12 组临床研究资料,针灸治疗痛经 525 例,总有效率为 85.7%~80%,治愈率在 60%~80% 之间,对原发性痛经疗效更为明显。研究结果表明,针灸可通过诱发排卵治疗继发性闭经、丘脑 - 垂体功能失调性闭经、月经稀少等症。还可以通过诱发排卵治疗不孕,对基础体温(BBT)均为单相的无排卵型月经失调患者以电针关元、中极、子宫、三阴交等穴进行治疗,31 例中 16 例 BBT 变成双相,出现排卵现象。

2. 纠正胎位　对胎位不正的孕妇,艾灸至阴穴可升高血浆皮质醇含量和前列腺素 F 与前列腺素 E 比值,导致子宫紧张性升高,宫缩增加,从而引起胎动,使之转为正常胎位。治疗的最佳时机是七个妊娠月,转正率约为 90%,明显高于自然转正率,一般以第一及第二次施灸时效果最为明显,第三次以后较差。对病情反复者,可配合肾俞等穴。

3. 引产　针灸具有扩张宫颈、提高人流效果、镇静止痛、减少术中出血量等作用。常以合谷、三阴交、足三里、交信等不同穴组用于妊娠引产、催产或死胎引产。采用耳针扩张宫颈进行人工流产的成功率较高。电针引产时,已破膜组比未破膜组效果好。针灸催产比引产效果好。有人报道,针灸催产、引产 219 例,其中催产 134 例,有效率为 81.4%;引产 85 例,有效率为 65.8%,并认为针刺秩边等局部穴位使宫缩反应迅速上升,起针后往往迅速下降,具有明显的神经反应特征。针刺还能有效地解除产痛,据 43 例宫缩描记曲线分析,不协调的宫缩是产痛发生的原因之一,针刺后宫缩改善为正常曲线者达 80.9%,疼痛减轻占 88.1%。

4. 乳腺炎　急性乳腺炎多见于哺乳期妇女,从大量的报道来看,针灸治疗以局部取穴为主,再根据辨证配以远部穴位。局部治疗多运用火针点刺局部,针后加用火罐,拔出毒血,同时也在乳头部拔罐,以拔出郁积的乳汁。远端选穴多用有清热作用的穴位,如耳尖、少商、大椎、少冲、行间等刺络出血。对于消除局部症状和发热有确切疗效。也有采用内关、足三里穴位注射以及背部压痛点点刺出血拔罐治疗者。有不少研究者主张乳房按摩、贴敷与针刺、拔罐相结合,按摩的目的在于使结聚的乳汁、乳络通畅,便于针刺、拔罐拔出乳汁和脓血,热敷可促进乳房的血液循环,促进康复。总而言之,局部的刺络出血、拔罐排出脓血是最有效的方法,这一点多数研究者的工作已肯定。

慢性乳腺炎的针灸疗效比急性差,需要较长的时间。针灸治疗主要选用手、足阳明经穴,如合谷、乳根、足三里、内庭、肩井等。也可按辨证分型酌加穴位。或者配合激光、TDP 照射、艾灸等综合疗法。

5. 乳腺增生　乳腺增生病的治疗常用毫针、灸法、穴位注射、电针、耳压法、磁疗等方法。取屋翳、乳根、合谷等加减治疗 1076 例,痊愈 726 例,显效 205 例,有效 90 例,无效 55 例,总有效率为 95.6%。耳穴选乳腺、内分泌、胸、肝,配子宫、缘中、卵巢、肾、脾、胃治疗 32 例,痊愈 18 例,显效 9 例,好转 4 例,无效 1 例,总有效率为 96.9%。研究认为针刺的信息传入下丘脑后,与来自卵巢的信息发生整合作用,刺激下丘脑,对身体的激素水平进行调节,促使 LH、PRL、FSH 分泌增加,后者作用于卵巢,促使其分泌 P(孕酮)、T(睾酮)相应地减少了 E_2(雌二醇)的分泌。另外,针刺反射到下丘脑的信息还可以影响下丘脑—肾上腺轴系统,从而对肾上腺皮质激素的释放发生作用,后者可以直接影响乳腺增生病的发生,也可以对性腺的功能发生调节作用。此外,针刺同时刺激了迷走神经和交感神经,使之对胰岛素的分泌进行调节,胰岛素又能直接作用于垂体前叶的促性腺激素分泌功能,从而对垂体及卵巢的分泌功能发生影响。

6. 产后乳少　针灸有明显的通乳作用,常用少泽、肩井、膻中、乳根、天池等,有人用针刺治疗缺乳症 98 例,治愈 88 例,好转 10 例。实验表明,针刺能使缺乳妇女血中垂体前叶泌乳素含量升高。

7. 原发性痛经　针灸治疗原发性痛经疗效确切,且操作简单方便、方法多样、毒副作用小。三阴交、十七椎、次髎为临床上治疗原发性痛经的常用取穴,其中又以三阴交最为多选,疗效肯定;治疗多采用辨证分型,疗法以毫针刺法、温针、埋线最为常用,次为耳针及电针等。

（十）皮肤科疾病

1. 神经性皮炎　针灸治疗神经性皮炎仅限于对局部性和初期有很好的疗效,常采用局部梅花针重度叩刺配合艾灸;远端选用风池、合谷、曲池、委中、大椎、阴陵泉等祛风、清热、凉血、除湿的腧穴。也有人运用贴棉灸法,配合梅花针叩刺治疗。据报道采用耳穴腮腺、肺、枕、肾上腺、内分泌、神门等埋揿针治疗神经性皮炎 78 例,痊愈 52 例,好转 22 例,无效 4 例,痊愈率 66.67%,总有效率 94.87%。取风池、曲池、内关、足三里、丰隆穴,采用磁化针治疗,总有效率 85.4%,显效率 62.5%。

2. 带状疱疹　针灸治疗带状疱疹有明显的优势,主要方法有:

(1) 毫针刺法:以局部围刺为主,从患处边缘沿皮刺向皮疹的中心,进针深度约 7~8 分,针数的多少随患处的面积而定,每针相距 1~2 寸为宜,留针 30~45 分钟。每日一次,重症者每日 2 次。

(2) 灸法:可用艾条悬灸,用艾条在病灶处由中心向四周围灸,灸至局部潮红、患者自觉舒适、不知痛为度。小艾炷灸,即在先发的疱疹上以及水疱密集之两个点上,分别放置一麦粒大小之艾炷,点燃后用口微微吹火,患者觉痛时,除去未燃尽的艾炷,用同法在延伸的最远端一二处各灸一壮,一般 3~5 天获愈。薄棉燃灸,即把药棉拉成极薄的无洞棉片,越薄越好,覆盖在疱疹面上(稍大于疱疹面),然后点燃一端,每日烧灸 1 次,1~3 天可愈。

(3) 刺血疗法:围绕红肿处及簇集水疱群的周围皮肤,用三棱针点刺,每隔 1~2cm 点刺一下,见血即可,也可以用两手轻轻挤压点刺处,使恶血出尽,以消肿痛。

(4) 刺络拔罐法:先用三棱针在疱疹周围刺络出血,再速将罐吸拔在刺络部位,留罐 10 分钟,出血 2~3ml,或使疱内液体出尽,再涂以龙胆紫。每日 1 次,3~5 天可愈。

(5) 火针速刺法:在疱疹间隙用细火针快速点刺,2~3 天 1 次,1~2 次可愈。

上述诸法,疗效均较显著。可单用某一种或配用某种疗法,均可很快止痛,一般局部 1~5 天便结痂而愈。

3. 黄褐斑　针灸在治疗本病疗效满意,主要采用的方法有针刺、耳穴疗法、穴位注射、埋线、埋针、敷贴、刺血拔罐、按摩及综合疗法等。取穴以局部穴位为主,加上活血化瘀、疏肝补肾等方法,如膈俞、三阴交、太溪、肾俞、肝俞、胆俞;耳穴取面颊、肺、内分泌、皮质下、肾、神门。

（十一）五官科病症

1. 眼部病症　针灸对多种眼病有效,粗略而言,针灸对眼科疾病中偏于表面的病变(眼睑、结膜、角膜等)容易取效;而对内部深处的病变(玻璃体、视网膜、视神经等)则多奏效较慢。麦粒肿、睑缘炎、泪囊炎、结膜炎、虹膜炎、鼻泪管狭窄、眼疲劳等病针灸治疗多可取得较好的疗效,并通过继续治疗可防止屡次复发。有人用电梅花针等疗法治疗近视眼 1185 例,显效 307 例,进步 598 例,无效 280 例,总有效率为 76.4%。针刺球后、睛明等穴治疗视网膜动脉阻塞 245 例,有效者 214 例,占 87.4%,其疗效优于有效率为 54% 的西药组,并有较好的远期疗效。针刺对于大鼠早期糖尿病视网膜病变具有良好的疗效和防止病变发展作用,其血流变、血小板聚集率、超氧化物歧化酶、脂质过氧化物的化验指标均好于造模组,电镜、光镜显示视网膜的病理损害亦明显轻于造模组。目前研究的资料表明,视神经萎缩的针灸有效率在 50%~70% 之间。色盲(尤其红绿色弱)的有效率大多在 90% 以上。针刺上天柱、风池等穴治疗内分泌突眼症,改善突眼度有效率为 66%,改善球后间隙有效率为 82%,眼部症状体征消失者为 75%,基本控制者为 25%。以视网膜电流图的 B 波(最佳功能指标)为指标,观察针刺对视网膜电流图的影响,在 37 例正常人中发现对照组、睛明、球后穴组和合谷穴组三组针刺后 B 波电压高度平均增高百分比分别为 15.8%、21.9% 和 16.5%,出针后分别增高 15.8%、29.2% 和 18.8%。说明针刺能提高视网膜的兴奋性,而睛明、球后穴的影响较合谷穴为大。

2. 耳部病症　针灸对中耳炎、内耳性眩晕、耳鸣等疗效较好,对耳聋的治疗难度较大,特别是老年性耳聋及神经性、药物性耳聋。但经针灸治疗后多数神经性耳聋或药物中毒性耳聋患者症状有不同程度的改善。其中以突发性耳聋及年轻、病程短者疗效较佳,后天性耳聋较先天性者为好。其疗效机制从 53 例神经性耳聋患者引导的耳蜗电位来看,电针刺激听宫或鼓岬,可使耳蜗电位加大,而电位加大者其疗效也好,说明针刺能使耳蜗功能提高。

3. 鼻部病症　针灸对慢性鼻炎、过敏性鼻炎、鼻窦炎也有良好疗效。取迎香等穴位治疗慢性鼻炎 84 例,经 2~3 次治疗,鼻塞症状改善,鼻甲缩小。用迎香透鼻通穴治疗过敏性鼻炎 24 例也取得满意的疗效。

4. 咽喉病症　针灸治疗的咽喉部疾病有急性扁桃体炎及急、慢性咽炎、慢性喉炎、咽部异物感等。有人用手三里穴位注射治疗急性咽炎、急性扁桃体炎。据报道,在角孙穴施灸治疗急性扁桃体炎 316 例,治愈 285 例,有效率为 90.1%。针刺人迎、水突等穴治疗声带炎 60 例,治愈 54 例,显效 4 例,好转 1 例。

5. 口腔病症　牙痛是口腔科疾病中常见症状之一。中医学中的龋齿、牙宣、牙咬痛、骨槽风等皆可引起牙痛。西医学中的龋齿、急性牙髓炎、牙周炎、急性根尖炎、牙本质过敏多有本症状出现。常取患侧合谷、颊车、下关、阿是穴。风火牙痛配外关、风池,胃火牙痛配内庭、二间,阴虚牙痛配太溪、行间。有人根据中医学理论,采取泻阳明之火,取毫针点刺阿是穴及周围肿胀组织放血的方法,治疗牙痛 56 例,经治疗全部有效。

有人用神阙穴刺络拔罐配合针刺太溪、三阴交、内关、足三里治疗顽固性口腔溃疡症取得了较好的疗效。也有人采用火针点刺疮面加吴茱萸粉外敷涌泉穴的方法。据报道采用针刺照海、通里为主交通心肾、滋阴降火,隔盐灸神阙引火归原治疗复发性口腔溃疡 67 例,并与西药治疗者 48 例作疗效比较。结果针灸治疗组疗效明显优于西药组。

（十二）其他病症

1. 单纯性肥胖症　据报道,用体针、耳针、埋线、梅花针、芒针、艾灸等方法减肥有较好的近期和远期疗效,肥胖者针刺(或耳针)后胃纳减退,饥感降低。其机制除了针刺影响糖代谢、内分泌及消化液分泌过程和引起下丘脑摄食中枢、饱腹中枢的调节反应外,还与心理及暗示有关。多选择脾、胃、大肠及肝经穴为主,常用穴位有:曲池、支沟、合谷、天枢、上巨虚、丰隆、内庭等。也有人用华佗夹脊穴治疗,认为针刺华佗夹脊穴可兴奋交感神经,抑制迷走神经亢进状态,增强肥胖患者下丘脑-垂体-甲状腺系统功能,促进新陈代谢,对治疗单纯性肥胖疗效满意。常用耳穴有脾、胃、大肠、小肠、三焦、肝、饥点、交感、皮质下、内分泌等。针灸治疗单纯性肥胖取得满意的减肥效应,同时对患者的血钠、血钾、血渗透量和醛固酮具有良性调整作用,还可以改善患者的水盐代谢。

2. 肿瘤　针灸治疗肿瘤有以下特点:①止痛效果好。癌症疼痛是世界卫生组织有关肿瘤控制中4个优先考虑的课题之一,即使对恶性肿瘤的剧痛,针灸也有较好的止痛作用。②使某些肿瘤患者临床症状改善,延长生存期,使一些良性肿瘤缩小或消失。有人用针灸配服中药治疗各种晚期恶性肿瘤365例,临床症状改善,延长了生存期。临床采用654-2、异丙嗪行足三里穴位注射来缓解血液系统肿瘤患者化疗伴有的恶心、呕吐症状,疗效明显优于西药组。针刺子宫、曲骨、横骨等穴,治疗子宫肌瘤346例,痊愈288例,有效39例,瘤体缩小2/3者19例。实验证明,艾灸可提高荷瘤小鼠的胸腺指数,降低血清唾液酸量,肿瘤结节数明显较对照组少。接种的侧腋窝淋巴结和肾门淋巴结重量也明显减少,癌细胞的侵犯程度减轻。说明艾灸有抗癌细胞淋巴道转移的作用。有研究表明,温针灸可以通过调节肿瘤患者的抗癌免疫因子,达到治疗肿瘤、调节机体免疫功能的作用,从而改善患者的虚劳证候群,提高肿瘤患者的生存质量,延长生存期。③提高免疫力,减轻和防止放疗、化疗对人体细胞免疫功能的抑制作用,对抗放疗对骨髓造血功能的破坏作用,缓解放疗的其他副反应,因而可以提高放疗的疗效。以针刺结合放疗和单纯放疗进行治疗的恶性肿瘤各49例作对比观察,结果观察组发生消化、神经系统症状反应者明显少于单纯放疗对照组,白细胞无差异,血小板上升,免疫球蛋白和E玫瑰花结形成率均值显著增多,对照组白细胞明显减少,血小板显著下降。然而,针法、灸法、电针法虽有较明显的抗肿瘤效应,且动物实验及临床应用亦表明可使肿瘤体积缩小,但单纯地采用某一方法并不能取得根治效应,而采取几种方法相结合,寻求治疗恶性肿瘤的规律所在,有助于疗效的提高。

3. 艾滋病　近年国外运用针灸配合其他方法治疗艾滋病取得一定近期效果。针灸治疗可使疲乏、出汗、腹泻和体重下降等症状得到控制,2例中等数量(8~10个)的Ka-POSi肉瘤患者在2个月内病变消失,其机制尚待进一步研究。有人用兔抗小鼠淋巴细胞血清(ALS)造成免疫功能低下的模型,艾灸其关元,可使其低下的T细胞、B细胞增加,尤其是T细胞增加更为明显,可供针灸治疗免疫缺陷病参考。

4. 戒断综合征　针灸对戒断综合征的治疗主要用在戒烟、戒酒和戒毒等方面。

(1) 戒烟:其基本治疗原则是宣肺化痰、宁心安神,以毫针刺为主。多取尺泽、列缺、丰隆、合谷、足三里、三阴交、神门、百会、甜美穴(列缺与阳溪连线的中点);耳针取肺、胃、口、内鼻、交感、神门、皮质下等,毫针强刺激,或用王不留行籽贴压,每日自行按压3~5次。多数学者认为吸烟者要下决心,接受治疗时必须坚持不吸烟,烟瘾发作时按压耳穴,树立戒烟信心和决心是戒烟成功和巩固的关键。

(2) 戒酒:其基本治则为调和气血、宁心安神,以毫针刺为主,多取足阳明、足太阴经穴,背俞穴如脾俞、胃俞、足三里、三阴交配百会、神门等;耳针取肝、胃、口、内分泌、皮质下、交感、神门、咽喉,毫针浅刺,或用王不留行籽贴压,每日自行按压3~5次,当酒瘾发作时,应随时按压耳穴。对自愿接受戒酒治疗者,大多可以达到预期的效果。但对于酒龄较长、饮酒量较大或因职业及环境造成饮酒习惯者,效果较差。

(3) 戒毒:针灸在戒毒方面的研究越来越多。如观察电针足三里穴对吗啡戒断大鼠血清吗啡含量、IL-2和β-EP的影响,结果表明,针刺组血清吗啡含量明显降低,IL-2和β-EP的含量增加,与对照组相比,差异显著。提示针刺对戒断大鼠具有促进机体排泄余毒、使β-EP释放增加及调节免疫功能的作用。最新的研究还发现,1~2小时的电针刺激有良好的戒毒效应。有人选内关、人中等穴,有效率达96%。采用CMZ-型多功能电子针罐刺激内关穴,近期控制率为54.55%,有效率达95.45%。

(陈　文)

主要参考书目

[1] 高树中. 针灸治疗学[M]. 第 8 版. 北京:中国中医药出版社,2016.

[2] 赵吉平. 针灸学[M]. 第 3 版. 北京:人民卫生出版社,2016.

[3] 刘宝林. 针灸治疗[M]. 第 3 版. 北京:人民卫生出版社,2014.

[4] 杜元灏. 针灸治疗学[M]. 北京:人民卫生出版社,2012.

[5] 王启才. 针灸治疗学[M]. 北京:中国中医药出版社,2007.

[6] 石学敏. 针灸治疗学[M]. 上海:上海科学技术出版社,1994.

复习思考题答案要点与模拟试卷

教 学 大 纲

53检